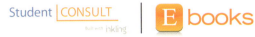 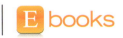 

Any screen.
Any time.
Anywhere.

原著（英語版）のeBook版を
無料でご利用いただけます

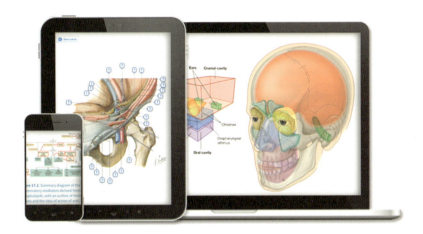

"Student Consult"ではオンライン・オフラインを問わず，原著（英語版）を閲覧することができ，検索やコメントの記入，ハイライトを行うことができます．

Student Consultのご利用方法

① studentconsult.inkling.com/redeem にアクセスします．

② 左ページのスクラッチを削り，コードを入手します．

③ "Enter code"にStudent Consult用のコードを入力します．

④ "REDEEM"ボタンをクリックします．

⑤ Log in（すでにアカウントをお持ちの方）もしくはSign upします（初めて利用される方）．
※Sign upにはお名前・e-mailアドレスなどの個人情報が必要となります．

⑥ "ADDING TO LIBRARY"ボタンを押すと，MY LIBRARYに本書が追加され，利用可能になります．

テクニカル・サポート（英語対応のみ）：
email studentconsult.help@elsevier.com
call 1-800-401-9962（inside the US）
call +1-314-447-8200（outside the US）

ELSEVIER

・本電子マテリアルは，studentconsult.inkling.comに規定されたライセンスの条項に従うことを条件に使用できます．この電子マテリアルへのアクセスは，本書の表紙裏側にあるPINコードを最初にstudentconsult.inkling.comで利用した個人に制限されます．また，その権利は転売，貸与，またはその他の手段によって第三者に委譲することはできません．

・本電子マテリアルの提供は事前予告なく終了することがあります．

IMMUNOLOGY
FOR MEDICAL STUDENTS,
THIRD EDITION
Matthew Helbert

ヒトの免疫学
―基本から疾患理解につなげる―

訳●松島綱治
　　山田幸宏

原書第3版

電子書籍付

ELSEVIER

南江堂

ELSEVIER

Higashi-Azabu 1-chome Bldg. 3F
1-9-15, Higashi-Azabu,
Minato-ku, Tokyo 106-0044, Japan

IMMUNOLOGY FOR MEDICAL STUDENTS
Copyright © 2017 by Elsevier Limited. All rights reserved.
ISBN: 978-0-7020-6801-0

This translation of *Immunology for Medical Students, Third Edition* by **Matthew Helbert** was undertaken by Nankodo Co., Ltd. and is published by arrangement with Elsevier Ltd.

本書, Matthew Helbert著：*Immunology for Medical Students, Third Edition*は, Elsevier Ltd. との契約によって出版されている.

ヒトの免疫学 原書第3版 (電子書籍付) — 基本から疾患理解につなげる, by **Matthew Helbert**.

Copyright ©2019 Elsevier Japan KK.
ISBN: 978-4-524-24545-1

All rights reserved. No part of this publication may be reproduced or transmitted in any form or by any means, electronic or mechanical, including photocopying, recording, or any information storage and retrieval system, without permission in writing from the publisher. Details on how to seek permission, further information about the Publisher's permissions policies and our arrangements with organizations such as the Copyright Clearance Center and the Copyright Licensing Agency, can be found at our website: www.elsevier.com/permissions.

This book and the individual contributions contained in it are protected under copyright by the Publisher (other than as may be noted herein).

注　意

本翻訳は, 南江堂がその責任において請け負ったものである. 医療従事者と研究者は, ここで述べられている情報, 方法, 化合物, 実験の評価や使用においては, 常に自身の経験や知識を基盤とする必要がある. 医学は急速に進歩しているため, 特に, 診断と薬物投与量については独自に検証を行うものとする. 法律のおよぶ限り, Elsevier, 出版社, 著者, 編集者, 監訳者, 翻訳者は, 製造物責任, または過失の有無に関係なく人または財産に対する被害および／または損害に関する責任, もしくは本資料に含まれる方法, 製品, 説明, 意見の使用または実施における一切の責任を負わない.

序文

■原書第3版の序

　本書はこれまでの版と同様，医学生に必要な免疫学の知識を解説することに注力している．今日の教育課程における時間的制約を考慮し，免疫学を簡単に，そして端的に説明するよう努力した．免疫学は医学のなかでも最も急速に進歩する分野の1つであり，これに対応するため，今改訂では免疫システムの制御，T細胞サブセット，エピジェネティクスなどの新しい事項を多く加えている．また，最近の医療技術の進歩についても新たに追加した事項があり，とくにワクチン，バイオ医薬品，スクリーニング検査・診断検査について述べている．こうした技術はすでにさまざまな場面で使用されており，本書の読者が知っておくことは重要である．新たな臨床例に関しては日常診療でみられる事例を中心に追加した．一方で，時とともに臨床上重要ではなくなった事項（アレル排除，遺伝子再構成検査によるリンパ腫診断，4量体など）は今回削除している．

　免疫学を学ぶ上で直面する障壁は2つある．1つ目は，免疫システムが複雑であることである．これは免疫システムがさまざまな病原体に応答できるよう進化したためであるが，免疫システムを構成する分子と細胞がどのように協調してはたらき，感染に立ち向かうかについて理解できていないと，免疫システムにおけるこれらの要素の複雑さによって学習が行き詰まってしまう．そこで，最初の2つの章では免疫システムが何をしているか，そして免疫システムの要素がどのように組み合わさって機能するかについて解説し，概要を示している．初学者には初めから読まれることをお勧めしたい．また，本書には，より端的に統合的にまとめた章を設けているが，これは単なる要約ではなく，それまでに学んだそれぞれの事項が免疫システム全体のどの部分に位置づけられるかを理解することが目的である．2つ目の壁は，免疫学と臨床医学との関連をすぐに理解できるとは限らないことである．そこで本書では免疫学の知識を実際の臨床症状の理解につなげられるよう解説した臨床例を掲載している．

　　　　　　　　　　　2016年　Matthew Helbert

■原書第2版の序

　改訂にあたり，より明確で理解しやすい解説となるよう改善した．すべての章を，とくにToll様レセプター，樹状細胞，制御性T細胞，HIVを扱う項目について最新の情報に更新した．また，本書の最後に，臨床現場での利用が増えつつある免疫調節による治療に関する章を追加した．この章は本書で紹介した疾患の免疫学的発症機序を復習することも目的としている．さらに，読者の声を反映して，章末に掲載している臨床例をより有用なものとした．これらの臨床例のなかにはまれな疾患も含まれるが，免疫学の知識を実臨床の患者の症状と結びつける手助けとなるだろう．

　　　　　2007年　Roderick Nairn & Matthew Helbert

■原書初版の序

　学生に免疫学を教えていたころから，医学生に必要な項目に重点をおいた免疫学の教科書が必要であると感じており，本書を執筆した．免疫学は医学教育科目の1つであり，基礎免疫学と臨床免疫学（アレルギーや免疫病理学など）を統合した宿主防御に関する講義で教えられることが多い．しかしながら，基礎免疫学と臨床免疫学を別々に教えていることもある．本書はどちらの場合にも役立つよう構成している．

　本書は免疫学を簡単に，そして端的に解説することに注力している．つまり，ヒトの免疫システムと疾患からの防御機構について理解するために重要だと考えられる項目について簡潔に説明している．これは今日の医学教育における時間的制約を考慮したものである．新知見の追加や重要事項の情報量の増加により，免疫学を学ぶ学生の負担が大きくなっていることを踏まえると，明確で読みやすい教科書が必要であり，これを目指して本書はつくられている．ほとんどの章は50分間の講義や少人数授業，自主学習に必要な内容で構成されている．このため，詳細が省略されていると感じる免疫学者もいるかもしれない．

　免疫学を学ぶ上で直面する障壁は2つある．1つ目は，免疫システムが複雑であることである．これは免疫システムがさまざまな病原体に応答できるよう進化したためであるが，免疫システムを構成する分子と細胞がどのように協調してはたらき，感染に

序　文

立ち向かうかについて理解できていないと，免疫システムにおけるこれらの要素の複雑さによって学習が行き詰まってしまう．そこで，最初の2つの章では免疫システムが何をしているか，そして免疫システムの要素がどのように組み合わさって機能するかについて解説し，概要を示している．初学者には初めから読まれることをお勧めしたい．また，本書には，より端的に統合的にまとめた章を設けているが，これは単なる要約ではなく，それまでに学んだそれぞれの事項が免疫システム全体のどの部分に位置づけられるかを理解することが目的である．2つ目の壁は，免疫学と臨床医学との関連をすぐに理解できるとは限らないことである．そこで本書では，免疫学の知識を実際の臨床症状の理解につなげられるよう解説した臨床例を掲載している．

本書は免疫学に関して簡潔な説明を心掛け，まだ明らかになっていない事項に関しては詳細を割愛している．学生諸君に免疫学に関する興味と理解を促し，免疫システムそのものや免疫システムが秘めるヒトの健康をよりよくする可能性について，今後学んでいくための基礎知識をもたらすことができれば幸いである．現在学生である人は40-50年後も医師として働いていることだろう．今から50年前の時点では免疫学は未成熟な学問で，たとえば，抗体分子の詳細な化学構造は明らかになっておらず，また臓器移植などの治療も行われていなかった．免疫学においては，これからの50年間にもこれらと同等の重大な進歩がもたらされるだろう．歴史から示唆されるのは，その進歩が何であるかを予測することは非常に難しいということである．著者らが幸運にも経験したように，読者のみなさんが免疫学の進歩や疾患への応用に携わる機会に恵まれることを期待している．

2002年　Roderick Nairn & Matthew Helbert

謝　辞

多くの手助けをしてくれたElsevier社のチームに心から感謝する．また，Antonio Benitezの助力がなくしては第3版の執筆は不可能であっただろう．最後に，この30年間私に力と勇気をくれた患者たちに最大の感謝をささげたい．

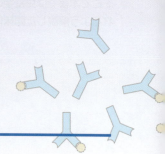

訳者序文

『Immunology for medical students』が第2版の刊行から実に10年ぶりに改訂されました．本書は免疫学の基礎を臨床医学的な疾患や治療法などの知識と結びつけて学ぶことができるという他書にはない特徴を持っています．複雑で理解するのが難しい免疫学について，最新の知見や臨床症例を掲載しつつ，わかりやすく整理されているため，はじめて免疫学を学ぶ医歯薬系の学生にも，免疫学を復習したい臨床医にも適しています．また，看護師，臨床検査技師，管理栄養士，診療放射線技師をはじめとする医療従事者，およびその養成課程の学生にも役立つ内容となっています．

本書は，全36章からなる5部構成となっています．必要な免疫学の知識がコンパクトにまとめられているため，本書を通して免疫学を包括的に理解することができます．また，1つの章が1つのテーマで完結していることから，必要に応じて，興味のある章だけ読むこともできます．

各々の章のはじめには，その章の内容が概要図としてひと目でわかるようにまとめられています．また，本書の図では免疫システムの構成要素はそれぞれ統一されたアイコンで示されており，自然免疫，適応免疫で色を変えて表示するなど，視覚的により理解しやすい構成となっています．さらに，実際の症例写真も充実しており，臨床例の理解が促進されることと思います．

近年研究が進められているエピジェネティック変化に基づく免疫療法，自己免疫疾患やがんなどの臨床で実際に使用されるバイオ医薬品など，新たな治療法などについての解説も充実しています．本書の臨床に関する記述は欧米での例が中心となるため，日本の現状と異なる部分に関しては読者の理解を助けるよう「訳者註」として説明を追加しました．

各章の終わりの学習チェック問題では，その章で修得しておかなければならない知識がまとめられています．巻末には免疫学で用いられる用語の解説が掲載されているため，わからない用語を調べる際には索引と合わせて有効活用いただければと思います．さらに，本書には日本語翻訳版の電子書籍および原書付属の「Student Consult」（英語表記）へのアクセス権がついています．電子書籍では，本文の閲覧のほか，検索することもできるため，より効率よく免疫学を学ぶうえで有用でしょう．免疫学は今後疾患の発症機序の解明や治療法の開発においてますます重要となることと考えられます．本書が読者の皆さんが免疫学に興味をもち，理解する手助けとなれば幸いです．

2019年4月

松島　綱治
山田　幸宏

本書の使い方

『臨床につながる免疫学 原書第3版』は免疫学を包括的に理解できるよう構成されている．本書は遺伝子と分子の説明から始まり，細胞と器官の説明を経て，免疫システムを「感染から生体を防御し，健康の維持を補助する統合的なシステム」として解説する．

第Ⅰ部では，免疫学を理解するのに必須となる基本的な概念を解説する．

第Ⅱ部では，抗原認識分子である抗体，T細胞レセプター，MHC分子について解説する．

第Ⅲ部では，免疫の生理機能，つまり，免疫システムの細胞や器官がもつ病原体に対する応答における機能について解説する．

第Ⅳ部では，自然免疫システムに関して解説し，自然免疫と適応免疫の連携について触れる．

第Ⅴ部では，過敏症，アレルギーや気管支喘息，自己免疫，免疫不全，移植について解説し，免疫調節による治療（バイオ医薬品）に関する章を追加している．

各章の最後に，理解しておきたい重要事項を学習チェック問題としてまとめている．また，「第9章 抗原認識の概要」「第19章 免疫応答の機構と制御の概要」などのようにまとめの章を設け，関連する項目の重要事項に焦点を当てている．各部は独立した構成になっており，たとえば「第Ⅴ部 健康と疾病における免疫システム」は臨床医学の講義で単独で使うこともできる．本書は医学校で一般的になりつつある宿主防御の講義体系に非常に有用である．

本書全体で用いるアイコンを次ページに示す．これらのアイコンを覚えておくと本書の図がよく理解できるだろう．また，その次のページに挙げる病原体は本書で例としてよく用いられる代表的な病原体で，基本的な構造と感染の機序についてまとめている．これらの病原体は微生物学や感染症学の講義にもよく登場するため知っておく必要がある．また，本書にこれらの病原体が登場したときにはこのまとめを参照するとよい．

本文の説明を補足し，項目の理解を促進するため，臨床ボックスと技術ボックスは各章の終わりにまとめている．

 臨床ボックス

臨床ボックスは免疫学の知識を臨床例で説明し，最新の，また関連性が高い症例を取り上げている．

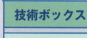 **技術ボックス**

技術ボックスは免疫学の分野の進歩がどのように免疫システムの作用機序に関する理解を発展させたか，またどのように疾患予防の新たな手段をもたらしたかについて示している．

アイコン

免疫学におけるアイコン

重要な分子

  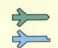 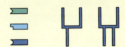

| DNA, RNA | シグナル伝達分子 | サイトカイン, ケモカインなど | レセプター, 細胞表面分子, リガンド | クラスI MHC | クラスII MHC | 抗原 | T細胞レセプター (TCR) | 免疫グロブリン (Ig) | 補体 (C) |

重要な細胞

| プロフェッショナル抗原提示細胞 (APC) | 好中球, 好酸球, マスト細胞 | リンパ球 |

色の分類

| 適応免疫応答 | 自然免疫応答 | 抗原, 微生物, 腫瘍など |

その他

 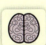

| 骨髄 | 胸腺 | リンパ節 | 他の（末梢）組織 | 試験管内 | 医療介入 |

本書に登場する病原体

この表は免疫システムが対処しなければならない病原体の一部を示しており，これらは免疫システムのさまざまな標的の例として本書全体を通じて登場する．これらの病原体によって世界中で1年間に1,000万人もの人が死に至る．

微生物		特徴
HIV	RNAウイルス	突然変異率が高い小型のウイルスである． 1人の感染者の体内で多くの異なる株が生まれるため，免疫応答を回避することが可能である．
インフルエンザウイルス	RNAウイルス	ヒトからヒトへ容易に感染する． 徐々に突然変異する．また，遺伝子を他のウイルスと交換することができる．
エプスタイン–バールウイルス (EBV)	DNAウイルス	伝染性単核症の原因である． EBVのゲノムには，EBVが免疫システムを回避するのを助けるタンパク質がコードされている．
B型肝炎ウイルス (HBV)	DNAウイルス	肝細胞に感染する． HBVに対する免疫応答は，肝障害を引き起こす． ワクチン接種によって感染を予防できる．
大腸菌 (E.coli)	細菌	腸内に生息し，通常は無害である多くの微生物の中の1種である． 体内に侵入すると，敗血症性ショックを誘発することがある．
結核菌 (M.tuberculosis)	細菌	空気感染によって伝染する． 食細胞内で生存することができる． 免疫システムによる制御が不十分であると，結核を引き起こす．
カンジダ・アルビカンス	真菌	皮膚では無害に生存するが，免疫システムによって制御されないと，鵞口瘡（がこうそう）という疾病を引き起こすことがある．
マラリア原虫	原虫	昆虫刺傷によって伝染し，マラリアを引き起こす． 免疫システムを回避する複雑なライフサイクルを持つ．効果的なワクチンの開発が進行中である．
住血吸虫	蠕虫（ぜんちゅう）	肝臓と尿路を攻撃する侵襲性蠕虫である．

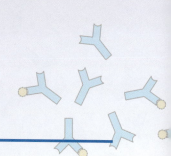

目 次

第Ⅰ部 序論　1

1. 免疫システム序論　2

2. 免疫システムの基本概念と構成要素　7
- 自然免疫　7
- 適応免疫　8
- 免疫システムの構成要素　9
- 能動免疫と受動免疫　9
- 免疫応答の相　9
- 免疫応答の種類　9

第Ⅱ部 抗原認識分子　14

3. 抗原認識序論　15
- 抗原認識分子　15
- B細胞レセプター（BCR）とT細胞レセプター（TCR）　16
- MHC分子　16

4. 抗原と抗体の構造　18
- 抗原　18
- 抗体　19

5. 抗体と抗原の相互作用　25
- 抗体の抗原結合部位　25
- 抗体や抗原に対する診断検査　26

6. 抗体の多様性　35
- 免疫グロブリン遺伝子　35
- 免疫グロブリンのクラス　41

7. T細胞レセプター（TCR）　44
- TCRの構造　44
- TCR遺伝子の多様性の生成　45
- TCRによる抗原認識　47
- T細胞の機能に関与するアクセサリー分子　47

8. 主要組織適合遺伝子複合体（MHC）　51
- MHC遺伝子の構成　51
- MHC遺伝子の発現制御　51
- MHC分子の構造　52
- 抗原認識のMHC拘束性　54
- 集団におけるMHC多型の長所　56
- HLAアリルとの疾病の相関　58

9. 抗原認識の概要　59
- 抗原認識分子の構造の重要な特徴　59
- 抗原認識分子の多様性形成　60

第Ⅲ部 免疫応答の機構と制御　62

10. 抗原プロセシングと抗原提示　63
- 抗原プロセシングの経路　64
- 抗原プロセシングの機序　64
- 病原体によるプロセシング経路の回避　67

11. B細胞とT細胞の活性化　69
- B細胞レセプター（BCR），T細胞レセプター（TCR）　69
- シグナル伝達　71
- シグナルの伝達経路による増幅　72
- T細胞とB細胞の応答　75

12. 造血　77
- 造血の3つの主要な段階　77
- リンパ系細胞　78
- 骨髄系細胞　79

13. 免疫システムの器官と組織　83
- 1次リンパ器官と2次リンパ器官　83
- リンパ球トラフィッキング（輸送）　88

14. B細胞の分化　94
- B細胞の初期の分化　94
- 末梢における成熟B細胞　96
- 胚中心における体細胞突然変異とクラススイッチ　97
- 胸腺非依存性抗原　98
- B1 B細胞と自然抗体　99

15. T細胞の分化　101
- 胸腺におけるT細胞分化　101
- 末梢におけるT細胞分化：抗原によるナイーブT細胞の活性化　105

16. T細胞の相互作用とT細胞ヘルプ　111
- 刺激，あるいは感作されたB細胞，T細胞の生成　111
- エフェクター細胞の生成　113
- 病原体に対する最適な免疫応答の提供　113

17. 免疫記憶とホメオスタシス　123
- 長期免疫記憶　123
- リンパ球のホメオスタシス　125
- アポトーシス　126

18. 免疫システムの制御　128
- 寛容　128

19. 免疫応答の機構と制御の概要　134
- 免疫システムの統合：適応免疫応答と自然免疫応答の連携　135

第Ⅳ部 自然免疫　138

20. 補体などの基本的な防御　139
- 感染に対するバリア　139
- 自然免疫システムの細胞外分子　140

21. 食細胞　150

目次

- 食細胞の種類 150
- 食細胞の生成 152
- 食細胞の動員 152
- 食細胞のレセプター 153
- 食細胞レセプターの分子パターン 154
- 食細胞の作用 154
- 食細胞の欠損 157
- 自然免疫システムと適応免疫システムによる分子の認識 157

22. 免疫システムにおける殺傷機序 162
- 寄生蠕虫への応答 162
- マスト細胞 162
- ナチュラルキラー（NK）細胞 165
- アポトーシスの細胞内機序 168

23. 炎症 172
- 炎症の種類 172
- 炎症におけるサイトカインネットワーク 173
- 結核（TB） 174
- B型肝炎ウイルス（HBV）感染 176
- 過剰な炎症応答 177

24. 免疫システムにおけるサイトカイン 182
- サイトカインの概要 182
- サイトカインレセプターとシグナル伝達分子 183
- 免疫応答におけるサイトカインの役割の概説 185
- サイトカインとサイトカイン阻害薬の臨床使用 188

第Ⅴ部 健康と疾病における免疫システム 190

25. 感染とワクチン 191
- 病原体はどのように免疫応答を回避するか 191
- 病原体に対する免疫の機序 191
- ワクチンの種類 193
- ワクチン接種スケジュール 195

26. 過敏症反応 200
- 過敏症の誘発因子 200
- 過敏症反応の種類 201
- 過敏症の診断と治療 202

27. 即時型（Ⅰ型）過敏症：アレルギー 206
- アレルギーの定義 206
- アレルゲン 206
- 脱顆粒する細胞 207
- 抗体 208
- Th2細胞 208
- アレルギーの素因 209
- アレルギーの早発相のメディエーター 210
- アレルギーの遅発相のメディエーター 211
- アレルギーの治療 212

28. 自己免疫疾患の発症機序 217
- 自己免疫の一部は正常である 217
- 自己免疫疾患の発症 218
- T細胞寛容 218
- T細胞寛容の破綻 219
- 自己免疫疾患の検査 221

29. 抗体媒介性（Ⅱ型）過敏症 231
- 免疫介在性溶血 231
- Ⅱ型過敏症と細胞機能に影響を与える抗体 234

30. 免疫複合体疾患（Ⅲ型過敏症） 238
- 免疫複合体における抗原 238
- 免疫複合体における抗体 239
- 免疫複合体の除去 239
- 免疫複合体疾患における炎症の機序 240
- 腎臓の免疫複合体疾患 240
- 免疫複合体疾患の治療 241

31. 遅延型（Ⅳ型）過敏症と過敏症反応 245
- 遅延型過敏症反応はTh1細胞により引き起こされる 245
- Ⅳ型過敏症 245

32. 原発性免疫不全 252
- 感染は免疫不全の種類の手がかりとなる 252
- 原発性免疫不全の原因 253
- 重症複合免疫不全（SCID）のスクリーニング検査 255
- 原発性免疫不全の診断 256
- 原発性免疫不全の治療 257

33. 続発性免疫不全 262
- HIV感染 262
- ほかの続発性免疫不全 267

34. 移植 270
- 移植に関する用語 270
- 臓器移植 270
- 造血幹細胞移植 272
- 組織タイピング（適合検査） 273
- 免疫抑制薬 275
- 異種移植 276

35. 腫瘍免疫 280
- リンパ系腫瘍 280
- 腫瘍免疫 282

36. バイオ医薬品 290
- モノクローナル抗体 291
- 遺伝子組換えサイトカイン 294

用語解説 297

索引 301

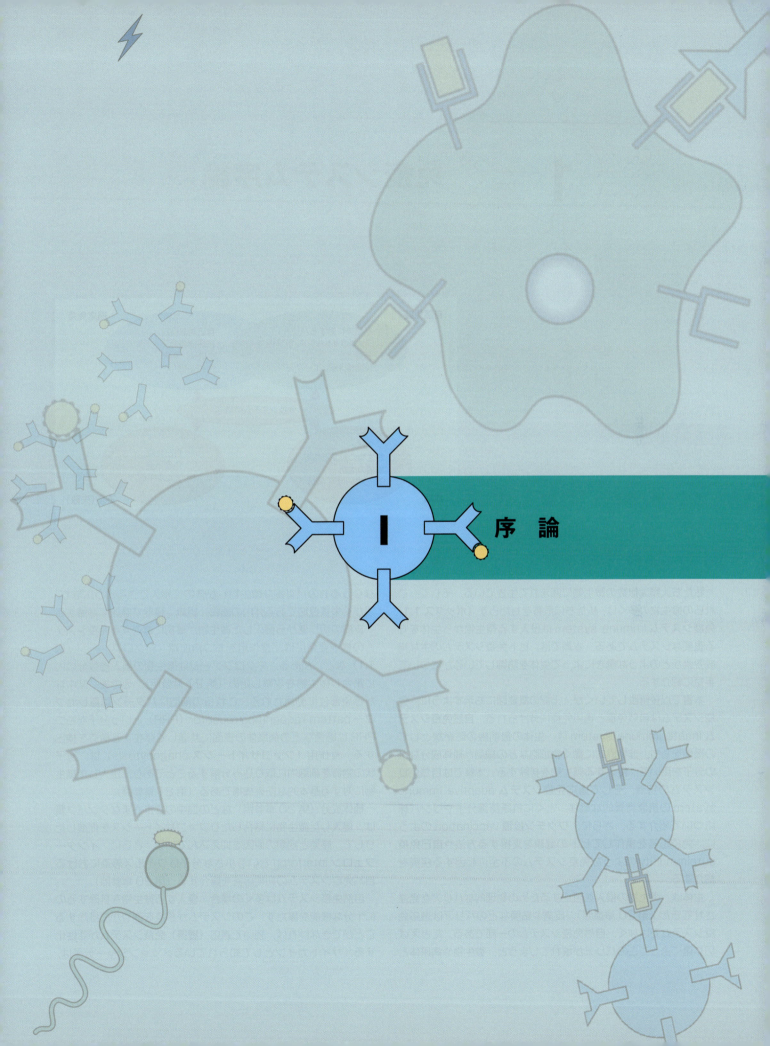

I 序論

1 免疫システム序論

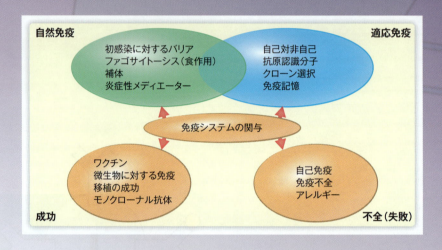

　私たち人類は無数の微生物に囲まれて生きている．そして，これらの微生物の多くは，私たちに危害をもたらす（**ボックス 1.1**）．**免疫システム** immune system は侵入する微生物から生体を守る重要なシステムである．本章では，ヒト免疫システムの主な構成要素がどのような働きによって生体を防御しているかについて手短に紹介する．

　本書で以後解説していくが，上記の概要図にも示すように，免疫システムは自然免疫と適応免疫に分けられる．**自然免疫システム** innate immune system は，生体の最前線の防衛線としての機能をもち，非特異的に働く食細胞などの細胞と補体成分などの分子を用いて，侵入する微生物を排除する．本章では自然免疫システムの特徴，そして**適応免疫システム** adaptive immune system の抗原特異的な機序，とくに抗原認識分子やリンパ球について紹介する．さらに，**ワクチン接種** vaccination のように，免疫応答を操作してヒトの健康を支援する方法や**自己免疫** autoimmunity のような免疫システムの不全に起因する疾病を紹介する．

　生体は，微生物の侵入を阻止するための物理的なバリアを発達させてきた（第 20 章参照）．皮膚や粘膜などのバリアは適応免疫システムではなく，自然免疫システムの一部である．たとえば，切り傷によってこのバリアが壊れてしまうと，微生物や病原体となりうるもの（有害な微生物）が体内に侵入できるようになり，温かく栄養豊富である体内の器官，組織，臓器で急速に増殖する．

　皮膚の切り傷から侵入した微生物が最初に遭遇する免疫システムの構成要素には，食作用をもつ白血球（マクロファージ（図 1.1）など）がある．マクロファージは微生物の侵入後数分以内に集合し微生物を攻撃し始め（第 21 章参照），その後，好中球が感染部位に動員される．これらの細胞は**パターン認識レセプター** pattern recognition receptor（**PRR**）という分子をもつ．PRR は細菌などの病原体の表面に共通して存在する構造を検出する．食作用（**ファゴサイトーシス** phagocytosis）は，粒子状の物質を細胞内に取り込み分解することであり，侵入した微生物に対する基本的な防御機構である（第 21 章参照）．

　補体成分（第 20 章参照）などの血中のさまざまなタンパク質は，侵入した微生物に結合したりファゴサイトーシスを促進したりして，感染と疾病の原因を抑え込んでいる．さらに，**インターフェロン** interferon という小さな分子はウイルス感染における自然免疫システムの初期応答を媒介する（第 20 章参照）．

　自然免疫システムは多くの場合，侵入する微生物を排除するのに十分な機能を果たす．このシステムが感染を速やかに排除することができなければ，続いて適応（獲得）免疫システムが活性化する．サイトカインとして知られているメッセンジャー分子は，

自然免疫システムと適応免疫システムの連携を媒介する．上述のインターフェロンはサイトカインの一種である（第24章）．

適応免疫システムのエフェクター（効果）細胞は白血球のT細胞とB細胞である（第2，12，14，15章）．B細胞とT細胞は通常休止状態であるが，**抗原**antigenと遭遇すると活性化される（第2，11章）．多くの抗原は体内に侵入した病原体に由来するが，過敏症のように，免疫システムが正常に働かなくなると，通常は無害な外来物質が抗原となったり，自己免疫の場合は自己の分子が抗原となったりする．適応免疫応答は非常に効果的であるが，完全に動員するためには7-10日必要である．この応答のとくに重要な特徴は，応答の特異性を生み出す分子機序である．免疫システムはシステム全体で自己と非自己を区別しているが，非常に多様な非自己の構造に対処できるのは，あらかじめ外来抗原に対する抗原レセプター（抗原認識分子）の多彩なレパートリー（レパトア）を構築しているためである．抗原認識分子は**エピトープ** epitope（抗原決定基）という外来抗原の分子構造の小さな領域と結合する．抗原認識分子の多様性を生み出す遺伝学的機序は第6-8，14，15章で解説する．免疫システムで働く抗原認識分子には，抗体（B細胞の抗原レセプター），T細胞の抗原レセプター，**主要組織適合遺伝子複合体** major histocompatibility complex（MHC）という遺伝子領域のタンパク質産物がある．すべての脊椎動物はMHCを保有していると考えられている．ヒトのMHC遺伝子は**ヒト白血球抗原** human leukocyte antigen（HLA）遺伝子と呼ばれ，その産物はHLA分子として知られている（第8章）．

抗体 antibody（免疫グロブリン immunoglobulin [Ig]）はB細胞上に抗原レセプターとして存在するほか，可溶性の抗原認識分子として血中に存在する．B細胞抗原レセプター（BCR）とT細胞抗原レセプター（TCR）はクローン性に分布しており，これは異なる特異性をもつ抗原レセプターがそれぞれのリンパ球に存在することを意味する（B細胞と抗体；**図1.2**）．外来抗原が体内に侵入すると，やがて合致するレセプターをもつリンパ球に遭遇する．このリンパ球は分裂し，B細胞の場合には，娘細胞が大量の免疫グロブリンを産生する．T細胞の場合には，細胞表面に適切なレセプターを保有する特異的なエフェクター細胞が多数生成される．**ヘルパーT細胞** T-helper cell（**Th細胞**）などの種類の異なる特化したT細胞が状況に応じて生成される（第16章）．たとえばTh1細胞は通常ウイルス感染に，Th2細胞は蠕虫に応答して生成され，Th17細胞は真菌と細胞外細菌に応答する．

BCRとTCRは1つ非常に重要な点で異なっている．BCRは抗原を直接的に認識することができるのに対し，TCRは抗原が

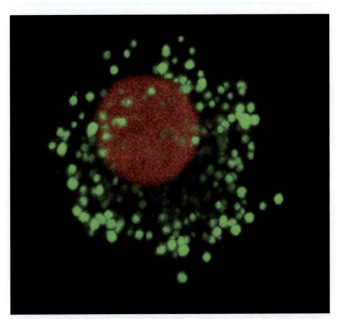

図1.1 生菌のM1T1レンサ球菌（緑；細菌生死判別試験染色による）を内部にもつヒト単球由来マクロファージの共焦点像（Norrby-Teglund A, Johansson L. Beyond the traditional immune response: bacterial interaction with phagocytic cells. *Int J Antimicrob Agents*. 2013；42 [suppl]：S13-S16による）［訳者註：M1T1レンサ球菌はA群溶血性レンサ球菌の血清型の1つで，劇症型溶血性レンサ球菌感染症などを引き起こすことがある］

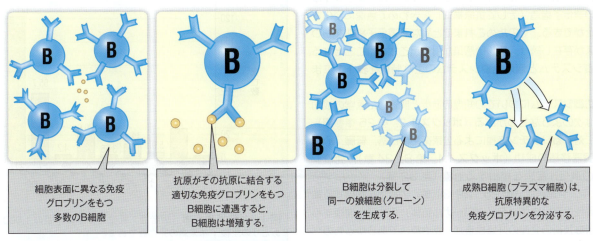

図1.2 B細胞のクローン選択

1 序論・免疫システム序論

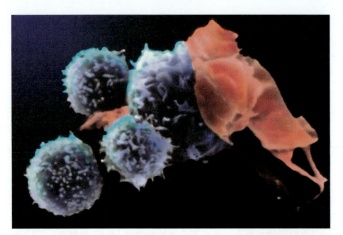

図 1.3　T 細胞（青）と腫瘍細胞（赤）の走査電子顕微鏡写真
（BSIP Lecaque and the Science Photo Library による）

別の細胞の表面で抗原が MHC 分子によって提示されていなければ認識することができない（第 2, 7, 8 章）．

　免疫システムの細胞は非自己抗原ばかりでなく，疾患の過程で生じた自己の変異も抗原と認識する．たとえば，腫瘍細胞に存在する修飾された自己抗原が認識されると腫瘍細胞は排除される（図 1.3，第 35 章）．変異していない自己抗原を認識する能力は，制御されなければ，ある種の糖尿病のような自己免疫疾患を引き起こす（第 28 章）．幸いにも適応免疫システムには，変異していない自己抗原に対して寛容となるための機序が多数存在し，多くの人が自己免疫疾患を免れている（第 18 章）．

　適応免疫応答は微生物（抗原）との過去の遭遇を記憶できる．これは適応免疫応答のきわめて重要な特徴である．免疫記憶は弱毒化した病原体のワクチン接種による疾病からの防御の基盤であるとともに（ボックス 1.2，ボックス 2.1 参照），再感染から生体を守る方法でもある．たとえば私たちはインフルエンザウイルスに定期的に暴露される（ボックス 1.3）．同じ抗原の型，あるいは抗原が類似する（交差反応性をもつ）型のインフルエンザウイルスに遭遇すると，応答はより速く，より大きくなり，感染は制御されるか阻止される．残念なことに，インフルエンザウイルスはその遺伝子構造（そして抗原構造）をきわめて急速に変化させることができる．そのためこれまでと異なる遺伝子構造をもつウイルスが存在し続け，新しい感染が引き起こされることとなる．自然免疫システムと適応免疫システムの主な特徴を表 1.1 にまとめた．

　宿主防御システムについての知識の進歩と関連した医学の成功事象には次のようなものがある（ボックス 1.2，第 25 章参照）．感染症に対するワクチン接種による公衆衛生の改善，腎臓，心臓などの臓器移植の成功（ボックス 1.4，第 8, 34 章），免疫システムの遺伝性疾患を緩和する治療（第 32 章），アレルギー（第 27 章）や過敏症（第 26, 29-31 章）の症状を制御する薬物，特異性の高い抗体（モノクローナル抗体）の生産と関連するさまざまな技術の発達の妊娠検査から癌治療まであらゆるものへの応用（第 36 章），などである．

表 1.1　自然免疫システムと適応免疫システムの主な特徴の比較

	自然免疫システム	適応免疫システム
特徴	非特異的応答 速い応答（分） 免疫記憶なし	非常に特異的 遅い応答（日） 免疫記憶あり
構成要素	物理的バリア，食細胞，分泌された分子 わずかなパターン認識レセプター	リンパ球，分泌された分子 多くの抗原認識分子

ボックス 1.1　微生物の世界

　新生児は，子宮という安全な環境から外に出て，さまざまな有害な細菌，ウイルス，真菌，原虫，蠕虫に暴露される．生後 1 年未満（乳児期）が最も危険で，この期間の死亡の大部分は感染に起因する．続く 5 年間も死因の 8 分の 1 が感染によるものである．最大の脅威は飲用水によって媒介され，重篤な下痢を引き起こす細菌である．麻疹ウイルスは気道から感染し，開発途上国では，多ければ小児 20 人に 1 人の割合で死亡する．真菌は小児の粘膜に侵入できる．さらに小児は昆虫刺傷によって原虫に，また皮膚から蠕虫に感染する．

　このような幅広い感染から小児を守っているものは何か．図 1.4 で示されるように，近隣の国であっても，死亡率（生後 1 年未満の死亡数）は大きく異なる．免疫学の知識がもたらすワクチン接種（予防接種）などの公衆衛生の手段によって，小児の死亡率を減らすことができるだろうか．

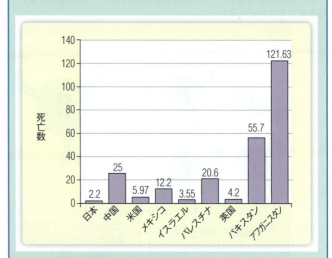

図 1.4　乳児死亡率［訳者註：乳児死亡率は年間の 1,000 出生あたりの生後 1 年未満の死亡数である］

ボックス 1.2 黄疸のある若者

（写真の）医学生はB型肝炎ウイルス hepatitis B virus（HBV）感染患者での針刺し事故の後，HBVに感染した．このようなケースに加えて，HBVは性的接触や母子感染により広がる．開発途上国ではHBV感染は成人の主要な死因である．このウイルスは肝臓で増殖する．HBVに対する免疫応答では，高い確率でHBVを排除できるT細胞応答が誘導されるが，一部の患者ではHBV感染が持続し，T細胞が肝細胞にも傷害を与え，炎症（肝炎 hepatitis），肝硬変，さらには癌（肝癌 hepatoma）を引き起こす．

一方で，HBV感染は予防することができる．かつて一部の地域で大きな問題だった肝癌は，近年ではもはや問題ではなくなった．これはHBV感染を阻止するワクチンが開発されたことによる．このワクチンは，HBVに対する抗体を産生するB細胞を刺激する．本書を読むことにより，このような安全で容易な治療が，健康においてどのように大きな影響を与えるかという疑問に答えることができる．

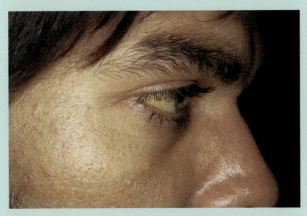

図 1.5 黄疸（Savin JA, Hunter JA, Hepburn NC. *Diagnosis in Color：Skin Signs in Clinical Diagnosis*. Mosby-Wolfe：London；1997 による）

ボックス 1.3 くしゃみをしているインフルエンザの男性

誰でもインフルエンザに罹患するとどのような症状になるか知っており，多くの人が2-3年ごとに感染している．近年では，インフルエンザの感染者はおよそ200人に1人の割合で死亡する．1918年のインフルエンザの流行では，世界中で4,000万人以上が死亡した．本書を読み終えると，「なぜインフルエンザに対して一生続く免疫を構築できないのか」「なぜインフルエンザウイルスなどのいくつかの病原体の大流行は致死的であるか」「インフルエンザから人々を守るために何がなされるべきか」などの疑問に答えることができるようになるだろう．鳥インフルエンザのパンデミック（世界流行）が起こる可能性を考えると，「なぜ既存のインフルエンザワクチンが鳥インフルエンザなどのウイルスから個体を守ることができないのか」という疑問に答えられるようになることは重要である．

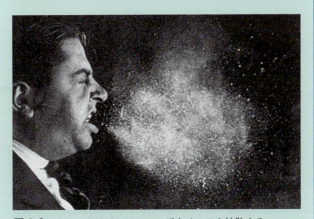

図 1.6 くしゃみはインフルエンザウイルスを拡散する．（American Association for the Advancement of Science のご厚意による）

免疫システムについて得られた知見は，感染の理解と治療において重要な役割を果たしてきたため，医学教育において学ぶ必要がある．さらに免疫システムの研究により，癌や，糖尿病，関節リウマチ，多発性硬化症などの自己免疫疾患の治療法が開発される可能性があるので，将来医師となる学生は大いに注目する必要がある．

ボックス 1.4 腎不全の男性

この男性患者は不可逆的腎不全があり，週に3回透析を受ける必要がある．そのため働くことができず，常に病気の状態であることの結果として，家族関係は破綻してしまった．患者は最近になり治療費が1年につき4万ドル以上がかかることに気付いた．

毎年数千人が自動車事故で死亡するが，これらの人の多くは移植可能な健康な腎臓をもっている．この患者はなぜ自分がそれほど長く移植を待っているか知りたかった．また，患者は移植後に必要である薬剤が，免疫システムを抑制し，特定の感染に罹患しやすくなることを聞いたため心配している．この患者の治療に関する疑問に答えられるだろうか．本書はこのような患者からの疑問に応える手助けとなるだろう．

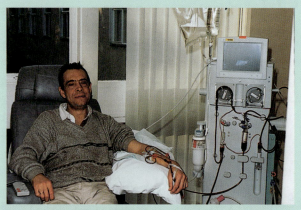

図1.7 腎不全のため透析を受けている患者（Dr. H. R. Dalton, Royal Cornwall Hospital, United Kingdom のご厚意による）

学習チェック問題　修得事項

1. 自然免疫システムと適応免疫システムの主要な特徴を挙げなさい．
2. 抗原認識分子の例を少なくとも3つ挙げなさい．
3. B細胞，T細胞の抗原レセプター（BCR，TCR）に関するクローン性分布の定義を述べなさい．
4. T細胞とB細胞による抗原認識を比較して説明しなさい．
5. 抗原に対する1次免疫応答と2次免疫応答を比較して説明しなさい．
6. 免疫システムについて学ぶことが重要である理由を少なくとも3つ挙げなさい．

免疫システムの基本概念と構成要素

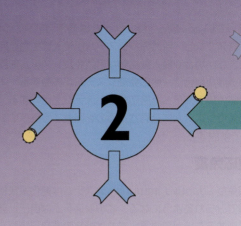

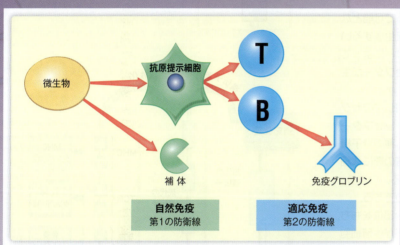

宿主防御システムには，最前線の防御として機能する自然免疫システムと，自然免疫システムと比べると動員に時間を要するが，特異性をもち，免疫記憶を示す適応免疫システムの2つがある．上記の概要図で示すように，2つのシステムは独立しているのではなく，機能的に関与し合っている．その1つが**サイトカイン** cytokine と呼ばれる可溶性エフェクター分子の作用によるものである．

■ 自然免疫

自然免疫 innate immunity システムは何らかの形でほとんどの生物に備わっている．そしてこのシステムの作動にはいくつかの重要な原則がある．まずは，速いことである．動員に何日もかかる適応免疫システムとは異なり，自然免疫システムは非常にすばやく動員される．たとえば食細胞，とくに組織に存在するマクロファージは，侵入した微生物の構造モチーフを検出するパターン認識レセプターによって感染を認識する．自然免疫システムを担う細胞がもつパターン認識レセプターの1つに**Toll 様レセプター** Toll-like receptor（TLR）がある．TLR は微生物にあるさまざまな物質を認識するが，宿主細胞の物質は認識しない．パターン認識レセプターのもう1つの例として，血中に存在する補体システムの**マンナン結合レクチン** mannan-binding lectin（MBL）がある．MBL は細菌，真菌，ウイルスの表面のマンノースを含む糖鎖分子を認識し，補体カスケードの活性化を補助する（第20章）．このような病原体の種類にかかわらず作用する認識分子は自然免疫システムの重要な特徴である．

宿主を感染から守るため，自然免疫システムは，微生物に直接作用する補体システムの血中タンパク質などの分子に加えて，食細胞，主に好中球とマクロファージを使用する．自然免疫応答では**ナチュラルキラー細胞** natural killer cell（NK 細胞）も重要な役割を担う（第22章）．NK 細胞はウイルスに感染した細胞を見つけ出し，感染細胞にプログラム細胞死（アポトーシス）を誘導して殺す．さらに，自然免疫システムの担い手として，別の可溶性分子のグループであるインターフェロンも重要である（第20章）．ウイルスの感染により細胞はインターフェロン産生を始める．インターフェロンはさまざまなウイルスの複製を阻止するが，特定の病原体に特異的ではない．

自然免疫システムの構成要素，たとえばインターフェロン，サイトカイン，あるいはマクロファージなどの細胞が，特異的に働く適応免疫システムの細胞に作用するということも重要である．自然免疫システムと適応免疫システムは連携しており，その一部

は重複している．適応免疫システムは通常自然免疫システムによって誘発される．自然免疫システムが侵入微生物を制圧することができない場合や侵入微生物が自然免疫システムを回避する方法をみつけた場合に，適応免疫システムが作動する．本書を通じて，自然免疫システムと適応免疫システムを比較する．また，病原体が免疫システムに発見されるのを回避する機序については第22章で解説する．

■ 適応免疫

適応免疫 adaptive immunity システムは進化系統樹の脊椎動物以降でみられるようになる．このシステムは自己と非自己を明確に区別することができる．これは外来の非自己抗原を認識する分子をあらかじめ準備する防御システムの構築によって可能となる．脊椎動物のゲノムには何百万もの抗原認識分子を生成するいくつかの遺伝子が含まれている．この遺伝子ファミリーによって，どんな抗原でも認識することができるように抗原レセプターが生成される（**図2.1**）．

未熟な適応免疫システムの細胞は抗原レセプター遺伝子のセグメント（断片）を"切り貼り"（再構成）して，抗原レセプターの膨大な多様性を生み出す（第6章）．さらに，ある種の分子機序により，一部の抗原レセプター（抗体）は免疫応答の間に体細胞レベルで修飾され，より抗原に適合するようになる．つまり，より特異的に結合する抗原レセプターがつくられるのである．

非自己抗原に対するこの防御システムは，抗原結合部位をもち，レセプターとして働くタンパク質をコードする遺伝子が生殖細胞系で重複することにより増強されてきた（**図2.2**）．

この遺伝子重複によって生まれたのが抗原認識分子，すなわち抗体，TCR，MHC（主要組織適合遺伝子複合体）タンパク質をコードする遺伝子ファミリーである．この遺伝子ファミリーの機能の解明が大きく進み，個々のリンパ球がそれぞれ固有の抗原レセプターを発現するという考え方が生まれた．抗原が自身に最も適合するレセプターをもつリンパ球に遭遇すると，このリンパ球

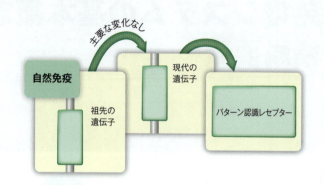

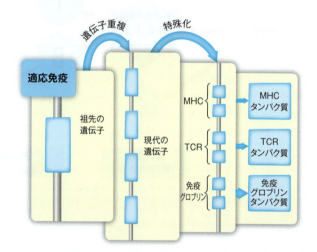

図2.2 抗原認識分子とパターン認識レセプターの進化
Ig：免疫グロブリン immunoglobulin，MHC：主要組織適合遺伝子複合体 major histocompatibility complex，TCR：T細胞レセプター T-cell receptor．

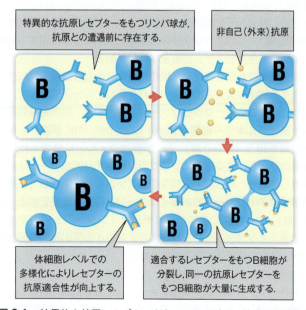

図2.1 特異的な抗原レセプターをもつリンパ球が，抗原との遭遇前に存在する．

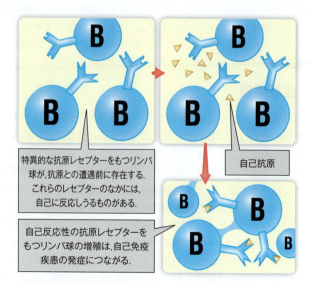

図2.3 自己反応性リンパ球の増殖

は分裂し多くの娘細胞（クローン）を生成する．このようにリンパ球がクローン性に増殖することで，遭遇した抗原に特異的なレセプターを大量に利用できるようになる．言い換えると，レセプターのレパートリー（レパトア）は結合する抗原に対してリンパ球においてクローン性に存在しており，あらかじめ存在するクローンのなかで遭遇した抗原と結合できる適切なレセプターをもつクローンが選択的に誘導され，増殖する（図 2.1 参照）．

あらかじめ抗原レセプターが存在するシステムには，自己に対するレセプターが生じうるという問題点がある（図 2.3）．自己に傷害を与える可能性があるレセプターを保有する細胞は除去されるか不活性化されなければならない．エラーが生じ，自己に反応しうる細胞が活性化されたままでいると，**自己免疫疾患** autoimmune disease が発症することがある（第 28 章）．

非自己分子を特異的に認識し応答する能力に関するこの考え方は，**クローン選択説** clonal selection theory として知られている（図 1.2 参照）．クローン選択説の特徴については第 6，7，14，15 章でさらに詳しく解説する．

■ 免疫システムの構成要素

適応免疫応答の主な特徴は，**特異性** specificity，**多様性** diversity，**免疫記憶** memory である．適応免疫応答はさまざまな分子を識別するという点で特異的であり，遭遇するほとんどの抗原に対して応答できるという点で多様性をもつ．さらに一度遭遇した抗原を記憶し，2 回目以降に遭遇する際には強い応答を示すことができる免疫記憶をもつ．最後の特徴である免疫記憶はワクチン接種の基盤であり，その例を**ボックス 2.1** に示す．

免疫システムは宿主防御のエフェクター（効果）として，細胞と可溶性分子を使用する．免疫システムは多くの種類の細胞で構成されており，それらはすべて白血球ではあるが，異なる機能を果たすように特殊化している（図 2.4）．たとえば好中球やマクロファージなどの食細胞は，侵入する微生物を非特異的に破壊する．

免疫システムの成熟細胞は血中や組織中に存在し，たとえば血中のリンパ球や組織中の**樹状細胞** dendritic cell（DC）などがある．リンパ球である B 細胞と T 細胞は特異的免疫を担う．B 細胞によって産生される抗体は可溶性の分子で，**液性免疫システム** humoral immune system と呼ばれることがある．細胞外病原体は主に抗体により排除されるが，細胞内病原体の排除には T 細胞とマクロファージが必要である．液性免疫（抗体媒介性免疫）とは対照的に，T 細胞の機能は**細胞性免疫** cell-mediated immunity と呼ばれることがある．樹状細胞，**マクロファージ** macrophage などの**抗原提示細胞** antigen-presenting cell（APC）（図 2.5）は，B 細胞と T 細胞の活性化に重要である．

マクロファージなどの抗原提示細胞は抗原を取り込み，細胞内区画で抗原をペプチドに分解する．これは**抗原プロセシング** antigen processing と呼ばれる．B 細胞レセプター（BCR）が直接抗原と結合するのに対して，T 細胞レセプター（TCR）は抗原提示細胞上に提示されるプロセシングされた抗原しか認識できない．よって，TCR が抗原提示細胞を認識するためには抗原提示と呼ばれる過程が必要とされる．抗原プロセシングと抗原提示については第 10 章で詳しく解説する．ペプチド抗原は MHC 分子のペプチド結合溝で提示される（第 8 章）．

微生物のなかには免疫システムを回避しようとするものがあるが，免疫システムはこれに対抗する手段を発達させてきた（**ボックス 2.2**）．

■ 能動免疫と受動免疫

免疫にはさらに 2 つの区分がある．**能動免疫** active immunity は，ウイルスとの遭遇後など，個体が抗原への応答において直接的な役割を果たすときに起こる（**ボックス 4.1** 参照）．一方，**受動免疫** passive immunity は，免疫された個体から免疫されていない個体へ免疫細胞や血清が移されることにより，ある個体から別の個体へ免疫が受け渡されることである．犬に噛まれた際に投与される抗狂犬病抗体などは受動免疫の一例である（他の例は**ボックス 4.2** 参照）．狂犬病ウイルスへの抗体は他の個体でつくられたもので，犬に噛まれた個体が体内で必要な抗体を産生するよりも迅速にウイルスに対処するために投与される．

■ 免疫応答の相

能動免疫応答はいくつかの相（段階）から構成される（図 2.6）．第 1 相は抗原が認識される**認識相** cognitive phase である．抗原は自身に適合するレセプターを保有する細胞に遭遇する．この細胞は活性化され増殖する（第 11 章）．第 2 相は**活性化相** activation phase と呼ばれ，同一のクローン細胞が大量に産生される．この相では細胞は応答するために，**分化** differentiation として知られるさまざまな変化をする．たとえば，B 細胞ではさまざまな成熟段階を経て（第 14 章），**プラズマ（形質）細胞** plasma cell という新しい細胞が生成され，大量の抗体分子を合成して分泌する．抗体は抗原の排除を補助する．これは**エフェクター相** effector phase と呼ばれる第 3 相である．抗原が排除されると，応答を下方制御（ダウンレギュレーション）するためのさまざまな過程が起こる．抗原や微生物が中和あるいは排除された後では，これらの過程によって応答が制御され，持続しないようになっている．

■ 免疫応答の種類

侵入する病原体は，動物学上，ウイルス，細菌，真菌，原虫，蠕虫に分類することができる，また生息部位によっても分けられる．たとえば腸や呼吸器の管腔表面には蠕虫が侵入し，皮膚の表面は節足動物によって攻撃される．また，細胞の間の細胞外間隙は細菌や真菌が侵入する．他方，ウイルスやある種類の細菌，寄生虫は細胞内で生存する．大まかにいえば，免疫システムは侵入する病原体の生息部位に応じて，異なる 3 種類の免疫応答を示す（**表 2.1**）．これらの 3 種類の免疫応答がそれぞれよくみられる疾病を引き起こすことは重要であり，詳細は第 23，27，28 章で解説する．

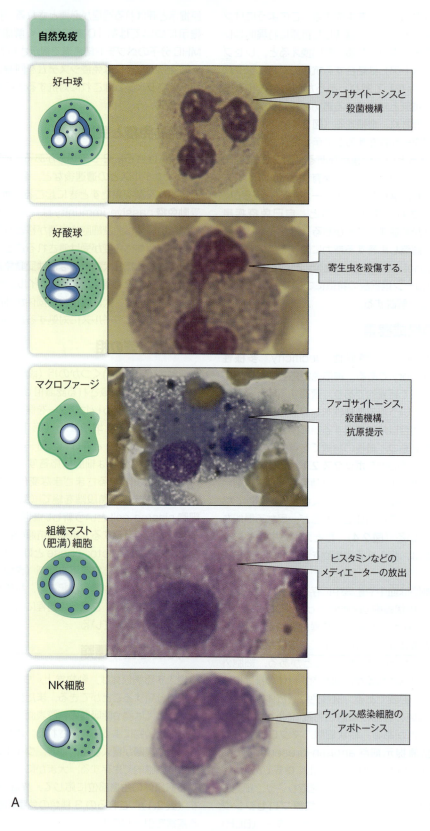

図2.4 免疫システムの主要な細胞．A：自然免疫

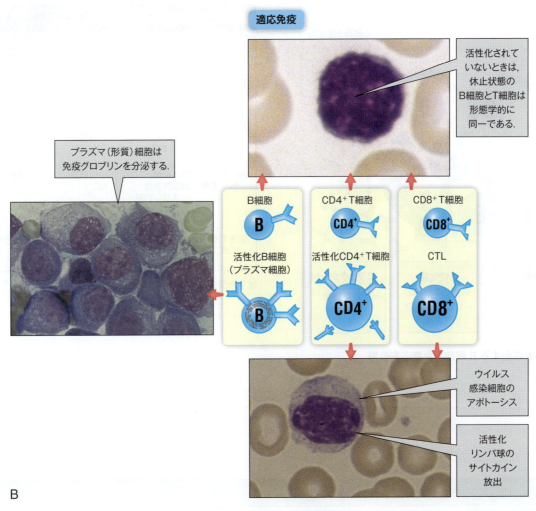

図 2.4；続き．B：適応免疫

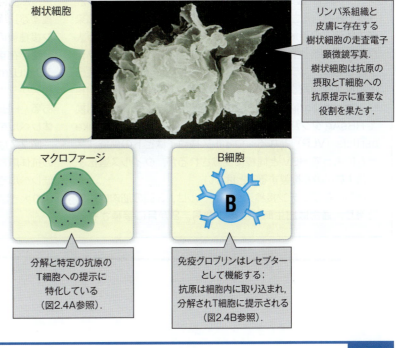

図 2.5 抗原提示細胞（APC）
（樹状細胞の走査電子顕微鏡写真は Dr. Stella Knight, London, United Kingdom のご厚意による）

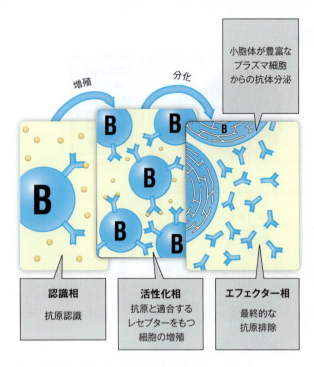

図2.6 抗体を産生するB細胞の免疫応答の相

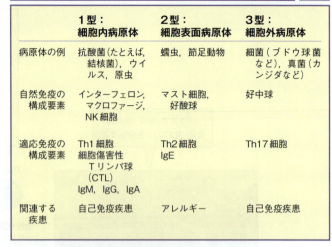

Ig：免疫グロブリン immunoglobulin, Th：T ヘルパー T-helper.

ボックス 2.1　B型肝炎ワクチンの接種

B型肝炎ウイルス hepatitis B virus（HBV）感染は，一般的に短期的には黄疸を，また慢性的には，肝硬変，肝癌，死亡などを引き起こす．米国では，HBVは感染者の体液との接触によって広がっており，毎年約125万人が慢性B型肝炎に罹患し，約5,000人が死亡する．ワクチンとしては，プラスミドを用いて酵母細胞に発現させた遺伝子組換えタンパク質（B型肝炎ウイルス表面抗原 hepatitis B surface antigen［HBsAg］）が利用できる．遺伝子組換えHBsAgタンパク質は集合して，**ウイルス様粒子** viruslike particle（VLP）となる．ウイルス様粒子はヒトの免疫システムによってHBVと同様に認識されるが，ウイルス遺伝子を含まないので複製することはない．

典型的なワクチン接種スケジュールは，3回の筋肉内注射であり，通常は出生時，生後1か月，2か月に接種される

［訳者註：日本の標準的な小児の定期接種は1回目生後2か月，2回目生後3か月，3回目生後7-8か月で，皮下に接種する］．暴露の危険性が高い医学生などに対しては，ワクチン接種後の血液検査が実施され，HBsAgに対する抗体が十分量存在するか確認される．感染防御にはHBsAgに対して10mIU/mLの抗体レベルが必要である．図2.7は，3回接種スケジュール後に防御状態へ転換した様子を表したものである．HBsAgに対する抗体が10mIU/mL以上ないと，抗体レベルを満たすまで，接種が繰り返される．

図2.7はまた，1回目の抗原暴露と2回目以降の抗原暴露の抗体応答の違いを示す．最初の1次応答は，比較的遅くて低レベルである．以降のワクチン接種では，応答はより速く，より大きい．

ボックス 2.1　B型肝炎ワクチンの接種

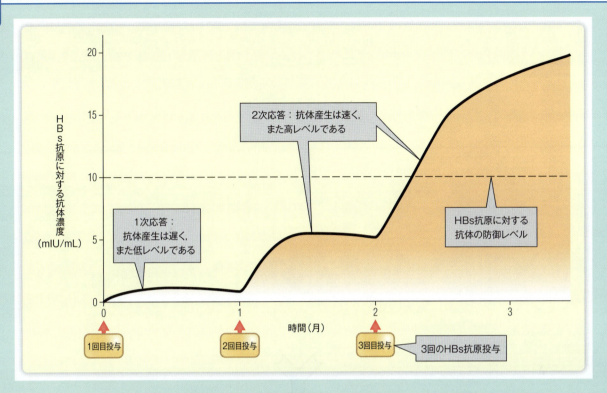

図 2.7　B型肝炎ウイルス表面抗原（HBsAg）を用いたワクチン接種

ボックス 2.2　ずるがしこい病原体への対処：マスト細胞，好酸球，NK細胞

　微生物は免疫システムを回避する多くの方法を発達させてきた．同じように免疫システムも多くの対抗する手段を発達させてきた．自然免疫システムには，特別な回避機序に対抗する2つの機序がある．

　寄生虫である蠕虫は，とくに宿主の腸の粘膜表面で生きられるよう適応してきた．粘膜表面は多くの免疫システムの機序の圏外であり，大きく，多細胞である蠕虫を攻撃するのは難しい．マスト細胞と好酸球は粘膜表面に常在，あるいは動員される自然免疫システムの細胞であり，蠕虫を認識する．蠕虫を認識するとマスト細胞と好酸球は，感染器官での粘液の分泌を促進するとともに平滑筋を収縮させる．これにより，蠕虫は留まる力を失って宿主から排出される．

　また，ある種のウイルスは適応免疫システムのT細胞による認識を回避するための機序を発達させてきた．たとえばヘルペスウイルスは，感染した細胞のMHC分子の発現を停止させることができる．T細胞は抗原を検出するためにMHC分子を使用するので，ヘルペスウイルスの感染が認識できなくなる．これに対処するため，NK細胞は細胞上のMHC発現レベルを測定できるようになった．細胞上のMHC発現が減少していれば，NK細胞はその細胞を殺すことができる．NK細胞はこのようにして，ヘルペスウイルスが用いる回避機序に宿主が打ち勝つ手助けをする．

　マスト細胞，好酸球，NK細胞については第22章で詳しく解説する．

学習チェック問題　修得事項

1. 自然免疫応答システムおよび適応免疫応答システムの特徴を少なくとも3つ述べなさい．
2. 自然免疫応答システムおよび適応免疫応答システムが相互に関与する方法を少なくとも3つ述べなさい．
3. 予測的免疫防御システムの概念について説明しなさい．
4. 免疫応答の相，および特異的な応答におけるクローン選択の重要な役割を述べなさい．
5. 適応免疫応答システムの基本的特性を述べなさい．
6. 自然免疫応答と適応免疫応答に関与する主要な細胞を挙げなさい．

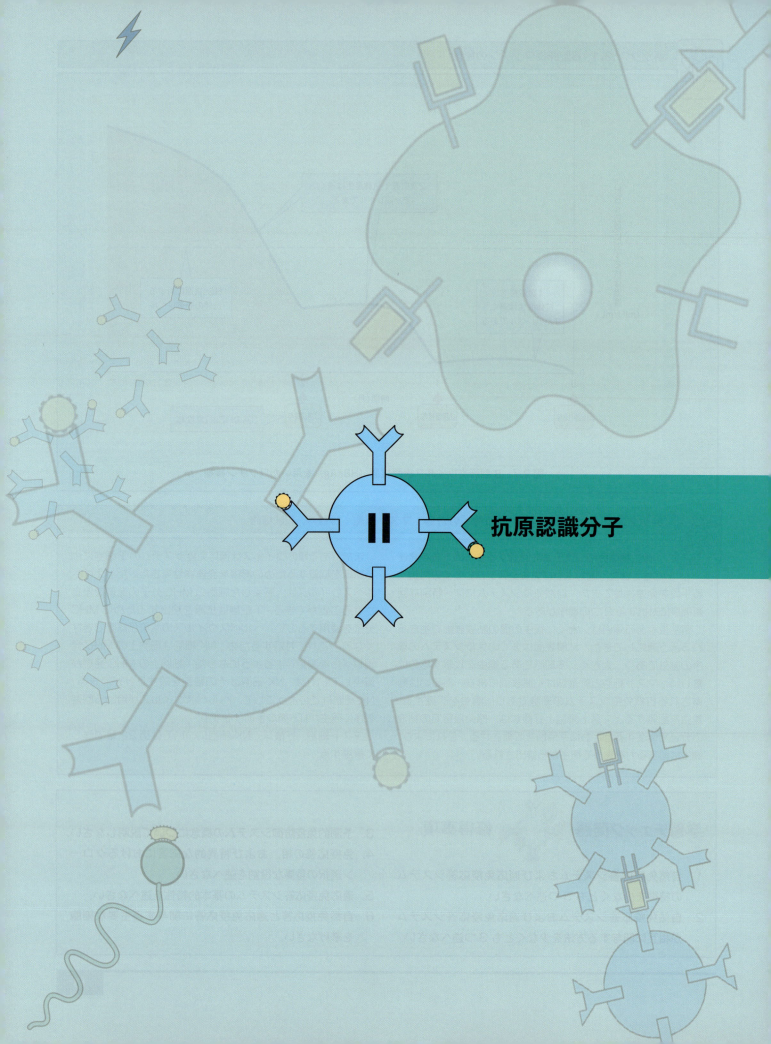

II 抗原認識分子

抗原認識序論

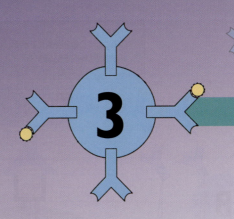

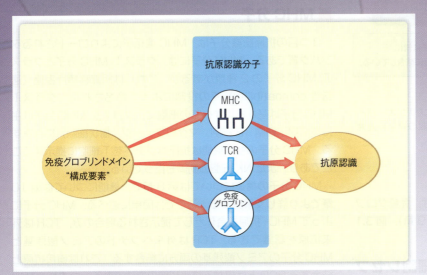

第1, 2章で解説したように, ヒトは自然免疫システムと適応免疫システムにより外来（非自己）物質を特定することができる.

自然免疫システムの特徴は, パターン認識レセプターを用いて微生物の侵入を認識する食細胞と血中タンパク質の存在である. パターン認識レセプターの例としてマンナン結合レクチン（MBL）とTLRを挙げた. これらは, 微生物には存在するが宿主細胞はもたない分子を認識し, 結合する. たとえばMBLは, 細菌, ウイルス, 真菌の表面のマンナンと結合する. マンナンは健常な宿主細胞の表面には存在しないが, 傷害を受けた細胞の表面には存在する. そのため, MBLは微生物と, 傷害を受けた宿主細胞を認識して結合するが, 健常の細胞は認識せず結合もしない. MBLは健常細胞と病的細胞を識別できるが, 細菌とウイルスを識別することや細菌の種類を特定することはできないので, "非特異的 nonspecific"であると表現される. この特異性の欠如は, 自然免疫システムを構成するパターン認識レセプターの重要な特徴である.

自然免疫システムは生まれつき備わっているシステムで, 侵入する異物を非特異的に攻撃する分子と細胞によって, さまざまな感染から宿主を防御している. 一般的に自然免疫システムは, 感染性微生物を体内から排除することで感染から防御する. しかし, このシステムは微生物などの外来物質（抗原）に特異的に応答することはできない. 微生物は脊椎動物に比べ非常に速く進化し, 自身の構造を変えることで, 自然免疫システムを回避することができる. これは脊椎動物が遺伝子再構成によって膨大な数のレセプター（レパートリー［レパトア］）をあらかじめ用意しておくことで成り立つ適応免疫システムを発達させた理由の1つである. これらのレセプターはリンパ球上で発現し, 基本的にはどんな抗原も識別することができる.

■ 抗原認識分子

適応免疫システムにおいて外来抗原を特異的に認識する抗原認識分子には3つのグループがある. このうち2つは, B細胞とT細胞の細胞表面に存在するBCRとTCRである. BCRは分化したB細胞（プラズマ細胞）から分泌され, 可溶性の抗原レセプターである抗体としても働く. 第3の抗原認識分子はMHC遺伝子でコードされるMHC分子である（上記の概要図）. この遺伝子群はヒトではヒト白血球抗原 human leukocyte antigen (HLA) として知られている. MHC分子は抗原ペプチドをT細胞に提示する役割をもつ. TCR, BCR, MHC分子は類似した免疫グロブリンフォールドという構造をもつタンパク質

3 抗原認識分子・抗原認識序論

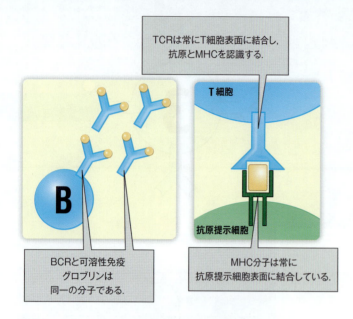

図3.1 BCR, TCR, MHC分子は, すべて免疫グロブリンスーパーファミリーに属し, 類似した構造をもつ. これらの機能の違いに注意すること.
APC：抗原提示細胞 antigen-presenting cell.

ファミリーに属する. このタンパク質ファミリーは, 免疫グロブリンスーパーファミリーとして知られている（第9章). 図3.1に3種類の抗原認識分子の違いを要約した.

■ B細胞レセプター（BCR）とT細胞レセプター（TCR）

第2章で解説したように, 適応免疫システムはクローン選択によって効果的に機能している. B細胞やT細胞は, 細胞表面に固有の抗原レセプターを発現させる. 外来抗原と遭遇すると, 抗原に最も適合する抗原レセプターを発現する細胞が分裂し, 同一の抗原レセプターをもつ娘細胞（クローン）を生成する. 抗原レセプターの多様性は遺伝子再構成によって生み出される（第6, 7章). 遺伝子再構成によって, 限られた数の遺伝子が再構成され組み換えられることで, レセプターの莫大なレパートリーがつくり出され, 多様性が獲得される. つまり, BCRとTCRの遺伝子は遺伝子断片として存在し, この遺伝子断片がつなぎ合わされることで完全な抗原レセプター遺伝子となる. これは, 成熟過程にあるリンパ球でのみ行われる. 抗原レセプター遺伝子の断片を再構成することで, 多様性に富むレセプターが生成される. 理論的には, 1個体中のB細胞で作製される抗体の種類は10^{11}個に達する. このため, 各個体は環境中の微生物など, すべての抗原を認識するのに十分なBCRとTCRをもっていると考えられる. ある微生物に含まれるすべての抗原に対するレセプターが必要なわけではなく, 全抗原のうち1-3個程度に対するレセプターがあればよいことに注意しなくてはいけない. 微生物の成長や増殖の阻止により宿主を守るには, 免疫システムはその微生物の多くの抗原のうち, 1つでも認識できればよい.

BCR遺伝子では, 免疫応答時に外来抗原とより適合するレセプターを生成する過程である**高頻度突然変異** hypermutation が生じる. 抗原結合部位をコードする遺伝子配列に急速な突然変異が生じることによって, より特異的なレセプターが多く生成され, BCRのレパートリーはより多様なものとなる.

BCRとTCRは, 同様の機序によって生成されるだけでなく, タンパク質の構造も類似している. BCRとTCRには免疫グロブリンフォールドというタンパク質の構造的な特徴がある. これは, 免疫細胞に存在する抗原レセプターなどのレセプターファミリーに共通の構造で, 平行なポリペプチド鎖が折りたたまれたコンパクトな球状ドメインを形成している.

■ MHC分子

3つ目の抗原認識分子は, MHC遺伝子によりコードされるタンパク質である. MHC分子には, クラスI MHC分子とクラスII MHC分子の2種類があるが, これらは組織移植片拒絶（適合性 compatibility）での役割によって命名された. クラスI MHC分子は基本的にすべての細胞に, クラスII MHC分子は主に抗原提示細胞（B細胞, マクロファージ, 樹状細胞）に存在する. MHC分子の主な機能は抗原ペプチドをT細胞に提示することであり, またNK細胞の制御も担っている.

MHC分子の構造については第8章で, 機能については第10章でより詳しく解説する. ここでは簡単に述べる. MHC分子によってMHC-抗原複合体として提示される場合のみ, TCRは外来抗原を認識できる. TCRは外来ペプチドのアミノ酸残基とMHC分子のアミノ酸残基の両方に結合する. これは直接抗原と結合するBCRとは異なる抗原認識の方法である. つまり, TCRでは二重の認識が必要となる. MHC分子の機能は, T細胞が外来抗原を認識するために, 宿主細胞で生成されるウイルスタンパク質など, 細胞内微生物に由来する抗原を捕捉し提示することである.

MHC遺伝子は, ヒトゲノムで知られているなかで最も変化する遺伝子である. MHC遺伝子は非常に**多型** polymorphism に富むといわれており, これは同じ遺伝子に多数の**アリル** allele（対立遺伝子）が存在することを意味している. ただし, MHC遺伝子の**多様性** diversity は, 個体内ではなく集団内に存在する. 図3.2はMHCの多様性と, 免疫グロブリンとTCRの多様性を比較したものである. ヒトはクラスI MHC遺伝子とクラスII MHC遺伝子を合わせて約6個もっている. 父親と母親が完全に異なるHLAアリルをもっていれば, 多くの人は細胞表面上に12種類のクラスI MHC分子とクラスII MHC分子をもつ. BCRやTCRは個体内の個々のリンパ球でそれぞれ異なるのに対し, MHCアリルの組み合わせは個体内では同一だが, 個体間では異なる. したがって, 集団全体のMHC分子のなかにはある微生物由来の抗原ペプチドに結合できるものが含まれるが, ある個体がもつMHC分子ではその微生物由来のペプチドとは結合できない可能性がある. これは集団内に, 他の個体に比べて特定の微生物により引き起こされる疾病に高い感受性を示す個体が存在することを意味する. たとえばMHC分子の構造があるウイルス

のペプチド抗原を認識して結合することができなければ，そのウイルスに感染している細胞に対して，T細胞応答を活性化することができない．その結果，そのウイルスが引き起こす疾病に感受性を示す．しかしMHC分子のペプチド結合溝は広い特異性をもつため（第8，10章），微生物由来のいずれかのペプチドとは結合することができる．

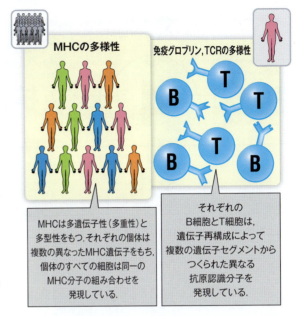

図 3.2　MHC の多様性機序と，免疫グロブリン，TCR の多様性機序の比較

MHCは多遺伝子性（多重性）と多型性をもつ．それぞれの個体は複数の異なったMHC遺伝子をもち，個体のすべての細胞は同一のMHC分子の組み合わせを発現している．

それぞれのB細胞とT細胞は，遺伝子再構成によって複数の遺伝子セグメントからつくられた異なる抗原認識分子を発現している．

ボックス 3.1　HLAの多様性の長所：HLAとHIV-1

遺伝子多型のなかには，感染に打ち勝つことに有利なものがある．最もよく知られている例は，**鎌状赤血球形質** sickle cell trait（**SCT**）のマラリアに対する防御である．鎌状赤血球形質をもつ個体は異常なヘモグロビンβ鎖のヘテロ接合体である．この異常な遺伝子のホモ接合体は，重篤な鎌状赤血球症を発症し，血液学的に重大な問題を抱える．他方，鎌状赤血球形質をもつヘテロ接合体の抱える血液学的な問題はそれほど大きくない．さらに，このヘテロ接合体では，赤血球がマラリア寄生への抵抗性を示す．鎌状赤血球形質は重篤なマラリアのリスクを90％減少させる．マラリアが重要な感染症である地域が，サハラ以南のアフリカ大陸に存在する．鎌状赤血球形質は他の地域の人々では非常にまれになったのに対して，アフリカでは多くの人々がこの遺伝子を保持し続けている．マラリアと鎌状赤血球形質の関連は，人類の進化を表したものであり，病原体による選択の例でもある．

MHC遺伝子は鎌状赤血球形質とは異なる振る舞いをするものの，莫大な多様性はこの例と同様に，病原体によってもたらされたものである．同一の感染であってもMHCアリルによって抗原を提示する能力が異なるため，疾病の転帰も異なることがある．これはHIVとHBVの感染で示された．異なる機序により，以下のようなMHCにおける病原体による選択が起こる．

- **ヘテロ接合体優位性** heterozygote advantage：集団内にMHCアリルのヘテロ接合体の個体が多い傾向があると，これらの個体は防御的なアリルをもつ可能性が高い．
- **まれなアリル優位性** rare allele advantage：新しい感染は集団内に多くみられるMHCアリルを回避して，進化し，勢力を拡大する．この状況においては，まれなMHCアリルをもつ個体が生存する可能性が高い．

両方のモデルはMHCアリルの遺伝的多様性の意義を支持する．言い替えれば，集団におけるMHCアリルの多様性が高くなるほど，集団が経験したことのない感染に対する生存確率はより高くなる．

MHCアリルの多様性は集団が新興感染により一掃されてしまうリスクを減らすが，その一方で移植の際に重大な問題を引き起こす．第34章で解説するが，移植の成功には，ドナーとレシピエントのMHCアリルができる限り同一であることが必要である．MHCアリルの多様性が高いため，移植可能な腎臓に対してドナーとレシピエントのMHCアリルがすべて一致する確率は10万分の1である．

学習チェック問題　修得事項

1. 抗原認識分子の主な分類を挙げなさい．
2. TCR，BCRの多様性がどのように獲得されるかについて説明しなさい．
3. MHC多型とそれが有利である理由について説明しなさい．

4 抗原と抗体の構造

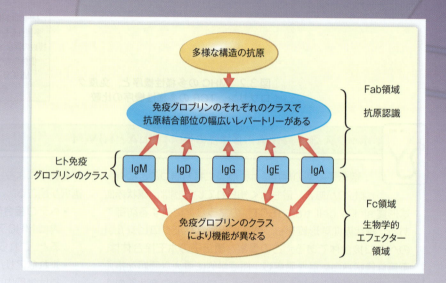

本章ではまず抗原の種類と免疫応答を惹起する程度について解説する．その後，ヒトの抗体（免疫グロブリン）のクラスと構造を説明し，抗体の分子特性と機能について解説する（上記の概要図）．続く第5章では，**抗体-抗原の相互作用** antibody-antigen interaction について詳しく解説し，第6章ではどのように抗体の多様性が生み出されるかについて説明する．

抗原はさまざまな構造をもち，強い免疫応答を惹起する．抗体は抗原との接触に応答したB細胞から産生される抗原特異的なタンパク質であり，血漿の成分として血液とリンパを循環する．ヒトには，非常に多くのさまざまな抗体分子を合成する能力があり，それぞれの抗体分子は抗原と特異的に相互作用できる．

■ 抗 原

抗原の種類

第1章では，抗原を適応免疫システムの抗原レセプターによって認識される物質として紹介した．抗原はどの程度免疫応答を誘導するかによって，またその由来によって分類することができる．

免疫原 immunogen は抗体産生などの免疫応答を単独で引き起こす．免疫原として効果的な物質は，通常分子量6,000以上とかなり大きく，複合体を形成している．たとえば20アミノ酸残基から成るタンパク質は，4つのヌクレオチド基から成る核酸よりも免疫原になりやすい．免疫原の例としてB型肝炎ウイルスの表面抗原を示す（**ボックス4.1**）．

一方で，**ハプテン** hapten は免疫システムのレセプターに結合できる化合物だが，必ずしも単独で免疫応答を惹起するわけではない．たとえばペニシリンなどの比較的単純な化合物は，抗体応答を単独で引き起こすことができない．ハプテンがタンパク質などの高分子に結合すると，非常に特異的にハプテンと結合する抗体が生成される（**図4.1**）．

ほかの抗原としては**寛容原** tolerogen がある．寛容原分子は適応免疫システムによって認識されるが，適応免疫システムは応答しないようにプログラムされている．

抗原にはさまざまな供給源がある．病原体に由来する抗原は，通常免疫原やハプテンとして作用し，強い免疫応答を惹起する．他者由来のタンパク質，たとえば腎移植によって異なる MHC アリルが存在する場合などは，強い免疫応答を惹起する**同種抗原** alloantigen として作用する．ピーナツなどの食物由来の抗原は，ほとんどのヒトで寛容原として働く．寛容の機序が正常に働かな

4 抗原認識分子・抗原と抗体の構造

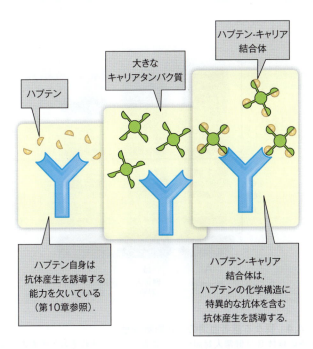

図4.1 ハプテン-キャリア結合体

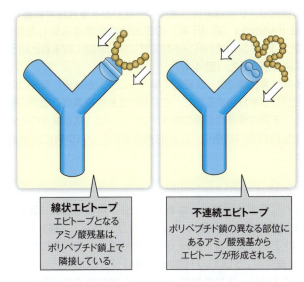

図4.2 連続（線状）エピトープと不連続エピトープ

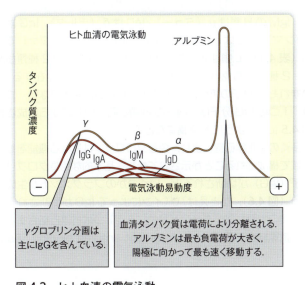

図4.3 ヒト血清の電気泳動
Ig：免疫グロブリン immunoglobulin.

いと，これらの抗原は**アレルゲン** allergen として作用し，有害な免疫応答を引き起こす．寛容の失敗によって正常な自己の分子が**自己抗原** autoantigen となることもある．

エピトープ

エピトープ（抗原決定基）はウイルスタンパク質などの非常に大きな抗原の一部分で，抗体はエピトープを認識する．ウイルスタンパク質は多数のエピトープをもち，多くのさまざまな特異的抗体やTCRと結合する．図4.2に示すとおり，エピトープには2種類ある．1つは，ポリペプチド鎖の不連続な領域のアミノ酸残基が3次元構造をつくる不連続エピトープ（コンフォメーションエピトープ）である．もう1つは連続エピトープ（線状エピトープ）といい，ポリペプチド鎖の配列のうちのおよそ12-22アミノ酸の連続した領域である．

T細胞の免疫レセプターには，プロセシングされた抗原が提示される．つまり，TCRが認識するのは線状エピトープである（MHC分子との関連は第10章参照）．図4.2で示すように抗体は両方の種類のエピトープを認識することができる．

■ 抗 体

抗体の分離と特性評価

抗体は抗体産生を刺激した抗原と特異的に反応するタンパク質である．通常特定の抗原とだけ結合するという非常に高い特異性と，抗原と非常に強く結合するという高いアフィニティをもち，これらは重要な特徴である．

抗体は血漿タンパク質の約20%を占める．抗体はもともと電荷と分子量に基づいて血中タンパク質を分離する電気泳動などの分析技術によって発見された．電気泳動では抗体はγ領域に分離され，血清のγグロブリン分画と呼ばれる（図4.3）．

血清の抗体を含むこの分画は**免疫グロブリン** immunoglobulin（Ig）と呼ばれることが多い．正常の血清免疫グロブリンはさまざまなB細胞クローンによって生成された混合物（ポリクローナル免疫グロブリン）であるため，単一ではなく非常に不均一なタンパク質スペクトルを構成する（図4.3参照）．複数のエピトープをもつ細菌タンパク質などに対しては，さまざまなB細胞クローンがそれぞれ異なるエピトープに結合する抗体を産生するため，産生された抗体の構造と特異性は不均一である（第6，14章）．かつては単一の分子を容易に分離することができなかったので，免疫グロブリンの生化学的研究は非常に困難であった．

4 抗原認識分子・抗原と抗体の構造

この状況は，B細胞系悪性腫瘍の一種である**多発性骨髄腫** multiple myeloma（第35章）の患者血清を電気泳動した際に，免疫グロブリン領域のバンドが非常に狭い範囲に収まるという発見により解決した（図4.4）．

多発性骨髄腫では，B細胞の単一クローンが増殖し同一の免疫グロブリンを分泌するので，これらが比較的高濃度で血清に蓄積する．多発性骨髄腫患者の免疫グロブリンは，構造解析のための生化学的研究の初期に，比較的高純度なタンパク質の供給源となった．

抗体の構造

すべての抗体は基本となる同一の分子構造をもつ（図4.5）．抗体は相対的な分子量によって名付けられた L（軽）鎖 light chain と H（重）鎖 heavy chain から成る．それぞれの分子量は，L鎖は約25,000，H鎖は50,000-70,000である．図4.5で示すように，2つのH鎖と2つのL鎖が分子間ジスルフィド結合で結合している．H鎖には5つのクラスがある．それぞれわずかに異なる構造をもち，小文字のギリシア文字で表されている．IgMのH鎖は μ（ミュー），IgDは δ（デルタ），IgGは γ（ガンマ），IgEは ε（イプシロン），IgAは α（アルファ）である（表4.1）．L鎖は κ（カッパ）と λ（ラムダ）の2種類がある．2種類とも免疫グロブリンの5つのクラスに存在するが，いずれも1分子の抗体には1種類のL鎖しか含まれない．つまり，1つのIgG分子は，同一のH鎖と同一のL鎖から構成され，図4.5に示すようにY字構造をとる．

多くの生化学研究により，免疫グロブリンは異なる機能をもつ領域で構成されることが示されてきた．基本的な免疫グロブリン分子（IgG）が切断されると，いくつかのフラグメントが生成される（図4.6）．たとえばパパインによってIgGが切断されると，2種類の主要なフラグメントが生じる．1つは抗原と結合するため，**抗原結合フラグメント** fragment antigen binding（Fab）

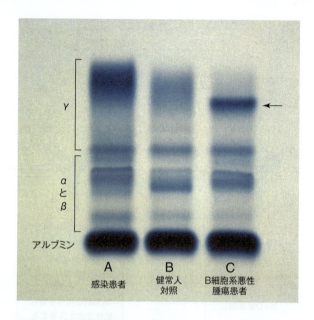

図4.4 異なる患者血清のゲル電気泳動
中央の検体Bは健常人対照からの血清である．それぞれの患者の血清検体をゲルに置き，数時間電場をかけた後にタンパク質を青く染色する．最も濃く染まった領域は血清で最も豊富なタンパク質であるアルブミンに対応する．アルブミン領域は3つの検体で同じである．α領域，β領域は，凝固タンパク質，免疫グロブリン，感染に応答して産生されたタンパク質を含む（ボックス20.1参照）．γ領域はほとんど純粋な免疫グロブリンである．検体Aは感染患者のもので，α，β，γ領域でタンパク質量は増加した．患者が異なる分子量と電荷をもつさまざまな免疫グロブリンを産生しているので，γ領域の増加した免疫グロブリンは，広がったスメアとして染色される．検体CはB細胞系悪性腫瘍患者のもので，Igスパイク（矢印）によってB細胞のクローン性増殖を示す．モノクローナルB細胞はすべてまったく同一の免疫グロブリン分子を産生し，電気泳動では明瞭なスパイクあるいはバンドとして示される．

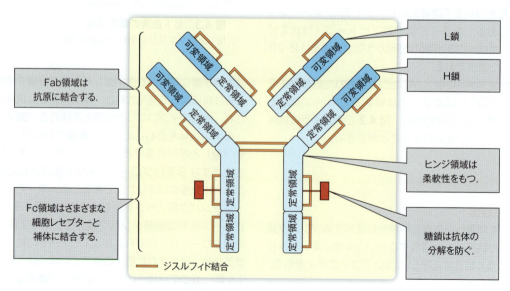

図4.5 基本的な抗体構造

表 4.1 免疫グロブリンの主要な特性

	IgM	IgD	IgG	IgE	IgA
H鎖の種類	μ	δ	γ	ε	α
平均血清濃度（mg/dL）	40-250	<3	700-1,800	<0.05	80-400
血清半減期（日）	7	2	21	2	7
補体活性化	++	−	+	−	−
胎盤通過	−	−	+	−	−
Fcレセプターを介して結合する細胞	−	−	単核細胞，好中球	マスト細胞，好塩基球	単核細胞，好中球

と呼ばれる．もう1つは**結晶性フラグメント** fragment crystallizable（Fc）である．Fc領域は抗原と結合せず，補体経路（第20章）を活性化する．さらに，マクロファージなどのさまざまな細胞にあるFcレセプターと結合できるなど，多くのエフェクター機能をもつ．IgGの切断にペプシンが用いられると，2つのFab領域は結合したままであるが[F(ab')$_2$]，Fc領域は小さなフラグメントに分解され，エフェクター機能は失われる．これらの結果から，免疫グロブリン分子のそれぞれの領域には抗原結合とエフェクター機能という異なる機能があることが示唆された．

さまざまな抗体分子のアミノ酸配列を決定する研究により，L鎖とH鎖は抗体によってアミノ酸配列が異なる可変領域（V_L, V_H）と，ほぼ一定である定常領域（C_L, C_H）に分けられることが明らかになった．異なる免疫グロブリンのλ鎖のアミノ酸配列を比べると，ほとんどのアミノ酸配列が一致する領域が存在する一方で，L鎖のN末端に配列が非常に異なる約110アミノ酸の領域が存在している（図4.7）．

同じことがH鎖にもあてはまる．定常領域は補体タンパク質を結合する能力などのエフェクター機能を担い，可変領域は抗原と結合する．可変領域は非常にさまざまな抗原構造に対応するために重要である．

3次元構造の決定により，免疫グロブリンは折りたたみ構造が繰り返される**ドメイン** domainという部分で構成されることが明らかになった．L鎖は1つの可変領域ドメインと1つの定常領域ドメイン，H鎖は1つの可変領域ドメインと3つ以上の定常領域ドメインから成る．図4.8で示すように各ドメインの長さは約110アミノ酸であり，短いポリペプチド鎖でほかのドメインとつながっている．

免疫システムのほかの分子も，同様の折りたたみ構造のドメインをもっており，これらの関連するタンパク質の総称として**免疫グロブリンスーパーファミリー** immunoglobulin superfamilyという用語が用いられている．

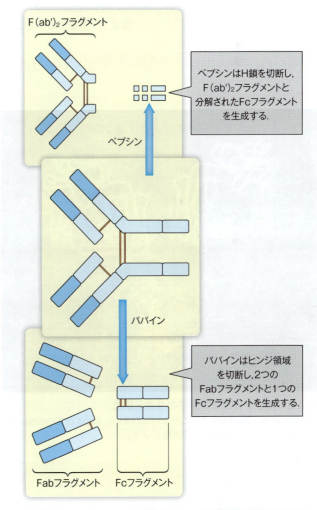

図4.6 免疫グロブリンの切断

4 抗原認識分子・抗原と抗体の構造

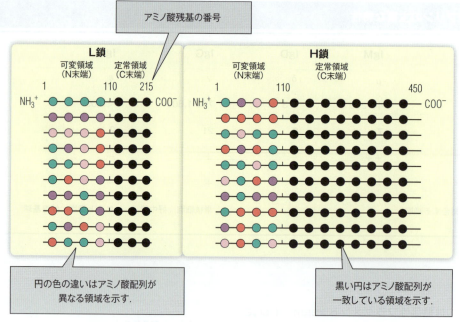

図4.7 免疫グロブリンのアミノ酸配列：可変領域と定常領域

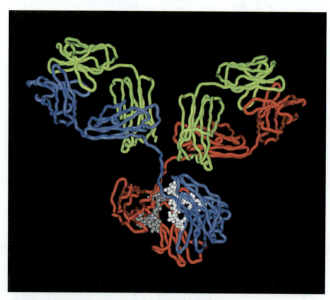

図4.8 免疫グロブリン分子の3次元構造
（Kumar et al：*Robbins and Cotran Pathologic Basis of Disease*, 7th ed. Elsevier：Philadelphia；2005による）

り，これにより病原体を不活性化することができる．たとえば細菌を凝集させることによって凝集塊とし，宿主細胞への進入を防ぐ．細菌が抗体で被覆されれば，食細胞により貪食されやすくなる（オプソニン化 opsonization）．また，抗体は補体を活性化することや（第20章），抗体が結合している細胞を破壊する溶解反応を開始することもできる．抗体の5種類のクラスは構造の違いによって異なる機能がある（図4.9）．

- IgM：免疫応答の初期に優位な抗体である．IgM は5つの H_2L_2 構造で構成される5量体で，IgG と類似したそれぞれの H_2L_2 構造が J 鎖 joining chain により結合している．IgM は10個の抗原結合部位をもつため，細菌を凝集させて，補体を活性化するのに最も効率的な抗体である．
- IgD：主に B 細胞表面のレセプターとして発現し，B 細胞活性化に関与する．
- IgG：血清に最も多く含まれる抗体である（表4.1 参照）．また，最も長い時間血清中に存在し（最長の半減期をもち），母体が新生児を防御するために胎盤を通過することができる．
- IgE：もともと寄生虫感染に対する防御として進化した．マスト細胞と好塩基球上の Fc レセプターに結合した IgE に抗原が結合すると，マスト細胞の活性化とヒスタミンなどのメディエーターの放出により，アレルギー反応（第27章）が引き起こされる．
- IgA：唾液，母乳，涙などの分泌液中の主な免疫グロブリンである．IgA は気道粘膜上皮，生殖粘膜上皮，腸管粘膜上

免疫グロブリンの各クラスの特徴と機能

抗体は血中の可溶性タンパク質として存在するか細胞表面に発現する．すべての抗体の主要な機能は，抗原に結合することであ

4 抗原認識分子・抗原と抗体の構造

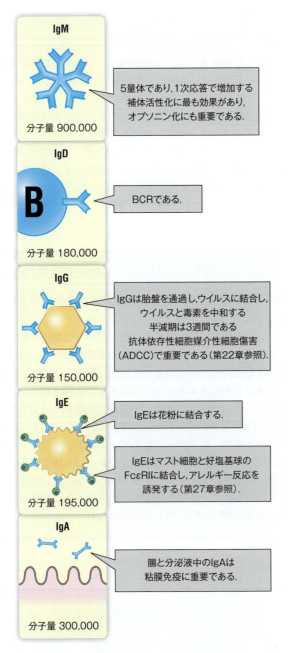

図 4.9　免疫グロブリンのクラスと機能

ボックス 4.1　B型肝炎に対する能動免疫

ワクチン接種 vaccination, すなわち能動免疫は, 天然痘やポリオなどさまざまな感染症の罹患率を著明に減少させた. ある病原体に一度遭遇したことがあると, 再び同じ病原体に遭遇した際に防御反応が誘導されるという原則は重要である（第2章）. ワクチン接種では遺伝子組換えによりつくられる抗原を使用することがある. たとえば B 型肝炎ウイルス（HBV）表面抗原（HBsAg）をワクチンとして接種すると HBV 感染に対して優れた効果を発揮する. HBV は肝炎の主な原因で, その罹患率と死亡率に密接に関係している. このワクチン接種により抗体が誘導され, 90％以上の割合で HBV 感染に対する抵抗性を獲得する. HBV は HBsAg によって肝細胞のレセプターと結合し, 細胞に侵入する. ワクチンは HBsAg に対する抗体の産生を誘導し, 産生された抗体が HBsAg とレセプターとの結合を阻止する（図 4.10）. 現在, HBV ワクチンは, 多くの国で乳児期に接種されているが, 医療従事者など特定の人々だけに接種される国もある（ボックス 2.1, 25.3 参照）.

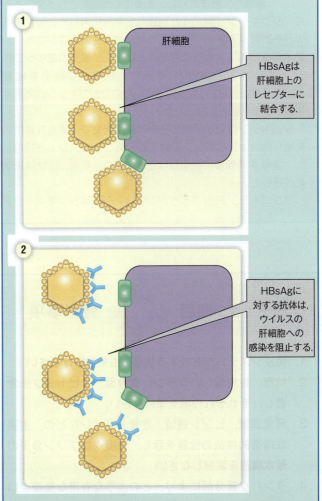

図 4.10　B 型肝炎ウイルス表面抗原（HBsAg）に対する抗体は, HBV の肝細胞への感染を阻止する. ワクチン接種（能動免疫）によって産生される抗体と, 受動免疫によって投与される抗体の作用機序は同一である.

皮においてもかなり発現している. 分泌液中の IgA (sIgA) は, 2 分子の IgA と 1 分子の J 鎖と分泌成分から成る. 分泌成分はタンパク質分解作用から sIgA を守り, 上皮細胞を通過する sIgA の分泌液移行を容易にしている.

表 4.1 で示すように, 免疫グロブリンは細胞上の Fc レセプターを介してさまざまな細胞と相互作用する. この相互作用により, 炎症性マクロファージなどの細胞が動員され, これらの細胞はサイトカインを分泌し, 外来抗原から防御する宿主応答の一部となる.

ボックス 4.2　B型肝炎に対する受動免疫

ある妊婦が血液検査でHBVに感染していることが判明した．妊婦は血中のウイルス量が高値であるので，その胎児は感染の危険性が高い．多くの国では，乳児のHBV感染の大部分がこの垂直感染によるもので，生涯にわたり感染し続ける．この患者の場合，乳児は出生の6時間後に**B型肝炎免疫グロブリン** hepatitis B immune globulin（**HBIG**）が接種され，その後，B型肝炎ワクチンの接種も受けた．1歳時検査では，乳児は感染していないことが確認された．

HBIGはB型肝炎ワクチンを接種し，HBsAgに対する抗体を大量に産生しているドナーの血漿から製造される．HBIGはHBVの垂直感染に70％以上の効果があり，針刺し事故などの暴露後の予防としても使用される．この抗体製剤は免疫応答を惹起することなく，ウイルスを即時に防御し（受動免疫），その効果は，抗体が持続する限り続く（血清半減期は21日）．また，受動免疫はほかの感染を阻止するのにも用いられており，エボラウイルスでも試みられている．

ボックス 4.3　抗体医薬：抗ジゴキシン抗体

軽度認知症の78歳の女性患者が，自宅で倒れて救急部門に搬送された．患者は心房細動と心不全のために，**ジゴキシン** digoxinと利尿剤を常時服用している．患者の心拍数は47回/分で徐脈だったため，主治医はジゴキシン錠の多量服用によるものであると疑った．患者の血中ジゴキシン濃度は7.2 nmol/Lであり，治療的な適切な範囲（1.2–2.0 nmol/L）を上回っていたのでジゴキシン過剰摂取事故による徐脈と診断された．

ジゴキシンは36時間の長い半減期をもつ．重篤な徐脈のため，医師はジゴキシンに対するFabフラグメントを投与した．投与4時間後に脈拍数は正常に戻り，患者の症状は著明に改善した．

抗ジゴキシンFabフラグメントは，ジゴキシンをキャリア（担体）タンパク質に結合させて，ヒツジに接種することにより生成される．ジゴキシンがハプテンの働きをするのでキャリアタンパク質が必要とされる．ヒツジが十分な抗体量を産生するようになると，血液を採取し，その血清からジゴキシンに対する抗体が分離される．そして，患者へ注射するFabフラグメントを生成するためにパパインで処理される．抗ジゴキシンFabフラグメントは以下の2つの性質によって効果を示す．Fabフラグメントとジゴキシンのアフィニティはジゴキシンとそのレセプターとなるポンプのアフィニティよりも高いため，Fabフラグメントはジゴキシンを除去することができ，心毒性効果を減少させる．Fabフラグメントは非常に特異的でもあり，体内のほかの部位にまったく結合しないので，副反応を引き起こすリスクが少ない．

学習チェック問題 修得事項

1. 免疫システムが応答する抗原の由来を挙げなさい．
2. 抗原，免疫原，ハプテン，寛容原，エピトープを定義し，それぞれの例を挙げなさい．
3. 可変領域，ヒンジ領域，定常ドメインなどの，主要な構造的特徴の位置を示し，免疫グロブリン分子の基本構造を図解しなさい．
4. タンパク質分解により，どのような有用な免疫グロブリンフラグメントが生成されるかについて説明しなさい．
5. 免疫グロブリンのクラスの構造的特徴と機能について説明しなさい．
6. モノクローナル抗体とポリクローナル抗体の定義を述べなさい．
7. 受動免疫と能動免疫の差異について例を挙げて説明しなさい．

抗体と抗原の相互作用

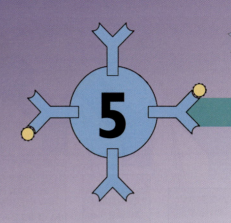

5

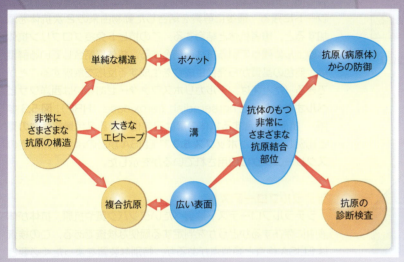

　上記の概要図は，抗体がどのようにさまざまな抗原の構造と相互作用し，またこの相互作用がどのように病原体から生体を防御するかについて示している．また本章では，抗原や抗体の有無を調べる非常に特異的な検査についても概説する．抗体-抗原の相互作用の特筆すべき特徴は，**特異性** specificity と**アフィニティ** affinity である．それ以外の点では，他のレセプター-リガンドの相互作用と非常に似ている．抗体-抗原の相互作用では，酵素と基質（あるいは，競合阻害因子）や，レセプターとリガンド（例：インスリンレセプターとインスリン）の間で働く力に似た物理化学的な力が関与している．これらの力は（1）荷電された側鎖間の静電的相互作用，（2）水素結合，（3）ファンデルワールス（van der Waals）力，（4）疎水性相互作用，の4つに由来する．

　抗原と抗体が適合する際には，上述した弱い非共有結合の力が合算し，比較的強い相互作用となり，抗体は高いアフィニティをもつことになる．

　抗体はそのきわめて強い特異性とアフィニティのために，さまざまな診断検査に使用されるようになった．本章の後半では疾病の診断で用いられる抗体-抗原の相互作用の重要な応用例を紹介する．

■ 抗体の抗原結合部位

　多くの実験によって抗原の抗体結合部位の構造が決定された．これまでで最も詳細で価値ある情報は抗原抗体複合体のX線結晶構造解析で判明した．抗原抗体複合体の3次元構造解析から，抗原結合部位の大きさと形が非常に異なっていることが明らかになった．たとえば結合部位は，長くて浅い割れ目であったり，広く開けたくぼみの構造であったりする（**図5.1**）．小分子化合物に対する抗体の抗原結合部位は酵素活性部位に類似している．大きなタンパク質分子に対する抗体はタンパク質抗原の一部であるエピトープに特異的で，抗体の抗原結合部位は裂け目や割れ目の形ではなく，広い表面の形状をしている（**図5.1**参照）．いずれにしろ，抗原と抗体の抗原結合部位のアミノ酸残基の間には**相補性** complementarity がある．結合部位はH鎖とL鎖の可変領域（V_HとV_L）のアミノ酸残基で形成されており，これは**超可変領域** hypervariable region（hv領域；相補性決定領域ともいう）として知られている（第6章参照）．抗体の特異性は，抗原と抗体の抗原結合部位の化学基の間の相補性によるものである．

5 抗原認識分子・抗体と抗原の相互作用

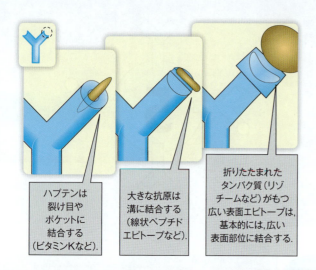

図5.1 抗原結合部位は、結合する分子やエピトープの種類によって、大きさと形状が異なる。

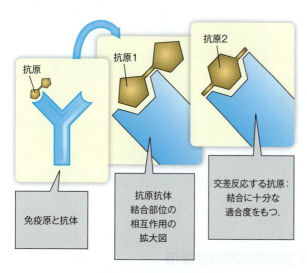

図5.2 抗体の交差反応性

抗体の交差反応性

抗体は時に複数の抗原と結合することがあり、これは**交差反応性** cross-reactivity あるいは**多特異性** multispecificity と呼ばれる。図5.2において、抗体は抗原1に対して特異的であるが、異なる分子の抗原2でも十分安定的に結合できる。全体としての適合度とは関係なく、結合の安定に十分な化学的相互作用が抗原と抗体の間に存在するため、交差反応性が生じる。交差反応性が臨床的に影響する可能性があることに注意することが重要である（**ボックス5.1**）。

■ 抗体や抗原に対する診断検査

日常的に行われている診断検査は抗体の特異性と高いアフィニティに基づいている。ここからはさまざまな検査の使用例を示し、それぞれの原理を解説する。一般的にこれらの検査は**定性的** qualitatively にも**定量的** quantitatively にも用いられ、抗原や抗体の有無を判定するために役立つ。

酵素免疫測定法（ELISA）

ELISA は非常に感度が高い簡便な検査で、抗体に酵素を共有結合させた複合体によって、直接抗原を検出したり、抗体−抗原複合体を検出したりする（**図5.3**）。ELISA では、検査に関係する抗原をウェルの内側に結合させたプラスチックプレートを用いる。患者の血清をウェルで培養すると、関係する抗体が結合する。その後無関係な抗体を含む血清を取り除くためにプレートを洗浄しても、抗原に結合した抗体は、アフィニティが高いため、プレートに残る。最後に酵素を結合した動物由来の2次抗体を添加すると、患者抗体と結合する。この抗ヒト免疫グロブリン抗体はウェルに残っている抗体と結合する。抗体に結合している酵素は、無色の基質から発色生成物を生成する反応を触媒することができる（たとえば、アルカリホスファターゼあるいは**西洋ワサビペルオキシダーゼ** horseradish peroxidase（HRP）；**図5.3** 参照）。抗原に結合する抗体の量は視覚化できる発色最終産物の量と比例している。**ボックス5.2** で ELISA がどのように感染症のスクリーニングに使用されているかを示した。

ラテラルフローテスト

ラテラルフローテストは調べたいタンパク質や抗原、抗体が体液中に存在するかどうかを判定する簡便な検査である。この検査は ELISA 検査と類似点があるが、特別な装置をまったく必要とせず、比較的安価で行うことができるため、非常に使用しやすい。最も広く使用されているラテラルフローテストは、妊婦の尿中のヒト絨毛性ゴナドトロピン（hCG）の有無を確かめる妊娠検査である。

妊娠検査薬は吸水力のある材料でできている。スティックの一端に尿検体が置かれると、毛細管現象によって引き出され、スティックの中を進んでいく間にいくつかの抗体と遭遇する（**図5.4**）。第1の抗体は、hCG のエピトープに対するマウス抗体で、着色マイクロビーズが結合している。尿はスティックに置かれるとまずこの抗体と混ざり、尿中に hCG があれば、hCG−ビーズ結合抗体複合体が形成される。この複合体はみえないまま、スティックの中を流れ続ける。

続いて尿−ビーズ結合抗体の混合物は、hCG の異なるエピトープに対する2つ目の抗体に遭遇する。この抗体は hCG−ビーズ結合抗体複合体に結合し、捕捉する。十分な hCG が存在すると、ビーズの粒子が凝集した部位が発色し線がみえる。

妊娠検査薬には適切に検査されたことがわかるように対照も必要とされる。ビーズ結合抗体が存在しているかどうかに加えて、スティックに沿って尿が流動したことを確かめなければならない。この検査では、尿に混ざったビーズ結合抗体は最後にヒツジ由来の**抗マウス免疫グロブリン抗体**に遭遇する。この抗体は流れてきたビーズ結合抗体を捕捉し、検査が機能したことを示す線がみえるようになる。

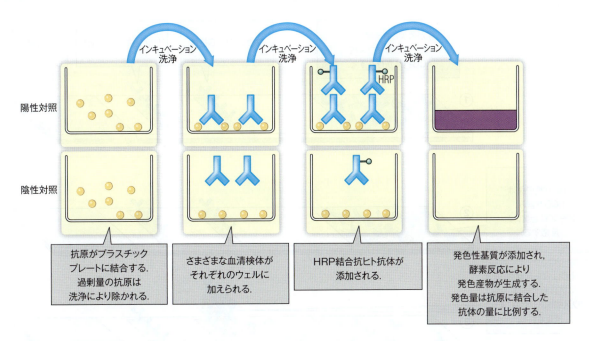

図 5.3 酵素免疫測定法（ELISA）
検査が正しく進んでいるか確認するための陽性対照ウェル，陰性対照ウェルで起こることを示す．この例では，ELISA は梅毒に対する抗体の検出に用いられている．まず，カルジオリピン cardiolipin（ボックス 5.2 参照）がそれぞれのウェルの底に結合する．次に血清が加えられる．上段の陽性対照は感染によって梅毒抗体をもっている患者由来の血清である．下段の陰性対照は梅毒に暴されたことがなく，抗体をもたない患者からの血清である．
ELISA：enzyme-linked immunosorbent assay，HRP：西洋ワサビペルオキシダーゼ horseradish peroxidase.

図 5.5 は妊娠検査の陽性，陰性，および不十分な尿で行われたときなどの失敗した場合を示す．

免疫蛍光法

免疫蛍光法は蛍光化合物（蛍光色素）が共有結合した抗体を使用する．免疫学分野で広く使用される蛍光化合物は**フルオレセインイソチオシアネート** fluorescein isothiocyanate（FITC）であり，タンパク質の遊離アミノ基に結合する．FITC は紫外線（UV）に暴露されると緑色光を発する．UV 供給源を備えた蛍光顕微鏡で蛍光抗体を添加した試料を観察する．この検査は細胞や組織切片の抗原を検出するために広く用いられる．また細胞や組織抗原に対する自己抗体の検査にも用いられる（第 28 章）．検査方法は，蛍光化合物が結合した検査抗体を用いる直接検査か，蛍光化合物が結合した抗体によって検査抗体を識別する間接検査である（図 5.6）．一般的には，検査抗体に特異的な 2 次抗体（ヤギ抗ヒト免疫グロブリン抗体など）である．**ボックス 5.2** で間接免疫蛍光検査の臨床使用の例を示した．

フローサイトメトリー

フローサイトメトリーは抗原を発現する細胞の計測に用いられる技術である．細胞は細胞表面の抗原に特異的な抗体で染色される．FITC などの特定の蛍光試薬と結合させた抗体を用いて，フローサイトメーターを通過させる．$CD4^+$ T 細胞数などのように，染色された細胞数を計測することができる（**図** 5.7；ほかの例は**図** 35.6 参照）．

5 抗原認識分子・抗体と抗原の相互作用

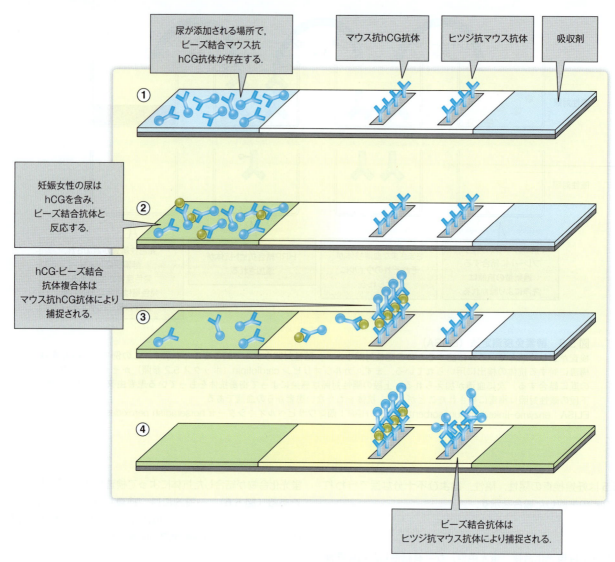

図 5.4　陽性妊娠スティックテストの仕組み
hCG：ヒト絨毛ゴナドトロピン human chorionic gonadotropin.

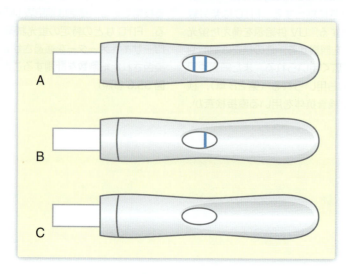

図 5.5　A：妊娠検査陽性（線が2本），B：妊娠検査陰性（線が1本），C：失敗した妊娠検査（線が0本）．

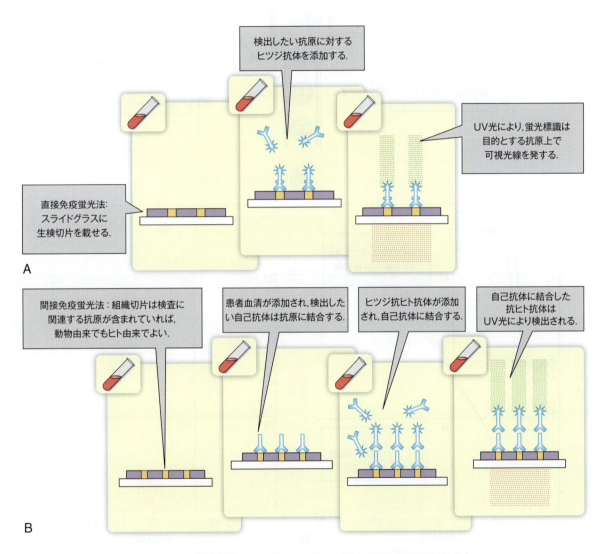

図5.6 FITCを用いた直接免疫蛍光法（A）と間接免疫蛍光法（B）
異なる色の蛍光色素が使用されることがある．

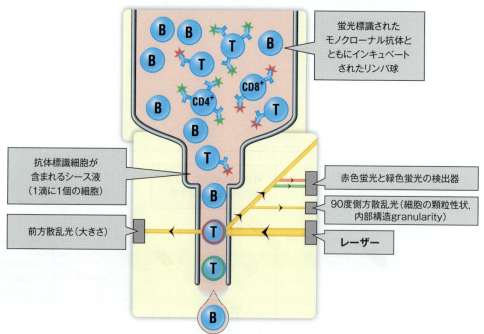
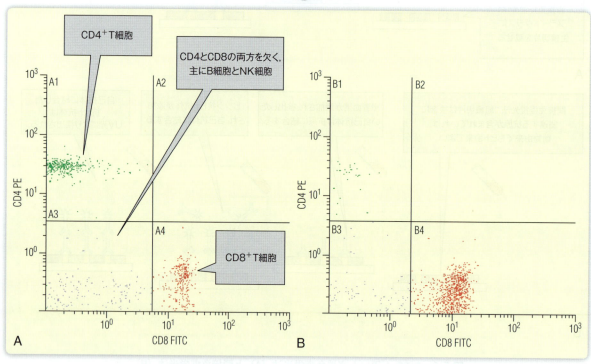

図 5.7　フローサイトメトリーのドットプロット
A：59% のリンパ球が緑の CD4 抗体で染色された．これは正常の検体である．B：この HIV 感染患者からの検体は，緑で染色された CD4⁺T 細胞数が減少していた．
（A と B は Courtesy John Hewitt, Manchester Royal Infirmary のご厚意による）
CD：分化抗原群 cluster of differentiation，PE：フィコエリトリン phycoerythrin；赤色光を放出する，FITC：フルオレセインイソチオシアネート fluorescent isothiocyanate；緑色光を放出する．
［訳者註：ドットプロットは 1 標本（1 個の細胞）を 1 個の点で表現する方法である］

ボックス 5.1　薬物アレルギー：IgE 交差反応性

58 歳の女性患者は肺炎と診断され，抗生物質がただちに必要である．しかし 20 年ほど前，患者は咽頭痛のために処方されたペニシリンを服用して 30 分以内に広範囲にわたる発疹，呼吸困難が出現し，ショックとなった経緯がある．主治医はこの症状がおそらくペニシリンアレルギーの発作であったと考えた．ペニシリンアレルギーのある人は 2 度とペニシリンを受けてはならないこと，またセファロスポリン系薬やカルバペネム系薬などの β ラクタム系抗生物質に反応するリスクが 5-10% であることを主治医は知っていたので，これらとは大きく異なる分子構造をもつエリスロマイシンで治療することに決めた．この抗生物質は非常によく効き，副作用もなかった．

薬物，とくに抗生物質への有害な免疫反応は医学的に重要な問題である．たとえばペニシリンに対するアナフィラキシーによって死亡する人がいる（第 27 章参照）．ペニシリンは生体内のタンパク質とハプテンキャリア結合体を形成し，IgE を産生する免疫原として作用する（図 4.1，ボックス 26.2 参照）．残念なことに，抗ペニシリン IgE はまた，いくつかの抗生物質と交差反応する．これらの患者には感染に対して必要な抗生物質を投与することができないので，細菌感染の治療が困難となる．

ペニシリンは図 5.8 で示すように，4 員環を有する β ラクタム環構造を含むので，β ラクタム系抗生物質と呼ばれる．抗ペニシリン IgE のなかには類似した構造のほかの抗生物質と反応するものもある．ほかの抗生物質に対して抗ペニシリン IgE が特異性をもつわけではないが，十分適合するため（交差反応性），これらの抗生物質と結合し，治療が困難になる（図 5.8）．

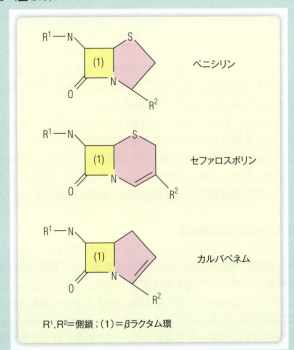

図 5.8　ペニシリン，およびペニシリンと関連した抗生物質の構造
β ラクタム環は黄色で示した．

ボックス 5.2　感染症のスクリーニング検査：梅毒

血液ドナーは血液を介して伝染する感染症のスクリーニング検査を受ける．検査の結果，感染のリスクがあればドナーは提供を辞退するよう求められる．例としては男性と性交渉をもつ男性は HIV，梅毒，ウイルス性肝炎のリスクをもつため，血液ドナーから除外される国もある．血液検査も感染を除外するために行われる．これらは HBV と同様に，感染後あるいはワクチン接種後産生される病原体に対する抗体検査である．

図 5.9 は梅毒の ELISA スクリーニング検査を示す．ELISA プレートには 2 つの対照ウェルと，94 人の血液ドナー候補者からの検体が入っている．2 つの対照は梅毒患者の血清を用いた陽性対照と，梅毒にこれまで罹患したことがない人の血清を用いた陰性対照である．これらは検査が正常に機能したことを確認するために用いられる．陽性コントロール以外に，1 つのウェルで黄色く発色し陽性結果を示していた．

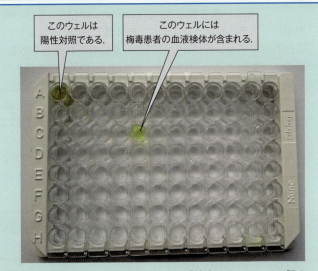

図 5.9　梅毒の ELISA スクリーニング検査において，94 個の血液検体を検査したプレート
最初の 2 つのウェルが陽性対照と陰性対照に使われている．

続く

5 抗原認識分子・抗体と抗原の相互作用

ボックス 5.2 感染症のスクリーニング検査；続き

梅毒は**梅毒トレポネーマ** *Treponema pallidum* という細菌に起因する感染症である。梅毒トレポネーマは性交渉、子宮内感染、また輸血により感染する。**カルジオリピン** cardiolipin と呼ばれるリン脂質抗原に対する抗体を検出する venereal disease research laboratory (VDRL) 検査でスクリーニングする。ほとんどすべての梅毒患者がこの抗体を産生するが、ほかの感染症や自己免疫疾患に罹患した患者も産生することがある。このように梅毒の VDRL 検査は感受性が高いが、あまり特異的でない。

血液ドナー候補者が梅毒に罹患しているかを確認するために、血清を使用して特異的な免疫蛍光検査が行われる。上述の ELISA 検査で陽性の結果を示したドナー候補者はこの検査も陽性であり、梅毒に罹患していることが確認された。このドナーの血液は輸血には使用されず、梅毒の治療を行うこととなった。

梅毒の特異的な血清検査

スピロヘータである梅毒トレポネーマは梅毒を引き起こす。この細菌は柔軟ならせん菌である（図 5.10）。図 5.10 は**蛍光梅毒トレポネーマ抗体吸収検査** fluorescent treponemal antibody-absorption (FTA-ABS) test によって撮影された。試験血清は、交差反応する抗体を取り除くために、最初に非病原性のトレポネーマで吸収され、次に吸収された試験血清を、顕微鏡スライド上で梅毒トレポネーマ細菌と反応させた。それから図 5.6 で解説した間接免疫蛍光測定法により、梅毒トレポネーマに結合する抗体が FITC 結合抗ヒト IgG 抗体によって蛍光顕微鏡で検出された。

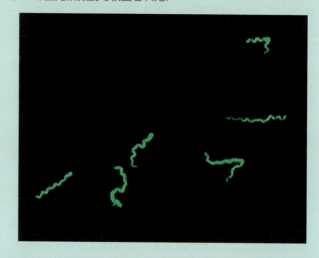

図 5.10　FTA-ABS 検査によって可視化された梅毒トレポネーマ (Dr. S.A. Cavalieri, Department of Pathology, and Dr. R.A. Bessen, Department of Medical Microbiology and Immunology, Creighton University School of Medicine, Omaha, NE のご厚意による)

ボックス 5.3 臨床診断の新技術：蛍光微粒子免疫測定法 fluorescent microsphere-based immunoassay (FMBI)

新しい検査手法である Luminex xMAP（多項目同時解析システム）はとくに少ない検体量で複数の検査を行わなければならない際に用いられる非常に有用な技術である。この技術は ELISA とフローサイトメトリーの両方の性質を利用する。実際には、レーザー照射で検出される 2 つの蛍光色素によってポリスチレンビーズが色付けされている。異なる色素の濃度の組み合わせで、100 個までのビーズにそれぞれフローサイトメーターで検出される固有値（"スペクトルシグナル"）をもたせることができる（図 5.7 参照）。それぞれのビーズに、抗体、オリゴヌクレオチド、酵素などの物質を固定し、検査検体から分子を集めることができる。図 5.11 に示すように、異なる色の蛍光レポータータグでのサンドイッチ分析により、分子（たとえば、肝炎ウイルスに対する抗体）の量を、2 つ目のレーザーで計測することができる。マイクロプレートや試験管の溶液中に、複数のビーズがまとめて入っている。それぞれのビーズは異なる物質を固定でき、100 個のビーズ 1 組を用いて 100 種までの分子を分析することができる。ビーズは溶液として検光器まで輸送されて、フローサイトメーターでの個々の細胞と同様に、レーザー照射を受ける（図 5.7 参照）。この技術は短時間で、非常に少量の試料から多項目同時測定を行うのに用いられている。また、感度が高く、特異的であることがわかっており、ELISA などの測定方法に勝る利点があることも示されている。

検査を使用する例には後述のような海外旅行の直後に黄疸が発症した場合がある。患者は旅行の間にリスクの高い行動はないといい、医師は肝炎ウイルスに対する抗体検査を指示した。血液検体が採取され、血清が A 型、B 型、C 型肝炎ウイルスに対する抗体の検査に用いられた。図に示したように、患者血清には A 型肝炎抗原のビーズに結合する抗体が含まれていたが、B 型肝炎抗原と C 型肝炎抗原のビーズに結合する抗体はなかった。患者は A 型肝炎の治療を受け、黄疸は治癒した。

この手法の長所は、複数のウイルス抗原やサイトカインなど多数の物質の同時検査が可能なことである。

続く

ボックス 5.3 臨床診断の新技術
蛍光微粒子免疫測定法（FMBI）；続き

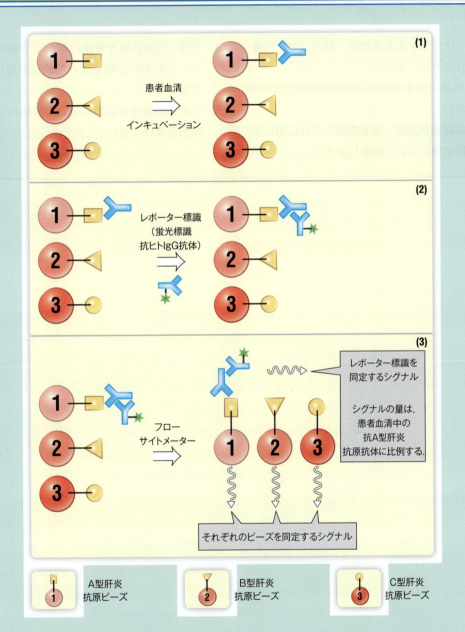

図 5.11　肝炎ウイルスに対する抗体検出のための蛍光ビーズ免疫測定法（Luminex xMAP）
IgG：免疫グロブリン G Immunoglobulin G.

5 抗原認識分子・抗体と抗原の相互作用

学習チェック問題 修得事項

1. レセプター-リガンド相互作用の一種として，抗体-抗原の相互作用を述べなさい．
2. さまざまな抗原に対する抗体の抗原結合部位の構造を図解しなさい．
3. 結合部位における抗原が"**適合する**"ことに関して，抗体の交差反応性について説明しなさい．
4. 抗体-抗原の相互作用に基づく診断検査の種類を述べ，それぞれの検査の一般的な原理について説明しなさい．
5. 免疫学的検査が診断に役立つ疾病の少なくとも3つの例を挙げなさい．

抗体の多様性

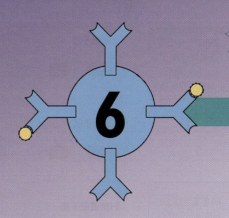

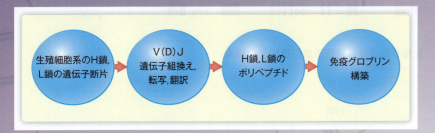

生体はあらゆる抗原に対して，それぞれ1つ以上の無限に近い抗体を生成することができると考えられている．ヒトの抗体レパートリー（レパトア）はさまざまな特異性をもつ抗体の集合で，10^{11}個ほどの異なる抗体分子が利用可能であることがいくつかの計算により示唆されている．本章はこの多様性を獲得するためにB細胞で起こるさまざまな機序について解説する．T細胞でも類似した機序がTCRの多様性を生み出すが，現時点で，このような機序はB細胞，T細胞以外では発見されていない．これらのさまざまな機序をまとめて多様性形成と呼ばれる．上記の概要図では免疫グロブリンを構築する経路のさまざまな段階をまとめている．本章はB細胞での免疫グロブリン構築の経路の説明を記述する．

■ 免疫グロブリン遺伝子

第4章で解説したように，免疫グロブリンは2種類のポリペプチド鎖，H鎖とL鎖で構成され，それぞれの鎖に可変領域と定常領域がある．H鎖とL鎖は，複数の遺伝子断片でコードされている（図6.1）．B細胞分化の間に，遺伝子断片がつなぎ合わされ（図6.2），L鎖とH鎖の完全な遺伝子が構築される．これらの遺伝子断片には，variable（V）遺伝子断片，constant（C）遺伝子断片，leader（L）遺伝子断片，joining（J）遺伝子断片，diversity（D）遺伝子断片がある．これらの遺伝子断片は異なる配列をもつ複数の遺伝子から成る遺伝子断片群として存在している．たとえば$J_κ$遺伝子断片群は5種類の$J_κ$遺伝子断片のセットとして存在している．図6.1にヒトのL鎖とH鎖の遺伝子断片の構成を示す．

B細胞分化の際（第14章），免疫グロブリンの各遺伝子断片は再構成されてつなぎ合わされ，とぎれのない機能的な遺伝子（図6.3参照）を形成する．この再構成の過程は**体細胞遺伝子組換え** somatic recombination として知られており，抗体のレパートリー形成は抗原がなくても起こる．完全なL鎖遺伝子とH鎖遺伝子が形成されると，L鎖とH鎖が合成されて免疫グロブリン分子として構築される．免疫グロブリンはB細胞の表面で発現する．あるいは分化したB細胞である**プラズマ細胞** plasma cell から分泌される（図6.6，第14章参照）．

L鎖とH鎖の可変領域は抗原結合部位を形成し，定常領域は細胞上のレセプターや補体タンパク質への結合など特別なエフェクター機能に寄与する．抗体の多様性は，異なる組み合わせの遺伝子断片をつなぎ合わせ，多様な可変領域を生成することで生み出される．これにより，この機序がなければ抗体の多様性を生み出すために必要とされたであろう遺伝子の数をかなり減らし，使用しなければいけないゲノムの領域も減らしている．

体細胞遺伝子組換えによる可変領域の形成

最初の遺伝子再構成（図6.2参照）の後，**エクソン** exon と**イントロン** intron を含むすべての遺伝子が転写され，RNA前駆体がつくられる（図6.3参照）．続いて，RNA前駆体からイントロンを取り除かれメッセンジャーRNA（mRNA）が生成し（RNAスプライシング），タンパク質に翻訳される．そしてタンパク質分解酵素により，リーダー（L）ペプチドが除去される（図6.3参照）．

L鎖の可変領域の遺伝子はV遺伝子断片群とJ遺伝子断片群

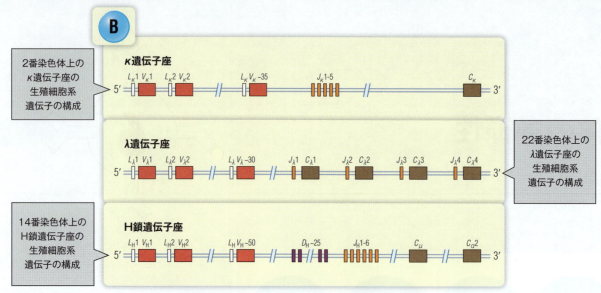

図 6.1　免疫グロブリン遺伝子座の遺伝子の構成

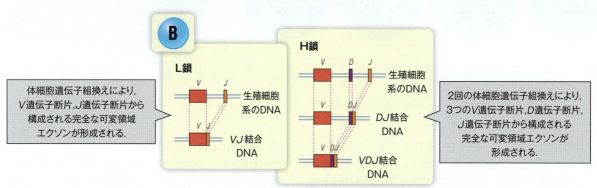

図 6.2　免疫グロブリンの可変領域は，遺伝子断片の再構成により構築される．

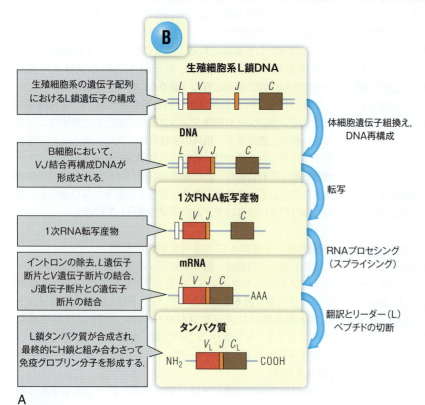

図 6.3　免疫グロブリンの L 鎖（A）と H 鎖（B）の構築

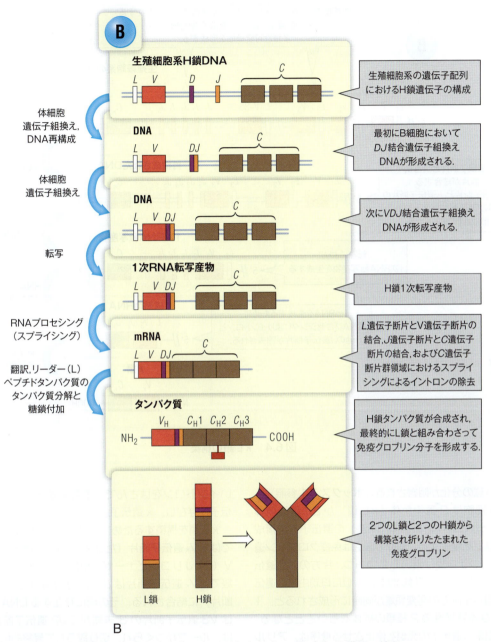

図6.3 免疫グロブリンのL鎖（A）とH鎖（B）の構築；続き

から成り，H鎖の可変領域の遺伝子はV遺伝子断片群，D遺伝子断片群，J遺伝子断片群から成る（図6.2参照）．完全な可変領域エクソンがつくられ転写されるには，それぞれの遺伝子断片が切り出され，DNA組換え酵素（リコンビナーゼ）でつなぎ合わされる必要がある．たとえば，J遺伝子断片群の1つのJ遺伝子断片とV遺伝子断片群の1つのV遺伝子断片が結合し，L鎖の可変領域エクソンを形成する．同様に1つのV遺伝子断片，1つのD遺伝子断片，1つのJ遺伝子断片が結合してH鎖の可変領域エクソンを形成する．このとき，最初にD遺伝子断片とJ遺伝子断片が結合し，次にV遺伝子断片がDJ遺伝子断片と結合する（図6.2参照）．V遺伝子断片群，D遺伝子断片群，J遺伝子断片群は複数の遺伝子断片から構成されるため（図6.1参照），どの遺伝子断片が結合するかによって多様な可変領域が形成される．たとえばV1遺伝子断片がJ2遺伝子断片と結合した場合と，V6遺伝子断片がJ2遺伝子断片と結合した場合とでは，抗原に対する異なる特異性をもつL鎖可変領域が形成される．

リンパ球の体細胞遺伝子組換えに関与する酵素の複合体は，V(D)Jリコンビナーゼ recombinase と呼ばれ，再構成されるDNAの分解と再結合を行う．組換え活性化遺伝子 RAG1 と RAG2 の産物である2つの酵素は，免疫グロブリン遺伝子の体細胞遺伝子組換えにおいて最初の切断の段階に関与する．RAG-1, RAG-2 酵素はリンパ球にだけ存在し，これらの酵素の

6 抗原認識分子・抗体の多様性

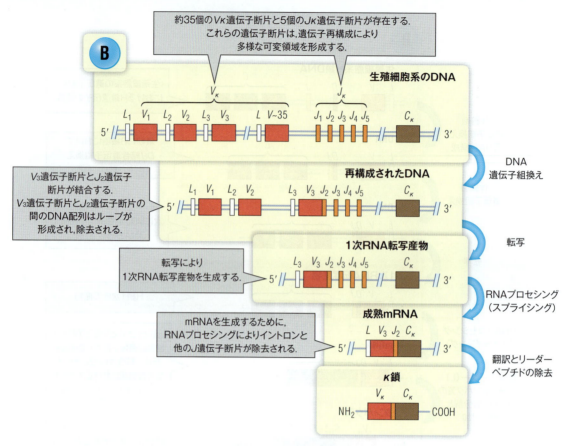

図6.4　κL鎖の構築

欠損によりリンパ球の分化が阻害される（**ボックス7.1**参照）．

このようにB細胞は2番染色体（κL鎖）か22番染色体（λL鎖）のどちらかと14番染色体（H鎖）の遺伝子を再構成して免疫グロブリンを産生する．個々の細胞は免疫グロブリン遺伝子を両親から1つずつ受け継いで2つもつ．片方の対立遺伝子は発現しないようにしなくてはいけない．仮に母親由来の遺伝子と父親由来の遺伝子両方の可変領域が同時に形成されると，1つのB細胞が異なる特異性の2種類の抗体をもつこととなる．父親由来か母親由来の遺伝子の発現を停止させる機序は，**アリル排除** allelic exclusion として知られている．

免疫グロブリンの遺伝子の構成と構築
ヒトのL鎖

第4章で解説したように，L鎖にはκ（カッパ）とλ（ラムダ）の2種類がある．κL鎖とλL鎖の構築過程は基本的に同じである．ここではκL鎖を用いて解説する（**図6.4**）．

ヒトの生殖細胞系においては約35個のV_κ遺伝子断片が2番染色体のκ遺伝子座に存在する．それぞれのV_κ遺伝子断片はκL鎖のN末端（可変領域の95個のアミノ酸残基）をコードする．V_κ遺伝子断片群の領域の下流（すなわち3′側）は，5個のJ_κ遺伝子断片が存在し，それぞれのJ_κ遺伝子断片は可変領域の96番アミノ酸から108番アミノ酸までをコードする．長いイントロンをはさんで，定常領域をコードする1つのC_κ遺伝子が存在し，κ遺伝子座は終わる．

κL鎖を構築するために，B細胞系統の初期の細胞（第14章）では，V_κ遺伝子断片（たとえば，$V_\kappa 3$遺伝子断片）が選択され，V（D）Jリコンビナーゼ（組換え酵素）によるDNA再構成を経て，V_κ遺伝子断片はJ_κ遺伝子断片（たとえば，$J_\kappa 2$遺伝子断片）に結合される．その間に存在するDNA（**図6.4**の場合ではV_3遺伝子断片の3′末端からJ_2遺伝子断片の5′末端まで）は，ループがつくられ，切り取られて最終的に分解される．この再構成されたDNAから，**1次RNA転写産物** primary RNA transcript が生成される（**図6.4**参照）．この1次RNA転写産物は，RNA**スプライシング反応** splicing reaction を受けて，たとえば$V_\kappa 3 J_\kappa 2$遺伝子断片とC_κ遺伝子が結合されてmRNAとなる．スプライシングによって間に存在していた配列（たとえば，J_3, J_4, J_5遺伝子断片）がすべて取り除かれたRNAは小胞体でκ鎖に翻訳される．この過程はλ鎖遺伝子においても同様である．ただし，λ鎖遺伝子はヒトでは22番染色体にあり，約30個のV_λ遺伝子断片と4個のJ_λ遺伝子断片が存在する．それぞれのJ_λ遺伝子断片は異なるC_λ遺伝子とつながったセットになっている（**図6.1**参照）．このため，ヒトのλL鎖には4つのサブタイプが存在しうる．

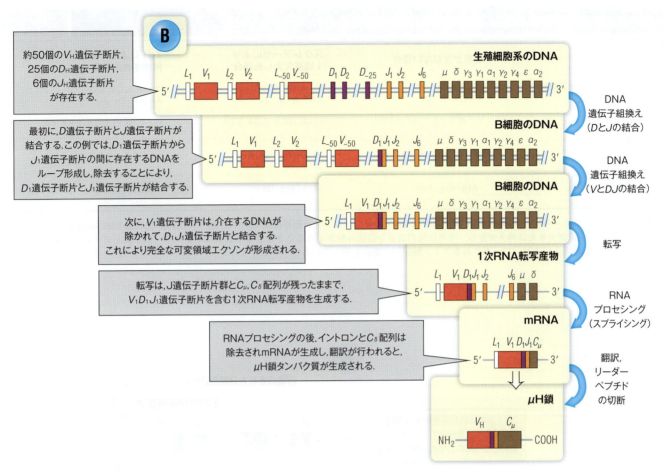

図 6.5　H 鎖の構築

ヒトの H 鎖

　約 50 個の V_H 遺伝子断片，25 個の D_H 遺伝子断片，6 個の J_H 遺伝子断片が，ヒトでは 14 番染色体の H 鎖遺伝子座に存在する（図 6.1 参照）. J 遺伝子断片と同様に D 遺伝子断片は，H 鎖の第 3 超可変領域（hv3）の配列をコードする．超可変領域という用語は免疫グロブリンと TCR の多様性の説明で用いられる（第 7 章）．

　H 鎖構築の機序（図 6.5）は κ L 鎖構築の場合と非常に似ているが，H 鎖構築では 2 つの遺伝子断片ではなく，3 つの遺伝子断片が可変領域エクソンの構築に必要であり，複数の C_H 遺伝子が H 鎖遺伝子座に存在している．

　最初に D 遺伝子断片と J 遺伝子断片が結合し，続いて，V 遺伝子断片が DJ 遺伝子断片に結合して完全な可変領域エクソンが形成される．C_H 遺伝子は H 鎖 RNA 前駆体がスプライシングされて可変領域エクソンとつながる．

　図 6.5 で示すように複数の C_H 遺伝子が存在する．**クラススイッチ** class switching という遺伝子組換えの過程によって，可変領域エクソンはいずれかの C_H 遺伝子と結合して発現する．C_H 遺伝子はそれぞれ異なるエフェクター機能をもつ．つまり，同じ抗原特異性をもつ可変領域に対して異なるエフェクター機能（たとえば胎盤通過能や異なる細胞の Fc レセプターとの結合能など）をもつ定常領域が組み合わされるため，より高い多様性が獲得される（図 4.7 参照）．

抗体多様性の生成

　ヒトでみられる抗原レセプターの非常に多様なレパートリーを生み出すために，B 細胞は以下のような機序を使用する．

1. V 遺伝子断片群，D 遺伝子断片群，J 遺伝子断片群は多数の遺伝子のセットとして存在する．たとえば約 35 個の V_κ 遺伝子断片がある．これは**生殖細胞系の多様性** germline diversity として知られている．
2. VJ 遺伝子断片，VDJ 遺伝子断片は，複数ある遺伝子断片が組み合わされて形成される．これは，**組み合わせによる多様性** combinatorial diversity と呼ばれている．たとえば 35 個の V_κ 遺伝子断片と 5 個の J_κ 遺伝子断片の組み合わせで，異なる可変領域をもつ 175（35×5）種類のヒト κ L 鎖が形成される．
3. 遺伝子再構成の際に遺伝子断片同士が結合した結合部が生まれる．たとえば再構成された DJ 遺伝子断片に V 遺伝子断片を結合するためには，まず DNA 切断が必要である．続いて，ヌクレオチドの付加と削除が起こり，結合部が生まれる（表 6.1）．たとえば TdT がヌクレオチドをランダムに挿入する

6 抗原認識分子・抗体の多様性

表 6.1　V_H遺伝子断片と$D_H J_H$遺伝子断片の結合部多様性

	変異が生じない場合	ヌクレアーゼにより1塩基欠失した場合	TdTにより1塩基付加された場合
生殖細胞系のDNA塩基配列	V_H-A.GCG.CGA AAT.A-D_H J_H	V_H-A.GCG.CG☐ AAT.A-D_H J_H	V_H-A.GCG.CGA[G] AAT.A-D_H J_H
↓			
VDJ 結合DNA	V_H-A.GCG.CGA.AAT.A	V_H-A.GCG.CGA.ATA-	V_H-A.GCG.CGA.GAA.TA-
↓			
mRNA	-A.GCG.CGA.AAU.A-	-A.GCG.CGA.AUA-	-A.GCG.CGA.GAA.UA-
↓			
タンパク質	-Ala-Arg-Asn-	-Ala-Arg-Ile-	-Ala-Arg-Glu-

mRNA：メッセージャー RNA messenger RNA，TdT：末端デオキシヌクレオチ転移酵素 terminal deoxyribonucleotidyl transferase.
[訳者註：塩基配列に欠失または挿入が生じ，それ以降のコドンの読み枠がずれることをフレームシフトという．例では，アデニン塩基の欠失あるいはグアニン塩基の挿入により，コードされるアミノ酸配列の変化を示している]

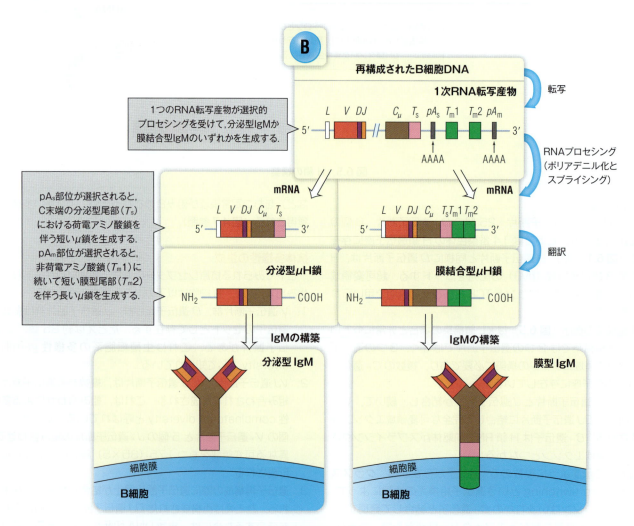

図6.6　細胞表面型免疫グロブリン（膜貫通型免疫グロブリン）と分泌型免疫グロブリン
pA_s：分泌型のポリアデニル化部位 polyadenylation site for the secreted form.
pA_m：膜結合型のポリアデニル化部位 polyadenylation site for the membrane-bound form.

ことによって，異なるB細胞の結合部の塩基配列は多様になる．結合部の塩基配列が異なることによって抗体の多様性が増す．これは**結合部多様性** junctional diversity として知られている．たとえば**表6.1**で示すように，V_H遺伝子断片がD_HJ_H遺伝子断片に結合する際，たった1塩基の欠失により，抗原結合部位と予測されるアミノ酸配列は，-Ala-Arg-Asn- から -Ala-Arg-Ile- へと変化し，大きな化学構造変化が起こる．

4. L鎖とH鎖の多数の組み合わせが可能である．原則的にどのH鎖であっても，すべてのL鎖と結合することができる．両方の鎖が抗原結合部位に関与しているので，このランダムなL鎖とH鎖の組み合わせにより多様な抗体特異性を生み出す．たとえば2,000種類のH鎖とランダムな組み合わせで会合している200種類のL鎖からは4×10^5個の異なる抗体を生成することができる．

5. **体細胞高頻度突然変異** somatic hypermutation が抗原刺激の後に起こることがある．機能的な抗体遺伝子が構築され，B細胞が抗原に応答した後に，体細胞高頻度突然変異が起こると可変領域の多様性がさらに増す．この機序はH鎖，L鎖の可変領域の遺伝子に非常に高い確率で**点変異** point mutation を起こすよう作用する．なかには，元の抗体よりもよく抗原に適合する抗体分子を生成させる突然変異もある．これらの新しい抗体は抗原とより高いアフィニティで結合する傾向があり，高いアフィニティの抗体を発現するB細胞は，優先的に選択され，成熟してプラズマ細胞（第14章）となる．

この現象は抗体の**アフィニティ成熟** affinity maturation と呼ばれる．

B細胞が持続感染に応答すると，ELISAで測定される抗体の量は徐々に増加する．これは，何か月か経過すると，より多くのB細胞が産生される結果，分泌される抗体量が増加することも一部関係している．一方でさらに体細胞高頻度突然変異が起こるので，産生される抗体の質はより向上し，より高いアフィニティをもつようになる．いったん感染が除去されると，いくつかのB細胞はメモリーB細胞として生存する．メモリーB細胞はアフィニティ成熟の結果として最もよい免疫グロブリンを分泌したB細胞に由来する．

■ 免疫グロブリンのクラス

免疫グロブリンクラススイッチ

第4章で解説したように，ヒトの免疫グロブリンにはIgM，IgD，IgG，IgE，IgAの5つのクラスがある．これらの免疫グロブリンに対するC_H遺伝子がそれぞれ存在し（**図6.5**参照），同じ可変領域エクソンは遺伝子組換えによって免疫応答の時期に応じて異なるC_H遺伝子と結合することができる．たとえば抗原への免疫応答の初期には，B細胞は常にIgMを発現する．後期には同じ抗原に応答し再構成された可変領域エクソンは，IgG抗体として発現する．この変化はスイッチ領域という特別な領域の間のDNA遺伝子組換えに起因する．定常領域によって異なるエフェクター機能をもつため，異なるC_H遺伝子の免疫グロブリンを産生することによりさらに多様性が増す．

ボックス6.1　急性B型肝炎ウイルス（HBV）感染の診断のための抗体利用

29歳の女性患者は4週間続く軽度の発熱，体重減少，黄疸があった．患者には複数のパートナーと避妊用具を使わない性交経験があり，さらに自分でタトゥーを彫ったことがあった．きわめて異常な肝機能検査の結果に加え，ウイルス検査の結果により，黄疸の原因は急性B型肝炎ウイルス（HBV）感染によるものと診断された．

血液検査では，A型肝炎ウイルスとC型肝炎ウイルスに対する抗体は陰性であることから，これらの感染が黄疸の原因である可能性はきわめて低い．また患者はHBsAgに対する抗体が陽性であった．これはワクチン接種を受けた場合にもあてはまるが，患者はワクチン接種を受けたかどうかはわからないとのことだった．本症例では以下の2点から，ワクチン接種によって陽性となっている可能性を除外することができた．

1. 患者はHBsAgが陽性である．抗体とは異なり，抗原はHBV感染後のみに検出され，ワクチン接種後では検出されない．患者は感染している場合のみ存在するウイルスDNAも陽性である．

2. 患者はB型肝炎コア抗原に対する抗体（抗HBc抗体）をもっている．B型肝炎コア抗原（**図6.7A**）は，ワクチンには存在しないので，HBcに対する抗体はワクチン接種への応答では産生されない．HBcは肝炎ウイルスに存在するので，HBcに対する抗体は感染の場合に産生される．これにより，患者の黄疸の原因はHBV感染によるものである可能性が高いと考えられる．慢性B型肝炎患者は，肝機能が正常なことが多く，抗HBc IgGが陽性である．この症例の患者は抗HBc IgMを保有しており，過去数週間以内に感染したことが示唆される（**図6.7B**と**表6.2**）．このことは急性HBV感染の診断を有力なものとする．

患者は特別な治療なしで徐々に回復した．患者のHBsAgとウイルスDNA検査は陰性になり，感染が制御されたことが示唆された．抗HBc抗体はIgMからIgGへクラススイッチした．しかし，患者が慢性B型肝炎患者になるか，また将来HBV感染に関連するより多くの問題が起こるかどうかについては経過観察が必要である（第23章参照）．

続く

ボックス 6.1　急性B型肝炎感染の診断のための抗体利用；続き

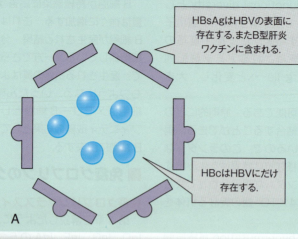

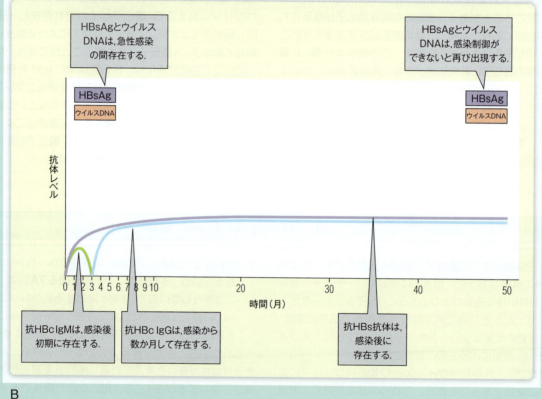

図6.7　A：B型肝炎ウイルス（HBV）の構造．B：HBV感染の異なる時期の検査．HBc：B型肝炎コア（抗原）hepatitis B core (antigen)，HBsAg：HBV表面抗原 hepatitis B surface antigen.

続く

ボックス 6.1　急性B型肝炎感染の診断のための抗体利用；続き

表 6.2　HBVに対する免疫状態の診断の補助となる検査結果の特性

	抗HBsAg抗体	HBsAg	HBV DNA	抗HBc抗体
ワクチン未接種健康個体	−	−	−	−
HBVワクチン接種後	+	−	−	−
急性B型肝炎感染	+	+	+	IgM +
慢性B型肝炎感染，コントロール良好	+	−	−	IgG +
慢性B型肝炎感染，コントロール不良	+	+	+	IgG +

HBc：B型肝炎コア hepatitis B core，HBsAg：HBV表面抗原 hepatitis B surface，Ig：免疫グロブリン immunoglobulin.

　クラススイッチによってB細胞は抗体をある特定の状況に適合させることができる．たとえばIgMは血液中の感染に対処する際にとくに活躍する抗体であるが，高分子のため組織に拡散しない．そのため，膿瘍などの組織感染に応答する際は，B細胞は主にIgGを産生するためにクラススイッチする．他方免疫システムは，たとえば腸などの粘膜表面での感染に反応するためにIgAを進化させた．腸感染に応じて，B細胞はIgMからIgAへクラススイッチする．**ボックス6.1**でこの知識がどのように感染の診断を助けるかについて示した．

膜結合型免疫グロブリンと分泌型免疫グロブリン

　B細胞は膜結合型免疫グロブリンあるいは分泌型免疫グロブリンを産生することができる（**図6.6**）．膜結合型免疫グロブリンは，H鎖のC末端に約30アミノ酸の配列が追加されている．これらの配列は，細胞膜に免疫グロブリンを留まらせる連続した約25個の疎水性アミノ酸を含み（第11章），免疫グロブリンは細胞膜でレセプターとして作用する．膜結合型と分泌型は異なるC_H遺伝子でコードされ，選択的RNAプロセシングにより分泌型か膜結合型が決まる（**図6.6**参照）．また，この選択的RNAプロセシングの制御の機序，あるいはポリアデニル化部位の選択は，完全には明らかとなっていないが，抗原結合やT細胞との相互作用によって生成するシグナルが関与しているのではないかと考えられている（第16章参照）．

学習チェック問題　修得事項

1. 遺伝子断片の再構成がどのように抗体レパートリーを生成するかについて説明しなさい．
2. L鎖の遺伝子再構成と構築を図解しなさい．
3. H鎖の遺伝子再構成と構築を図解しなさい．
4. 抗体多様性の生成に関与するさまざまな機序，たとえば複数の遺伝子断片を再構成しているなどについて説明しなさい．
5. クラススイッチの過程を図解しなさい．
6. 膜結合型免疫グロブリンと分泌型免疫グロブリンを生成するのに用いられる過程を図解しなさい．

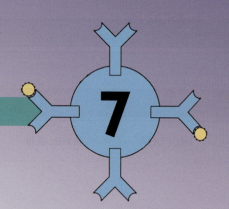

7 T細胞レセプター（TCR）

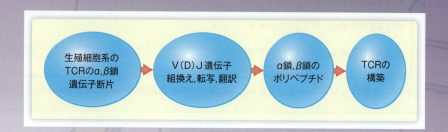

本章ではT細胞の抗原認識分子，すなわちTCRについて解説する．上記の概要図はここで概説するTCR構築経路の主要な段階を示したものである．第2章で述べたように，TCRは自己の主要組織適合遺伝子複合体（MHC）分子に提示されたペプチド抗原のみを認識する．つまり，TCRは二重の特異性をもつといえる．これはさまざまなペプチド抗原やペプチド以外の抗原と直接結合するBCR（抗体）ときわめて異なる点である．本章の最後ではTCRと抗原-MHC複合体の相互作用が，免疫シナプスの一部をどのように構成するかについて解説する．抗原認識の機序が異なるにもかかわらず，TCRの構造はBCRと似ている（図7.1）．TCRはBCRと同様にクローン性に分布し，すべてのT細胞クローンは異なるTCRを発現する．

■ TCRの構造

TCRはヘテロ2量体膜タンパク質である．TCRには，ヒトのT細胞の約95%に存在するα鎖，β鎖から成るαβTCRと，残る約5%に存在するγ鎖，δ鎖から成るγδTCRの2種類がある．それぞれの鎖の分子量は40,000-60,000の範囲である．細胞外の部分は，2つの領域から構成されており（図7.1参照），全体的な構造は免疫グロブリンのFab領域が膜に結合しているような形をしている．細胞膜から最も遠いTCRの領域は免疫グロブリンの可変領域に，細胞膜に最も近い領域は免疫グロブリンの定常領域に似ている．抗原はα鎖とβ鎖かγ鎖とδ鎖の可変領域により形成される部位と結合する．TCRの細胞外部分の3次元構造は決定されており（図7.2），免疫グロブリンと多くの類似性がある．

さまざまな特異性をもつ多くのTCRのタンパク質やDNAの配列データが得られている．これらの配列の分析により，可変領域に3つの超可変領域が存在することが示唆された．3次元構造の決定により，これらの超可変領域は比較的平らな表面に配置されており（図7.2参照），MHC分子とペプチド抗原の両方のアミノ酸残基と接触することがわかっている．

αβTCR

αβTCRはMHC拘束性を示すT細胞に存在し，95%のT細胞に発現するヒトの主要なTCRである．一般に，TCRというときはαβTCRを指す．ヘルパーT細胞（Th細胞）はαβT細胞であり，ウイルス感染細胞を殺傷するほとんどの細胞傷害性Tリンパ球（CTL）もαβT細胞である．αβTCRはMHC分子によって提示されるペプチド抗原を認識する（第2, 3, 9, 10章）．

γδTCR

γδTCRは約5%とわずかなT細胞に存在する．これらのT細胞はαβTCRを発現する細胞とは別の細胞系統で，胸腺に由来する（第15章）．上皮組織にはγδT細胞が非常に多く存在しているが，このことからγδT細胞は防御の最前線を担い，皮膚などの外界との境界で遭遇することが多い微生物に応答するという仮説が導かれる．またγδT細胞はペプチドだけでなく，脂質分子を認識できることと，必ずしもMHCを認識せず，MHC拘束性を示さないことの2点でαβT細胞と大きく異なる．

7 抗原認識分子・T細胞レセプター（TCR）

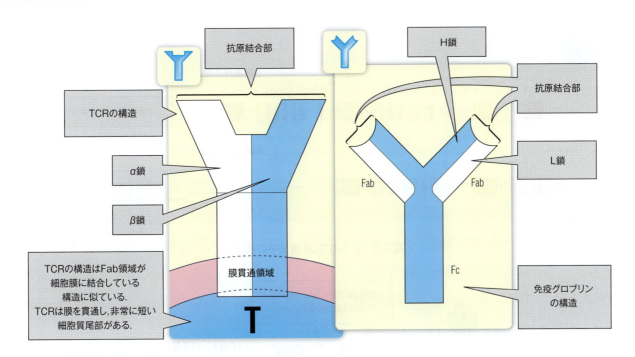

図7.1 免疫グロブリンと比較した TCR の構造
Fab：抗原結合フラグメント antigen-binding fragment, Fc：結晶性フラグメント crystallizable fraction.

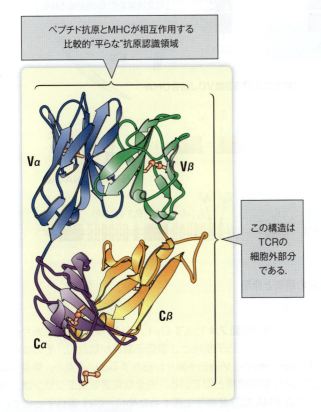

図7.2 TCR の3次元構造．
V：免疫グロブリン可変領域．MHC：主要組織適合遺伝子複合体 major histocompatibility complex．（Garcia KC, Degano M, Stanfield RL, et al. An αβ T cell receptor structure at 2.5 Å and its orientation in the TCR-MHC complex. Science. 1996；274：209 を改変）

■ TCR 遺伝子の多様性の生成

TCR 鎖をコードする遺伝子断片の構成は，免疫グロブリンのH鎖やL鎖の遺伝子断片と非常に似ている．図7.3 で示すように，TCR α鎖と TCR γ鎖の遺伝子断片は，V遺伝子断片とJ遺伝子断片のみから構成されるという点で，免疫グロブリンのκL鎖とλL鎖の遺伝子断片と似ている．一方，TCR β鎖と TCR δ鎖の遺伝子断片は，V遺伝子断片，D遺伝子断片，J遺伝子断片から成るという点で，免疫グロブリンのH鎖の遺伝子断片と似ている．免疫グロブリン遺伝子との違いは TCR の C 遺伝子が少ないことである．α鎖には1つの Cα 遺伝子，β鎖には機能的には同一である2つの Cβ 遺伝子がある．これは，免疫グロブリンのC遺伝子には μ，δ，γ，ε，α クラスや λ サブタイプ（λ1-λ4）があることとはとりわけ対照的な点である．

抗原刺激前に T 細胞が多様性を生成する機序は，すでに解説した B 細胞が多様性を生み出す機序と基本的には同じである（第6章）．しかし抗原刺激後の T 細胞の経路は B 細胞とはきわめて異なっている．免疫グロブリン遺伝子は，体細胞高頻度突然変異や可変領域にさまざまな定常領域を組み合わせるクラススイッチによって，抗原刺激の後にも変化し続けるのに対し，TCR 遺伝子は不変である．

TCR 遺伝子は胸腺で遺伝子再構成が行われる（第15章）．TCR 分子の構築における基本的な過程は，免疫グロブリンのL鎖とH鎖の構築と非常に似ている（図7.4）．B 細胞の免疫グロブリン遺伝子と同様に，RAG-1 酵素と RAG-2 酵素を含む V(D)J リコンビナーゼは，TCR 遺伝子の再構成に関与する．そ

7 抗原認識分子・T細胞レセプター（TCR）

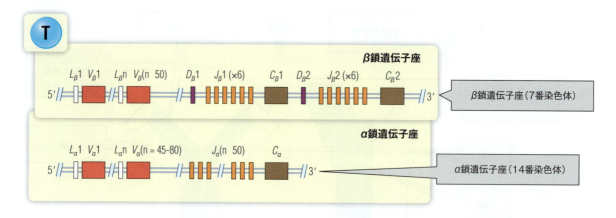

図7.3 ヒトのTCR遺伝子の構成

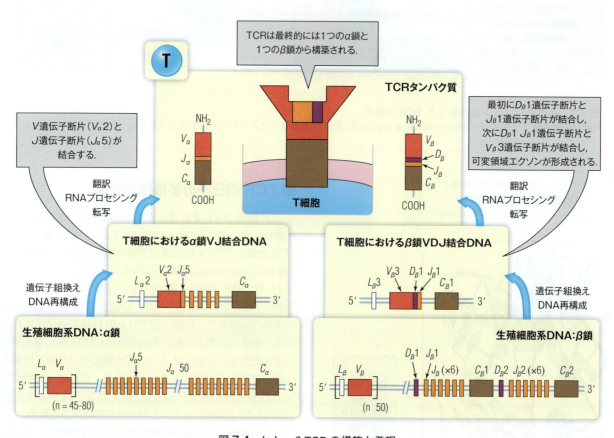

図7.4 ヒトαβTCRの構築と発現

のためこれらの機能の欠損はB細胞とT細胞に影響を与える（ボックス7.1）。α鎖においては、可変領域エクソン（たとえば、$V_\alpha 2\, J_\alpha 5$）を形成するために、V遺伝子断片（たとえば、$V_\alpha 2$）とJ遺伝子断片（たとえば、$J_\alpha 5$）が結合する。可変領域エクソンの転写は、C_α遺伝子とともに、1次RNA転写産物を生成する。免疫グロブリンL鎖で解説した方法（図6.3A, 6.4参照）と同様に、このRNAのスプライシングによって翻訳時にTCRα鎖を生成するメッセンジャーRNA（mRNA）がつくられる（図7.4参照）。

β鎖の構築は図7.4で示す$D_\beta 1$, $J_\beta 1$, $V_\beta 3$遺伝子断片の様に、最初にD遺伝子断片とJ遺伝子断片が結合し、その後このDJ遺伝子断片にV遺伝子断片が結合するという点で、免疫グロブリンH鎖の構築と似ている。完全な可変領域エクソンは、次に1次RNA転写産物を生成するために、$C_\beta 1$遺伝子とともに転写される。RNAスプライシングによりmRNAが生成され、mRNAは翻訳時に、図6.3B, 6.5に示した免疫グロブリンH鎖の場合と同じ方法でTCRβ鎖を生成する（図7.4参照）。α鎖とβ鎖は粗面小胞体で翻訳され、ほかの膜結合糖タンパク質と

同様に，細胞膜に発現する前に小胞体とゴルジ装置でプロセシングされる．

免疫グロブリンと同様に，TCR の多様性は，（1）多数の可変領域の遺伝子の生成，（2）末端デオキシヌクレオチド転移酵素（TdT）による不正確な結合とヌクレオチドの追加で生じる結合部多様性，（3）鎖同士のランダムな組み合わせにより生み出される．免疫グロブリンとは異なり TCR 遺伝子では体細胞高頻度突然変異が起こらない．しかし体細胞高頻度突然変異が起こらなくても，TCR 遺伝子の再構成における結合部の膨大な多様性により埋め合わされるため，全体として予測される BCR と TCR レパートリー（レパトア）は同程度である（第 9 章で概説する）．TCR レパートリーは理論上 10^{16}-10^{18} にもなると考えられ，その大部分は結合部多様性による．TCR の多様性に結合部多様性が重要であること例としては，TCR α鎖の J 遺伝子断片は，免疫グロブリン κ L 鎖と λ L 鎖の J 遺伝子断片より，10 倍以上多く存在することが挙げられる．

■ TCR による抗原認識

TCR は細胞表面だけに発現し，T 細胞には，細胞の抗原レセプターのような分泌型の抗原認識分子を発現する能力はない．図 7.5 に TCR が自己 MHC 分子により提示されるペプチド抗原とどのように相互作用するかについて示した．大部分のプロセシング後のペプチド抗原は MHC 分子のペプチド結合溝で提示され，TCR と結合する．スーパー抗原 superantigen として知られている特殊な抗原は，抗原プロセシングと抗原提示なしに T 細胞を活性化することができる．これらはクラス II MHC 分子と，ある特定の β 鎖をもつ TCR に同時に結合する．そうすることで，この β 鎖をもつすべての T 細胞を活性化し，きわめて強い免疫応答を引き起こす（ボックス 7.2）．

TCR-ペプチド-MHC 複合体の 3 次元構造解析について，図 7.6 にクラス I MHC（HLA-A2），ウイルスペプチド，TCR の例を示した．図 7.6 は TCR の可変領域の超可変領域が平らな面を形成する様子を示している．この面はペプチド抗原のアミノ酸残基と MHC 分子の α1 ドメインと α2 ドメインに存在する多型に富むアミノ酸残基の一部と相互作用する．

■ T 細胞の機能に関与するアクセサリー分子

図 7.7 で示すようにいくつかの分子が T 細胞の機能に関与する．これらの分子は免疫シナプスの片面を形成し，T 細胞はこれらを用いて他の細胞と情報伝達する．本章では主に，抗原に結合する TCR の αβ 鎖と γδ 鎖に焦点をあて解説してきた．TCR は CD3 複合体がないとレセプターとして機能することができない．CD3 複合体は 4 種類の膜貫通型のポリペプチド鎖（γ, δ, ε, ζ）で構成され，TCR が抗原と結合した後の細胞内へのシグナル伝達や（第 11 章），T 細胞の活性化に関与する．さらに，白血球機能関連抗原 1 leukocyte function-associated antigen 1

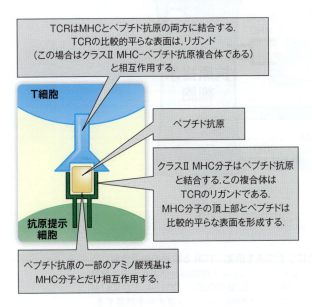

図 7.5 ペプチドと MHC との TCR の相互作用

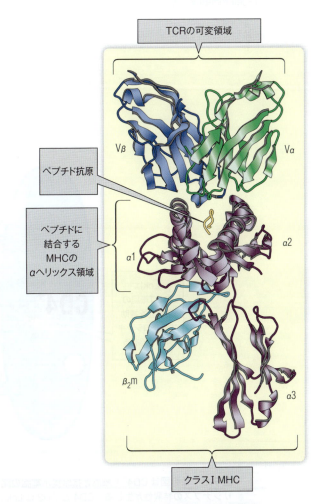

図 7.6 MHC-ペプチド-TCR 複合体の 3 次元構造
MHC：主要組織適合遺伝子複合体 major histocompatibility complex.
(Bjorkman PJ. MHC restriction in three dimensions: a view of T cell receptor/ligand interactions. *Cell*. 1997；89；167 を改変)

7 抗原認識分子・T細胞レセプター（TCR）

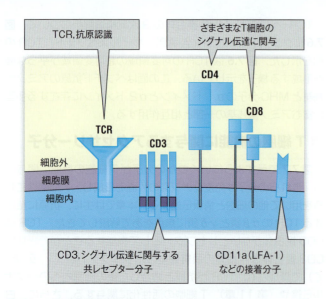

図7.7　T細胞機能に関与するアクセサリー分子
LFA-1：白血球機能関連抗原 1 leukocyte function-associated antigen 1, TCR：T-cell receptor T細胞レセプター．

（LFA-1）として知られているCD11aのようなインテグリンなどの分子はT細胞の標的細胞への接着において機能する．一方で，接着とシグナル伝達の両方を担う分子もある．細胞接着とシグナル伝達において最も重要な分子はCD4とCD8である．CD4とCD8は，それぞれクラスⅡMHC分子，クラスⅠMHC分子に結合することによってTCR-ペプチド-MHC複合体を安定化するとともに，Srcファミリー分子であるチロシンキナーゼLckをCD3とζ（ゼータ）分子の近傍へ動員することで，シグナル伝達や細胞活性化を促進して特定のT細胞の応答を強化する．CD4を発現するT細胞は一般的に他の細胞の反応を促進するので，Th細胞と呼ばれている．その一方で，**制御性T細胞** regulatory T cell（**Treg**）と呼ばれるTh細胞のサブセットは，ほかのT細胞の反応を抑制する．CD8を発現するT細胞にはウイルス感染細胞のアポトーシスを誘導する殺傷機能があり，これは**細胞傷害性Tリンパ球** cytotoxic T lymphocytes（**CTL**）としても知られている．

　免疫シナプス immunologic synapse は非常に短期間しか形成されないという点で神経シナプス neurologic synapse とは異なっている．T細胞が抗原提示細胞上のペプチド抗原を認識すると，シナプスが数時間形成される．シナプスが形成されている間，抗原提示細胞とT細胞の間で情報が伝達される．T細胞が抗原に応答すればシナプスは解体され，T細胞は抗原に対して応答するほかの細胞と相互作用するために離れる（図7.8）．これらの過程は第16章で詳しく解説する．

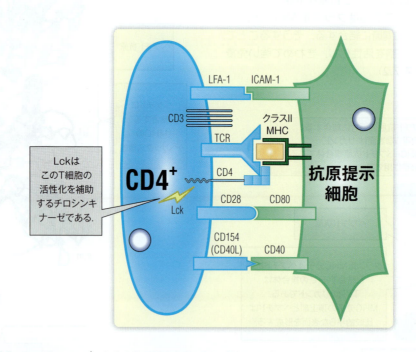

図7.8　この図はCD4⁺T細胞と抗原提示細胞の間の免疫シナプスを示す．TCRと抗原の相互作用によりシナプスの特異性が生じる．CD4とCD3はLckに会合しており，LckはT細胞のシグナル伝達を誘発する．白血球機能関連抗原1/細胞間接着分子1（LFA-1/ICAM-1，CD28/CD80），CD154（CD40L）－CD40といったほかの分子のペアは，シナプスを安定させ，関与する細胞においてシグナルを誘発する．MHC：主要組織適合遺伝子複合体 major histocompatibility complex.

ボックス 7.1　RAG-1，RAG-2欠損による常染色体劣性重症複合免疫不全（AR-SCID）

　3週齢の女児は両親に連れられて病院を受診した．患児は出生時から体重が10%減少し，呼吸困難がみられた．両親はいとこ同士であるが，ほかに重要な病歴は何もなかった．診察の結果，患児は皮膚に広範囲のカンジダ感染がみられ，呼吸不全であることも判明した．胸部X線検査ではニューモシスチス肺炎の特徴を示し，またリンパ球数は非常に低値であった．フローサイトメトリー（第5章）によってさまざまなリンパ球数が検査され，NK細胞はわずかに存在するがT細胞とB細胞がまったくみられないことが判明した．*RAG1*遺伝子と*RAG2*遺伝子の変異に起因する**常染色体劣性重症複合免疫不全** autosomal-recessive severe combined immunodeficiency（**AR-SCID**）を確かめるために，遺伝子検査が実施された．結果，その患児は幹細胞移植を紹介された．

　組換え活性化遺伝子（RAG）酵素はB細胞において免疫グロブリン遺伝子の再構成を開始する（第6, 14章）．この章の初めで説明したように，RAG酵素はT細胞においてもTCR遺伝子の再構成のために必須である（第15章）．RAG-1かRAG-2の欠損が，AR-SCIDを引き起こすということはRAG酵素の重要性を裏付ける．*RAG1*と*RAG2*の変異に起因するAR-SCIDは，T細胞とB細胞が完全に欠如するという点でほかのSCIDと異なる．しかしNK細胞は循環中に存在するのでこの型の疾病はTB-SCIDとして知られている．

　TB-SCIDはヒト白血球抗原（HLA）適合ドナーからの**骨髄移植** bone marrow transplantation（**BMT**）なしでは，2歳までに必ず致死となるまれな症候群である．この疾病は反復感染を伴うリンパ球減少として，生後数週間の乳児に発症する．患児の胸腺は非常に小さく，**カンジダ・アルビカンス** *Candida albicans* やニューモシスチス *Pneumocystis jirovecii* などの日和見感染菌の持続感染を伴う肺炎・中耳炎・皮膚感染などの反復感染が起こる．そうした小児のリスクは非常に大きいので両親や小児科医にとってこれは緊急事態となる．しかし骨髄移植が十分に早期に実行されると，小児の80％以上が生存できる．症候群としてSCIDはまれであり，TB-SCIDはさらにまれである．今日，SCIDのさまざまな病型を治療するBMTを受けた数百もの人々が生存している．骨髄移植については第34章でさらに解説する．

ボックス 7.2　スーパー抗原とトキシックショック症候群

　23歳の女性患者は職場で倒れ，救急部門に搬送された．患者には広範囲にわたる紅斑，高熱（38.9℃），低血圧（収縮期血圧86mmHg）がみられた．注目すべきことに患者は月経中でありタンポンを着用していた．緊急の血液検査では，急性腎不全と肝炎の徴候がみられ，**トキシックショック症候群** toxic shock syndrome（**TSS**）と予想された．タンポンは除去され，患者は輸液により蘇生され，よく回復した．それから数日間にわたって血液培養検査は陰性を示し，2週後には患者の手掌の皮膚は落屑した．これらの特徴によりTSSの**遡及的診断** retrospective diagnosisが確定した．

　細菌やウイルスにより生成されたある種のタンパク質のなかには，プロセシングされなくてもT細胞に発現するαβTCRによって認識されるものがある．これらのタンパク質は，多数のTCR β鎖可変領域と直接（ただし抗原結合部位の外側で）結合し，T細胞を直接活性化することがわかっている．またクラスII MHC分子の外側の面とも結合する（図7.9）．多くのT細胞に存在するβ鎖可変領域への結合により，**スーパー抗原** superantigenは，T細胞の1-20%を活性化し，血液中に高濃度のサイトカインを出現させることがある．高濃度のサイトカインは，**サイトカインストーム** cytokine stormと呼ばれることがあり，トキシックショック症候群を特徴づける低血圧と多臓器不全の原因となる．今回の症例は感染したタンポンが原因であるが，局所の感染が広範囲にわたる致命的な症状を引き起こすことに注意されたい．敗血症性ショックもサイトカインストームと低血圧の原因となる（**ボックス21.1**参照）．

　敗血症性ショックの症例では，感染は通常広範囲にわたり，血液培養は一般的に陽性となる．

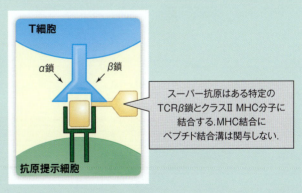

図7.9　クラスII MHC分子とTCRに結合するスーパー抗原

7 抗原認識分子・T細胞レセプター（TCR）

> **ボックス 7.3　CD分子**
>
> 免疫学では，細胞表面分子は，CD3 などのように CD 番号が指定されている．CD は "細胞分化群 cluster of differentiation" の略でこれらの分子が発見されたときから使われている．現在まで数百個の CD の分子が指定されている．おそらく最もよく知られている CD 分子は CD4 であり，CD4 は T 細胞への HIV 付着のための細胞レセプターである．CD4$^+$T 細胞数は HIV による免疫不全において，疾病進行を評価するために測定される（第 33 章参照）．

学習チェック問題　修得事項

1. TCR の構造を図解しなさい．
2. TCR 複合体のさまざまなタンパク質の役割について説明し，T 細胞認識に関与する主要なアクセサリー分子を挙げなさい．
3. 免疫グロブリンと TCR の構造的な関連について説明しなさい．
4. αβTCR とγδTCR の異なる役割について説明しなさい．
5. TCR 遺伝子構成（αβとγδ）を図解しなさい．
6. 結合部多様性などの，TCR 多様性の生成に関与する機序について説明しなさい．
7. 免疫グロブリンと TCR における多様性の生成を比較して説明しなさい．
8. 抗原とスーパー抗原に対する TCR による認識を比較して説明しなさい．
9. トキシックショック症候群に関わる過程について説明しなさい．

主要組織適合遺伝子複合体 (MHC)

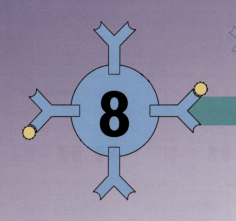

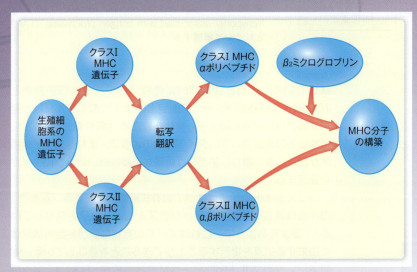

　MHCは抗原を認識する分子の一群をコードするDNAの領域である．さまざまな生物のMHCには個別の名称がある．ヒト6番染色体に存在するヒトのMHCは**ヒト白血球抗原** human leukocyte antigen（**HLA**）として知られている．明確にHLAの遺伝子あるいは分子に言及するときには，**HLA遺伝子** HLA geneという用語，あるいは**HLA分子** HLA moleculeという用語を使用する（例：HLA-A遺伝子はHLA-A分子をコードする）．第3章で解説したように，抗体やTCRと同様に，HLA分子も抗原認識分子である．しかし，HLA分子の3次元構造が明らかになるまでは，抗原認識分子としてのHLA分子の役割は明らかではなかった．上記の概要図で示すように，本章ではMHC遺伝子の構成と，MHC分子の構造と構築について主に解説する．また，T細胞への抗原提示におけるMHC分子の役割についても，本章で詳しく説明する．

■ MHC遺伝子の構成

　図8.1にヒトのMHC（HLA）をコードする遺伝子の構成を示す．主要な遺伝子座だけを示しているが，HLA領域では約224個の遺伝子座が同定されていることや，これらの遺伝子座がクラスⅠ，クラスⅡ，クラスⅢの3つの主要なクラスで構成されていることに注意する必要がある．図8.2で示すように，MHCでは膨大な多型（健康集団に存在する多数のアリル）が明らかになっており，知られている遺伝子座のなかで最も多くの多型が存在する．また，そのアリルも1個から数個のアミノ酸が異なるのではなく，10-20個のアミノ酸が異なるという点で異質である．図8.3にこの遺伝子座のもう1つの異質な特徴を示す．アリルの組み合わせ（**ハプロタイプ** haplotype）は，一緒に受け継がれ家族間では同一である．これは主にMHCでは遺伝子組換えが起こらないためである．遺伝子組換えは染色体乗換えが関与しており，MHCが含まれる染色体部分ではほとんど染色体乗換えが起こらない．

■ MHC遺伝子の発現制御

　クラスⅠ HLA（A，B，C）とクラスⅡ HLA（DP，DQ，DR）遺伝子産物（図8.1参照），および免疫グロブリン遺伝子産物，TCR遺伝子産物の重要な差異は，MHC分子が共優性に発現するということである（図8.1参照）．これは母親と父親に由来するアリルの両方が，細胞表面タンパク質として発現することを意

8 抗原認識分子・主要組織適合遺伝子複合体（MHC）

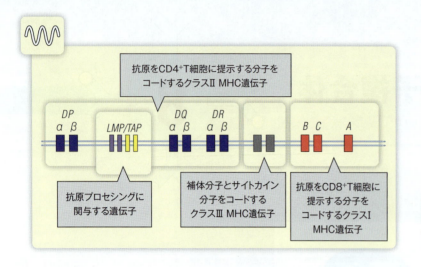

図8.1　MHC遺伝子の構成．
第10章で，large multifunctional protease (LMP) と transporter associated with antigen processing (TAP) とについて解説する．

味している．これとは対照的に免疫グロブリン遺伝子産物とTCR遺伝子産物では，1つの細胞上には1つのアリルだけが発現するアリル（対立遺伝子）排除が起こる（第6章）．図8.3に示すヒトの家族のハプロタイプの例のように，まれな遺伝子組換えが起こらない限り，子どもは両親から受け継いだハプロタイプを発現する．

クラスⅠMHC分子はすべての有核細胞に存在する［訳者註：血小板は無核の細胞であるがクラスⅠMHC分子を発現している］．後述するように，これはすべての有核細胞が細胞内病原体に由来する抗原を提示することができることを意味している．対照的に，クラスⅡMHC分子は抗原提示細胞，B細胞，マクロファージ，樹状細胞において発現する．また，この分子はヒトのT細胞においても誘導される．

■ MHC分子の構造

クラスⅠMHC分子

図8.4でクラスⅠMHC遺伝子のタンパク質産物の構造を示す．クラスⅠMHC分子は，分子量約45,000の膜貫通型糖タンパク質（MHCにコードされるα鎖）と，α鎖とは異なる染色体（ヒトでは15番染色体）上にコードされる分子量約12,000の鎖（β_2ミクログロブリン）が非共有結合によって会合したヘテロ2量体である．β_2ミクログロブリンは小胞体で合成されα鎖と複合体を形成する可溶性タンパク質で，ペプチドとの結合に不可欠である．α鎖と異なりβ_2ミクログロブリンには多型が存在せず，同一のβ_2ミクログロブリン分子がそれぞれのクラスⅠMHC分子で使用される．

多くのHLA分子から得られたDNAの塩基配列とタンパク質のアミノ酸配列により，HLA分子同士は構造的に相同性があること，すなわち非常に類似した配列をもつことが明らかになった．HLA-A分子の塩基配列はHLA-B分子とHLA-C分子と非常に似ており，さらにHLA-A，HLA-B，HLA-Cのアリルは似ている．2つの異なる*HLA-A*アリルでは約90％の塩基配列が一致している．

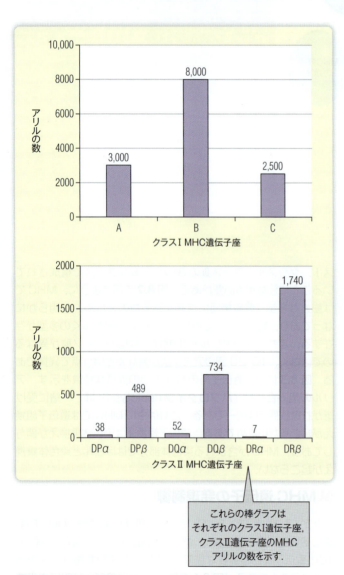

図8.2　MHCの多型
（Immuno Polymorphism Databaseからのデータ）

8 抗原認識分子・主要組織適合遺伝子複合体(MHC)

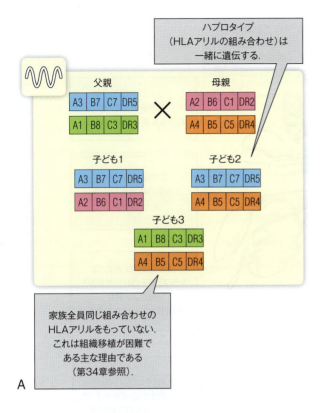

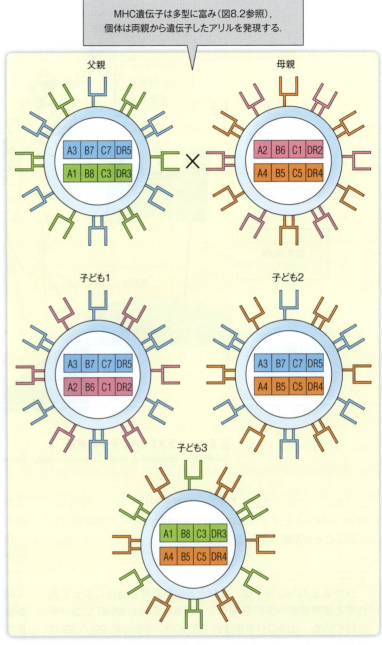

図8.3 A：ハプロタイプの遺伝．クラスII遺伝子座のみの簡略化した例．B：家族の例で示すMHC分子の共優性発現．
クラスI MHC分子とクラスII MHC分子は，共優性発現し，アリル排除は起こらないため，遺伝するアリルはすべてのMHC発現細胞に存在する．
HLA：ヒト白血球抗原 human leukocyte antigen.

　クラスI HLA遺伝子はエクソン-イントロン構造をとり，この構造は真核生物の膜タンパク質の遺伝子に典型的である．また，クラスI HLA遺伝子には，免疫グロブリンやTCRの遺伝子で起こるような遺伝子再構成は起こらない．両親から1組ずつクラスI HLA遺伝子が遺伝するため，発現するクラスI HLA-A，HLA-B，HLA-C分子の種類は最大6つである．しかし集団全体は非常に多型に富んでおり，*HLA-B*には約700個もの多数のアリルが存在する．
　また図8.4はクラスI MHC分子の3次元構造のリボンモデルを示す．3次元構造が決定され，クラスI MHC分子にペプ

チド抗原が結合する溝の存在が明らかとなった．このペプチド結合溝はクラスI MHC分子のα鎖だけで形成される．ペプチド結合溝を形成するアミノ酸残基は，多型が生じる主な部位である．すなわち異なる*HLA-A*アリルは，異なる抗原結合溝のアミノ酸配列をもち，さまざまなペプチド抗原が結合することを可能にしている．ペプチド結合溝の3次元構造はαヘリックスの結合部位を支持する土台であるβシート（免疫グロブリンと相同性をもつ）の存在も明らかにしている．ペプチド抗原は，ホットドッグのソーセージのようにペプチド結合溝にはまるといわれている．クラスI MHC分子の結合部位に適合するのは，8-11個のア

8 抗原認識分子・主要組織適合遺伝子複合体（MHC）

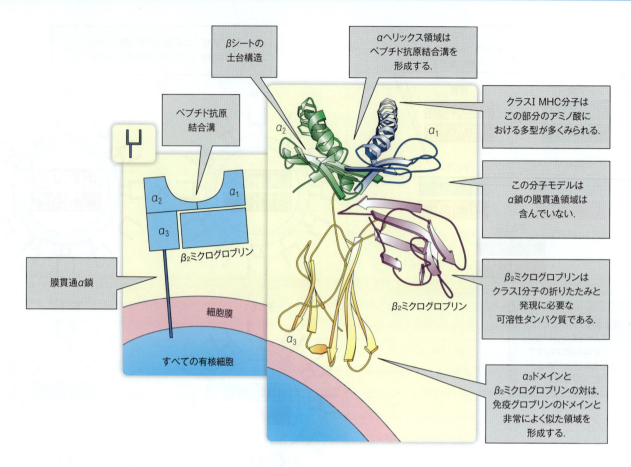

図 8.4　クラス I MHC 分子の構造
（M Roitt I, Brostoff J, Male D. *Immunology*, 6th ed. Mosby：London；2001 を改変）

ミノ酸のペプチドである．また，ペプチドにアンカー残基 anchor residue と呼ばれる特定のアミノ酸が特定の位置に存在していることが配列よりも重要である．

クラス II MHC 分子

　クラス II MHC 分子は，α鎖とβ鎖が非共有結合によって会合する膜貫通型ヘテロ2量体で，どちらの鎖も MHC にコードされている．α鎖の分子量は約 33,000，β鎖は約 29,000 で（図 8.5），両方とも多型が多く存在する膜貫通型糖タンパク質である．

　クラス I MHC 遺伝子に関しては，遺伝子組換えにより多様性が生じるという根拠はなく，またクラス II MHC 遺伝子は膜タンパク質に典型的なエクソン-イントロン構造をとる．免疫グロブリンと TCR でみられるような可変領域遺伝子と定常領域遺伝子の遺伝子断片群は存在しない．しかし，クラス II MHC 遺伝子座のアリルの DNA とタンパク質の配列を多数集め，比較すると，より多様性が大きい領域と小さい領域が存在する．これらの多様性のある領域は，**多型領域** polymorphic region と呼ばれ，ペプチド鎖が折りたたまれることで近くに集まり，抗原結合溝を形成する．図 8.5 で示すように，クラス II MHC 分子の3次元構造はβシートから成る土台構造をもち，その上部にαヘリック

スのペプチド結合部位がある．クラス II MHC 分子のペプチド結合溝はα鎖とβ鎖の両方により形成されている．

　類似点もみられるが，クラス I MHC 分子とクラス II MHC 分子の全体的な3次元構造は異なる．クラス II MHC 分子のペプチド結合溝は，クラス I MHC 分子のペプチド結合溝より広く開放されており，長いペプチド（30個のアミノ酸残基以上）が結合部位に適合し，またどちらの端がはみ出していてもよい．またクラス I MHC 分子と同様に，ペプチド抗原の特定の位置に特定の残基が存在することが，ペプチド抗原の配列より重要である．そのため MHC 分子はさまざまなペプチドと結合することができる．ただし一度に結合できる抗原は1つである．どの個体も，ウイルスなどの複合的な抗原がもつペプチド抗原に結合できる MHC 分子を少なくとも1つはもっている可能性が高い．しかし，**ノンレスポンダー（免疫不応答）**nonresponder あるいは**低いレスポンダー（免疫低応答）**low responder は存在している．このように MHC 分子が免疫応答の開始前に抗原と結合し，TCR に提示する役割をもつため，免疫応答の制御は MHC が関与する遺伝形質の1つであるとも考える．

■ 抗原認識の MHC 拘束性

　MHC 分子の抗原結合溝の発見は，それ以前から提唱されてい

8 抗原認識分子・主要組織適合遺伝子複合体(MHC)

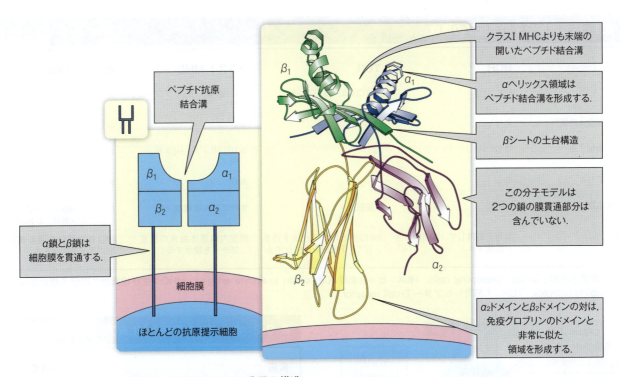

図8.5 クラスII MHC分子の構造
(Roitt I, Brostoff J, Male D. *Immunology*, 6th ed. Mosby: London ; 2001 を改変)

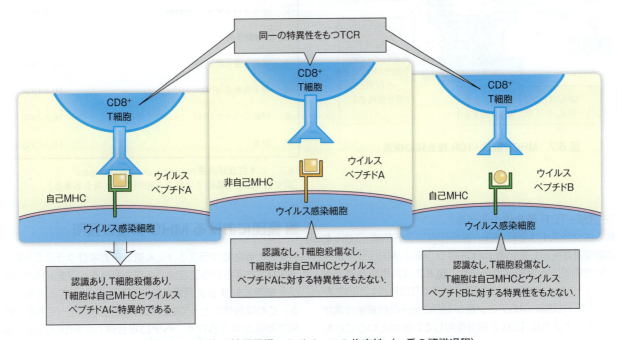

図8.6 T細胞の抗原認識におけるMHC拘束性（二重の認識過程）

たMHC拘束性の概念を裏付けるものであった。この発見までにT細胞はMHCと抗原の両方に対して特異的であり、そのMHC分子は自己MHCでなくてはならないことが知られていた。BCRは直接抗原を認識することができるのに対して、TCRは自己MHCに結合した非自己抗原だけを認識する二重の認識過程をもつ（図8.6）。T細胞は外来抗原と自己MHCを認識する。

MHCは非自己ペプチドの結合部位であり、TCRのリガンドでもある。TCRに認識されるペプチド抗原が、どのようにして複合的なウイルスなどの非自己抗原から取り出され、MHC分子と結合するかについては、第10章で詳しく解説する。2種類のMHC分子と、TCRとBCRの比較を表8.1で示す。

抗原認識分子・主要組織適合遺伝子複合体（MHC）

表 8.1 抗原認識分子の遺伝子の構成

	BCR	TCR	クラス I MHC	クラス II MHC
構造	L鎖，H鎖	αTCR鎖，βTCR鎖	αMHC鎖，$β_2$ミクログロブリン	αMHC鎖，βMHC鎖
遺伝子組換えの関与	あり	あり	なし	なし
多数の遺伝子座	なし	なし	あり；HLA-A，HLA-B，HLA-C	あり；HLA-DQ，HLA-DP，HLA-DR
多数のアリル	なし	なし	あり	あり
存在する細胞	B細胞	T細胞	すべての有核細胞	抗原提示細胞：マクロファージ，樹状細胞，B細胞
機能	抗原を認識して，B細胞を活性化する	MHCが提示する抗原を認識して，T細胞を活性化する	細胞内病原体由来の抗原ペプチドを提示する	細胞外病原体由来の抗原ペプチドを提示する

APC：抗原提示細胞；antigen-presenting cells, HLA：ヒト白血球抗原 human leukocyte antigen, MHC：主要組織適合遺伝子複合体 major histocompatibility complex, TCR：T細胞レセプター T-cell receptor.

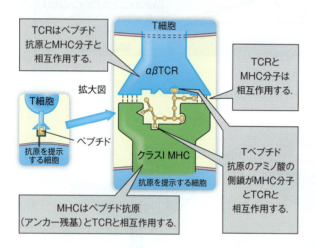

図 8.7 MHC-抗原-TCR 複合体の構造

表 8.2 さまざまな疾病とHLAアリルの相関関係

疾病	HLA型
1. 強直性脊椎炎（AS）	HLA-B27
2. グッドパスチャー症候群	HLA-DR2
3. 1型糖尿病	HLA-DQ2
4. 多発性硬化症（MS）	HLA-DR2
5. 尋常性疱瘡（PV）	HLA-DR4
6. 関節リウマチ（RA）	HLA-DR4
7. SLE	HLA-DR3

HLA：ヒト白血球抗原 human leukocyte antigen.
[訳者註：日本人集団では異なる相関を示す場合もある]

MHC-抗原-TCR 複合体のモデル

図 8.7 はクラス I MHC 分子，非自己ペプチド抗原，TCR を含む認識複合体を示している．TCR はクラス I MHC 分子とペプチド抗原の両方と接触する．また，図 8.7 は抗原結合溝でペプチド抗原と MHC 分子のアミノ酸がどのように結合しているか，また，ペプチド抗原の別のアミノ酸が MHC 分子の抗原結合溝からはみ出てどのように TCR と相互作用しているかということも示している．

胸腺での分化過程で選択される TCR のレパートリー（レパトア）は，MHC 分子との相互作用によるものであり，T 細胞は胸腺での分化の間に自己 MHC を学習し，適切に自己 MHC 分子と結合することができない T 細胞は排除されるか，アナジー（免疫不応答；第 15 章参照）となる．これは MHC 拘束性の説明を補完し，TCR は自己 MHC に対して特異的であるともいえる．

■ 集団における MHC 多型の長所

複数の異なるクラス I HLA 遺伝子およびクラス II HLA 遺伝子が存在するということは，多数の異なるペプチド抗原結合分子が T 細胞に対する抗原提示に利用可能であることを意味している．これは個体にとっても，また集団全体にとっても選択的に有利であると考えられる．**ヘテロ接合体** heterozygote は**ホモ接合体** homozygote よりも多様な病原体由来のペプチドを提示することができる．これらの例としてクラス I HLA のホモ接合体は HIV/AIDS に対して不利であること（**ボックス 3.1**）や，クラス II HLA のホモ接合体は，B 型肝炎ウイルスの持続感染のリスクが高い可能性があることが挙げられる．集団に感染症が広まるときに非常にめずらしい HLA アリルをもつことが有利であることがある．このように MHC の多型が病原体感染に対する応答において有利であることが明らかになりつつある．

8 抗原認識分子・主要組織適合遺伝子複合体（MHC）

ボックス 8.1　移植抗原と移植片拒絶

MHCにコードされた遺伝子の生成物は，**移植抗原** transplantation antigenとして最初に検出された．移植抗原とは，個体間で組織が移植片として移される際（腎移植など）に，非自己と認識される抗原である．移植抗原は同一でない個体間の**移植片拒絶** graft rejectionの主因である（第34章）．図8.8で示すように，遺伝学的に同一の（同系）個体間の移植は成功する．これ以外の個体に関しては，免疫抑制薬（シクロスポリンなど）やほかの介入がない場合には失敗する．これは移植の基本原理である．主にMHCでコードされる分子である移植抗原は，単に移植を失敗させるために存在するわけではない．MHCはT細胞による審査のために抗原を提示する重要な抗原認識分子である．

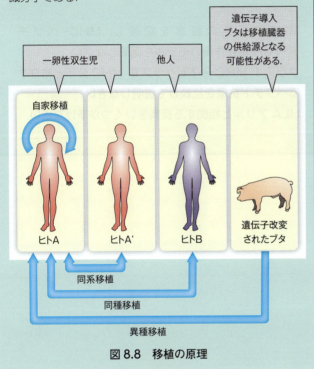

図8.8　移植の原理

ボックス 8.2　殺人者は誰か：HLAタイピング

28歳の女性が自宅で殺害されているのが発見された．科学捜査班は，被害者が絞め殺されたという証拠を見つけ出し，被害者の恋人が最も重要な容疑者として挙がった．しかし科学捜査班は被害者の指の爪の下に皮膚が，また手に6本の髪の毛が残っているのを発見した．その皮膚と髪の毛は，細胞のHLA型を検査するために使うDNAを抽出するのには十分な量がある．結果は以下のHLA型を示した：A3 A1，B7 B8，C7 C3，DR5 DR3．被害者の恋人のHLA型は，A3 A8，B7 B27，C7 C4，DR7 DR7である．これにより検死で見つかった組織は被害者の恋人のものではなかったことが示され，ほかの誰かの関与が疑われた．

この事例の場合HLAタイピングは容疑者を除外するのに用いられた．たとえ被害者から見つかった組織と恋人のHLA型が同じであったとしても，被害者が殺されたときに恋人が現場にいたとする根拠にはならない．殺人者と恋人が同じHLA型をもつ可能性が非常にわずかだが存在するためである．

HLAタイピングは，子どもの父親が誰かを調べる親子鑑定にも使用されることがある．この場合，検査には母親と子どものHLA型が必要となる．一方のハプロタイプは母親から受け継がれ，もう一方のハプロタイプは父親から受け継がれる．上述の犯人特定の場合と同じ考え方がこのケースにもあてはまる．もし子どもの父親由来のハプロタイプが父親と疑われる人がもつどちらのハプロタイプとも異なれば，その人は父親ではない．

ボックス 8.3　*HLA-B27*と強直性脊椎炎（AS）の相関

遺伝因子と環境因子の両方が自己免疫疾患に関与する．自己免疫疾患に関連する遺伝子のなかでMHC遺伝子が最も強い相関を示す（**表8.2**参照）．その例の1つとして*HLA-B27*と自己免疫疾患と推定される**強直性脊椎炎** ankylosing spondylitis（AS）を挙げることができる．この疾病の患者は脊椎関節に炎症を起こす．初期症状として歩行困難につながる腰痛と強直がみられ，ゆくゆくは脊椎が曲がっていく可能性がある．抗炎症薬は疾病の症状を軽減できることが多い．

*HLA-B27*をもっている場合，強直性脊椎炎の発症リスクが約90倍となる．この疾病の発症機序も，*HLA-B27*との相関の基盤もわかっていないが，環境因子，おそらく感染が，疾病の誘発にHLA型と同程度関与していることがわかっている．*HLA-B27*を発現するごく一部の個体だけが，強直性脊椎炎を発症する．

■ HLA アリルと疾病の相関

多くの疾病は特定の HLA アリルとの相関があると考えられている．これらの疾病は炎症性あるいは自己免疫性であることが多い．さまざまな家系の HLA タイピングにより，特定の HLA アリルと疾病との相関が明らかにされた．たとえば**強直性脊椎炎** ankylosing spondylitis と呼ばれる関節病は *HLA-B27* アリルと非常に強い相関がみられる（**ボックス** 8.3）．ほかに，*HLA-DQ2* アリルと相関しているインスリン依存性 1 型糖尿病 type 1 diabetes mellitus が挙げられる．対象とする集団の人種によるが，多くて 75% の 1 型糖尿病患者が *HLA-DQ2* アリルをもつ．このほかの高い相関は**表** 8.2 に挙げたが，まだ十分明らかになっていない．これらの相関は T 細胞に提示するペプチドに対する MHC 分子の役割に関連するものであったり，HLA と連鎖する別の遺伝子に起因するものであったりする．全身性エリテマトーデス（SLE）の例では補体遺伝子と連鎖している（クラスⅢ MHC：第 28，30 章も参照）．

学習チェック問題　修得事項

1. ヒトの MHC（HLA）の遺伝子の構成を図解しなさい．
2. クラスⅠ MHC 分子とクラスⅡ MHC 分子の主な構造の特徴を述べなさい．
3. MHC 多型の遺伝学的基盤と免疫システムの機能に対する重要性について説明しなさい．
4. MHC 拘束性の概念を記述し，MHC-ペプチド-TCR 相互作用のモデルを図解しなさい．
5. クラスⅠ MHC 分子とクラスⅡ MHC 分子と結合するペプチド抗原を比較して説明しなさい．
6. HLA アリルと相関する疾病をいくつか挙げなさい．

抗原認識の概要

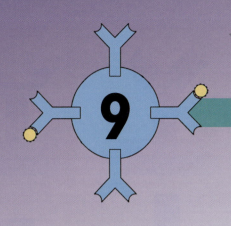

第Ⅱ部では主に抗原認識の過程とそれに関与する分子に主に焦点をあててきた．これらは免疫システムを理解する鍵である．抗原認識分子をコードする遺伝子は適応免疫システム全体の機能に影響を及ぼす．これまでの章で，BCR，抗体（免疫グロブリン），TCR，MHC分子といった抗原認識分子の構造について解説してきた．また，免疫グロブリンやTCRに多様性を生み出す遺伝的機序についても述べた．この機序は非常によく似ており，主なものは抗原暴露前の遺伝子断片の体細胞遺伝子組換えである．それとは対照的に，クラスⅠ MHC分子とクラスⅡ MHC分子は遺伝子多型を基盤に多様性を獲得する．ヒトの集団全体をみると，数多くの対立遺伝子が存在するが，1個体がもつ対立遺伝子の数は限られている．たとえばクラスⅠ MHCにはHLA-A，HLA-B，HLA-Cのそれぞれで2つずつ，計6つの異なる対立遺伝子がある．第3-8章では，抗原認識分子のさまざまな3次元構造のほか，それらの抗原認識分子が抗原との相互作用をどのように行うかを解説してきた（上記の概要図）．

■ 抗原認識分子の構造の重要な特徴

免疫グロブリンドメインの折りたたみ構造

第4章で解説したように，抗体分子の基本構造は，約110個のアミノ酸残基のポリペプチド鎖が逆平行βシート構造を形成し，鎖間ジスルフィド結合によって維持される折りたたみ構造である．このドメイン構造は，**免疫グロブリンスーパーファミリー** immunoglobulin superfamilyに属するほかの分子で共有されている．免疫グロブリンスーパーファミリーに属する多くの分子は免疫システムの認識過程に関与しており，免疫グロブリン，TCR，クラスⅠ MHC分子およびクラスⅡ MHC分子，**キラー細胞免疫グロブリン様レセプター** killer cell immunoglobulin-like receptor（KIR），CD4，CD8などがある．図9.1に示すように，免疫グロブリンスーパーファミリーの分子は拡張構造をもつことにも注意が必要である．この構造により，これらの分子は免疫シナプスを架橋するリガンドとペアを形成する（図7.8参照）．

抗原認識部位

第5-8章で示したとおり，少なくともこれまで解析されてきた限り，MHC分子に提示されるペプチドと結合するTCRの可変領域は平らな表面を形成している傾向がある．一方，抗体の抗原結合部位は非常に多様な形状をもちうることがX線結晶解析で示されている（図7.2参照）．クラスⅠ MHC分子とクラスⅡ

抗原認識分子・抗原認識の概要

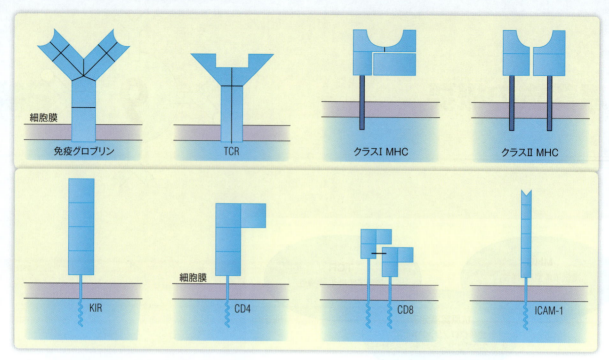

図9.1 免疫グロブリンスーパーファミリーに属する分子
ICAM-1：細胞間接着分子1 intercellular adhesion molecule 1，KIR：キラー細胞免疫グロブリン様レセプター killer cell immunoglobulin-like receptor，MHC：主要組織適合遺伝子複合体 major histocompatibility complex，TCR：T細胞レセプター T-cell receptor．

MHC分子のそれぞれのペプチド結合溝は，遺伝子多型に富む領域であるαヘリックス領域で形成されている点で類似している．クラスⅡ MHC分子のペプチド結合溝は開いているため，長いペプチド（9-30個のアミノ酸残基）であっても，ペプチド結合溝に結合できるが，クラスⅠ MHC分子のペプチド結合溝の端は閉じられており，一定の大きさ（8-11個のアミノ酸残基）のペプチドしか結合できない．

抗原認識分子の解析により，BCRによる認識とTCRによる認識との根本的な違いが明らかとなった．免疫グロブリンが抗原と直接結合する一方，TCRはMHC分子に提示されるペプチド抗原と結合する．また，BCRのリガンドは抗原のみであるが，TCRのリガンドはペプチド抗原-MHC分子複合体である（図7.5参照）．

■ 抗原認識分子の多様性形成

地球上にはきわめて多数の生命体が進化し生存しているが，適応免疫システムはそれらすべてを認識しなくてはいけない．たとえば1,000種類の微生物が腸で生存し，別の200種類の微生物が皮膚表面で生存している．最も単純な構造の微生物であっても，いくつかの抗原を生成する．各抗原には多くの種類のエピトープとなりうる箇所がある．

いくつかの機構が進化して，多様な抗原認識分子，抗原と結合できるすべてのレパートリー（レパトア）を生み出した．MHCに関していえば，MHC分子は多遺伝子性であり，多型に富む．つまり，類似した遺伝子の複数のコピーが存在する．ヒトの場合，

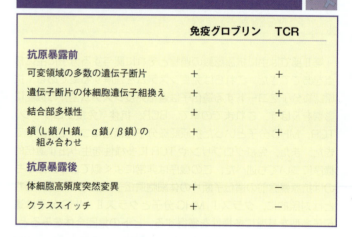

表9.1 免疫グロブリンとTCRの多様性形成機序

	免疫グロブリン	TCR
抗原暴露前		
可変領域の多数の遺伝子断片	＋	＋
遺伝子断片の体細胞遺伝子組換え	＋	＋
結合部多様性	＋	＋
鎖（L鎖/H鎖，α鎖/β鎖）の組み合わせ	＋	＋
抗原暴露後		
体細胞高頻度突然変異	＋	－
クラススイッチ	＋	－

クラスⅠ MHC遺伝子座には，*HLA-A*，*HLA-B*，*HLA-C*遺伝子座がある．また，集団においてはこれらの遺伝子座に多数の対立遺伝子が認められる．これが遺伝子多型であり，ヒトを集団全体としてみたときに複数の対立遺伝子が遺伝子座に認められることを意味する．MHCの多型による多様性は，免疫グロブリンとTCR遺伝子でみられる体細胞遺伝子組換えによってではなく，遺伝子変換の機序によって生成された．遺伝子変換は免疫システムではあまり起こらないのでここでは解説しない．

表 9.2 多様性の形成：さまざまな機序の関与

機序	免疫グロブリン	TCR αβ	TCR γδ
可変領域の遺伝子再構成 (V, D, J)	約 2×10^5	約 2×10^3	約 10^2
推算全レパートリー数	約 10^{11}	約 10^{16}	約 10^{18}

[訳者註：全レパートリー数に体細胞高頻度突然変異によるレパートリー数の増加は含まれていない]

免疫グロブリン遺伝子とTCR遺伝子はきわめて多様性に富んでいる．繰り返しになるが，抗原に暴露される前から存在するMHC対立遺伝子と同様，免疫グロブリン遺伝子とTCR遺伝子のレパートリーの大部分は抗原との遭遇よりも前に形成されている．B細胞とT細胞における遺伝子断片の再構成にはRAG-1とRAG-2を含むV（D）Jリコンビナーゼ（組換え酵素）という同一の酵素が関与している．これらの酵素は他の細胞では機能しない可能性が高い．免疫グロブリンとTCRの多様性の多くは，可変領域の遺伝子断片（D-J, V-DJ, V-Jなど）の再構成の間に生じる結合部多様性の結果である．免疫グロブリン遺伝子とTCR遺伝子の多様性の形成に寄与するさまざまな遺伝的メカニズムを**表9.1**に示した．結合部多様性は，不正確な接合など，末端デオキシヌクレオチド転移酵素（TdT）によるヌクレオチドの挿入や付加によって，遺伝子断片が結合する際に生じる．遺伝子断片の結合は，多様性の形成に明らかに大きな貢献をしている（**表9.2**）．もう1つの強調すべき点は，免疫グロブリンの抗原結合部位は抗原に暴露された後に大きく改良されるものの，TCRレパートリーは抗原暴露後には変化しないということである（**表**9.1参照）．

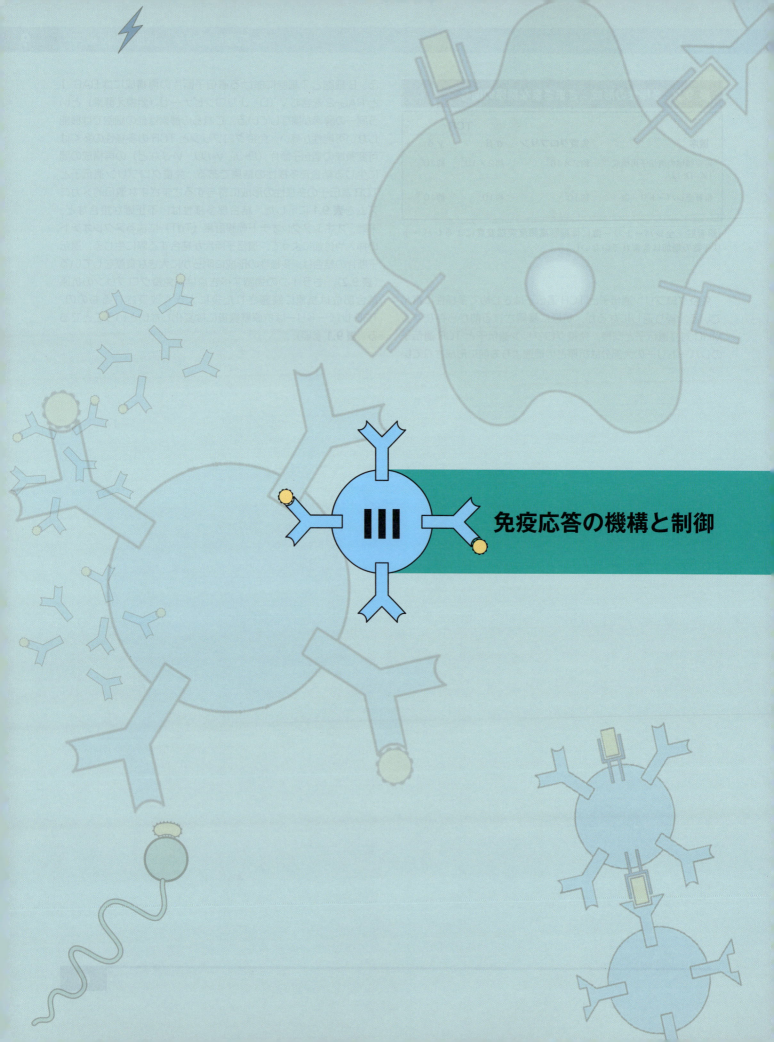

III 免疫応答の機構と制御

抗原プロセシングと抗原提示

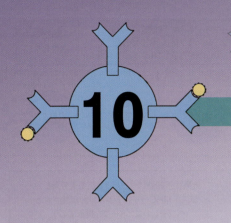

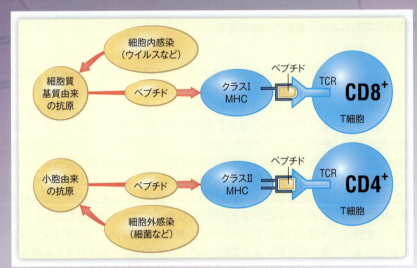

　本章ではMHC-外来抗原複合体形成を引き起こす**抗原プロセシング** antigen processing と，αβTCRへの**抗原提示** antigen presentation について解説する．上記の概要図で示すように，細胞外抗原は細胞内由来の抗原と異なる経路を経て細胞内を移動する．これらの経路と，抗原がクラスⅠMHC分子，あるいはクラスⅡMHC分子と複合体を形成する過程の特徴を述べる．

　第1章で解説したように，生体は細菌やウイルスなどの外来抗原が侵入し疾病を引き起こすのを防ぐための非常に効果的な防壁を発達させてきた．外来微生物や毒素などの抗原が侵入すると，これらがB細胞やT細胞に遭遇して適応免疫応答が誘導されるよりも前に食細胞などの自然免疫システムが抗原を破壊する．基本的にはごくわずかな外来抗原しか，自然免疫システムの宿主防御システムを切り抜けることはできない．また，こうした事態が生じても，ごく一部のBCRやTCRによって適応免疫応答による防御が開始できる．

　BCRは侵入する微生物と直接結合するが，αβTCRはプロセシングされた抗原ペプチドしか認識できない．さらにαβTCRは，抗原がほかの細胞（抗原提示細胞，あるいは標的細胞；**図10.1**）の表面に提示されているときだけ外来抗原を認識する．

　抗原提示細胞にはマクロファージ，B細胞，およびさまざまな樹状細胞が含まれる（第2，12，20章）．後述するように，樹状細胞はきわめて優れた抗原提示細胞である（**ボックス10.1**，第12，20章参照）．これらの抗原提示細胞は非常に効率よく細胞外抗原のエンドサイトーシス，抗原プロセシング，刺激分子とともに抗原提示を行い，免疫活性化の過程を完了させる．抗原ペプチドはクラスⅡMHC分子に結合した状態で，抗原提示細胞によりT細胞に提示される（第8章）．

　標的細胞 target cell は細胞内病原体に感染したすべての有核細胞，また悪性腫瘍細胞である．細胞内病原体や腫瘍に由来する抗原は，プロセシングを受けペプチドとなり，クラスⅠMHC分子と結合してT細胞に提示される．

　T細胞による抗原認識はMHC拘束性をもつ．T細胞の主要なサブセットであるヘルパーT細胞（Th細胞）（CD4$^+$）とCTL（CD8$^+$）は，異なるMHC拘束性をもつ．このようにCD4$^+$T細胞-抗原提示細胞相互作用は，クラスⅡMHC拘束性であり，CD8$^+$T細胞-標的細胞相互作用は，クラスⅠMHC拘束性である（第7，8，15章）．抗原がT細胞へ提示されるために自己のMHC分子と結合する過程は，**抗原プロセシング** antigen processing と呼ばれる．

10 免疫応答の機構と制御・抗原プロセシングと抗原提示

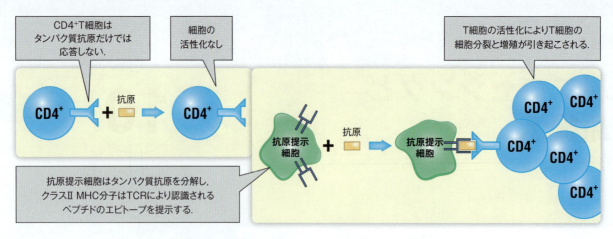

図10.1 抗原提示細胞によるT細胞への抗原提示

■ 抗原プロセシングの経路

　細胞質基質（サイトゾル）の小区画でつくられるペプチド抗原，たとえば細胞質基質で複製されるウイルスや細菌由来のペプチド抗原は，クラスI MHC分子と結合してCD8+T細胞へ提示される（第7章）．毒素などの細胞外抗原がエンドサイトーシスで取り込まれたり，マクロファージのファゴサイトーシスで取り込まれた細菌のようにエンドソームに微生物が捕捉されたりして，エンドソームでつくられるペプチド抗原は，クラスII MHC分子と結合してCD4+T細胞へ提示される．これはCD8+T細胞は細胞内の状況を，またCD4+T細胞は細胞外の病原体の状況を監視することができることを意味している．

　抗原輸送の細胞内経路は，抗原がクラスI MHC分子上とクラスII MHC分子上のどちらに提示されるかを決定する主要な要因であり，抗原自身に特別な要因はない．

■ 抗原プロセシングの機序

細胞外（外来性）抗原のプロセシング経路

　細胞外抗原，すなわち外来性抗原は，ワクチンなどの細胞外タンパク質，あるいはエンドソームに取り込まれた病原体に由来するタンパク質である．これらの抗原は，最終的にクラスII MHC分子上でCD4+T細胞に対して提示されるようにプロセシングを受ける（図10.2A）．抗原はまず抗原提示細胞によって取り込まれなければならない．可溶性抗原は元の状態のままエンドサイトーシスされ，病原体はエンドソームの経路に入るファゴサイトーシスという過程によって内部に取り込まれる（第21章）．結核菌 *Mycobacterium tuberculosis* などの微生物のなかにはエンドソーム内で生存するように進化したものもある．これらの微生物は細胞内に存在はするが，細胞質基質に存在しないという意味でまだ細胞外にいることになる．

　いずれの場合においても，抗原を含むエンドソームは酸性化され，**リソソーム** lysosome（図10.2参照）と融合し，その後プロテアーゼによってまずはさまざまな大きさのペプチドに，そして最終的にアミノ酸レベルに分解される．この過程でクラスII MHC分子と結合できる大きさの範囲のペプチド（9-30個のアミノ酸残基）が生成される．

　抗原提示細胞は小胞体で新たにクラスII MHC分子を合成する．これらのクラスII MHC分子は，ゴルジ装置へと移り，最終的にゴルジ装置から出芽した小胞は細胞外抗原や小胞由来抗原からつくられたペプチドを含むエンドソーム小胞と融合する．小胞体からゴルジ装置への経路において，クラスII MHC分子の空の結合部位は，**インバリアント鎖** invariant chain という分子によって自己ペプチドなどのほかのペプチドと結合しないように保護される．エンドソームの酸性環境では，この保護はタンパク質分解作用によって取り除かれ，エンドソームに存在する適合ペプチドがすぐにクラスII MHC分子の結合部位に結合できる．その後ペプチドが結合したクラスII MHC分子を含むエンドソームはエクソソーム経路を経て，細胞膜と結合する．こうして外来性抗原をTCRのレパートリー（レパトア）に提示することができ，適合するT細胞の増殖につながる（図10.2A参照）．

細胞内（内在性）抗原のプロセシング経路

　ウイルスタンパク質などの細胞内（内在性）抗原は，最終的にCD8+T細胞に（CTL；図10.2B参照）に対してクラスI MHC分子上で提示されるように標的細胞によってプロセシングされる．この場合，抗原ペプチドはウイルス感染細胞の細胞質で合成されたウイルスタンパク質が細胞質区画で通常の細胞性機構によって分解されることで生じる．図10.2Bに示すように，ウイルスタンパク質は細胞質基質で合成される．細胞性分解機構で最も重要なものに**プロテアソーム** proteasome というプロテアーゼの複合体があるが，これはウイルスタンパク質の一部を酵素反応で切断する．このタンパク質分子はさまざまなポリペプチドとペプチド中間体を経て，8-11個の残基のペプチドとなるまで分解される．生成したペプチドはクラスI MHC分子と結合できる．ペプチドの多くはさらに分解されて免疫システムには認識されなくなるが，一部は小胞体に入り，クラスI MHC分子と結合する．

　細胞には細胞のタンパク質を常にリサイクルしているさまざまなプロテアソームが含まれている．病原体由来のタンパク質のプ

免疫応答の機構と制御・抗原プロセシングと抗原提示 10

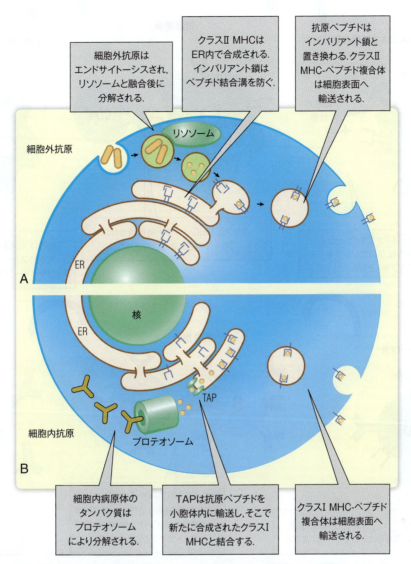

図10.2 細胞外抗原（A）と細胞内抗原（B）のプロセシング経路
ER：小胞体 endoplasmic reticulum，MHC：主要組織適合遺伝子複合体 major histocompatibility complex，TAP：抗原プロセシング関連トランスポーター transporter associated with antigen processing.

ロセシングに関わるプロテアソームの構成要素は，MHCに位置する large multifunctional protease（*LMP*）遺伝子にコードされる（図8.1参照）．感染時にはIFNγが放出され，*LMP* の転写を増加させ，病原体由来のタンパク質の分解が増加する．

ペプチドは，**抗原プロセシング関連トランスポーター** transporter associated with antigen processing（TAP）という2本のポリペプチド鎖から成る分子によって小胞体内に運び込まれる．TAPによってペプチドは小胞体膜の脂質2重層を通過し，小胞体で合成される新生クラスI MHC分子の空のペプチド結合溝に結合させる．このペプチド抗原の結合は，クラスI MHC分子の構築の最後の段階に重要である．ペプチドがないとクラスI MHC分子は正しく折りたたまれることができず，細胞表面に発現しない．ゴルジ装置でクラスI MHC分子の生合成は完了し，**エキソサイトーシス経路** exocytic pathway を経て細胞膜表面へと出ていく．ゴルジ装置が細胞膜と融合後，この

クラスI MHC分子と結合した外来性抗原ペプチドは，MHC-抗原複合体と結合できるレセプターを保有するCD8$^+$T細胞（CTL）と相互作用する．

クラスI MHC分子，クラスII MHC分子と抗原の結合

図10.2に示すように，抗原がクラスI MHCあるいはクラスII MHCのどちらと結合するかは，抗原の特別な性質によってではなく，単に細胞内での輸送経路によって決定される点に注意が必要である．このような抗原プロセシング経路は，多糖，脂質，核酸がαβT細胞によって認識されない理由となっている．これらの分子は MHC分子のペプチド結合溝に適合するようにするプロセシングを受けないためである．

細胞質基質由来の抗原はクラスI MHC分子と，エンドソーム由来の抗原はクラスII MHC分子とそれぞれ結合する抗原プロセシングによって，T細胞の異なるサブセットが活性化される

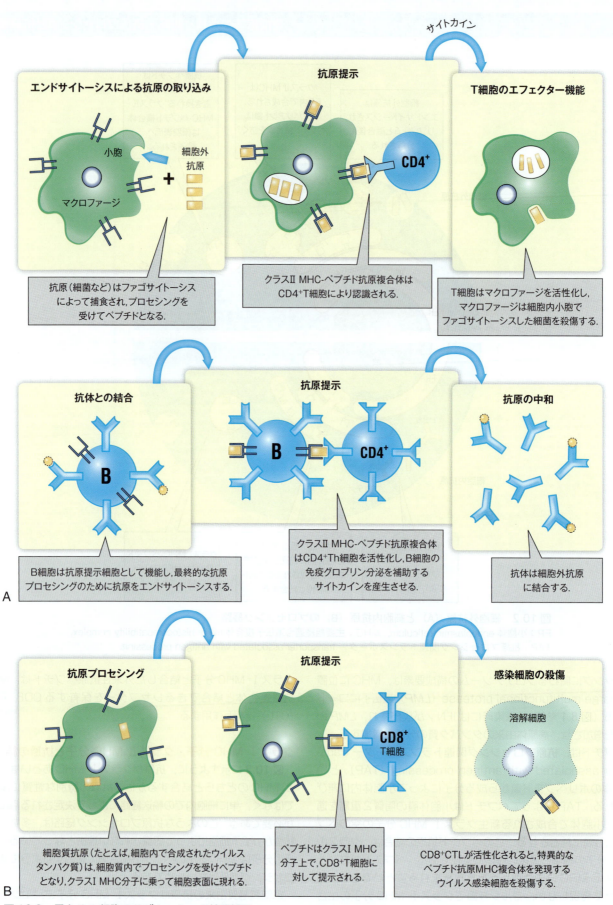

図10.3 異なるT細胞のサブセットへの抗原提示
A：クラスII MHC分子に結合する細胞外抗原はマクロファージかB細胞のどちらかによってTh細胞（CD4⁺T細胞）に提示される．
B：クラスI MHC分子に結合する細胞内抗原は，CTL（CD8⁺T細胞）に提示される．

表 10.1 抗原プロセシングの経路

		細胞の小区画	
	細胞質基質（サイトゾル）	ファゴサイトーシス小胞	エンドサイトーシス小胞
抗原の供給源	ウイルス，ある種の細菌	細菌はファゴサイトーシスによって取り込まれる．結核を引き起こす抗酸菌などいくつかの細菌は細胞小胞（ファゴソーム）で増殖することができる	細胞外タンパク質（ワクチン，毒素，その他）は，エンドサイトーシスによって細胞に取り込まれて，細胞小胞（エンドソーム）でプロセシングされる
抗原ペプチドが結合する分子	クラスI MHC分子	クラスII MHC分子	クラスII MHC分子
MHCペプチド複合体に反応する細胞の種類	感染細胞を殺傷する$CD8^+$T細胞	マクロファージを活性化する$CD4^+$T細胞*；活性化マクロファージは，小胞内の細菌を破壊することができる	抗体を産生するB細胞を活性化する$CD4^+$T細胞*

* 異なる$CD4^+$T細胞サブセットの役割は，第15章でさらに解説する．
MHC：主要組織適合遺伝子複合体 major histocompatibility complex．

（図10.3，表10.1）．クラスII MHC分子による細胞外抗原の提示は$CD4^+$T細胞を活性化する．$CD4^+$T細胞はマクロファージを活性化するか，B細胞を刺激して抗体産生を補助する（図10.3A参照）．また，$CD4^+$T細胞は抗原を提示している細胞を援助することもある．クラスI MHC分子上での細胞内抗原の提示は，細胞内感染を抑えようとする$CD8^+$T細胞，CTLを活性化する．これにより$CD8^+$T細胞は，アポトーシスあるいは細胞溶解を誘導することで標的細胞を殺傷する．

■ 病原体によるプロセシング経路の回避

病原体は自身のペプチド抗原がMHC分子によって提示されることを回避できれば，適応免疫システムによる発見を避けることができる．このため多くの病原体は抗原プロセシングを妨害するための戦略を発達させた．たとえば結核菌などの細菌は，ファゴソームとリソソームとの融合を阻害する能力をもっている．これにより結核菌はリソソームのプロテアーゼに暴露されるのを防いでおり，MHC分子と結合する細菌由来ペプチドが生成され，細胞表面に提示される可能性を減らしている．またウイルスのなかには，クラスI MHC分子との結合に必要となるプロセシングを妨害する方法をみつけたものもある．たとえば単純ヘルペスウイルス（HSV）のタンパク質はTAPと結合し，小胞体へのペプチド輸送を阻害する．この結果，クラスI MHC分子に結合できるHSVペプチドがより少なくなる．あるアデノウイルス株は，クラスI MHC分子の転写を阻害するタンパク質を発現しており，これにより$CD8^+$T細胞への抗原提示に利用できるクラスI MHC分子の数を減少させる．

病原体が獲得してきた宿主防御システムによる発見を避ける方法のいくつかは，宿主と微生物が互いに生存し繁栄しようとした際のダイナミックな相互作用が影響したものである．また，医学では病原体による疫病に対する新しくてより良い治療法を考案するために，抗原提示に関する知見が用いられている（**ボックス10.2**）．

ボックス 10.1　樹状細胞：優秀な抗原提示細胞

樹状細胞はとくにT細胞性免疫の免疫応答において，きわめて重要な細胞のシステムを構成する．樹状細胞にはコンベンショナル（従来型）樹状細胞（cDC）と，プラズマサイトイド（形質細胞様）樹状細胞（pDC）の2種類があり，ほかのどの細胞よりも，効率的にT細胞に抗原を提示する．樹状細胞はよい抗原提示細胞となるために，以下の適応を獲得した：

1. 絶えず形成と退縮を行っている大きな"樹状 dendritic"突起をもつ（図2.5参照）．この過程により，細胞外抗原に備えて細胞外環境をサンプリングするための表面積とT細胞に提示するための表面積の両方を増やしている．
2. 運動性があり，骨髄から末梢組織まで遊走し，末梢組織で細胞外抗原のサンプリングをする．樹状細胞は感染を検出するために，Toll様レセプター（TLR）を使用する．そして細胞外抗原を発見すると，末梢器官からリンパ器官へと，とくにリンパ節などの器官のT細胞領域へ遊走する．
3. クラスII MHC分子を非常に高レベルで発現し，クラスII MHC分子は$CD4^+$T細胞への抗原提示を補助する．
4. サイトカインを分泌する．コンベンショナル樹状細胞はIL-12を分泌し，IL-12はT細胞のTh1サブセットを刺激する．形質細胞様樹状細胞は抗ウイルス効果をもつIFNαを分泌する．

抗原提示細胞として樹状細胞が非常に重要なため，腫瘍抗原に対するワクチン接種の新しい手法として樹状細胞の使用を検討する臨床研究が行われている．たとえばメラノーマ（悪性黒色腫）患者の臨床治験で腫瘍抗原を取り込ませた樹状細胞が使用された．

ボックス 10.2　抗原プロセシング関連トランスポーター（TAP）欠損

小胞体膜に存在するペプチドトランスポーターである抗原プロセシング関連トランスポーター（TAP）は，クラスII MHC領域にある2つの遺伝子，*TAP1* と *TAP2* によりコードされる．このトランスポーターは2つのタンパク質，TAP-1とTAP-2のヘテロ2量体である．*TAP1* や *TAP2* にはまれな変異が存在し，これらの変異は小胞体内腔へのペプチドの効率的な取り込みを妨げる．ペプチド抗原がない場合には，クラスI MHC分子は不安定であり，少量の分画だけがエキソサイトーシス経路で細胞表面に輸送される．このクラスI MHC分子の発現が減少すると，CTLの分化が阻害される．

TAP1 あるいは *TAP2* に突然変異をもつ人では，慢性上気道炎がみられる．これらの患者の液性免疫は正常であり，$CD4^+$T細胞は抗原に応答することができるなど，一部の細胞性免疫は正常である．しかしクラスI MHC分子の発現の欠如により，CTL数が減少し，一部の呼吸器に侵入したウイルスへの適切な応答が困難になる．

ボックス 10.3　DNAワクチン

ほとんどの従来型ワクチンには，ワクチンに生きている微生物が含まれない限り，抗原は細胞外間隙に注射されるという制約がある．これはクラスI MHC分子の抗原提示が起こらず，$CD8^+$T細胞は刺激されないことを意味する．DNAワクチンは標準的なワクチン接種技術に代わるものであり，防御的免疫応答が望まれるタンパク質抗原（ウイルスタンパク質や腫瘍抗原など）をコードする**相補性 DNA complementary DNA（cDNA）** から成る．"遺伝子銃"は皮下組織の中の細胞にDNAを注射するのに用いられ，その細胞でcDNAが転写，翻訳され，合成されたタンパク質の一部はペプチド抗原に分解される．一部のペプチドは小胞体に入り，クラスI MHC分子と結合する．ペプチド抗原は細胞表面に輸送された後，T細胞によって検出される．DNAワクチンは，HIVに対するワクチン研究において評価されている．研究初期には，この手法が特定の抗原に対する強力で長期間続く免疫応答を惹起するということがわかった．さらに，cDNAにコードされるタンパク質は細胞質基質（サイトゾル）で合成される．これは抗原を細胞内プロセシング経路に導入する手法をもたらし，クラスI MHC分子に提示し，CTL応答を引き出すことを可能にした．筋肉内に注射されるタンパク質ワクチンなどの標準的なワクチンの手法では，タンパク質はエンドサイトーシスとクラスII MHC分子の経路に導かれ，最終的に $CD4^+$T細胞に対して提示され，抗体応答が刺激される．

ワクチンの働きをするタンパク質とともに，ほかの免疫システムを増強するサイトカインなどタンパク質をコードするcDNAを比較的容易に作製できることは，DNAワクチンの非常に魅力的な点であり，将来広く採用されると考えられる．いくつかのDNAワクチンは，乳癌患者，大腸癌患者，前立腺癌患者において臨床試験の段階であり，その他のがん患者における臨床試験でも続いていくだろう．

学習チェック問題　修得事項

1. 抗原提示細胞の細胞の種類を少なくとも3つ挙げ，抗原プロセシングと抗原提示における役割について説明しなさい．
2. T細胞がどのようにほかの細胞のMHC分子と結合した抗原を認識するかについて説明しなさい．
3. なぜ線状エピトープが，T細胞によって認識され，コンフォメーションエピトープがB細胞によって認識されるのかを説明しなさい．
4. 細胞内のタンパク質分解区画の役割を示しながら，細胞外抗原と，細胞内抗原のプロセシングの異なる経路を図解しなさい．
5. $CD4^+$T細胞と $CD8^+$T細胞に対するMHC拘束性の抗原提示が関与する分子の相互作用を図解しなさい．

B細胞とT細胞の活性化

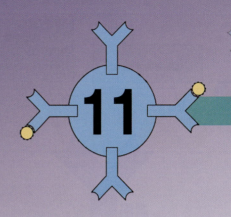

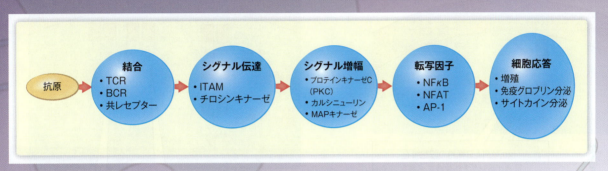

感染に対する初期応答において，免疫システムは2つのシステムで並行して応答する．自然免疫システムは危険信号を生体に発信して応答し，適応免疫システムは，本章で解説するリンパ球活性化で応答する．レセプターへの結合によって防御応答が開始される．本章では宿主防御応答を惹起するためのB細胞，T細胞の活性化に関与する機序を解説する．上記の概要図は，抗原が結合した後わずか数分で，シグナルが細胞から核に移行され，増幅し，発信されることを示している．さまざまな生化学的変化の後に細胞が応答する．刺激から応答への機序の詳細は本章で解説する．

抗原は最初に認識される必要がある．この認識の通知（シグナル）は，細胞内部に伝達される必要があり，伝達後に応答が始まる．抗原認識の分子事象を細胞応答へと変換過程は，**シグナル伝達** signal transduction として知られている．細胞内分子はシグナル伝達において非常に重要であり，生化学的な"セカンドメッセンジャー"を誘導し，生化学的経路を活性化して細胞のいたるところでシグナルを増幅させる．この経路の最終的な分子は，活性時には増殖，分裂，分化などの細胞の機能的な変化を引き起こす遺伝子の転写を新たに開始する**転写因子** transcription factor である．

本章で解説するB細胞とT細胞の活性化によって，一部の免疫抑制薬の作用が説明される．また，リンパ球の活性化機序に関する知識の向上がどのように新しい免疫調節薬の創出につながるかについても示す．

■ B細胞レセプター（BCR），T細胞レセプター（TCR）

BCRやTCRは，複数の分子から成る細胞表面のタンパク質複合体を構成する（TCRについては第7章で，BCRについては第3,4章で解説した）．膜結合型免疫グロブリンとαβTCR（あるいはγδTCR）は，細胞膜を貫通し，細胞質に達するタンパク質鎖をもつが，細胞内領域のアミノ酸配列は非常に短い．これらの細胞質中の短い尾部には，リンパ球を活性化する細胞内分子と結合する機能はない．このため，効果的なシグナル伝達が起こる前に，ほかのタンパク質が抗原レセプターと相互作用する必要がある．機能的な状態のBCRとTCRは細胞膜上で非共有結合によって抗原レセプタータンパク質といくつかのタンパク質が会合した複合体である．BCR複合体とTCR複合体の主要な構成要素は，**図11.1**，**11.2**に示す．

BCR

機能的な状態では，BCRは膜結合型免疫グロブリン（mIg）と，2つのインバリアントタンパク質（IgαとIgβ）の複合体である．**図11.1**に示すようにIgαとIgβは，ジスルフィド結合で結合しているヘテロ2量体複合体として，膜結合型免疫グロブリンと会合している．Igα-Igβヘテロ2量体は細胞表面でのmIg発現とシグナル伝達のために必要である．IgαとIgβの細胞内領域は，細胞内のシグナル伝達タンパク質と相互作用するのに十分な大きさである．IgαとIgβにはTCR複合体タンパク質などの

11 免疫応答の機構と制御・B細胞とT細胞の活性化

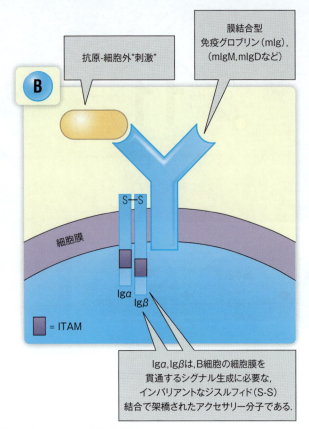

図11.1　BCR複合体の構造
Ig：免疫グロブリン immunoglobulin，ITAM：免疫レセプターチロシン活性化モチーフ immunoreceptor tyrosine-based activation motif.

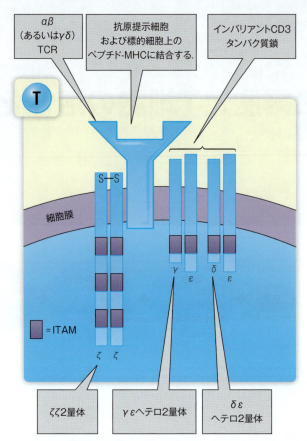

図11.2　TCR複合体の構造
ITAM：免疫レセプターチロシン活性化モチーフ immunoreceptor tyrosine-based activation motif，MHC：主要組織適合遺伝子複合体 major histocompatibility complex.

いくつかのレセプター分子にみられるアミノ酸配列がある．この配列は**免疫レセプターチロシン活性化モチーフ** immunoreceptor tyrosine-based activation motif（**ITAM**）と呼ばれており，B細胞とT細胞の両方のシグナル伝達にとって必須である．ITAMのアミノ酸配列は，細胞が活性化される際に**プロテインチロシンキナーゼ** protein tyrosine kinase（**PTK**）によりリン酸化されるチロシンを含む．ITAMはリン酸化されると，細胞質のシグナル伝達タンパク質と相互作用する．このようにITAMは，細胞表面から細胞質へと活性化シグナルを伝達する．

TCR

機能的な状態では，TCR複合体はTCRのα鎖，β鎖（あるいはγ鎖，δ鎖）とシグナル伝達に関与する6つのタンパク質から構成される．αβTCR（あるいはγδTCR）は抗原提示細胞上のMHC-抗原複合体に結合するが，TCR単独では抗原が結合しているというシグナルを効率的にT細胞へ伝達することができない．シグナル伝達はアクセサリータンパク質であるCD3鎖，ζ（ゼータ）鎖と協同して行われる．CD3はγ鎖，δ鎖が1本ずつと2本のε鎖の4本の鎖で構成されている．TCR複合体には2本のζ鎖が存在する（**図11.2**参照）．CD3とζ鎖にはITAMを含む大きな細胞内領域がある．

B細胞とT細胞の活性化の開始

B細胞とT細胞の活性化にはいくつか必要な条件がある．最初のシグナルには，レセプター複合体がクラスターを形成する必要がある．B細胞では**多価抗原** multimeric antigenによってレセプター分子同士が架橋されることでクラスターが形成される．レセプター分子の架橋は可溶性タンパク質抗原ではほとんど起こらず，シグナル伝達の強化にはほかの細胞表面の分子が関与する（後述）．B細胞もT細胞も活性化には2つ目のシグナルが必要である．**共刺激シグナル** costimulatory signalというこれらのシグナルの性質は，B細胞とT細胞の相互作用に関する詳細とともに，第15章で解説する．**共レセプター分子** coreceptor moleculeと呼ばれるまた別の細胞表面分子は，1つ目のシグナルに関与する．B細胞とT細胞の活性化における共レセプターの役割は後で説明する．

TCRのクラスター形成には，抗原提示細胞上でのMHC-ペプチド抗原複合体へのTCRの結合が関与する．1つ目の活性化シグナルを開始するには，数百個のTCRと複合体が結合しなくてはならない．さらに，T細胞活性化は，抗原提示細胞によってもたらされる共刺激シグナルを必要とする．B細胞と同様に共レセプター分子は，T細胞の活性化に関与する．CD4とCD8はT細胞上で共レセプター分子の働きをする．CD4とCD8の役割

免疫応答の機構と制御・B細胞とT細胞の活性化 11

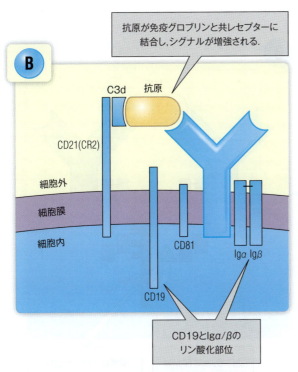

図11.3　BCR-共レセプター複合体

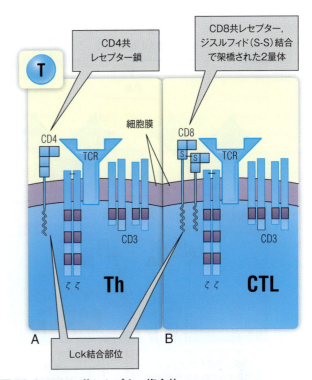

図11.4　TCR-共レセプター複合体
CTL：細胞傷害性Tリンパ球 cytotoxic T lymphocyte，Th：ヘルパーT細胞 T-helper cell．

については後でさらに説明する．最後に**アクセサリー分子** accessory molecule が，T細胞-抗原提示細胞の接触とTCR-MHC-ペプチド結合を促進する．これらのアクセサリー分子は，大部分はT細胞上のCD11a（LFA-1）などの接着分子であり，CD11aは抗原提示細胞上のCD54（ICAM-1）と結合する．これらの接着分子は第13章で詳しく解説する．TCR-MHC，共レセプター，接着分子は共に抗原提示細胞とT細胞の間で免疫シナプスを形成する（図7.8参照）．

B細胞活性化の共レセプター分子

　前述のとおり，B細胞とT細胞上の抗原特異的なレセプターは，インバリアントなタンパク質（Igα/Igβ，CD3など）の補助なしではシグナルを伝達することができない．しかし最適なシグナル伝達には，さらに共レセプター分子として知られている細胞表面の分子が必要である．B細胞共レセプターはBCRとともにクラスター形成し，シグナル伝達の効率を何千倍にも上げる（図11.3）．図11.3で示すように，B細胞共レセプターは補体レセプターCR2として知られているCD21，CD19，CD81の3つのタンパク質から構成される．補体成分のC3d（第20章参照）と結合したタンパク質抗原は，CD21とBCRの両方に同時に結合することができる．これらの結合により，CD21-CD19-CD81共レセプター複合体がクラスター形成し，BCRと架橋し，CD19の細胞内尾部でのリン酸化反応を誘導することができる．このリン酸化により，類似した酵素のファミリー（Srcファミリー）に属するチロシンキナーゼをCD19の

細胞質尾部と結合させ，またBCRに関連するシグナル伝達分子を増加させ，シグナル伝達の効率を上げる（図11.3参照）．

T細胞活性化の共レセプター分子

　TCRを介する最適なシグナル伝達は共レセプター分子が関与するときだけ起こる．TCRの共レセプター分子はCD4とCD8である（図11.4）．第7，10章で解説したように，CD4はクラスII MHC分子と結合し，CD8はクラスI MHC分子と結合する．たとえばTCRが抗原提示細胞上のクラスII MHC-ペプチド複合体と結合すると，T細胞上のCD4はクラスII MHC分子と結合する（図11.6）．SrcキナーゼであるチロシンキナーゼLckは，CD4（およびCD8）の細胞質ドメインと会合している．その結果CD4がクラスII MHC-ペプチド複合体と結合するとき，あるいはCD8がクラスI MHC-ペプチド複合体と結合するとき，LckはTCR複合体と局在する．

　LckはT細胞のシグナル伝達カスケードの構成要素であり，さらに，共レセプター分子の関与によってTCR近傍のシグナル伝達分子を増加させる．共レセプターであるCD4あるいはCD8の存在により，T細胞応答を誘発するのに必要とされるMHC-ペプチド複合体の数を約100分の1に減少させると推定される．

■ シグナル伝達

　細胞内分子，主に**PTK**と**プロテインチロシンホスファターゼ** protein tyrosine phosphatase（**PTP**）は，レセプターの活

11 免疫応答の機構と制御・B細胞とT細胞の活性化

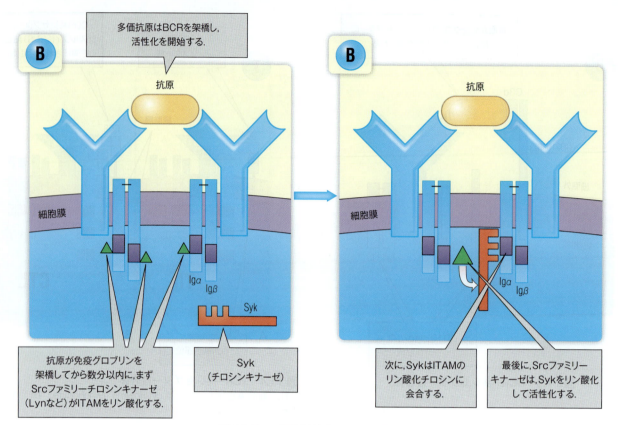

図 11.5　B細胞活性化の最初の過程

性化とシグナル増幅，伝達の経路の活性化を仲介する．BCRの架橋から数秒以内にSrcファミリー（**ボックス11.1**）のPTK酵素は，レセプタータンパク質の細胞質尾部のITAMをリン酸化する（図11.5）．レセプター尾部のリン酸化は，ほかのシグナル伝達分子をレセプターの細胞質側に引き寄せる．B細胞における重要な分子は，SykというもうひとつのPTKであり，SykはIgαとIgβでリン酸化されたITAMと会合し，またSyk自身のリン酸化により活性化される．図11.5で示すように，SykはBCRと会合したSrcファミリーキナーゼによってリン酸化されているか，近傍のBCR鎖に会合する別のSyk分子によってリン酸化されていると考えられる．

関連した一連の過程がT細胞において起こる．抗原提示細胞上のMHC分子によって提示されるペプチドを認識する際，TCR，CD3，CD4/CD8がクラスターを形成し，チロシンキナーゼLckがレセプター複合体へと誘導される（図11.6参照）．LckはCD3とζ鎖の細胞質領域のITAMをリン酸化する．これはT細胞とNK細胞に固有のチロシンキナーゼであるZAP-70を引き寄せる．ZAP-70はSykと同じPTKファミリーの一部であり，ζ鎖のITAMと会合する．1本のζ鎖につき複数のITAMが存在するため，複数のZAP-70分子がζ鎖と会合する（図11.6参照）．その後ZAP-70はLckによりリン酸化され，リン酸化はZAP-70のPTK活性を活性化させる．

B細胞あるいはT細胞において，それぞれに必要な分のSyk，あるいはZAP-70キナーゼが活性化されれば，シグナルは細胞膜から先へ移行し，いくつかの経路の活性化によって増幅される．リンパ球におけるPTKの重要な役割は，チロシンキナーゼの機能に影響する変異が免疫不全を引き起こしたことによって示された（**ボックス11.2**）．

■ シグナルの伝達経路による増幅

細胞の応答に大きな影響を与えるシグナルが細胞膜から核へと移行される際には，B細胞とT細胞で同様の生化学的経路が用いられ，これらの経路によって移行される間にシグナルは増幅される．

B細胞とT細胞は共に3つのシグナル伝達経路を主に使用する．まずは，ホスホリパーゼCγ（PLCγ）のリン酸化と活性化が関与している．これはSykあるいはZAP-70によって誘導される（図11.7, 11.8）．活性化されたPLCγは，ジアシルグリセロール（DAG）とプロテインキナーゼC（PKC）が関与する経路と，さらにはイノシトール1,4,5-三リン酸（IP_3）およびセリン-スレオニン特異的なタンパク質ホスファターゼである**カルシニューリン** calcineurin（**CN**）が関与する経路の2つの経路を刺激する．3つ目の経路には，1本のポリペプチド鎖から成るGTP結合タンパク質（Rasなど）を活性化するアダプタータンパク質がSykあるいはZAP-70によって活性化されることが関与している．その後Rasファミリータンパク質は，mitogen-activated protein（MAP）キナーゼを介して，転写因子の活性化を直接引き起こすシグナル伝達経路を活性化する

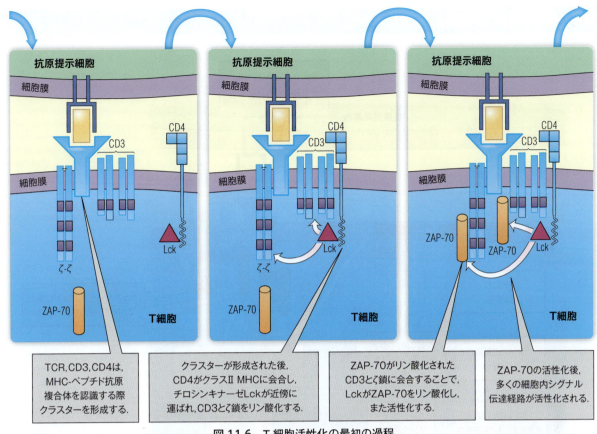

図11.6 T細胞活性化の最初の過程

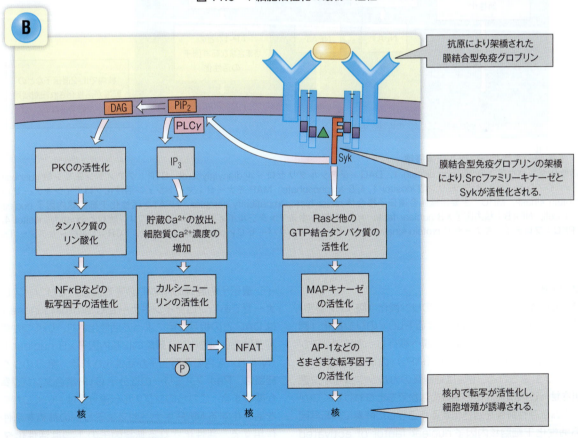

図11.7 B細胞の主要なシグナル伝達経路
AP-1：活性化タンパク質1 activation protein 1, DAG：ジアシルグリセロール diacylglycerol, IP$_3$：イノシトール1, 4, 5-三リン酸 inositol 1, 4, 5-trisphosphate, MAPキナーゼ：マイトジェン活性化プロテインキナーゼ mitogen-activated protein kinase, NFAT：活性化T細胞核内因子 nuclear factor of activated T cell, NFκB：核内因子κB nuclear factor κB, PIP$_2$：ホスファチジルイノシトール4, 5-二リン酸 phosphatidylinositol 4, 5-bisphosphate, PKC：プロテインキナーゼC protein kinase C, PLCγ：ホスホリパーゼCγ phospholipase Cγ.

11 免疫応答の機構と制御・B細胞とT細胞の活性化

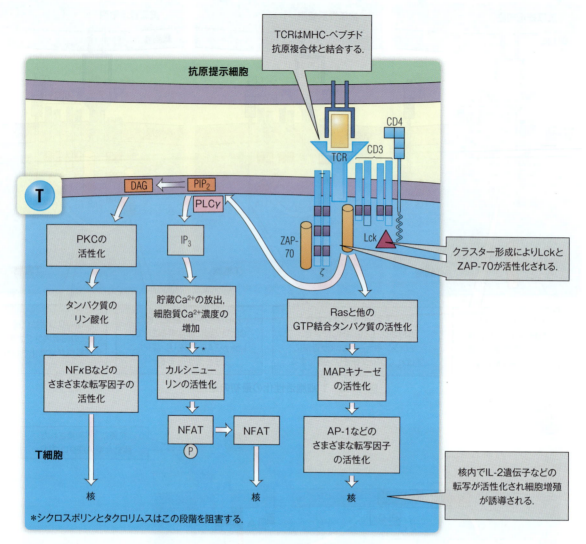

図11.8 T細胞の主要なシグナル伝達経路
AP-1：活性化タンパク質1 activation protein 1，DAG：ジアシルグリセロール diacylglycerol，GTP：グアノシン三リン酸 guanosine triphosphate，IP$_3$：イノシトール1,4,5-三リン酸 inositol 1,4,5-trisphosphate，MAPキナーゼ：マイトジェン活性化プロテインキナーゼ mitogen-activated protein kinase，MHC：主要組織適合遺伝子複合体 major histocompatibility complex，NFAT：活性化T細胞核内因子 nuclear factor of activated T cell，NFκB：核内因子κB nuclear factor κB，PIP$_2$：ホスファチジルイノシトール4,5-二リン酸 phosphatidylinositol 4,5-bisphosphate，PKC：プロテインキナーゼC protein kinase C，PLCγ：ホスホリパーゼCγ phospholipase Cγ，TCR：T細胞レセプター T-cell receptor.

（図11.7，11.8参照）．

　B細胞におけるSykによるPLCγのリン酸化（図11.7参照），およびT細胞におけるZAP-70によるPLCγのリン酸化（図11.8参照）によって，PLCγが細胞膜へ移行し，ホスファチジルイノシトール4,5-ビスリン酸（PIP$_2$）の切断を触媒し，DAGとIP$_3$が生成される．IP$_3$は細胞質のカルシウムイオン濃度を増加させ，この増加は他の事象のなかでもとりわけいくつかのカルシウム依存性酵素を活性化する．こうした酵素には転写因子である活性化T細胞核内因子 nuclear factor of activated T cell（NFAT）ファミリーを脱リン酸化するセリン-スレオニンホスファターゼであるカルシニューリンなどがある．NFATはその名前にもかかわらず，T細胞とB細胞におけるサイトカイン遺伝子の発現のために必要である．セリン-スレオニンキナーゼであるプロテインキナーゼC protein kinase C（PKC）はDAGとの相互作用によって活性化され，いくつかの細胞タンパク質をリン酸化し，最終的に核内因子κB nuclear factor κB（NFκB）を含む転写因子が活性化される．第3のシグナル伝達経路は，Rasファミリーの低分子GTP結合タンパク質の活性化が関与する．これらのシグナル伝達分子は，いくつかの転写因子を活性化するMAPキナーゼファミリーの酵素を活性化させて作用する．活性化される転写因子の1つは**活性化タンパク質activation protein 1（AP-1）**と呼ばれる．

■ T細胞とB細胞の応答

NFAT，NFκB，AP-1を含むさまざまな転写因子は，リンパ球の遺伝子の一部に作用し転写を促進する．これによりT細胞とB細胞の増殖と分化の準備が整う．細胞増殖の際は新しいDNAを合成するための，ヌクレオチドを迅速に生成しなくては

ボックス 11.1 細胞内シグナル伝達：チロシンキナーゼとチロシンホスファターゼの役割

リン酸化は細胞がタンパク質の活性を制御する際によくみられる生化学的機序である．プロテインキナーゼ（タンパク質リン酸化酵素）は，リン酸基をタンパク質に付加することで，タンパク質の機能に影響を与える．これらのリン酸基はZAP-70などのチロシンキナーゼによりチロシン残基に，また，**プロテインキナーゼC** protein kinase C（PKC）などのセリン-スレオニンキナーゼにより，セリンあるいはスレオニン残基に付加される．リン酸基はプロテインホスファターゼ（脱リン酸化酵素）によって取り除くことができる．一般的にリン酸化は酵素を活性化し，脱リン酸化は酵素を不活性化する．

数種類のプロテインキナーゼは，リンパ球のシグナル伝達において必須であり，最も重要なものを理解しておくことが大切である．たとえばSrcファミリーのレセプターと会合したチロシンキナーゼの活性化は，抗原レセプターが占有されたことをBリンパ球とTリンパ球の内部に知らせる．リンパ球においてSrcファミリーキナーゼの主な2つは，Lyn，Lckと命名されたキナーゼである．リンパ球でとくに重要である別のチロシンキナーゼファミリーは，Sykファミリーである．このファミリーには，SykとZAP-70が属する．

Lyn，Lckなどのチロシンキナーゼは，シグナル伝達経路の初期に活性化される傾向があるのに対し，PKC，カルシニューリンなどのセリン-スレオニンキナーゼは，シグナル伝達の後期で重要となる傾向がある．

ボックス 11.2 免疫不全症とチロシンキナーゼ：X連鎖無γグロブリン血症

10か月の男児に反復感染がみられていた．6か月時から，この患児は肺炎を2回罹患し，また最近は髄膜炎を罹患した．患児の兄とおじは感染で死亡した．

血液検査では患児は免疫グロブリンとB細胞が欠損していた．遺伝子検査では患児は**ブルトン型チロシンキナーゼ** Bruton's tyrosine kinase 遺伝子（*BTK*）の変異をもっていることがわかった．この種の変異はX連鎖性の抗体欠損を引き起こす．胎生期に胎盤を通過したIgGが使い果たされる約6か月時に，この変異をもつ患児の症状が現れる．免疫グロブリンによる治療は感染を阻止することができ，免疫グロブリンの補充療法は健康的な生活を送る手助けとなる．図11.9は3週ごとの静脈内投与が必要とされる免疫グロブリン補充療法を受けているBTK酵素欠損患者を表す．

リンパ球の機能においてプロテインチロシンキナーゼ（PTK）の重要な役割は，*BTK*などの酵素をコードする遺伝子の変異の影響によって明確に示された．

*BTK*欠損はすべてのクラスの免疫グロブリンが著明に減少し，循環B細胞が存在しないX連鎖無γグロブリン血症という疾病を引き起こす．*BTK*はプレB細胞のBCRのシグナル伝達におけるホスホイノシチド加水分解に関与しているため，*BTK*欠損はB細胞分化を妨げ，正常の抗体産生を阻止する．

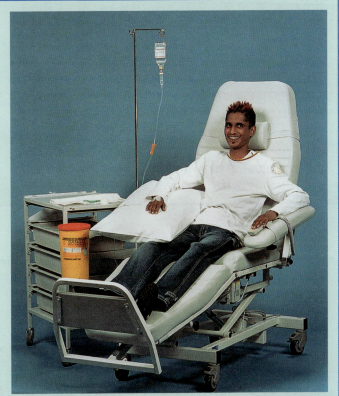

図11.9 *BTK*欠損によりX連鎖無γグロブリン血症を引き起こした患者
(Helbert M. *The Flesh and Bones of Immunology*. London：Mosby；2006. から引用)

11 免疫応答の機構と制御・B細胞とT細胞の活性化

いけない．これは免疫抑制薬の標的となる．B細胞においては，免疫グロブリン分泌は細胞活性化の結果である．T細胞においては，活性化によってIL-2などのサイトカインの発現が増強される．IL-2はエフェクターT細胞の応答に必要不可欠でT細胞の増殖因子である．免疫抑制薬はこの応答を調節する（**ボックス11.3**）．

ホメオスタシスを保つためには，T細胞応答は制御され，最終的には収束されなくてはならないが，これがどのように達成されるかはまだ完全には明らかとなっていない．実際抗原（病原体）がうまく排除されて刺激の原因が取り除かれると，T細胞応答は減退する．アポトーシス（プログラム細胞死）（第17章参照）は，特定の状況でT細胞応答の収束にも関与する機序である．また，T細胞がCD80とCD28などの共刺激シグナル（第16章参照）を受けることができないと，**アナジー** anergy という機能的に無応答の状態に至る．

ボックス 11.3　免疫抑制薬の作用機序

29歳の女性患者は7年前心筋症と診断された．症状に対する効果的な治療はなく，心不全は増悪してゆき，3か月前から患者は心臓移植の待機名簿に掲載されている．心臓が死亡したドナーから入手可能であれば，この患者は移植手術を受けることになっている．心臓移植レシピエントはHLA適合度の高い心臓を待つことができず，利用できる心臓を用いるので，通常この状況ではHLA適合検査（第34章）は行われない．患者は移植直後に3剤併用の免疫抑制薬が投与され，その後生涯にわたり投与され続けることになる．

数種類の免疫抑制薬が，同種移植片の拒絶を防ぐために使用される（第34章）．免疫抑制薬は移植手術の領域に革命をもたらした優れた薬剤である．免疫抑制薬の利用により何千もの命が救われ，また完全にHLAが適合しないときでも，臓器移植を実施可能にした．米国の10万人以上の人が，一生涯これらの免疫抑制薬を使用している．しかし，これらのすべての免疫抑制薬は移植片拒絶を防止する一方で，免疫応答を抑制してしまうために，患者を感染症に対して無防備にするという不利な点がある．

シクロスポリンとタクロリムスは，活性化T細胞核内因子nuclear factor of activated T cell（NFAT）によって媒介されるT細胞のサイトカイン遺伝子の転写を阻止することにより機能する．これらの免疫抑制薬は，**イムノフィリン** immunophilin という細胞質タンパク質と複合体を形成することにより作用する．薬剤とイムノフィリンの複合体はカルシニューリンの作用を阻害する（**図11.8**参照）．カルシニューリンによる脱リン酸化反応が起こらないと，NFATは核に移行してIL-2遺伝子などの転写を促進することができない．IL-2が存在しないとリンパ球の増殖は阻害され，免疫応答は抑制される．

シロリムスとバシリキシマブはT細胞に対するIL-2の作用を阻止する．これは，たとえIL-2が産生されたとしても，移植片，この場合はドナーの心臓に反応するT細胞が増殖できないことを意味する．シロリムス（ラパマイシンともいう）はIL-2の効果を遮断する経口薬剤で，バシリキシマブはIL-2レセプターの機能を妨げるモノクローナル抗体である．

T細胞の増殖はヌクレオチドの合成を阻害する薬剤により妨げられる．アザチオプリンはプリン合成を阻害するが，さまざまな細胞において活性をもつので，副作用がみられる．ミコフェノール酸モフェチルはグアニン合成の阻害薬で，主にリンパ球で活性をもつので，アザチオプリンより副作用は少ない．

学習チェック問題 修得事項

1. BCR複合体とTCR複合体を図解し，関与する分子を挙げなさい．
2. 共レセプター複合体によって，B細胞，T細胞の活性化は，より最適になることについて説明しなさい．
3. B細胞，T細胞の活性化で最も初期の生化学的事象を図解しなさい．
4. 抗原認識によってB細胞とT細胞で誘発される主要なシグナル伝達経路を挙げなさい．
5. シクロスポリン，タクロリムスなどの免疫抑制薬によってT細胞活性化が抑制される機序について説明しなさい．

造 血

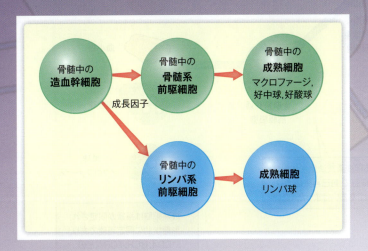

図 12.1 造血の3つの主要な段階

造血はすべての血液細胞が形成される過程である．成人では骨髄は造血の主要な部位であり，リンパ球，顆粒球，赤血球など，すべての分化した血液細胞はここで連続的に生成される．1時間あたり数億個の白血球（そのほとんどが好中球）と約100億個の赤血球が成人の骨髄で生み出される．

第2章でリンパ系細胞と骨髄系細胞の両方の白血球について簡潔に述べた．上記の概要図に示すとおり，本章では造血幹細胞から前駆細胞を経て成熟細胞になるまでの白血球の分化について説明する．続く第13章では，リンパ球がつくられ成熟する場所であるリンパ器官の構造と機能を解説する．リンパ球を産生する主な器官である骨髄と胸腺から，抗原と遭遇する脾臓，リンパ節，皮膚，粘膜などへリンパ球が移動するまでの過程は，リンパ球再循環（リンパ球トラフィッキング），ホーミングが知られている．リンパ球が再循環してさまざまな組織へ運ばれる手段のほか，それらの過程で細胞接着分子が果たす重要な役割についても第13章で解説する．

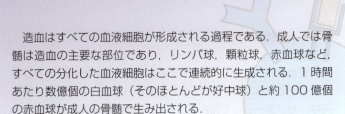 造血の3つの主要な段階

造血は幹細胞，前駆細胞，成熟細胞の3つの主要な段階に分けられ，各段階にはさまざまな細胞が含まれる（**図 12.1**）．**造血幹細胞** hematopoietic stem cell（**HSC**）は多分化能と自己複製能をもち，あらゆる血液細胞の種類（細胞系統）に分化する．造血幹細胞は，T細胞のCD3やB細胞のCD19のような，細胞系統に特異的なマーカータンパク質を発現しないが，CD34は発現する．CD34は造血幹細胞を幹細胞移植に使用するための操作を可能にするタンパク質である（**ボックス 12.1**）．

造血幹細胞は，胚発生の間に胎児の肝臓と骨髄へ遊走する．そこで，これらの組織に存在する多くの増殖因子によってさらなる分化が誘導される．これらの増殖因子には**コロニー刺激因子** colony-stimulating factor（**CSF**）がある．コロニー刺激因子は特定の細胞系統の分化を誘導する．それについては後述する．

コロニー刺激因子を含むさまざまな増殖因子の存在下で，造血幹細胞は前駆細胞になる（**図 12.1** 参照）．前駆細胞は造血幹細胞ほど未分化な状態ではなく，ある程度特定の細胞系統へ分化する系統決定を受けている．前駆細胞は幹細胞には戻れない．増殖因子の影響を受けて，**リンパ系共通前駆細胞** common lymphoid progenitor（**CLP**）と**骨髄系共通前駆細胞** common myeloid progenitor（**CMP**）という2つの細胞系統の前駆細

12 免疫応答の機構と制御・造血

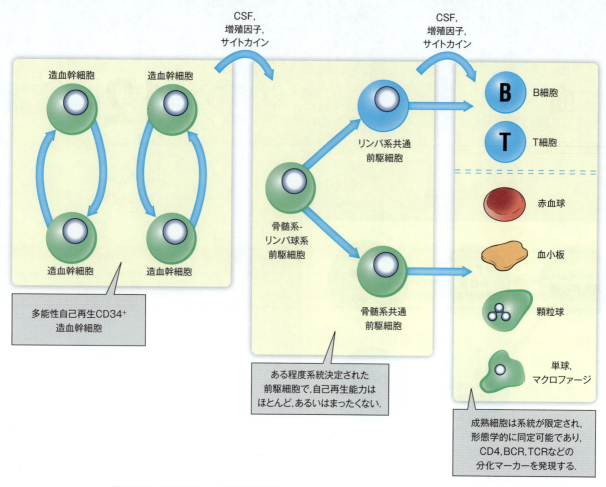

図 12.1　造血の 3 つの主要な段階
BCR：B 細胞レセプター B-cell receptor，TCR：T 細胞レセプター T-cell receptor．

胞が生じる．これらの細胞は，完全に分化して T 細胞などの成熟細胞となる（**図 12.1** 参照）．

■ リンパ系細胞

リンパ系細胞の発達

　リンパ系共通前駆細胞から B 細胞と T 細胞が分化するまでの全体の主な段階を **図 12.2** に示す．T 細胞前駆細胞（胸腺細胞）はサイトカインである IL-7 の影響を分化の初期段階で受ける一方，ヒトプレ B 細胞はその影響を受けない．IL-7 は骨髄中の非リンパ系間質細胞により産生，放出される．IL-7 は X 連鎖重症複合免疫不全（X-SCID；**ボックス 12.2**）で影響を受けるサイトカインの 1 つである．ほとんどの T 細胞は，骨髄で産生され，前駆細胞である胸腺細胞を経て胸腺で分化する（第 13, 15 章を参照）．また，B 細胞の多くは骨髄で分化する（第 13, 14 章を参照）．ナチュラルキラー（NK）細胞の分化経路はいまだ明らかになっていない［訳者註：NK 細胞はリンパ系共通前駆細胞から分化するとされている］．NK 細胞は，自然免疫機構の一部をなす．ウイルスや腫瘍に対する免疫応答に果たすその役割については第 35 章で詳述する．

リンパ系細胞の種類
B 細胞

　B 細胞は抗体を産生し，クラス II MHC 分子や共レセプター分子である CD19 などのほかの重要な分子とともに，抗原特異的なレセプターとして免疫グロブリンを発現する．形態学的に B 細胞は細胞質で小さな縁のように囲われた大きな核をもっている．細胞外感染と戦うために抗体を産生することに加え，抗原提示細胞としても機能する．B 細胞は抗原によって刺激されることもあり，その場合，より大きな芽球を形成する（プラズマ細胞；**図 2.4B** 参照）．プラズマ細胞は大きな細胞質と豊富な小胞体をもち，抗体の分泌能力が高い．

T 細胞

　形態学的に T 細胞は刺激を受けていない B 細胞に似ている（**図 2.4B** 参照）．すなわち T 細胞は大きな核とわずかな細胞質をもつ小さなリンパ球である．T 細胞は抗原によって刺激されると，より多くの細胞質と細胞小器官をもつリンパ芽球になる．T 細胞は $CD4^+$Th 細胞と $CD8^+$CTL という 2 つの主要なサブセットから構成される（第 15 章）．また，T 細胞は抗原特異的な TCR を発現しており，ウイルス感染などの細胞内感染に対する抗原特

12 免疫応答の機構と制御・造血

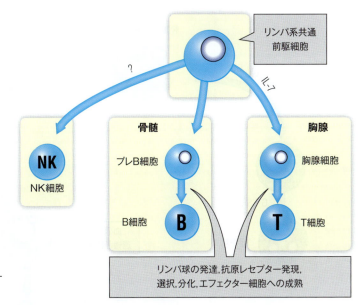

図 12.2 リンパ系細胞系統の分化の概要
IL：インターロイキン interleukin，NK：ナチュラルキラー natural killer．

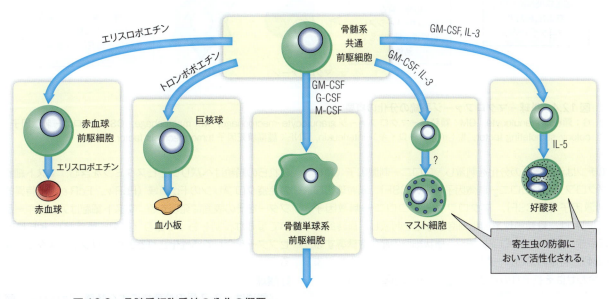

図 12.3 骨髄系細胞系統の分化の概要
G：顆粒球 granulocyte，GM：顆粒球-マクロファージ granulocyte-macrophage，M：macrophage，CSF：コロニー刺激因子 colony-stimulating factor，IL：インターロイキン interleukin．

異的な防御の主役である．

NK 細胞

NK 細胞は，リンパ系共通前駆細胞に由来する点から，ほかのリンパ細胞と増殖因子（IL-2, IL-7）を共有し，顕微鏡下ではこれらの細胞は互いに類似している（図 2.4 参照）．しかし T 細胞や B 細胞とは異なり，NK 細胞はレセプターの遺伝子を再構成しない．NK 細胞は自然免疫システムの一部であり，特定のウイルス感染細胞と腫瘍細胞を殺傷する（第 22 章）．NK 細胞は感染細胞やほかの原因で変異した細胞（腫瘍特異抗原を発現する細胞など）に発現する分子に対する特異的なレセプターを保有している．NK 細胞は，細胞内病原体に対して Th1 細胞などの Th 細胞が応答を開始する際に関与する．NK 細胞は新しく発見され

た細胞のグループである**自然リンパ球** innate lymphoid cell（ILC）と密接な関連がある．これらの ILC は NK 細胞と同様に，従来型のリンパ球と多くの共通点をもっている．しかし，再構成するレセプター遺伝子は保有していない．ILC はさまざまな病原体に対して特異的な免疫応答を開始する役割を担う．

■ 骨髄系細胞

骨髄系細胞の発達

図 12.3 に顆粒球や単球マクロファージ系などの主要な白血球の分化段階を示す．これらの細胞は赤血球や血小板と同様に骨髄系共通前駆細胞（CMP）に由来する．さまざまな分化経路が，異なる組み合わせの増殖因子の作用によって刺激される．エリス

12 免疫応答の機構と制御・造血

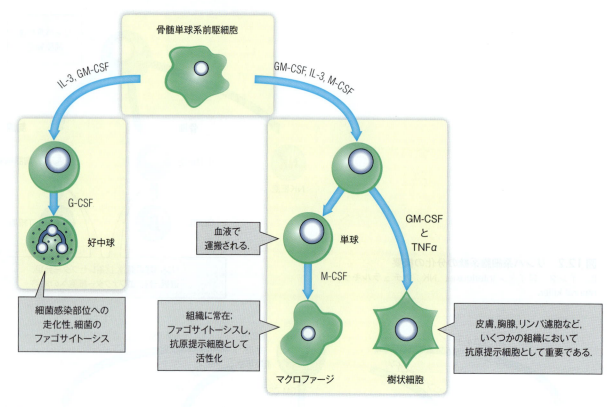

図 12.4　単球−マクロファージ系統の分化の概要
G：顆粒球 granulocyte，GM：顆粒球−マクロファージ granulocyte-macrophage，M：macrophage，CSF：コロニー刺激因子 colony-stimulating factor，IL：インターロイキン interleukin，TNF：腫瘍壊死因子 tumor necrosis factor．

ロポエチンは赤血球への分化を刺激し，コロニー刺激因子（顆粒球−マクロファージコロニー刺激因子［GM-CSF］，顆粒球コロニー刺激因子［G-CSF］，マクロファージコロニー刺激因子［M-CSF］）は，骨髄単球系前駆細胞の分化を刺激し，最終的には，好中球，単球，マクロファージ，樹状細胞の産生を誘導する（図12.4）．特定のコロニー刺激因子とサイトカインのさまざまな組み合わせはそれぞれの骨髄系細胞の分化に必要である．

骨髄系細胞の種類
好中球
好中球はファゴサイトーシスと細胞傷害の活性を示し，走化因子に反応して炎症部位と感染部位に遊走する．好中球の半減期は約6時間であり短命である．毎日約10^{11}個の好中球が成人で産生されていると推定されている．好中球は，ミエロペルオキシダーゼとエラスターゼなどのリソソーム酵素を蓄えた1次顆粒と，リゾチーム，コラゲナーゼなどを含む2次顆粒の両方をもつ．好中球は2-5個の分葉した核をもっているので，**多形核好中球** polymorphonuclear neutrophil（**PMN**）と呼ばれることがある．好中球が細菌感染に対する自然免疫応答の最前線で果たす役割については，第21章でさらに解説する．G-CSFの影響下での好中球の生成は**ボックス12.3**で解説する．

マスト細胞
成熟したマスト細胞は紫に染色される大きな顆粒をもっている．これらの顆粒はヘパリンとヒスタミンを含む．マスト細胞は特定の免疫グロブリンのFc領域（FcRγ，FcRε）に特異的なレセプターをその表面に発現する．マスト細胞はアレルギー反応において重要な役割をもっており（第26章参照），IgEに対するレセプターを介して活性化されるとヘパリンやヒスタミンを放出する．

好酸球
好酸球は，2-3個の分葉核により特徴づけられる（**図2.4**参照）．好酸球は，ペルオキシダーゼなどの加水分解酵素とヘパリンを含む大きな特殊顆粒をもっている．また，ファゴサイトーシス作用と細胞傷害活性をもち，FcレセプターであるFcRγ，FcRεを発現する．さらに蠕虫などの寄生性感染と戦う機能をもつ（第22章）．

単球とマクロファージ
単球は血球細胞のなかで最も大きく（**図2.4**参照），多くの顆粒を含み，核は小葉形である．ファゴサイトーシス作用と殺菌作用をもち，抗体依存性細胞媒介性細胞傷害（ADCC；第22章）を誘導する．単球は血液から組織に遊走し，肝臓の**クッパー細胞** Kupffer cellなどの組織マクロファージになる．単球は単球−マクロファージ系のマーカータンパク質CD14を発現する．マクロファージは，抗原プロセシングと抗原提示における役割から，自然免疫反応と適応免疫反応の境界で中心的な働きを担うといえる．

樹状細胞

樹状細胞は枝のような突起を多くもつ不定型の細胞である（**図 2.5** 参照）．主な種類はコンベンショナル（従来型）樹状細胞 conventional dendritic cell とプラズマサイトイド（形質細胞様）樹状細胞 plasmacytoid dendritc cell である．これらは両方ともマクロファージと同じ骨髄単球系前駆細胞に由来する（**図 12.4** 参照）．樹状細胞は皮膚などの組織に遊走し監視の役割を果たす．これらの細胞は**ランゲルハンス細胞** Langerhans cell と呼ばれることがある．感染時，サイトカインの影響を受けて，樹状細胞は成熟してリンパ組織に遊走し，抗原を提示してT細胞を活性化させ，生体防御に働く適応免疫応答を補助する．

第10章の**ボックス10.1**で示したように，樹状細胞は，T細胞に対する抗原提示において特別な役割をもつ．従来型樹状細胞はT細胞のTh1サブセットを活性化するIL-12を分泌し，形質細胞様樹状細胞は抗ウイルスサイトカインであるINFαを分泌する．

ボックス 12.1　自家造血幹細胞移植

ある56歳の女性患者は，白血病に対する細胞傷害性化学療法を受けた．化学療法は非常に強力で，患者の骨髄造血幹細胞に傷害を与えた．患者は著明な貧血をきたし，血小板数減少のため出血がみられた．好中球数が大幅に低下したため，患者は重篤な感染に罹患した．幸いにも患者には自己の造血幹細胞が準備されており，注入されたため，徐々に回復した．

造血幹細胞の注入はさまざまな状況で行われており，利用可能な供給源もさまざまである．自己の造血幹細胞は，検体から取り除いて極低温で保存することで破壊を防ぐことができる．免疫細胞と血液細胞を早期に回復するように，これらの造血幹細胞は化学療法の後に自家造血幹細胞移植で患者に戻される．これは患者自身の骨髄であるので，移植片拒絶に関する合併症はみられない．しかし骨髄を得る過程は，全身麻酔下で外科的手技を用い骨盤から細胞を吸引（骨髄穿刺）するため，比較的強い痛みを伴う．

顆粒球コロニー刺激因子（G-CSF）を患者に投与することにより，自己の多数の造血幹細胞（HSC）が血液中に集まる．造血幹細胞はCD34分子の発現により識別され，血液から分離される．末梢血からの採取は，骨髄穿刺による採取よりも多くの造血幹細胞をもたらすことが判明している．さらに患者への苦痛も少ないため，患者によっては自家骨髄移植より優先して選択される手段となっている．

造血幹細胞は，ドナーの骨髄や血液からも得られる．新生児由来の臍帯血から採取した幹細胞は，同種移植であることから拒絶反応のリスクを伴うものの，造血回復の可能性が最も高い．移植に関しては第34章でさらに詳細に解説する．

将来的には，人工幹細胞が利用可能になるかもしれない．人工幹細胞は皮膚生検で容易に採取できる線維芽細胞などの通常の細胞からつくられる．人工幹細胞はサイレンシングされている幹細胞特異的な遺伝子が再び活性化するようリプログラミング（初期化）される．

ボックス 12.2　X連鎖重症複合免疫不全（X-SCID）

週齢7週の男性患児は，生命を脅かす感染に苦しんでいた．血液検査ではB細胞数は正常であったが，T細胞が欠損していた．遺伝子検査が行われ，**X連鎖重症複合免疫不全** X-linked severe combined immunodeficiency（X-SCID）であることが確かめられた．幸いにも，患児には造血幹細胞ドナーとなる姉がおり，移植により回復した．

この患児を**ボックス11.2**のX連鎖抗体欠損症の患児と比較してみよう．抗体欠損の患児は約6か月までは病気に罹患しなかった．その時点まで，患児は母体からの抗体に守られていたのである．

X連鎖重症複合免疫不全の患児は，T細胞とNK細胞をどちらももたずに生まれ，B細胞は機能しないため，治療しなければ感染により早期に死亡する．X連鎖重症複合免疫不全の患児らに通常の数のB細胞があるもののそれらが機能しないのは，B細胞を補助するT細胞の欠損と，先天的なB細胞異常の両方による．造血幹細胞移植は，これらの患児にとって効果的な治療であるが，多くの場合HLA適合ドナーをみつけることはきわめて困難である．

X-SCIDの原因となるX染色体の突然変異が同定されている．それは，IL-2，IL-4，IL-7，IL-9，IL-15，IL-21のレセプターなどのいくつかのサイトカインレセプターのサブユニットの遺伝子変異である．サイトカインレセプターサブユニットは，共通サイトカインレセプターγ鎖（γc鎖）と呼ばれる．これらの患児のB細胞異常は，γc鎖の突然変異によるIL-4レセプターの機能欠損が関与している．

ボックス 12.3　好中球減少症に対する顆粒球コロニー刺激因子の投与

顆粒球コロニー刺激因子（G-CSF）は造血に重要な役割をもつため，よく研究されてきたタンパク質である．G-CSFの遺伝子がクローニングされ，骨髄での好中球産生を増加させる組換え型G-CSFが治療用に作製されている．自家造血幹細胞移植におけるその役割とは別に，G-CSFの生体内投与は，がん化学療法や急性白血病などで引き起こされる好中球減少症の治療として承認されている．G-CSF治療により好中球数が増加すると，好中球減少症の患者を致命的な細菌感染から守ることが示されている（**ボックス 21.1** 参照）．

学習チェック問題　修得事項

1. 幹細胞から前駆細胞を経て成熟リンパ球や成熟骨髄細胞になるまでの分化経路を図解しなさい．
2. リンパ系細胞と骨髄系細胞への分化経路において，コロニー刺激因子や他の増殖因子がどんな役割を果たすのか説明しなさい．
3. B細胞，T細胞，NK細胞，好中球，マスト細胞，好酸球，単球，マクロファージ，樹状細胞の重要な形態学的特徴と機能活性をいくつか挙げなさい．

免疫システムの器官と組織

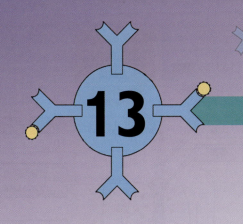

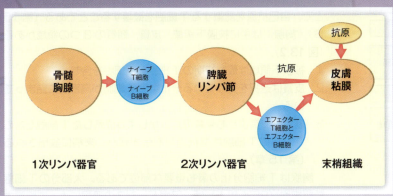

これまで免疫応答で機能する遺伝子，分子，細胞について主に解説してきた．しかし宿主防御応答は独立した細胞の中や細胞小器官の間で起こるのではなく，生体全体で起こる．したがって，生理システムの視点で免疫応答を考えることが必要である．上記の概要図では本章で解説する1次リンパ器官と2次リンパ器官の構造と機能，リンパ球がどのようにして産生，増殖し，抗体を接触し，防御的な免疫応答が可能なエフェクター細胞へと成熟するかについて示している．

■ 1次リンパ器官と2次リンパ器官

免疫システムは別々の区画である器官や組織から構成され，器官や組織は血液とリンパ管によって相互につながっている．この免疫システムのネットワークはリンパ球が生成される**1次リンパ器官** primary lymphoid organ と，リンパ球が外来抗原と接触し，クローン増殖してエフェクター細胞に成熟する**2次リンパ器官** secondary lymphoid organ で構成される．

胎児初期において，リンパ球の生成部位である1次リンパ器官は，最初は卵黄嚢であり，次に胎児の肝臓と脾臓となり，最終的には骨髄と胸腺となる．成人においては，1次リンパ器官は骨髄と胸腺である（図13.1）．思春期までは，大部分のリンパ球新生は，胸骨，脊柱，骨盤などの扁平骨の骨髄におけるBリンパ球産生である．

ヒトの2次リンパ器官は，基本的には脾臓とリンパ節である．加えて気道，胃腸管，生殖器官に存在する**粘膜関連リンパ組織** mucosa-associated lymphoid tissue（**MALT**）や皮膚の免疫システムがある．これらの器官は図13.1で示すように分布する．リンパ球は2次リンパ器官に留まり，自身がもつ特異的な抗原レセプターに適した抗原と接触するとクローン性に増殖する．リンパ球はまた血液とリンパ系を経由してこれらの器官の間で再循環する．このリンパ球再循環（トラフィキング［輸送］）は，1つのシステムを形づくるために，さまざまなリンパ系区画と連携する（後述）．

リンパ球はほとんどすべての組織部位に分布している．つまり，生体のほとんどすべての組織はリンパ系であるとも考えられる．しかし眼球，精巣，脳などのいくつかの部位はリンパ系細胞が存在せず，**免疫特権** privilege があるといわれている．リンパ球が分布する最も重要な部位は，脾臓，リンパ節，MALT，皮膚である．本章では，免疫応答を理解するための背景として，これらの器官について手短に解説する．

骨髄

第12章で解説したように骨髄はヒトの主要な造血器官で，すべての種類の血球がここで産生される．T細胞とB細胞は骨髄腔内で産生され，B細胞前駆細胞から未熟B細胞への分化は，骨の中心へ向かって起こる．この過程は第14章で詳しく解説する．未熟T細胞は骨髄で生成され，胸腺に遊走して完全に成熟

13 免疫応答の機構と制御・免疫システムの器官と組織

する．

造血は骨髄においてさまざまな血球分化に必要な増殖因子とサイトカインの供給源となる混合細胞集団によって促進されている．

胸腺

胸腺は前縦隔に存在する2葉の器官である．胸腺は**第3咽頭嚢** pharyngeal pouch（**鰓裂** branchial cleft に対応），**咽頭弓** pharyngeal arch 由来の上皮細胞から形成される．胸腺は思春期まで成長し，その後進行性に退縮する．成人期後半までに，胸腺は少しのリンパ組織だけが残り，大部分は脂肪組織となる．胸腺の主な役割は，**ポジティブセレクション** positive selection として知られている自己MHCを認識するT細胞を選択することで，自己抗原を認識するT細胞を破壊することである（第15章）．胸腺には主に被膜下領域，皮質，髄質の3つの領域がある（図13.2）．

1. 被膜下領域は最も初期のT細胞前駆細胞を含む．
2. 皮質は選択を受けている分化中のT細胞が高密度に詰まっている．
3. 髄質は皮質よりも少数の，しかしより成熟したT細胞を含む．これらのT細胞は選択過程を生き残り，末梢に放出される（第15章）．

胸腺はT細胞分化の最も重要な部位である．大部分のT細胞前駆細胞（95％以上）は，アポトーシスの過程によって胸腺内で死滅する．適切なTCRレパートリー（レパトア）成熟をもたらす選択過程には，上皮細胞と抗原提示細胞の広範囲にわたる

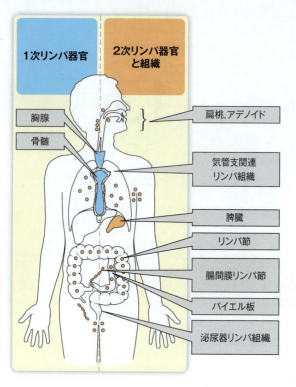

図13.1　成人の主要なリンパ器官
（Roitt I, Brostoff J, Male D. *Immunology*, 6th ed. Mosby：London；2001を改変）

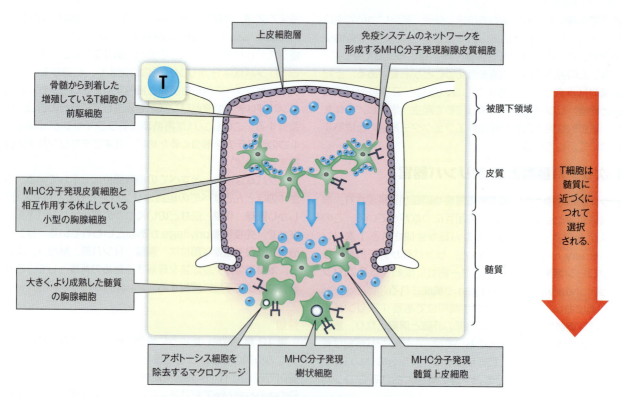

図13.2　胸腺の細胞の構成を示す単純化した模式図
MHC：主要組織適合遺伝子複合体 major histocompatibility complex.

ネットワークが関与する．T細胞分化において重要な細胞と細胞の相互作用の一部の概要を図13.2に示し，T細胞分化に関しては第15章でさらに解説する．

リンパ節

リンパ節は抗原とT細胞，B細胞の遭遇の場として機能し，また感染に応答するリンパ球が活発に増殖する部位である．リンパ節は豆状の形で，多数の血液とリンパ管が収束する部位に一塊となって存在する．たとえば多数のリンパ節の集合が腋窩に存在する（腋窩リンパ節）．それぞれのリンパ節は，いくつかの領域に分けられる（図13.3）．皮質は主にB細胞領域であり，多くの球状のB細胞の濾胞が含まれる．B細胞が活性化されて増殖し始めると，B細胞は**胚中心** germinal center（GC）を形成する．胚中心を含む濾胞は**2次濾胞** secondary follicleと呼ばれる．リンパ節の**傍皮質** paracortexは主にCD4$^+$T細胞領域であり，リンパ節の髄質はB細胞，T細胞，マクロファージが混在している．

循環するリンパ球は，傍皮質において特殊な**高内皮細静脈** high endothelial venule（HEV）を通ってリンパ節に入る．リンパ球のトラフィキングにおけるHEVの重要な役割は後で解説する．抗原は末梢組織から流入するリンパに到達する．溶液中の抗原，あるいは浮遊液中に存在する小さな微粒子はリンパから濾過され，1次濾胞でB細胞に提示される．

また，リンパ節には表面のMHC分子上に抗原を保有する樹状細胞（第10, 12章）が存在する．これらの樹状細胞は，傍皮質に入り，樹状細胞が提示する抗原を認識できるCD4$^+$T細胞を捜す．抗原認識が起こると，免疫シナプスが一時的に形成され，起こらなければ，樹状細胞は抗原を認識できるT細胞を捜し続

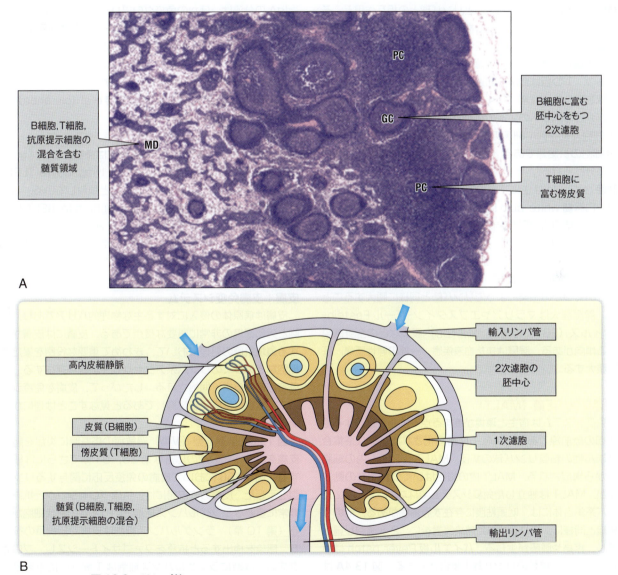

図13.3 リンパ節
A：リンパ節の染色切片（Kerr JB. *Atlas of Functional Histology*. Mosby：London；2000を引用）．
B：リンパ節の構造を示す単純化した図式．

ける．このように刺激された CD4⁺T 細胞は増殖し，傍皮質を大きくする．T 細胞の一部は隣接する胚中心にも遊走し，抗原に応答している B 細胞をヘルプする．

　リンパ球活性化の間，リンパ液とリンパ球はリンパ節に蓄えられる．そのため感染応答に特有の**リンパ節腫大** enlargement，すなわち腫大したリンパ節となる．免疫システムが感染性微生物を排除した後，リンパ節は正常の大きさに戻り，触知できないくらいに小さくなる．腫大したリンパ節の位置は感染部位を反映しており，たとえば指に感染すると腋窩リンパ節が腫大する．全身性の**リンパ節腫脹** lymphadenopathy は全身性の感染や腫瘍を反映する．

脾臓

　2 次リンパ器官である脾臓は，握りこぶし大で，腹部の左上四分円の位置に存在する．脾臓は主要なリンパ器官であり，リンパ節に類似した機能，すなわち抗原とリンパ球との相互作用と，それに続くリンパ球活性化と増殖の機能をもつ．リンパ節とは異なり，脾臓はリンパ系とつながっていないので，細胞と抗原は血液を介して脾臓に到着し，また脾臓を去る．脾臓はさらに 2 つの機能をもつ．1 つ目は血液を濾過することで，微生物と破壊された赤血球を取り除く非常に多くのマクロファージを含む．2 つ目は血液媒介性の抗原への応答のための主な部位であることであり，また T 細胞非依存的に細菌の細胞壁の多種類抗原に対して応答する B 細胞の供給源である（ボックス 13.1）．脾臓は次の 2 つの領域に分けられる．

　赤脾髄 red pulp は主にマクロファージと廃棄処理中の赤血球を含み，**白脾髄** white pulp は密なリンパ組織を含む．脾臓はすべてのリンパ球の約 25% を保有していると推定されている．白脾髄の組織構造はリンパ節と類似しており，B 細胞領域と T 細胞領域に分離されている．T 細胞は主に血管の周囲に存在するが，B 細胞は主に濾胞に存在する．

　脾臓はいくつかの感染によってリンパ節と同様に腫大することがある．脾臓腫大はマラリアやエプスタイン-バール Epstein-Barr ウイルス（EBV）の感染，細菌性心内膜炎などの全身感染で起こる傾向がある．脾臓はまた血液疾患，一部の悪性腫瘍，肝疾患で腫大する．

粘膜関連リンパ組織（MALT）

　粘膜免疫システムは宿主と環境が接する点で抗原を処理する重要な防御の最前線である．MALT は構造化されたリンパ系集合体，びまん性の粘膜リンパ球の集団，MALT システム内の細胞の循環から構成される．MALT 内の細胞はいくつか固有の動きをするが，MALT は独立した免疫システムではない．

　リンパ系集合体には，咽頭粘膜に存在する扁桃がある．他のリンパ組織と同様に，繰り返された感染暴露後に，2 次濾胞が扁桃で発達し，疼痛や腫脹が生じる．**パイエル板** Peyer patch は小腸に存在する別の種類のリンパ球の集合体である．図 13.4A はパイエル板の染色切片を示す．パイエル板上には絨毛がなく，その代わりに**濾胞関連上皮** follicle-associated epithelium（FAE）には，特殊な細胞である M 細胞が存在し，M 細胞は口から取り込まれたり（気道から）吸引された抗原を取り込む（図 13.4B，C）．M 細胞による抗原の取り込みは，流体と分子を含む小さな液胞の細胞性摂取である**ピノサイトーシス（飲作用）** pinocytosis の過程によって起こる．**トランスサイトーシス（経細胞輸送）** transcytosis と呼ばれる経細胞輸送過程により，M 細胞は，**上皮下組織** subepithelial tissue に抗原を輸送し，そこで抗原はリンパ球と遭遇する．リンパ濾胞は濾胞関連上皮の下に存在する．リンパ濾胞が感染に活発に応答していると**胚中心** germinal center が形成される．リンパ濾胞内の B 細胞は上皮を通過させて IgA を分泌する（図 13.4D）．IgA はまず多量体免疫グロブリンレセプターに結合し，上皮細胞の細胞膜を横切って輸送される．IgA は多量体免疫グロブリンレセプターの一部を保持しており，これは腸管腔における分解を防ぐ働きをもち，**分泌成分** secretory component（SC）として知られる．

　IgA の分泌は，ほかの免疫グロブリンクラスとは対照的に，上皮細胞から分泌される**トランスフォーミング増殖因子 β** transforming growth factor-β（TGFβ）というサイトカインによって促進される．TGFβ はまた T 細胞に対する広い抑制効果をもっている．TGFβ のこの抑制効果は，食物タンパク質由来のペプチドに対する寛容（いわゆる**経口寛容** oral tolerance）に重要であると考えられる（第 18 章）．

粘膜リンパ球

　胃腸管，気道，生殖器系の粘膜上皮は多数のリンパ球を含む．**粘膜固有層リンパ球** lamina propria lymphocyte（LPL）は，体のいたるところに存在するリンパ球と類似している．しかし**上皮細胞間リンパ球** intraepithelial lymphocyte（IEL）は通常とは異なっており，大部分は T 細胞（約 90%）であり，また γδ T 細胞の割合が 10-20% 程度で，通常と比べ多い（図 13.5）．一般的には IEL は，腸で遭遇するウイルスや細菌などの病原体に対して宿主を防御するよう作用する．

皮膚：皮膚免疫システム

　皮膚は病原体の侵入に対する主な物理的バリアであり，免疫細胞と外部環境の非常に重要な接点である．皮膚には皮膚から侵入する環境抗原の処理において，きわめて重要な役割を果たす樹状細胞などの多くのリンパ系アクセサリー細胞が存在する．多くの免疫応答は皮膚で開始される．したがって，皮膚を免疫システムの末梢器官（皮膚免疫組織）であると見なすことは理にかなっている．

　図 13.6A は遅延型（IV 型）過敏症の応答時に炎症を起こした皮膚を表す．この型の応答は第 23，31 章でさらに詳細に解説する．図 13.6B において皮膚の免疫反応に関与するリンパ系細胞を示した．皮膚の表皮層には，抗原プロセシングと抗原提示に非常に重要なランゲルハンス細胞という多数の樹状細胞が存在する（第 10 章）．ランゲルハンス細胞は皮膚で監視員の役割をもち，感染を検出すると抗原をファゴサイトーシスし，プロセシングする．同時にランゲルハンス細胞は T 細胞に抗原を提示するために，リンパ管を通って局所リンパ節に遊走する．

　表皮層に存在する T 細胞である**表皮内 T 細胞** intraepithelial

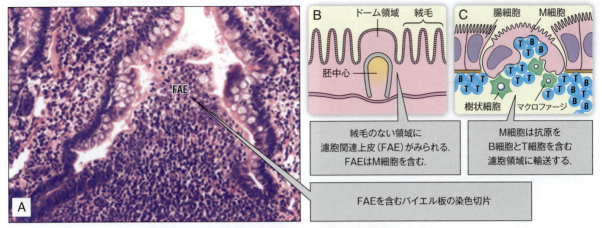

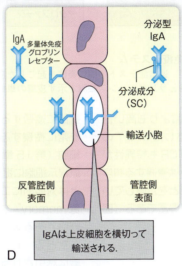

図13.4 粘膜関連リンパ組織（MALT）
A：パイエル板（腸管関連リンパ組織［GALT］）の染色切片．B：パイエル板のGALTの構造．
C：腸管の濾胞関連上皮 follicle-associated epithelium（FAE）のM細胞．D：上皮を通過するIgAの輸送．

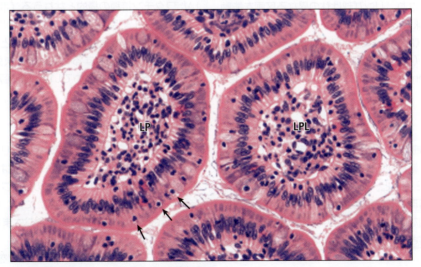

図13.5 2種類の粘膜リンパ球を示す小腸の断面
粘膜固有層リンパ球 lamina propria lymphocyte（LPL）と上皮内リンパ球 intraepitherial lymphocyte（IEL）．これは絨毛の横断面である．それぞれの絨毛の中心は結合組織中にLPLを含む粘膜固有層である．IEL（矢印）は上皮の周囲に散在している．

13 免疫応答の機構と制御・免疫システムの器官と組織

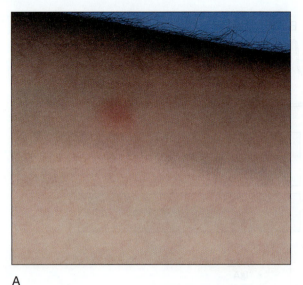
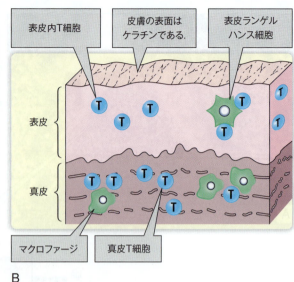

図 13.6　皮膚免疫システム
A：遅延型（Ⅳ型）過敏症テストの間に炎症を起こした皮膚．
B：抗原提示細胞とランゲルハンス細胞を示す皮膚の単純化した模式図．

T lymphocyte は主に CD8⁺T 細胞であり，通常よりも高い割合で γδTCR（第 7 章）を保有しており，前述した MALT の IEL と類似している．これらの表皮内 T 細胞の TCR も特異性が制限されたレパートリーを発現しているが，これは遭遇する頻度が高い皮膚から感染する病原体に特化していることを示唆している．表皮の下の真皮はマクロファージ，T 細胞が豊富である（図 13.6B，図 23.8 参照）．

■ リンパ球トラフィキング（輸送）

体内の白血球の移動をトラフィキング（輸送）という．ここではトラフィキングの記述はリンパ球に限定する．ほかの白血球のトラフィキングは第 21 章で解説する．血液の流れにより，受動的に循環する赤血球と異なり，リンパ球は体の異なる区画を能動的に循環する．リンパ球トラフィキングの 6 つの要素は，(1) **再循環** recirculation，(2) **ホーミング** homing，(3) **血管外遊出** transmigration，(4) **組織遊出** diapedesis，(5) **ケモタキシス（走化性）** chemotaxis，(6) **シナプス形成** synapse formation，である．

リンパ球の再循環

成熟した T 細胞と B 細胞は，血流とリンパ管によって絶え間なく循環し（図 13.7），組織から組織へ常に移動する．これらのリンパ球は，1 日に 1-2 回ほど，血液から組織へ，リンパ系へ，そして血液へと全身を循環していると考えられている．この再循環は，ある抗原に特異的な少数のリンパ球が，その抗原が存在しうる各部位を循環することで，遭遇する確率を高めており，重要である．

最初の再循環経路は血液からリンパ節までである．たとえば自身が特異性をもつ抗原（**コグネイト抗原** cognate antigen；第 15 章）にまだ遭遇していない T 細胞であるナイーブ T 細胞は，

抗原に遭遇するか，あるいは死滅するまで 2 次リンパ器官の間を常に循環する．リンパ器官を介するこの循環は，ナイーブ T 細胞（第 15 章）の活性化に必要とされるプロフェッショナル抗原提示細胞に提示される抗原と遭遇する機会を最大にする．これとは対照的にエフェクター T 細胞で，抗原との接触の"**免疫記憶 memory**"を保持しており，またより速く応答する長期生存細胞であるメモリー T 細胞（第 17 章）は 2 種類の再循環経路をたどる．1 つ目はエフェクター T 細胞が，炎症が存在する組織に誘引される経路で，2 つ目はエフェクター T 細胞が，同じ種類の組織に何度も再循環する経路である．MALT 内での抗原暴露後にリンパ球はその場を離れ，ほかの粘膜組織にホーミングする．このトラフィキングは初回刺激のための粘膜ワクチンを用いたワクチン接種の標的となりうる（ボックス 13.3）．ほかのエフェクター T 細胞集団は，皮膚などの異なる組織に再循環する．抗原を検出する末梢部位において抗原との接触によりすでに感作された T 細胞を配置することは，2 次免疫応答によって効果的に防御する可能性を高めている（第 17 章）．図 13.7 はリンパ球再循環経路の概要を示す．

リンパ球のホーミング

リンパ球ホーミングは特定の組織にリンパ球が選択的に遊走することである．リンパ球のホーミングは，細胞接着分子（CAM）のさまざまなファミリー分子間のレセプター−リガンド相互作用によって制御されている．CAM には，セレクチン，**アドレシン** addressins，インテグリンを含むさまざまなファミリーが存在する．

ナイーブ T 細胞はリンパ節で HEV を認識する．HEV を認識するために，ナイーブ T 細胞は L-セレクチンを発現し，L-セレクチンは HEV の内側に発現する GLYCAM-1 を認識し結合する．GLYCAM-1 は **アドレシン** addressin ファミリー分子の

13 免疫応答の機構と制御・免疫システムの器官と組織

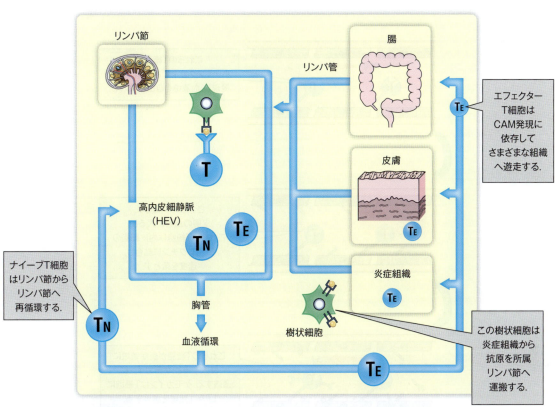

図 13.7　リンパ球再循環
この図は，ナイーブT細胞（TN）がどのようにリンパ節を通って再循環し続けるかについて示す．このT細胞がコグネイト抗原を提示する樹状細胞に遭遇すると，T細胞はエフェクターT細胞（TE）に変わる．エフェクターT細胞は，細胞接着分子（CAM）発現に従い，異なる組織へと循環する．

構成要素である．対照的に，エフェクターリンパ球のインテグリンα4/β7と粘膜内皮上のMADCAM-1は，たとえば，腸へのホーミングを促進する．このように異なるリガンドペアは異なる組織に異なるリンパ球のホーミングを促進する．これらの一部を**図13.8**に示した．

リンパ球の血管外遊出

図13.9はリンパ球血管外遊出に関する段階を簡略化した図であり，（1）内皮への1回目の接着，（2）リンパ球活性化，（3）2回目の接着（停止），（4）**組織遊出** diapedesis，（5）帰還を示している．

リンパ球は通常よどみなく血管の中を流れる．ビデオ顕微鏡による分析で，リンパ球は，内皮細胞に沿ってローリングし，リンパ球の細胞表面上のホーミングレセプター分子と血管内皮細胞表面上のCAMとの間の低アフィニティ相互作用（**表13.1**）により，流れが遅くなることが示された．たとえばケモカイン（第21章）などの炎症性メディエーターによって，リンパ球が組織の炎症シグナルを検出すると，リンパ球は強く，高いアフィニティをもつ相互作用を媒介できるさらなる接着分子を発現するよう活性化される．

2次接着の段階は**白血球機能関連抗原1** leukocyte function-associated antigen 1 （LFA-1）などのリンパ球表面に存在するCAM，あるいは**細胞間接着分子1** intercellular adhesion molecule 1 （ICAM-1）などの組織の内皮細胞上に存在するCAMなど，さまざまなCAMファミリーの高アフィニティの相互作用により媒介される．この1次接着，誘発，新しい接着分子の発現は2-3秒で起こり，リンパ球運動は進んでいる血流によるかなりの剪断力（ずり応力）が存在しても停止する．

遊出

リンパ球停止後に近傍の内皮細胞の間の**タイトジャンクション** tight junction を通って，組織への通過（**遊出** diapedesis，**血管外遊出** transmigration）が起こる（**図13.9**参照）．再循環とホーミングの過程の特異性は，すべてホーミングレセプターとアドレシン相互作用の機能であり，抗原依存的ではない．実際に，感染組織に動員される大部分のリンパ球は，感染を引き起こしている抗原に特異的ではない．しかし進行中の免疫応答は組織部位でのリンパ球の停留に影響を与え，接着タンパク質の発現を刺激するさまざまな因子の放出を引き起こす．

ケモタキシス（走化性）

ケモタキシスは組織における細胞の方向づけられた移動である．たとえばリンパ節に到着するB細胞は，ケモカインに誘導されて濾胞に移動する．ケモタキシスはまたリンパ球を感染部位に引

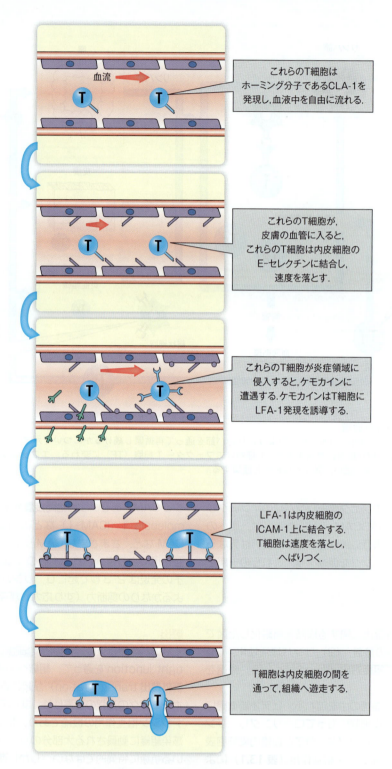

図 13.8 どのようにして皮膚特異的 T 細胞は局所の炎症に応答するか
図示した過程により，図 13.6A で示される種類の障害が起こる．
ICAM-1：細胞間接着分子 1 intercellular adhesion molecule 1，CLA-1：皮膚リンパ球抗原 1 cutaneous lymphocyte antigen 1，LFA-1：白血球機能関連抗原 1 leukocyte function-associated antigen 1.

き寄せる．この場合炎症性ケモカインは感染部位でマクロファージによって放出される（第21章）．

シナプス形成

リンパ球がほかの細胞と相互作用するときには，免疫シナプスが形成される．トラフィキングの説明で述べたのと同じCAMの一部が，シナプスを安定させるために，一時的に発現される．たとえば抗原提示細胞によって提示される抗原を認識するT細胞は活性化され，抗原提示細胞上のICAM-1と結合するLFA-1を発現し，シナプスの架橋を形成するようになる．

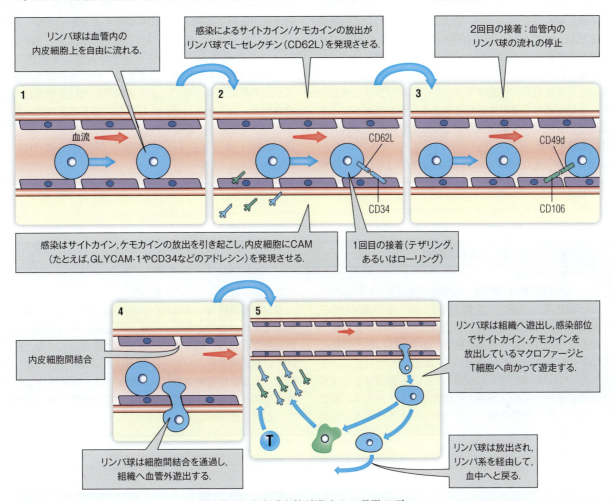

図13.9　白血球血管外遊出の5段階モデル
CAM：細胞接着分子 cell adhesion molecule.

表13.1　細胞接着分子とそのリガンド

リガンドペアの機能	リンパ球上のCAM	末梢組織上のCAM
ナイーブT細胞のリンパ節への再循環	ナイーブT細胞のL-セレクチン	高内皮細静脈上のGLYCAM-1
エフェクターT細胞の腸へのホーミング	エフェクターT細胞上のインテグリンα4/β7	粘膜内皮細胞上のMADCAM-1
エフェクターT細胞の皮膚へのホーミング	エフェクターリンパ球上のCLA-1	皮膚内皮細胞上のE-セレクチン
エフェクターT細胞の炎症組織へのホーミング	ケモカインによって活性化されたT細胞上のLFA-1	炎症を起こした内皮細胞上のICAM-1
免疫シナプスの安定化	抗原認識によって活性化されたT細胞上のLFA-1	抗原提示細胞上のICAM-1

CAM：細胞接着分子 cell adhesion molecule，CLA：皮膚リンパ球抗原 cutaneous lymphocyte antigen，GLYCAM：糖化依存性細胞接着分子 glycosylation-dependent cell adhesion molecule，ICAM：細胞間接着分子 intercellular adhesion molecule，LFA：白血球機能関連抗原 leukocyte function-associated antigen，MADCAM：粘膜血管アドレシン細胞接着分子 mucosal vascular addressin cell adhesion molecule.

13 免疫応答の機構と制御・免疫システムの器官と組織

ボックス 13.1　摘脾のリスク

　28歳の男性患者は，低血圧と高熱を伴うショックで救急部門に搬送された．患者は2年前緊急の摘脾術を受けたが，それ以後抗生物質は投与されていなかった．摘脾後劇症型敗血症 invasive sepsis と診断されたこの患者は蘇生され，ペニシリン投与が開始され，急速に回復した．1日後に救急部門で採取された血液から肺炎球菌が培養され診断が確定した．

　脾臓は外傷後容易に出血する柔らかいスポンジ状の器官である．自動車事故で体幹中央部を支えるシートベルトによる外傷などの状況では脾臓破裂が起こることがあり，外科的な除去が必要となる．

　米国では数千人が**摘脾** splenectomy を受けている．摘脾患者は肺炎球菌などの莢膜保有細菌による感染に罹患しやすい．この理由には次の2つの脾臓の機能が失われるためだと考えられる．1つは，脾臓にはT細胞非依存的にこれらの細菌莢膜の多糖類に対する抗体を産生するB細胞が多く含まれていることであり，もう1つは，脾臓には血液中でオプソニン化された細菌をファゴサイトーシスする多数のマクロファージが含まれていることである．摘脾患者は感染症のリスクが非常に高く，そのため生涯の予防的抗生物質投与が維持される．摘脾患者はまた，リスクのある病原体の一部に対するワクチン接種が必要である．
[訳者註：日本では生涯の抗生物質の予防的投与は行われていない]

ボックス 13.2　リンパ節腫脹

　26歳の男性患者は，喉頭部の腫瘤を主訴に医院を受診した．問診で，患者は約4日間の咽頭痛がみられ，また父親が最近喉頭癌と診断されたので，非常に不安になっていることがわかった．診察の結果，患者には口狭と扁桃にいくつかの紅斑がみられ，前頸三角の直径1cmほどの小さな2つのリンパ節がわずかに腫脹していた．医師はこの患者に上気道の急性ウイルス感染の可能性が高く，治療は必要でないと説明した．念のため，病原性細菌による可能性を除外できるよう咽頭スワブ検査をした．

　リンパ節腫脹 lymphadenopathy は通常は急性感染によるものである．この症例のように局所感染によって局所リンパ節腫脹が起こり，通常限局的な徴候と関連している．この症例では咽頭炎を起こした．2-3日以上の間持続するか，多くの異なる部位が罹患するリンパ節腫脹は，結核やHIVなどの慢性感染，あるいは悪性腫瘍などの別の疾患の進行を示唆している可能性がある．

ボックス 13.3　粘膜ワクチン

　細菌，ウイルスなど多くの病原体は粘膜組織を通って宿主に侵入する．たとえばHIVは主として性行為により感染し，インフルエンザは呼吸粘膜を通して侵入する．また，赤痢菌と大腸菌は腸から感染して下痢を引き起こす．したがって，ワクチン接種によりこのような病原体の侵入を阻止する粘膜免疫応答を誘導することはきわめて望ましい．特筆すべきは，リンパ球はほかの粘膜組織を遊走するため，1か所の粘膜部位のワクチン接種により，ほかの粘膜部位にも免疫を付与することができることである．

　粘膜ワクチン mucosal vaccine が作用するためには，通常免疫抑制的である腸の環境を克服する必要がある．このため，研究者は，経口寛容を克服するアジュバントと呼ばれる物質を開発している．粘膜組織は病原体との相互作用の主要な部位であるので，粘膜免疫学についてより多くを学び続けることは非常に重要である．粘膜免疫システムの解明は急速に進んでおり，HIV，インフルエンザ，ロタウイルス，腸管病原性細菌などの病原体から長期に防御する効果的な粘膜ワクチンが開発される可能性が高い．このような粘膜ワクチンの世界的影響はきわめて大きい．

学習チェック問題 修得事項

1. 免疫システムの機構と制御の観点から免疫応答を述べなさい．
2. リンパ球生成とB細胞成熟における骨髄の役割を述べなさい．
3. 胸腺の細胞構成を図解し，T細胞の生成と成熟における胸腺の役割を述べなさい．
4. 脾臓の構造を図解し，血液媒介抗原への応答の主要な部位として，血液のフィルターとして，またT細胞非依存的な抗体産生の部位として，その役割を述べなさい．
5. リンパ節の構造を図解し，リンパ系のフィルターとして，またリンパ運搬抗原への応答のための主要な部位としてその役割を述べなさい．
6. 最初の防衛線として，さまざまなMALTの役割を述べなさい．
7. 免疫システムの一部として皮膚の重要な役割を述べなさい．
8. 免疫システムの器官と組織を循環するリンパ球の主要な再循環経路を図解しなさい．
9. リンパ球血管外遊出の5段階モデルを図解しなさい．

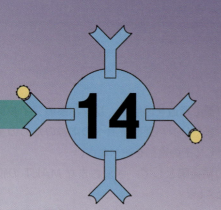

14 B細胞の分化

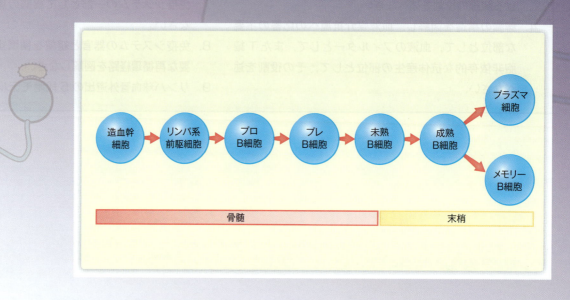

　第6, 11章で解説したように, B細胞の表面の細胞膜に結合した抗体分子は, 抗原認識を担うB細胞レセプター (BCR) の重要な部分である. 一連の分化過程を経て, 抗原特異的なBCRが発現する. まだ選択を受けていない, 多様なBCRレパートリー (レパトア) を発現するB細胞は, 骨髄で絶えず産生される. 成熟前の分化過程にあるB細胞は, 自身の抗原レセプターが自己抗原を認識しないよう, ネガティブセレクション (負の選択) という選択を受ける. ネガティブセレクションが起こらなければ, 自己反応性によって自己免疫が引き起こされてしまう. ネガティブセレクションを受けたB細胞は, 末梢リンパ器官 (第13章) に移動し, そこで自身が特異性をもつ外来抗原と遭遇すると, 活性化され, 最終的に抗体産生細胞に分化する. 適合する抗原に遭遇しなければ, これらのB細胞は2-3週間で死滅する. 上記の概要図は, 造血幹細胞から定型の成熟B細胞になるまでの分化の過程を示す. 本章の最後に, T細胞非依存性 (胸腺非依存性) のB細胞とB1 B細胞の2つの非定型のB細胞集団について解説する.

■ B細胞の初期の分化

造血幹細胞から未熟B細胞への分化

　B細胞系統は造血幹細胞から分化するリンパ系前駆細胞に由来する (第12章). B細胞は生涯産生され続けるが, 胎児のときは肝臓で分化が起こり, 出生後すぐに骨髄に変わる (第12, 13章). 成人の骨髄におけるB細胞の分化は骨内部へと向かう成熟経路に沿って起こり, 最も未熟な細胞は骨内膜表面の近傍に存在し, 成熟が進むにつれて中心の骨髄腔へと集結する. 未熟なB細胞はシヌソイド (洞様毛細血管) を通って骨髄を出て, 基本的には脾臓やリンパ節などの末梢リンパ器官へ遊走する. 骨髄でのB細胞分化は骨髄間質細胞が寄与するさまざまな成長因子に依存する (第12章).

　B細胞の分化経路は, 最初の前駆細胞である造血幹細胞を出発点として, いくつかの段階に分けて考えることができる. これらの段階は, 免疫グロブリンのH鎖とL鎖の遺伝子再構成の状況と, 表14.1で示す細胞表面上の分化特異的な分子の発現によっ

免疫応答の機構と制御・B細胞の分化

て定義される.

B細胞系に系統決定した細胞で最も初期の段階のものを**プロB細胞** pro-B cell と呼ぶ. プロB細胞は共レセプター複合体の一部であるCD19などの, B系統に特有の表面マーカーの発現で識別される（第11章）. 組換え活性化遺伝子（RAG）はプロB細胞で活性をもち, 免疫グロブリンH鎖のD遺伝子断片, J遺伝子断片, V遺伝子断片が再構成される. **末端デオキシヌクレオチド転移酵素** terminal deoxyribonucleotidyl transferase（TdT）は, これらの細胞でも活性をもち, 結合部多様性を増加させる.

プロB細胞はμH鎖が発現するとプレB細胞になる（第6章参照）. μH鎖は代替L鎖と会合して細胞表面に発現し, プレBCRというレセプター複合体を形成する. プレBCRはプレB細胞を増殖させるシグナル伝達において重要な役割を果たしており, それによりさらなる分化を促進する. 増殖によって後期プレB細胞という次の段階への分化成熟が促進される.

プレB細胞の段階でV（D）Jリコンビナーゼ（組換え酵素）は, L鎖の遺伝子再構成を開始する. κL鎖の再結合が起こり, それがうまくいかないとλL鎖の再構成に切り替わる. L鎖とH鎖が組み合わされて, 細胞表面にBCRとして完全なIgM分子が発現すると, **未熟B細胞** immature B cell の段階へ進んだこととなる. 未熟B細胞以降の分化段階の細胞ではRAG, TdT酵素の転写が行われなくなる（**図 14.1**）.

細胞はこれらの成熟過程を進むとともに分裂, 増殖し, 最終的

表 14.1 分化特異的な分子

	造血幹細胞	リンパ系前駆細胞	プロB細胞	プレB細胞	未熟B細胞
細胞表面のCD19発現	なし	あり	あり	あり	あり
RAG活性とTdT活性	なし	あり	あり	あり	なし
細胞表面のμH鎖発現	なし	なし	なし	あり	あり
細胞表面のプレBCR鎖発現	なし	なし	なし	あり	あり
細胞表面のL鎖発現	なし	なし	なし	なし	あり
細胞表面のIgM BCR発現	なし	なし	なし	なし	あり

BCR：B細胞レセプター B-cell receptor, IgM：免疫グロブリン M immunoglobulin M, RAG：組換え活性化遺伝子 recombination activating gene, TdT：末端デオキシヌクレオチド転移酵素 terminal deoxynucleotidyl transferase.

には多数のB細胞が産生される. 一方で遺伝子再構成によってプレBCRやBCRがうまく発現しなかった細胞は死に至る. これにより完全なBCRをもつ成熟B細胞だけが産生される.

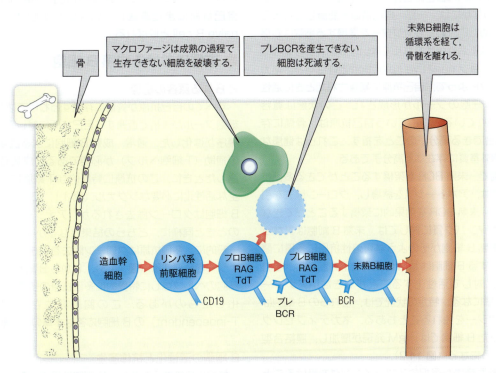

図 14.1　骨髄において, BCRを発現している未熟B細胞が産生される.
BCR：B細胞レセプター B-cell receptor, RAG：遺伝子組換え活性化遺伝子 recombination activation gene, TdT：末端デオキシヌクレオチド転移酵素 terminal deoxynucleotidyl transferase.

14 免疫応答の機構と制御・B細胞の分化

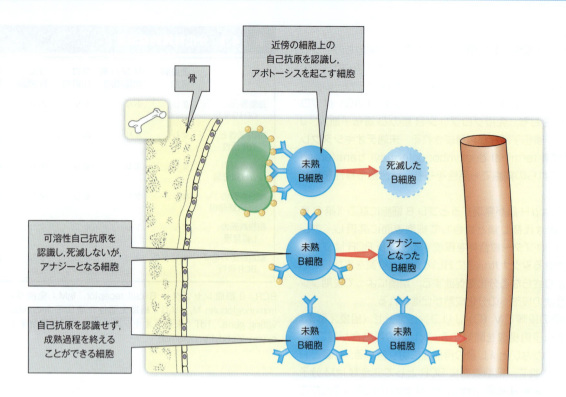

図14.2 ネガティブセレクションによって，自己抗原を認識しない未熟B細胞だけが骨髄を出ていくことができる．

B細胞の分化に関与し，幅広いレセプター多様性を生み出す遺伝子再構成では，必然的に自己応答性を有する抗原レセプターも産生する．BCRのなかには，一部，自己抗原を認識してしまうものが存在するため，こうしたレセプターを発現する細胞は殺傷されるか，あるいは不活性化されなくてはいけない．この過程はネガティブセレクション negative selection と呼ばれる．ネガティブセレクションによって，自己抗原に暴露されたときに活性化されない未熟B細胞のプールが形成され，この状態は寛容 tolerance と呼ばれている．ここでいう自己抗原は，骨髄に存在し，BCRに結合できる高分子のことを指す．これらは健康な細胞の表面や細胞外基質に存在する高分子である．

細胞表面に豊富で，未熟BCRを架橋することができる多価抗原である自己抗原は，アポトーシスを誘導し，クローン除去を引き起こす．一方で，未熟BCRを効果的に架橋することができない低分子の可溶性タンパク質に対しては，未熟B細胞は異なった反応を示す．未熟B細胞がそのような可溶性抗原に多量に暴露されると，応答するB細胞はIgMの発現を下方制御し，それ以降の抗原暴露に対して活性化することができないアナジー anergy という状態になる．特定の状況では，これらのB細胞は殺傷されず，アナジーを免れることもある．ネガティブセレクションを生き残ったB細胞では，IgM発現が増加し，膜結合型IgDを発現するようになる（図14.2）．

IgDはH鎖の転写産物が選択的スプライシングを受けることで発現する（第6章）．B細胞はこの過程を経て，細胞表面にIgMとIgDを発現する成熟B細胞になる．骨髄での初期の成熟過程を終えると，B細胞は末梢リンパ器官に遊走して分化を完了させる．免疫グロブリン遺伝子が完全に再構成されているが，非自己抗原にまだ遭遇していないB細胞は，ナイーブB細胞 naive B cell と呼ばれる．

■ 末梢における成熟B細胞

さらなる寛容の誘導

すべての自己抗原が骨髄に存在するわけではないので，成熟B細胞プールが末梢で遭遇する自己抗原に対して寛容となるための機序が進化した．通常，成熟B細胞による抗体産生にはT細胞の補助（T細胞ヘルプ）が必要である．成熟B細胞が抗原と遭遇したときに，この抗原に特異的なT細胞によってB細胞の完全な活性化に必要なシグナル（第11, 16章）が提供されないと，B細胞はクローン除去されるか，アナジーになる．未熟B細胞のときと同様に，どちらの結果となるかは遭遇する抗原による．一般的に，多価抗原はクローン除去を引き起こし，1価抗原はアナジーを誘導する（図14.3）．しかしB細胞集団のなかには，T細胞のヘルプなしに特異的に多価抗原の多糖類に応答するよう進化したものがある．この胸腺非依存性（T細胞非依存性 T-independent）のB細胞応答は本章の後で解説する．

B細胞の活性化と抗体産生

抗原に応答するために，B細胞は通常，T細胞ヘルプと，濾胞樹状細胞 follicular dendritic cell（FDC）という特別な細胞による抗原提示を必要とする．第13章で述べたように，2次リン

免疫応答の機構と制御・B細胞の分化

完全な活性化の開始には，アクセサリーシグナルが必要である（第16章）．タンパク質抗原の場合には，アクセサリーシグナルは活性化されたT細胞によって伝達される．このT細胞は，近傍の抗原提示細胞が提示するペプチド-クラスⅡ MHC複合体を認識するTCRをもつ．免疫応答の開始にこのようなB細胞-T細胞の協同を必要とする抗原は，**胸腺依存性** thymus dependent（TD）抗原と呼ばれている．

B細胞が標的とする抗原に遭遇すると，その抗原はBCRによって捕捉され，B細胞内部に取り込まれる．その後抗原は分解され，タンパク質抗原の場合には，プロセシングを受け，ペプチド-クラスⅡ MHC複合体となり，細胞表面に提示される（第10章）．このように，B細胞はT細胞に抗原を提示することができ，またT細胞は近傍のB細胞をヘルプすることにより，相互作用している．

■ 胚中心における体細胞突然変異とクラススイッチ

抗原刺激とT細胞のヘルプによって，活性化されたB細胞は約6時間ごとに分裂して急速に増殖し，濾胞樹状細胞で構成される濾胞（図13.3A，B）内の明るく染色される領域である胚中心を形成する．この間に，**点突然変異** point mutationが免疫グロブリン遺伝子に高い確率で生じ，この変異は修復されない．このB細胞に固有の過程は**体細胞高頻度突然変異** somatic hypermutationと呼ばれるが，B細胞以外の細胞では，この変異が生じても必ず修復される．**体細胞突然変異** somatic mutationは通常，再構成された可変領域エクソン内，あるいは周辺に集中する1塩基置換から成る．H鎖，L鎖の可変領域エクソンは，体細胞突然変異の標的である．生じた突然変異は，BCRと抗原の結合における適合度に影響を与えることもあれば与えないこともある．高いアフィニティで抗原と結合するBCRをもつB細胞は，濾胞樹状細胞と胚中心T細胞から生存シグナルを受け取るのに対して（ポジティブセレクション）（図14.4），抗原を結合できないB細胞はアポトーシスにより死滅する．感染が制御されると，抗原量が減少していくため，この抗原を得るための競争はより重要になる．ポジティブセレクションで選ばれたB細胞は，さらに増殖，体細胞突然変異，抗原による選択の過程を経る．その結果，最も高いアフィニティの抗体を産生するB細胞が選択される．このように生じる**アフィニティ成熟** affinity maturationは，抗体の質が時間の経過とともによくなる理由の1つである．たとえば**ボックス2.1**に示したように，抗体レベルがワクチン接種の後にどのように向上するかについてである．これは，一部の理由として，多くのB細胞が抗体を産生していることが原因であるとともに，主な理由としては産生される抗体のアフィニティが時間の経過とともに向上したためである．免疫グロブリンの量と抗体の結合能（アフィニティ）は抗体レベルに関与する．

胚中心で起こる第2の重要な分化は，免疫グロブリンの**クラススイッチ** class switchingである．成熟過程のこの段階までに，B細胞は細胞表面にIgMとIgDを発現するが，分泌するの

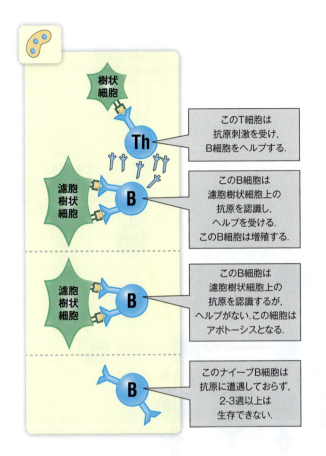

図14.3 胚中心において，ナイーブB細胞は抗原を認識し，T細胞からのヘルプを受け取る機会がある．このようなナイーブB細胞は，刺激されて増殖する．[訳者註：また，濾胞樹状細胞（FDC）は抗原を抗原抗体複合体の形で補体やFcレセプターによって提示する．]

パ器官の濾胞では，抗原が濃縮されて，流入するナイーブB細胞に提示されるとともに，ナイーブB細胞，濾胞樹状細胞，T細胞が相互作用することができる環境が提供される．それぞれの2次リンパ組織は，異なる供給源からの抗原を捕捉する．脾臓は血液由来の抗原を集め，リンパ節では輸入リンパ管系の抗原が捕捉される．また，腸のパイエル板，鼻咽頭の扁桃，アデノイドなどの粘膜関連リンパ組織（MALT）は周囲の粘膜上皮から抗原を捕捉する．成熟ナイーブB細胞は骨髄から出ると，自身が特異性をもつ抗原に遭遇するまで，血液を通ってさまざまな2次リンパ組織を循環し続ける．成熟ナイーブB細胞の標的となる抗原が存在しない場合，成熟ナイーブB細胞は領域を通過して，再び循環に入る．

濾胞樹状細胞はリンパ濾胞だけに存在する特別な抗原提示細胞である．濾胞樹状細胞はクラスⅡ MHC分子を発現せず，その代わりに，細胞表面にFcレセプターあるいは補体レセプターと結合する抗原抗体複合体をもつ．濾胞樹状細胞は，ほかの樹状細胞と形態学的には似ており，リンパ濾胞内でネットワークを形成する長い突起をもつが，前述した骨髄由来のクラスⅡ MHC発現樹状細胞とは異なる由来をもつと考えられる．通常は，ナイーブB細胞は抗原だけでは活性化することができない．B細胞の

14 免疫応答の機構と制御・B細胞の分化

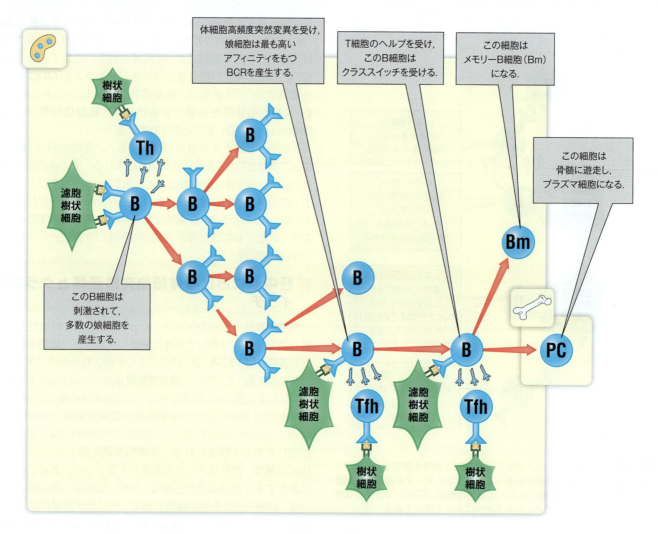

図 14.4 B 細胞の分化ではいくつかの異なる細胞運命がある。B 細胞はクラススイッチしてメモリー B 細胞 memory B cell（Bm）になるか，プラズマ細胞 plasma cell（PC）になる。[訳者註：また，濾胞樹状細胞（FDC）は抗原を抗原抗体複合体の形で補体や Fc レセプターによって提示する。]

は IgM だけである。多くの状況では，ほかのクラスの抗体が産生されることが重要となる。たとえば粘膜感染に対する応答においては，IgA の産生が役立つ。免疫グロブリンのクラススイッチには T 細胞によって特殊なヘルプが提供される必要がある（第 6, 16 章）。

これらの成熟過程のどの段階においても，最終的に B 細胞はプラズマ細胞に分化するか，再循環するメモリー B 細胞 memory B cell（Bm）になるため胚中心を離れる。両方とも T 細胞ヘルプを必要とする。プラズマ細胞は骨髄にホーミングし，少なくとも数週間，大量の抗体を分泌する。

メモリー B 細胞は抗体を分泌しないが，以降の抗原暴露に対して迅速に再活性化される（図 2.7 参照）。第 2 回，特に第 3 回の B 型肝炎ワクチン接種後，抗体レベルはすばやく上昇する。これはメモリー B 細胞応答の典型的なパターンである。

■ 胸腺非依存性抗原

先に解説したように，ポリペプチド抗原に反応する B 細胞の完全な活性化には 2 つのシグナル，つまり BCR の架橋と T 細胞からのヘルプが必要である。しかし抗原のなかには T 細胞ヘルプがない場合でも直接 B 細胞を活性化することができるものがあり，それらは**胸腺非依存性** thymus-independent（TI）抗原と呼ばれている。多くの胸腺非依存性 B 細胞は脾臓に存在する。これらの B 細胞は小児期後期まで完全には発達しないので，小児では細菌感染が反復する傾向がある。TI 抗原には細菌の多糖類などの反復構造をもつポリマー（重合体），およびリポ多糖類などのある種の細菌の細胞壁成分が含まれる。これらの抗原はすべて複数の繰り返しのモチーフをもっており，BCR を架橋するので 2 つ目のシグナル（図 14.5）を必要としない。

TI 抗原は細菌由来のものが多く，胸腺非依存性応答は，急速に増殖し免疫システムを打ち負かす病原性微生物に対して，早期

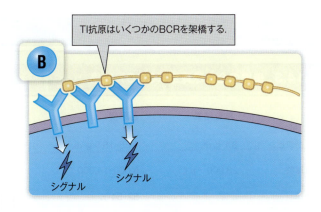

図 14.5 T細胞非依存性 T-independent（TI）抗原は，複数の BCR を架橋することにより，T 細胞ヘルプの必要性をなくす．

表 14.2 B細胞の種類

	通常のB細胞	T細胞非依存性B細胞	B1 B細胞
局在	リンパ節，脾臓，粘膜	主に脾臓	腸間膜
遺伝子再構成	あり	一部あり	一部あり
アフィニティ成熟とクラススイッチ	あり	なし	なし
自発的な抗体分泌	なし	なし	あり
自己抗原に対する抗体	まれ	なし	よくみられる

に特異的な抗体応答の手段を提供する．しかしながら，胸腺非依存性応答においては，通常 T 細胞は動員されず，アフィニティ成熟や免疫グロブリンのクラススイッチ，B 細胞免疫記憶を促進する T 細胞依存性の事象は誘導されないため，つくられる抗体レパートリーは限定的である．

　胸腺非依存性 B 細胞に関して重要なことが 2 つある．1 つ目は，インフルエンザ菌，肺炎球菌などの多糖類の莢膜をもつ細菌からの保護を可能にするワクチンの開発が重要であるということである．ワクチンがなければ，これらの細菌によってかなりの数の小児が死に至る．しかし TI 抗原である多糖類のみをもとにしてつくられたワクチンはタンパク質を含まないので分解されてペプチドになることはなく，T 細胞ヘルプは誘導しない．多糖類は T 細胞ヘルプを誘導しないので，ワクチンとして使用されると免疫記憶に乏しく低いアフィニティである IgM 抗体だけを誘導する．この問題を克服するためにタンパク質結合型多糖ワクチンが開発された（第 16 章）．

　脾臓摘出を受けた患者は侵襲性感染の危険性が高い．この理由の 1 つは第 13 章で記述したように，これらの患者は脾臓に多数存在する血液を濾過するマクロファージを失ったからである．2 つ目の理由は胸腺非依存性 B 細胞の損失である．これは生涯にわたる抗生物質投与と結合型多糖ワクチン接種により克服することができる．

■ B1 B 細胞と自然抗体

　B1 B 細胞は，未熟な前駆 B 細胞から分化するが，通常の B 細胞といくつかの重要な点において異なる．まず，B1 B 細胞は通常のリンパ器官ではなく，腹膜などまれな部位に存在し，異なる細胞表面マーカーを発現する．たとえば，すべてではないが，多くの B1 B 細胞は，通常の B 細胞にはみられない CD5 と呼ばれる表面マーカーを発現する．

　骨髄の前駆細胞から常に新たにつくられている通常の B 細胞とは異なり，成人の B1 B 細胞は末梢組織において細胞表面に IgM を有する（sIgM$^+$）細胞を分裂させ続けることでその数を保つ．それにより B1 B 細胞の増殖が停止された後も B1 B 細胞集団が維持されるようになっている．この特性は B1 B 細胞，とくに CD5$^+$B1 B 細胞が比較的よくみられる B 細胞腫瘍である慢性リンパ性白血病の原因となることが多いことに寄与している可能性が高い．

　B1 B 細胞のレセプターのレパートリーは 2-3 種類の H 鎖可変領域遺伝子を優先的に使用するため，非常に限定的であり，また B1 B 細胞では TdT 発現が欠如しているため，変異挿入による多様性も制限されている．B1 B 細胞上で発現する BCR は，多糖類などの細菌の抗原としばしば反応し，また複数の抗原と交差反応する能力である**多特異性** polyspecificity を示すことが多い．このため，B1 B 細胞は成人型のレパートリーが発達するまでの小児期の病原性微生物に対する重要な防御機能を担う．このように B1 B 細胞は胸腺非依存性 B 細胞と類似している（**表 14.2**）．

　しかし B1 B 細胞は抗原からの刺激がなくても抗体を産生し，この抗体はしばしば自己抗原と交差反応する．第 28 章で解説するように，自発的に産生される自己反応性の抗体は**自然抗体** natural antibody と呼ばれ，自己免疫を引き起こすことがある．

　B1 B 細胞では遺伝子再構成は限定的にしか起こらず，アフィニティ成熟やクラススイッチによって時間とともに自身の応答をより正確なものとしたり，免疫記憶を発達させたりしない．そのため，適応免疫システムよりも自然免疫システムの特徴が多いと考えられる．

ボックス 14.1 急性リンパ芽球性白血病（ALL）

　7歳の女児に3週間ほど強い活力低下と体重減少がみられた．診察では，顔色不良，リンパ節腫脹がみられ，また下肢にはいくつかの点状出血が確認できた．医師が全血球算定を行ったところ，ヘモグロビン低値と血小板数減少がみられ（表14.3），それぞれ顔色不良と点状出血の説明がついた．また，患児の白血球数は増加しており，ほとんどすべての白血球は，非常に未熟な白血球である芽球の状態であった．血液専門医が細胞を見ておそらく未熟なリンパ球であると考え，確かめるためフローサイトメトリー検査を行った（表14.4）．その結果，未熟なリンパ球は CD19 陽性であったため，これらの異常細胞は B 細胞であることが，また TdT を発現していたため，非常に未熟であることが示された．これらの結果は**急性リンパ芽球性白血病** acute lymphoblastic leukemia（**ALL**）を強く示唆しており，骨髄検体の検査により診断が確定した．

　ALL は多くの先進諸国で最もよくみられる小児癌であり，小児 ALL の 80% は治癒する．悪性細胞はプロ B 細胞（図 14.1 参照）に相当する未熟な B 細胞から生じると考えられている．放射線被曝は ALL 発症の既知のリスク要因であるが，ほとんどの小児 ALL においてリスク要因となるものはわかっていない．

表 14.3　患児の全血球算定（CBC）結果

	検査結果	基準値
ヘモグロビン	8.1 g/dL	11.5-15.5 g/dL
白血球数	23,000 /μL	5,000-14,000 /μL
好中球	6 %	32-54 %
芽球	93 %	0 %
血小板数	36,000 /μL	150,000-450,000 /μL

表 14.4　患児の骨髄血フローサイトメトリー結果

CD3 陽性率	3 %
CD4 陽性率	2 %
CD8 陽性率	1 %
CD19 陽性率	97 %
TdT 陽性率	97 %

CD：細胞分化群 cluster of differentiation，TdT：末端デオキシヌクレオチド転移酵素 terminal deoxynucleotidyl transferase.

学習チェック問題　修得事項

1. B 細胞分化における細胞の種類を挙げなさい．
2. B 細胞分化において時間の経過による細胞表面分子の変化について説明しなさい．
3. B 細胞分化の間の，免疫グロブリンの H 鎖と L 鎖の遺伝子の再構成と発現の順序を図解しなさい．
4. T 細胞依存性，および T 細胞非依存性の B 細胞活性化を比較して説明しなさい．
5. 未熟 B 細胞集団および成熟 B 細胞集団での抗原によって誘導される寛容について説明しなさい．
6. BCR 機能改善に関するアフィニティ成熟について説明しなさい．
7. T 細胞非依存的な B 細胞と B1 B 細胞について説明しなさい．

T細胞の分化

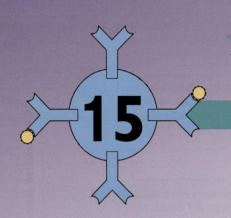

15

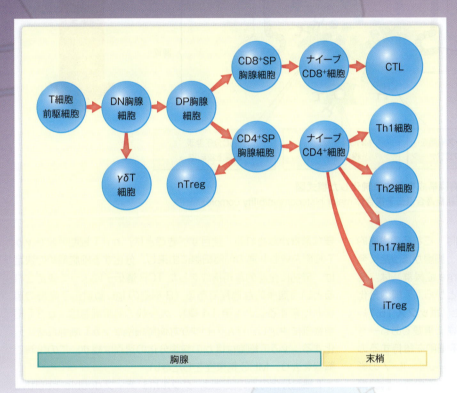

宿主を感染から守るために，T細胞集団はさまざまな抗原特異的レセプターを保有する必要がある．それぞれのT細胞は，自己MHC分子によって提示される外来ペプチド抗原を認識する固有のレセプターを発現する．本章では上記の概要図で示すように，宿主がさまざまな防御機能を働かせるために，どのようにして異なる抗原特異性をもつ成熟T細胞の多様な集団が生成するかについて解説する．

T細胞は胸腺で産生される．この過程は正常に分化できているかを確かめるチェックポイントを備えた複数の段階で構成される．胸腺での選択の結果，胸腺細胞 thymocyte というT細胞の前駆細胞のうち，実際に成熟T細胞として末梢へと出ていくのはごく一部である．ほとんどの胸腺細胞（98％以上）はT細胞レパートリー（レパトア）を構築する選択過程の間に死滅する．これらの胸腺での選択過程によって，自己寛容性であるが自己拘束性でないT細胞レパートリーを構築することができる（第8章）．これは選択を経て分化した成熟T細胞は，自己MHC分子に結合した非自己抗原ペプチドを認識できるが，一般的には自己ペプチドを認識できないことを意味する．

成熟T細胞のさまざまなサブセットは，細胞性免疫の機能をもつ．これらのサブセットにはウイルス感染細胞と腫瘍細胞を殺傷する$CD8^+$T細胞や免疫システムの要素を補助したり制御したりする$CD4^+$T細胞がある．

■ 胸腺におけるT細胞分化

胸腺の構造は第13章で解説したように，被膜下領域，皮質，髄質の主に3つの領域に分けられる（図15.1）．

15 免疫応答の機構と制御・T細胞の分化

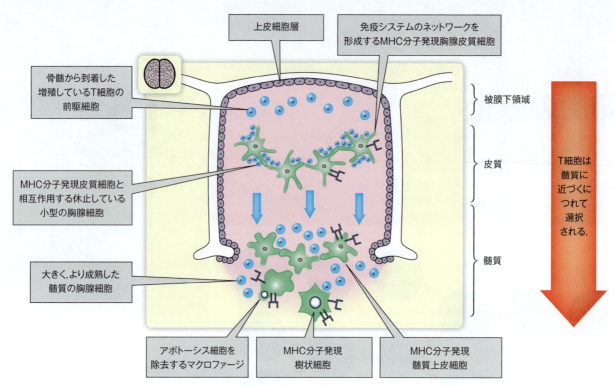

図 15.1　胸腺構成を示す単純化した模式図
MHC：主要組織適合遺伝子複合体 major histocompatibility complex.

　ストローマ（間質）細胞と胸腺細胞の集団は，これらの構造的かつ機能的に異なる領域にそれぞれ存在する．胸腺がまったく発達しない個体（完全型ディジョージ DiGeorge 症候群）は，成熟した末梢 T 細胞がほとんどみられないことから，T 細胞分化における胸腺の重要な役割が明らかになった（**ボックス 15.1**）．T 細胞集団の確立において胎児では胸腺が非常に重要である一方で，出生後には胸腺は成熟した抗原特異的 T 細胞を維持するのに必要ではなくなる．出生後，末梢 T 細胞プールは，IL-7 の影響を受けた成熟 T 細胞の分裂によって維持されるので，胸腺摘出は T 細胞応答にほとんど影響を及ぼさない．

胸腺細胞から成熟 T 細胞への分化の概要

　胸腺細胞の分化は胸腺の別々の領域で，いくつかの段階を経て起こる（**図 15.2**）．より詳細に説明する前に，ここでこれらの分化段階についてまとめる．

　骨髄由来の胸腺細胞は胸腺へ移入して被膜下領域に局在する段階では，T 細胞に特有の共レセプターである CD4 と CD8 を発現しておらず，$CD4^-CD8^-$ 胸腺細胞である．これらの胸腺細胞は，**ダブルネガティブ double-negative（DN）細胞**とよばれる（**図 15.2** 参照）．この段階では胸腺細胞の TCR 遺伝子は再構成されておらず，生殖細胞系の遺伝子配列のままである．

　図 15.2 で示すように，DN 胸腺細胞の亜集団には，いくつかの重要な分化の過程が起こる．TCR 遺伝子再構成が始まると（後述），DN 細胞は T 細胞系統に分化決定される．この段階で，αβT 細胞系統か γδT 細胞系統のどちらに分化するかという重要な選択がなされる．注目すべきことに，αβT 細胞系統も γδT 細胞系統も共通の前駆細胞に由来し，分化する細胞系統の決定は，最初に生産的に再構成をした TCR 遺伝子によって決定されるという競争的な過程である（B 細胞の IgL 鎖遺伝子発現の過程と比較すること；第 14 章）．大多数の胸腺細胞は，αβT 細胞系統に決定し，ほんのわずかな胸腺細胞が γδT 細胞系統に分化する．γδT 細胞はほかの胸腺分化の過程は経ず，この段階で胸腺を去り，MHC 拘束性をもたない．

　T 細胞分化の次の段階は，**ダブルポジティブ double-positive（DP）胸腺細胞**である．DP 細胞は CD4 と CD8 を発現する．このような CD4 と CD8 の両方を発現した細胞は胸腺皮質以外には存在しない．DP 細胞の段階では自己 MHC を認識する TCR を発現していれば，ポジティブセレクションされる（細胞が保持される）．続く T 細胞分化の段階では，胸腺細胞は胸腺髄質に遊走する．髄質では，胸腺細胞が高いアフィニティで自己 MHC 分子とともに自己のペプチド抗原を認識するレセプターを発現していれば，ネガティブセレクションを受け，除去される．この時点で細胞に発現する TCR がクラス I MHC 分子とクラス II MHC 分子のどちらと適切に相互作用するかに応じて，細胞は $CD4^-CD8^+$ か $CD4^+CD8^-$ のどちらかの**シングルポジティブ single positive（SP）**となる．これは**系統決定** lineage commitment として知られている．$CD4^+$ 細胞のなかには，この段階で**内在性制御性 T 細胞** natural T-regulatory cell（nTreg）への分化過程に進むものがある．

15 免疫応答の機構と制御・T細胞の分化

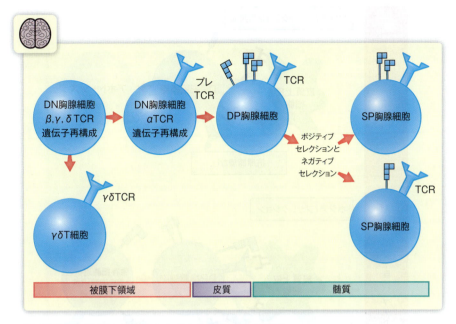

図 15.2　胸腺細胞成熟のさまざまな分化過程の概要
DN：ダブルネガティブ double negative, DP：ダブルポジティブ double positive, SP：シングルポジティブ single positive.

TCR 遺伝子再構成の順序

TCR 遺伝子の再構成は DN 細胞の段階から始まる．β，γ，δ 遺伝子はすべて，この段階で再構成しようとする．これには複数の遺伝子再構成に加えて，第 7 章で解説した RAG と TdT の活性化が関与する．機能的な γδ レセプターが生成されると，γδTCR を発現している T 細胞が出現し，この細胞は γδ 細胞系統に決定される．

しかし大多数の DN 細胞は TCR の β 鎖を発現する．機能的な TCRβ 鎖が細胞表面に発現すると，TCRβ 鎖は，インバリアントなプレ Tα 鎖と CD3 分子（第 7，11 章）とともに，プレ TCR 複合体を形成する．プレ TCR の発現によりシグナル伝達が起こり（第 11 章），プレ TCR からのシグナルはさらなる β 鎖再構成を停止させ，DP T 細胞の増殖が起こる．増殖はリコンビナーゼ発現後，TCRα 鎖の再構成を促進する．このようにプレ BCR（第 14 章）の役割と同様，プレ TCR の発現は，αβ TCR の構築への経路と，αβT 細胞集団形成の重要な段階である．

胸腺における MHC 自己ペプチド発現

分化の過程で未熟 T 細胞は MHC と自己ペプチドを発現するさまざまな細胞集団と遭遇する．最初に未熟 T 細胞はポジティブセレクションに関与する皮質の胸腺上皮と遭遇する．未熟 T 細胞が髄質に遊走すると，ネガティブセレクションに関与する樹状細胞，上皮細胞，マクロファージの混合集団と遭遇する．これらすべての細胞は，未熟 T 細胞に抗原ペプチドを活発に提示している．

感染がない場合，抗原提示細胞は第 10 章で述べた経路によって，自己ペプチドをプロセシングして，提示する．これは通常の細胞質タンパク質は，プロテアソームによって消化され，クラス I MHC 上で提示されることを意味する．他方，細胞外のタンパク質はエンドソームで消化され，クラス II MHC 上で提示される．

胸腺髄質細胞は，通常ほかの器官で発現しているタンパク質を発現できるように進化した．たとえば通常インスリンを分泌することができるのは，膵島の β 細胞だけである．しかし胸腺髄質細胞も少量のインスリンを分泌し，このインスリンはペプチドにプロセシングされクラス II MHC 上で提示される．特別な転写因子（**自己免疫制御因子** autoimmune regulator ［*AIRE*］）により，胸腺髄質細胞は，ほかの器官だけで発現するタンパク質を発現できるようになる．*AIRE* 遺伝子の変異により，**自己免疫性多腺性内分泌不全症-カンジダ症-外胚葉形成異常** autoimmune polyendocrinopathy candidiasis ectodermal dysplasia （**APECED**）**症候群**にみられるような複数の自己免疫疾患の症状が引き起こされる（**ボックス 15.2**）．

ポジティブセレクション（正の選択）：自己拘束性の成立

分化過程に沿って進むためには，DP 細胞はまず胸腺皮質の上皮細胞にある MHC 分子との相互作用を成立させなければならない．大部分の DP 細胞は，適切に自己 MHC と相互作用することができる TCR をもたないため，アポトーシスによって皮質で死滅する．中等度のアフィニティで自己 MHC を認識する TCR をもつ DP 細胞だけが生存する．これらの細胞は自己 MHC 拘束性となるようポジティブセレクションを受ける．

ネガティブセレクション（負の選択）：中枢性自己寛容の成立

ポジティブセレクションによって胸腺で生成された DP 細胞プールは，自己 MHC 拘束性であるが，これらの細胞プールには自己ペプチドと MHC を認識しうる自己反応性細胞が含まれる．これらの自己反応性細胞が存在すると宿主には自己免疫疾患のリ

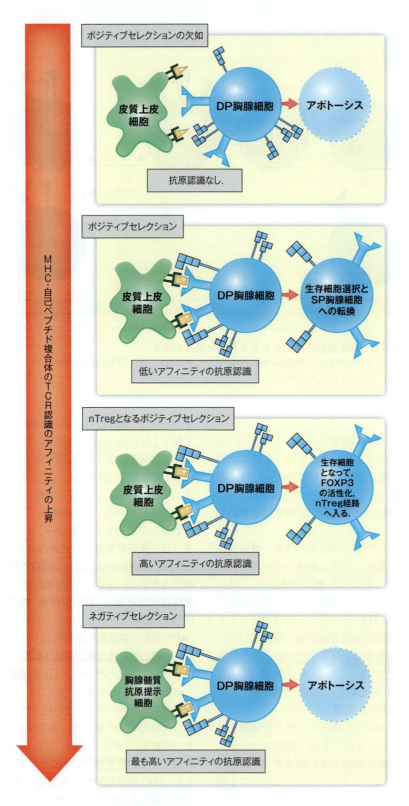

図15.3 DP胸腺細胞が胸腺抗原提示細胞と相互作用するときに起こりうるさまざまな結果. MHC-自己ペプチド複合体のTCR認識のアフィニティは，これらの結果を決定する. DP：ダブルポジティブ double positive，nTreg：内在性制御性T細胞 natural T-regulatory cell，SP：シングルポジティブ single positive.

スクが生じるので除去する必要がある．自己反応性細胞の除去は，ネガティブセレクションと呼ばれる過程が関与する（図15.3）．

ネガティブセレクションは胸腺髄質で起こり，分化途中のDP細胞が全身に発現するタンパク質由来のさまざまなペプチドに暴露される．ネガティブセレクションの間に自己ペプチドに非常に強く反応する（高アフィニティ）DP細胞は除去され，自己寛容の状態が成立する．

次の段階はDP細胞がクラスⅠMHC分子とクラスⅡMHC分子のどちらに提示される自己抗原を認識するかによって決定される．CD8がクラスⅠMHC分子を認識し，CD4がクラスⅡMHC分子を認識することを思い出されたい．クラスⅠMHC上で細胞自己抗原を認識するDP細胞は，CD4発現を停止し，シングルポジティブ（SP）$CD8^+$細胞になる．対照的に，クラスⅡMHC上で細胞自己抗原を認識するDP細胞は，CD8発現を停止し，SP $CD4^+$細胞になる．

SP $CD4^+$細胞のなかで，クラスⅡMHC自己抗原に対する最も高いアフィニティをもつ10%程度の細胞は，これらの細胞を異なる分化経路に誘導する転写因子FOXP3を発現する．そしてこれらの細胞はnTregとして成熟する．

ネガティブセレクションはTCRを介したシグナル伝達によって伝えられ，アポトーシスが誘導される．アポトーシスを起こした細胞は胸腺マクロファージによって貪食される．

皮質におけるポジティブセレクションで生き残った細胞の3分の2は，その後髄質でネガティブセレクションにより除去されると考えられている．そのためもともとと比べ非常に少ない数の胸腺細胞が，成熟しているがまだ抗原に対して**ナイーブ** naiveなT細胞として末梢へ出ていく．ナイーブの用語は，これらの細胞が自身のTCRと特異的に適合する，外来性の非自己抗原にまだ遭遇していないことに由来する．

ポジティブセレクションとネガティブセレクションにおけるTCRシグナル伝達

同じ分子の相互作用，つまりTCRとMHC-ペプチド抗原複合体の結合が，ポジティブセレクションとネガティブセレクションの両方を媒介する（図15.3参照）．

どのようにして同一のレセプター-リガンド相互作用の形式から非常に異なる結果が生じるのだろうか．TCRとMHCペプチド複合体間の相互作用のアフィニティが異なることでさまざまな細胞内シグナルが生じることが示唆されている．これらの細胞内シグナルは，量的に，あるいは質的に異なる．これらの性質を決定し，機序を明らかにするための研究が進行中である．現在，明らかになっているデータの簡潔な解釈は以下のようである．TCRと胸腺の細胞に発現するMHC分子との高いアフィニティの相互作用によって，TCR発現細胞のネガティブセレクションが導かれる．一方で，TCRとMHC分子のアフィニティの相互作用が低過ぎない場合，あるいは中程度の場合はポジティブセレクションが導かれ，成熟過程が続く．類似した現象がB細胞分化の間にみられることに注意されたい．骨髄での分化時に細胞膜に豊富な自己抗原を認識するB細胞は，類似したネガティブセレクションの過程でアポトーシスを受ける．

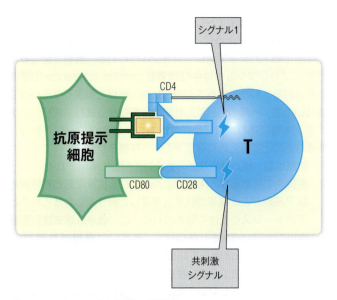

図15.4　ナイーブT細胞の活性化
この例ではクラスⅡMHC上で抗原を提示している抗原提示細胞によって，$CD4^+$T細胞は活性化されている．

■ 末梢におけるT細胞分化：抗原によるナイーブT細胞の活性化

胸腺を離れた成熟T細胞は，自身が特異性をもつ抗原（**コグネイト抗原** cognate antigenとも呼ばれる）に，まだ遭遇していない．この段階での成熟T細胞は**ナイーブ成熟T細胞** naive mature T cellといわれる．ナイーブ成熟T細胞は死滅するか，抗原に遭遇するまでの長期間，血流から**2次リンパ器官** secondary lymphoid organ（脾臓，リンパ節，パイエル板など）を経て再循環する（第13章）．

抗原は通常2次リンパ器官でプロフェッショナル抗原提示細胞に遭遇する．TCRがMHC分子に提示される抗原を認識し（第1のシグナル），さらに第2の共刺激シグナルを受けると（第16章），T細胞は活性化される（図15.4，第11章）．その後活性化された細胞は分裂し，クローン増殖が起こり，そのほとんどが寿命の短いエフェクター細胞へ分化する．これらのエフェクター細胞は抗原感作されたといい，この過程は**T細胞感作** T cell primingと呼ばれる．これらの感作されたエフェクター細胞は，CD154（CD40リガンド）などの新しい細胞表面分子，およびさまざまな接着分子（第13，16章）の発現を含むいくつかの変化を受ける．エフェクターT細胞は直接病原体感染に対処するために，末梢組織やほかの器官へ移動したり，同じ抗原に特異性をもつB細胞を活性化して抗体を分泌させるなどのヘルプを提供するために胚中心に移動したりする．

最終的に引き起こされるのは活発なT細胞応答と病原体の破壊である．その後ほとんどの活性化T細胞はアポトーシスにより死滅し，T細胞プールのホメオスタシスが戻る．いくつかのエフェクター細胞は成熟してメモリーT細胞となり，抗原に再び遭遇する際はより速く，より効果的に応答することができる（第17章）．

15 免疫応答の機構と制御・T細胞の分化

末梢性T細胞寛容（トレランス）

すでに解説したように，自己寛容な成熟T細胞集団の形成を助けるためネガティブセレクションは行われる．胸腺で起こるネガティブセレクションは**中枢性寛容** central tolerance の誘導と呼ばれる．しかしすべての自己抗原に胸腺で遭遇できるわけではないので，一部の自己反応性細胞は胸腺から逃れ，末梢に出現する．末梢に逃れた自己反応性をもつT細胞クローンを制御し無害なものとするためには以下のような機序が働く．

1. 抗原は脳，眼，精巣などの免疫特権部位に隔離される．
2. 逆説的ではあるが，末梢でよくみられる抗原に対して特異的なT細胞がこの高量の抗原と遭遇して繰り返し刺激されると，アポトーシスを受けて除去される．この機序は**除去誘発寛容** deletion-induced tolerance，あるいは**高量域寛容** high zone tolerance として知られている．
3. T細胞応答刺激に必要な要素が1つでも存在しないと，T細胞は抗原に応答しない．たとえば関連した組織でMHCが発現していない，あるいは共刺激シグナルが存在しないと（CD80/CD28；図15.3参照），T細胞の機能は不活性化される．この機序は**クローン性アナジー** clonal anergy（第18章）として知られている．
4. 自己抗原に特異性をもつTreg集団は末梢を"監視"し，自己に対する応答を阻止している．

胸腺の外で起こるこれらの機序は**末梢性寛容** peripheral tolerance の誘導と呼ばれ，第18章で詳細に解説する．

成熟T細胞の応答と機能

ナイーブ成熟T細胞は自身が特異性をもつMHC抗原複合体に遭遇し，プロフェッショナル抗原提示細胞から共刺激シグナルを受け取ると，増殖しエフェクター細胞に分化する．$CD8^+$T細胞サブセット，$CD4^+$T細胞サブセットは，異なるエフェクター機能を獲得する．

$CD4^+$エフェクターT細胞，$CD8^+$エフェクターT細胞が異なる特異性をもつことにより，免疫応答は細菌などの細胞外病原体とウイルスなどの細胞内病原体を，それぞれ監視することができる．$CD4^+$T細胞はファゴサイトーシスにより摂取された細胞外病原体由来などのエンドソーム内で生成されたペプチドを提示しているクラスII MHC分子を監視し，また$CD8^+$T細胞は細胞質で複製しているウイルスなどの細胞内病原体由来などの細胞質内ペプチドを提示するクラスI MHC分子を監視する．

$CD4^+$T細胞

$CD4^+$T細胞はクラスII MHC分子に提示される抗原を認識する．第16章でさらに詳細に解説するが，$CD4^+$T細胞はサブセットの系統の1つに分化する．これらの系統には特定の種類のTh反応を促進するTh細胞（ヘルパーT細胞）サブセット（Th1，Th2，Th17）とTregが含まれる．ナイーブT細胞がどの経路をたどるのかは，ナイーブT細胞が感作される環境と自然免疫システムによって産生される危険シグナルの環境に依存する．たとえばもし感染に応答したIL-12などの危険シグナルが存在すると，応答するT細胞はTh1細胞に分化する傾向がある．nTregはTCRとクラスII MHC自己ペプチド間の相互作用がネガティブセレクションを引き起こすのには十分ではない程度に高いアフィニティをもつときに分化する．

第2のTregのサブセットは**誘導性Treg** inducible Treg（iTreg）である．これらは適切な環境でナイーブ$CD4^+$T細胞から生じる．Tregについては第18章で詳細に解説する．

$CD8^+$T細胞：細胞傷害性Tリンパ球

ナイーブ$CD8^+$T細胞は胸腺から出現する．ウイルス感染標的細胞と腫瘍細胞を認識するエフェクターT細胞になるためには，ナイーブ$CD8^+$T細胞のさらなる活性化と分化が必要である（**ボックス15.3**参照）．$CD8^+$T細胞はクラスI MHC分子に提示される抗原を認識する．クラスI MHC分子は基本的に体内のすべての有核細胞に存在するので，$CD8^+$T細胞はすべての細胞に対して感染の徴候を監視することができる．$CD8^+$T細胞は，プロフェッショナル抗原提示細胞上の抗原に遭遇し，クラスI MHCとCD80などの刺激分子の両方の活性化シグナルを受ける経路か，抗原提示細胞以外の標的細胞上の抗原に遭遇し，$CD4^+$Th細胞が放出するサイトカインによる"第2のシグナル"を受ける経路のどちらかの経路によって活性化され，エフェクターT細胞となる．

$CD8^+$T細胞は細胞内感染を制圧し感染細胞にアポトーシスを誘導するために，さまざまな機構を使用する．

γδT細胞サブセット

本章の初めに解説したように，γδTCRを発現しているのは少数のT細胞集団（<5%）であり，αβT細胞とは別の系統である．γδT細胞は特定のペプチドと非ペプチド抗原をプロセシングなしで，またクラスI MHC分子やクラスII MHC分子が存在してなくても認識するという点で，γδTCRはαβTCRと非常に異なった方法で抗原を認識する．

γδT細胞は主に皮膚と腸粘膜で侵入微生物を識別し，第一の防衛線としての働きをする．γδT細胞は通常遭遇する病原性微生物を認識する．

プロセシングと提示なしにいくつかの共通する微生物のタンパク質抗原と細菌の細胞壁のリン脂質などのタンパク質以外の抗原を認識するγδT細胞の固有の能力は，γδT細胞とαβT細胞を区別することができ，微生物の侵入に対して防御の最前線の機能を果たす．

ボックス 15.1 部分型ディジョージ症候群

新生児専門医は小児外科部門に乳児の診察を依頼された．この乳児は食道と気管の間で瘻孔があると診断され，また低カルシウム濃度が原因で痙攣重積を起こしている．そのほかの所見では，わずかに特異顔貌を呈し，胸部X線撮影では胸腺が欠損していた．これらの所見はディジョージ DiGeorge 症候群でみられ，本症では血中カルシウム濃度を制御する胸腺と副甲状腺が含まれる第3，4咽頭嚢に由来する構造は発達しない．幸いにも，乳児はディジョージ症候群のほかの主要な奇形である心臓の欠損はなかった．さらなる検査では，22番染色体の一部が欠失していることが示され，部分型ディジョージ症候群の診断が確定した．

この乳児は $CD3^+$ T細胞数は減少していたが，ほぼ正常に発達し続けた（図15.5）．一方で，免疫グロブリンレベルは正常であった．この患者は一般的な小児期の感染を乗り越え，特別な免疫学的治療は受けることはなかった．成人期初期まで，この患者は通常の生活を送っている（図15.6）．

部分型ディジョージ症候群の乳児は，心臓の欠損などの異常がなければ，今回の症例のようにきわめて正常に発達することが多い．しかし，完全型ディジョージ症候群の患児は，重症複合免疫不全疾病（SCID；第32章）患者とまったく同様に，真菌やウイルスなどの日和見感染に苦しめられる．

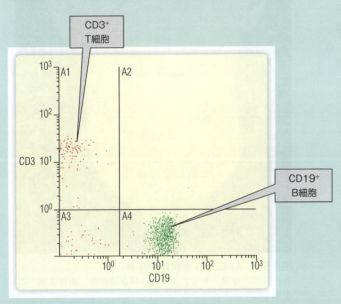

図 15.5 部分型ディジョージ症候群の女児からのリンパ球のフローサイトメトリー分析
この乳児はT細胞数が低値であったが生存した．(John Hewitt, Manchester Royal Infirmary, United Kingdom のご厚意による)

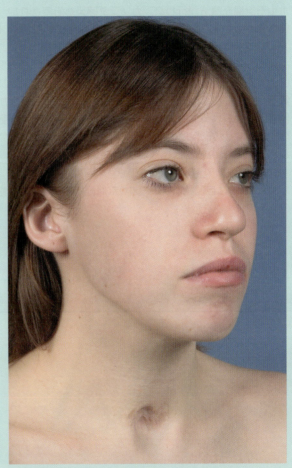

図 15.6 わずかに"小妖精様 elfin-like"顔貌を示している部分型ディジョージ症候群の患者．瘢痕は気管手術のためである．(Courtesy Manchester Royal Infirmary, United Kingdom のご厚意による)

15 免疫応答の機構と制御・T細胞の分化

> **ボックス 15.2　自己免疫性多腺性内分泌不全症-カンジダ症-外胚葉形成異常（APECED）**
>
> 4歳の男性の患児は，体調不良，下痢，体重減少を呈し，幼稚園に通うのが困難になった．患児はセリアック病（第28章参照）と診断されたが，食事のグルテン除去後にも改善しなかった．その後担当医師は患児の副腎不全と甲状腺機能低下症，口腔カンジダ感染に気付いた．この患児の兄弟も甲状腺疾患に罹患していた．これらの特徴は，**自己免疫性多腺性内分泌不全症-カンジダ症-外胚葉形成異常** autoimmune polyendocrinopathy candidiasis ectodermal dysplasia（**APECED**）症候群を示唆していた．患児は遺伝子検査を受け，*AIRE* 遺伝子にホモ接合の変異が見つかり，APECEDの診断が確定した．甲状腺機能低下症と副腎不全はホルモン補充療法が行われ，カンジダ感染も治療された．最後の合併症として，若年成人期に完全脱毛症が生じた（図 15.7）．
>
> APECEDは *AIRE* 遺伝子の突然変異に起因する．この変異によって，胸腺の細胞は甲状腺などの器官に特有のタンパク質を発現することができない．これにより，こうしたほかの器官のタンパク質に由来するペプチドを認識する胸腺細胞が除去されず，自己反応性T細胞が甲状腺から出て，自己免疫疾患を引き起こすこととなる．カンジダ感染の理由は，第16章（**ボックス 16.4** 参照）で説明する．
>
> APECEDは自己免疫疾患のまれな原因であるが中枢性寛容の不全の重大さを示している

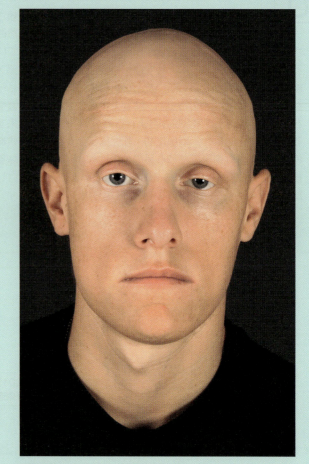

図 15.7　APECED症候群の患者
自己免疫の結果，セリアック病，甲状腺疾病，副腎疾病，完全脱毛症がみられている．

ボックス 15.3 急性エプスタイン-バールウイルス（EBV）感染

多くの人がエプスタイン-バール Epstein-Barr ウイルス（EBV）に感染したことがある．開発途上国では感染は幼年期に起こるが，通常症状はない．先進国では感染は通常成人期まで遅れる［訳者註：日本では2-3歳までの感染が70%を占め，20歳代までに90%以上がEBVに感染する］．感染者の70%で**伝染性単核症** infectious mononucleosis（IM）（**腺熱** glandular fever としても知られている）を発症する．IMの症状は咽頭痛，倦怠感，リンパ節腫脹であり，脾腫がみられることがある．EBVは標的細胞であるB細胞に生涯感染し，潜伏感染が確立する．感染したB細胞が増殖する一方で，遊離ウイルスはごくわずかしか産生しない．EBV感染は悪性腫瘍と関連しており，B細胞リンパ腫のリスクを5倍増加させる．EBV感染の合併症は第35章で解説する．また，EBVは自己免疫疾患のリスクを増加させ，たとえば多発性硬化症のリスクを2倍にする．

宿主応答の観点からは，急性EBVは末梢血中のCD8$^+$T細胞数の著明な増加により特徴づけられる．この増加はEBV抗原特異的T細胞であるようにみえる（図15.8）．急性EBV感染時のT細胞の著増は，EBV抗原特異的CD8$^+$T細胞のいくつかの優位なクローンの拡大，いわゆるオリゴクローン性拡大の結果であることが示唆される．

最初のEBV特異的CD8$^+$T細胞は，ランダムなTCR遺伝子再構成，およびCD8$^+$細胞系統への系統決定を通じて胸腺で産生される．いくつかのEBV特異的CD8$^+$T細胞は，末梢でEBV抗原に接触するとクローン性に増殖する．この段階でCD4$^+$T細胞からのヘルプが必要とされる．これらのCD8$^+$T細胞が成熟すると，CD8$^+$T細胞はEBV特異的CTLになる．しかし適切なTCRをもたず，EBVを認識できないT細胞の増加も起こる．これらのバイスタンダー（傍観者）細胞は，急性EBV感染時に免疫システムによる増殖因子分泌の影響を受けて増加する．CD4$^+$T細胞は急性EBV感染に応答して，IL-6，IFNγ，TNFなどのサイトカインを大量に産生する．これらのサイトカインはEBV患者にみられる発熱と倦怠の原因となる．

急性EBV時には，大部分はIgMである抗体応答も惹起される．2-3か月後に，免疫グロブリンクラススイッチが起こり，EBVに対する大部分の抗体はIgGになる．抗体応答はこの感染を抑え込むCTL応答ほど役に立たない．一方で，抗体とCD8$^+$CTLの組み合わせにより，EBV感染を抑えられるものの，除去することはできない．EBV感染は，免疫システムが感染を完全に除去することができなくても，感染を制御することで対処できることがあるというよい例である．EBVに対するCTLと抗体の応答は，感染患者において生涯維持されている．また，これは第16章で解説するCD4$^+$T細胞のヘルプを必要とする．

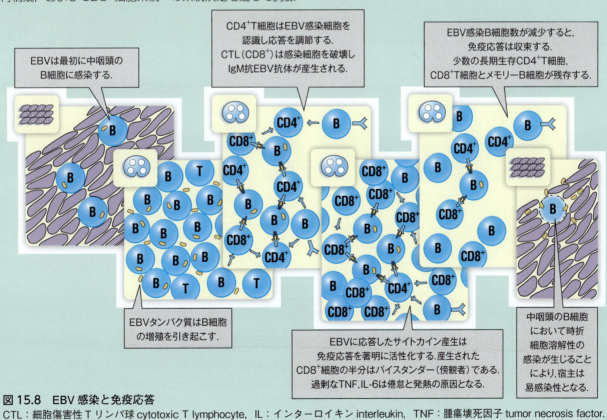

図15.8　EBV感染と免疫応答
CTL：細胞傷害性Tリンパ球 cytotoxic T lymphocyte, IL：インターロイキン interleukin, TNF：腫瘍壊死因子 tumor necrosis factor.

学習チェック問題 修得事項

1. T細胞レパートリーの確立における胸腺の役割を述べなさい．
2. T細胞分化経路の主要な段階と，細胞表面分子が異なる段階で発現することをそれぞれ図解しなさい．
3. 胸腺での抗原提示の特徴について説明しなさい．
4. ポジティブセレクションとネガティブセレクションを比較して説明しなさい．
5. ナイーブT細胞活性化に関与する事象を図解しなさい．
6. T細胞の中枢性寛容と末梢性寛容の機序について説明しなさい．
7. 異なるT細胞サブセットの機能特性を挙げなさい．
8. $\gamma\delta$T細胞と$\alpha\beta$T細胞の役割を比較し，対比して説明しなさい．

T細胞の相互作用と
T細胞ヘルプ

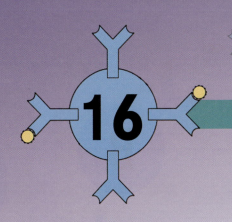

16

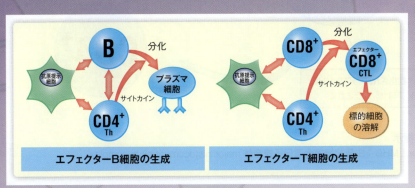

エフェクターB細胞の生成　　　　エフェクターT細胞の生成

　免疫応答における細胞同士の相互作用と連携の基本的な概念を第2章で紹介した．第7，8章では，抗原提示細胞上で抗原がMHC分子によって提示されるときだけ，TCRが抗原を認識することについて説明した．これは，免疫応答に細胞間相互作用が必要とされる例の1つである．さらに，ほかの細胞との相互作用により生み出され，Bリンパ球とTリンパ球の完全な活性化に必要とされる共刺激シグナルに関しては，第11章で概要を紹介し，第15章で詳細に解説した．ここでは，これらの概念をまとめ，また上記の概要図に示すように，エフェクターB細胞（プラズマ細胞）とエフェクターT細胞（Th細胞とCTL）の産生に必要なシグナルを生成するうえで細胞間相互作用が重要な役割を果たすことを解説する．また，本章では特異的な免疫応答がどのようにさまざまな種類の病原体と戦えるよう適合するのかについても説明する．

■ 刺激，あるいは感作されたB細胞，T細胞の生成

　組織内の病原体によって生成された外来の可溶性抗原は，リンパ管を通って脾臓，リンパ節などのリンパ器官へ移動する（第13章）．抗原は感染部位でも集められ，樹状細胞によって2次リンパ器官に運搬される．この過程によりB細胞，T細胞を可溶性抗原の近傍や外来抗原を保有する抗原提示細胞に接近させ，遊走を停止させる．その後，遭遇する抗原に対して特異的なBCRをもつB細胞は，レセプター媒介性エンドサイトーシスによって抗原を取り込む．抗原プロセシングにより，最終的に抗原ペプチドがクラスII MHC分子と結合した状態でB細胞上に提示される（第10章，図16.1）．

　この観点からみると，適合するMHC-抗原ペプチド複合体を提示する抗原提示細胞を常に探しているT細胞に対して，B細胞は抗原提示細胞として機能する．適合するMHC-抗原ペプチド複合体が検出されると，細胞間相互作用がT細胞と抗原提示細胞の間で生じる．MHC-外来ペプチド抗原複合体との接触により，細胞内の生化学的経路の活性化に加え，CAMの発現誘導により細胞間接着の結合を強固にするTCRを介するシグナル（第11章）が生じる．T細胞-抗原提示細胞相互作用に関与する最も重要なレセプター-リガンドペアの一部を図16.2に示した．

　抗原認識後，各細胞の細胞膜で分子の再配置が起こる．細胞骨格タンパク質は，細胞同士が近接する領域にレセプター-リガンドペアが移動して免疫シナプスを形成するように，細胞膜の脂質2重層での膜貫通型タンパク質の再配置に能動的に関与する．シナプスを形成する分子を図16.2，16.3に示した．たとえば，T細胞上のTCR，CD4あるいはCD8，**白血球機能関連抗原1 leukocyte function-associated antigen 1（LFA-1）**，CD28，CD154，および抗原提示細胞上のMHC，細胞間接着分子1（ICAM-1），CD80，CD40などがある．

　この時点で同じ抗原に特異的に活性化されたB細胞とT細胞がリンパ節の同じ領域に存在する．

16 免疫応答の機構と制御・T細胞の相互作用とT細胞ヘルプ

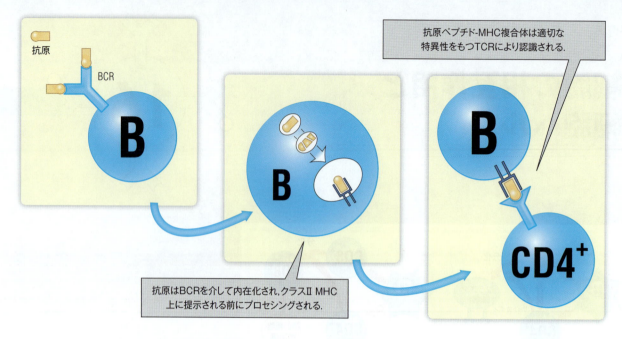

図 16.1　Th 細胞への B 細胞の抗原提示
BCR：B 細胞レセプター B-cell receptor，MHC：主要組織適合遺伝子複合体 major histocompatibility complex.

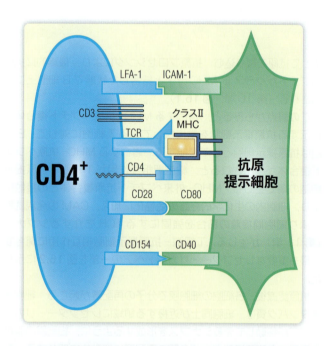

図 16.2　CD4⁺T 細胞と抗原提示細胞の相互作用に関与する主要な細胞表面分子
ICAM-1：細胞間接着分子 1 intercellular adhesion molecule 1，LFA-1：白血球機能関連抗原 1 leukocyte function-associated antigen 1，MHC：主要組織適合遺伝子複合体 major histocompatibility complex，TCR：T 細胞レセプター T-cell receptor.

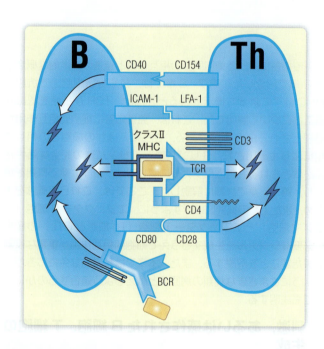

図 16.3　B 細胞と Th 細胞の結合形成
BCR：B 細胞レセプター B-cell receptor，ICAM-1：細胞間接着分子 1 intercellular adhesion molecule 1，LFA-1：白血球機能関連抗原 1 leukocyte function-associated antigen 1，MHC：主要組織適合遺伝子複合体 major histocompatibility complex，Th：ヘルパー T 細胞 T-helper cell，TCR：T 細胞レセプター T-cell receptor.

■ エフェクター細胞の生成

免疫システムはその応答をさまざまな種類の感染に適応させている．たとえば IgG は多種類の感染に応答して産生されるが，IgE は蠕虫感染と戦うために最適である．Th 細胞は感染に応じてさまざまな方向へ免疫応答を駆動するサイトカインを放出する．例として Th1 細胞は IgG の産生を促進し，一方で Th2 細胞は IgE の産生を促進する．

CD4$^+$Th 細胞と B 細胞の相互作用

クラスⅡ MHC 抗原ペプチド複合体を発現する B 細胞は CD4$^+$Th 細胞によって認識され，B 細胞-T 細胞間の結合を形成する（図 16.3 参照）．次に，T 細胞からのサイトカインの放出と，膜結合レセプター-リガンドペアからの共刺激シグナルの送出が起こる．これらのシグナルは，BCR からのシグナルとともに，IgM を分泌するプラズマ細胞に B 細胞を分化させる（1 次応答 primary response）．

前述のように，活性化 B 細胞の一部はプラズマ細胞には分化せず，リンパ濾胞で胚中心の形成を開始する（図 14.4 参照）．胚中心で B 細胞は 2 つの重要な過程を起こすヘルプを受ける．1 つ目は，胚中心 B 細胞の可変領域の遺伝子断片に体細胞突然変異が生じやすく，胚中心 B 細胞は高アフィニティの免疫グロブリンをもつ細胞を残す選択を受ける過程である（**アフィニティ成熟** affinity maturation；第 14 章）．2 つ目は，免疫グロブリンクラススイッチである．クラススイッチによって，μH 鎖は転写されなくなり，γH 鎖，εH 鎖，αH 鎖と置き換わり IgG，IgE，IgA が産生される．

胚中心では最初に抗原提示細胞によって提示される抗原を Th 細胞が認識する．次に 2 対の共刺激分子，CD28/CD80 と CD40/CD154 ができる．これらの分子のペアが形成されることで，T 細胞と B 細胞の分化が刺激される．ヒトで CD154 をコードする遺伝子の突然変異は，X 連鎖高 IgM 症候群を引き起こす（ボックス 16.2 参照）．これは T 細胞依存性抗原への応答で CD40-CD154 相互作用が重要な役割をもつことを示している．

Th1 細胞が存在すると B 細胞で免疫グロブリンクラススイッチが起こり，IgG が産生される．このクラススイッチは，Th1 サイトカインである IFNγ によって媒介される．しかし免疫システムが蠕虫や節足動物の感染に応答している場合は，Th2 細胞によって IL-4 が産生される．IL-4 は IgE へのクラススイッチを刺激する．第 22 章で解説するように，IgE はこれらの感染の根絶を補助する特殊な役割をもつ．対照的に，粘膜免疫システムで，B 細胞は IgA 産生へとクラススイッチする．これは樹状細胞により分泌されるサイトカインである TGFβ によって引き起こされる（図 16.4）．

いくつかの活性化された胚中心 B 細胞は，第 17 章で述べたように，長期生存する静止メモリー B 細胞になる．同様に活性化 T 細胞の一部もメモリー T 細胞になる．これらのメモリー細胞が後に抗原に遭遇することにより，より速くより効果的な第 2，第 3，あるいはそれ以降の免疫応答が引き起こされる．

CD4$^+$Th 細胞と CD8$^+$T 細胞の相互作用

CD8$^+$ CTL は通常はウイルスなどの細胞内病原体に感染した細胞を殺傷する．CTL はまた腫瘍細胞も殺傷する．CD8$^+$T 細胞はエフェクター CTL への分化に活性化シグナルを必要とする．エフェクター CTL はアポトーシス誘導による標的細胞の殺傷に必要なさまざまな細胞傷害性顆粒タンパク質，パーフォリン，ほかの分子などをもつ（第 22 章）．必要な活性化シグナルは抗原（すなわち MHC-抗原性ペプチド複合体）の認識と，抗原特異的な CD4$^+$Th 細胞からの共刺激シグナルである．これは免疫応答に細胞間相互作用が必要とされる例であり，この場合は細胞性免疫応答が生成される．図 16.5 で示すように，CD4$^+$Th 細胞は抗原提示細胞に提示されるウイルス抗原を認識する．CD4$^+$Th 細胞の活性化は IL-2 の放出を引き起こし，IL-2 はウイルス抗原特異的な CD8$^+$T 細胞を刺激する．TCR によるウイルス抗原の認識は，IL-2 レセプターを介する二次シグナルとともに CD8$^+$T 細胞を刺激してエフェクター CTL へ分化させる．エフェクター CTL はウイルス感染標的細胞に遭遇した際に細胞を殺傷できる．CTL が最も効果的に細胞を殺傷するには，Th1 細胞が分泌する IFNγ による刺激が必要である（後述）．

■ 病原体に対する最適な免疫応答の提供

免疫システムはさまざまな病原体に対して，さまざまな種類の応答をする．Th1 細胞，Th2 細胞，Th17 細胞という 3 つの異なる Th 細胞は，ほかの細胞種との相互作用によってさまざまな種類の病原体に対する応答を調整する．これらは**表 16.1** と**図 16.6** に示した．

最も単純な構造をもつ病原体のなかには細胞外間隙に生存しているものがあり，多種類の真菌と細菌が含まれる．真菌の**カンジダ・アルビカンス** C. albicans は細胞外病原体としてよく研究されている例である．この細胞外病原体は，パターン認識レセプターを用いた自然免疫システムの細胞によって最初に認識される．樹状細胞を含むこれらの自然免疫システムの細胞は IL-23 を分泌し，IL-23 は Th 細胞の Th17 サブセットへの分化を刺激する．このように IL-23 により共刺激され，カンジダ抗原を認識することができる CD4$^+$T 細胞は，Th17 細胞に分化する．

Th17 細胞は IL-17 を分泌し，IL-17 は好中球を感染部位に走化させる．好中球はファゴサイトーシス，あるいは細胞外のトラップによって，カンジダなどの細胞外病原体を殺傷する（第 21 章）．IL-17 はまた，上皮細胞を刺激して，病原体の殺傷を助ける抗微生物ペプチドを分泌する．

転写因子 RORγt は，IL-17 分泌を制御している．Th17 細胞で，RORγt 遺伝子，IL-17 遺伝子は，転写を強化するためにエピジェネティックな修飾を受ける．これらの修飾はそれぞれの細胞で保持され娘細胞に受け継がれ，カンジダ抗原と Th17 応答の両方に特異的な免疫記憶を維持する．Th17 細胞の重要な役割は，カンジダが再侵入する際，カンジダを殺傷するための適切な機序を迅速に活性化することである．

多くの微生物は細胞内で生きられるように進化した．細胞内病原体には，ファゴソーム内で生存することに対応した抗酸菌と，

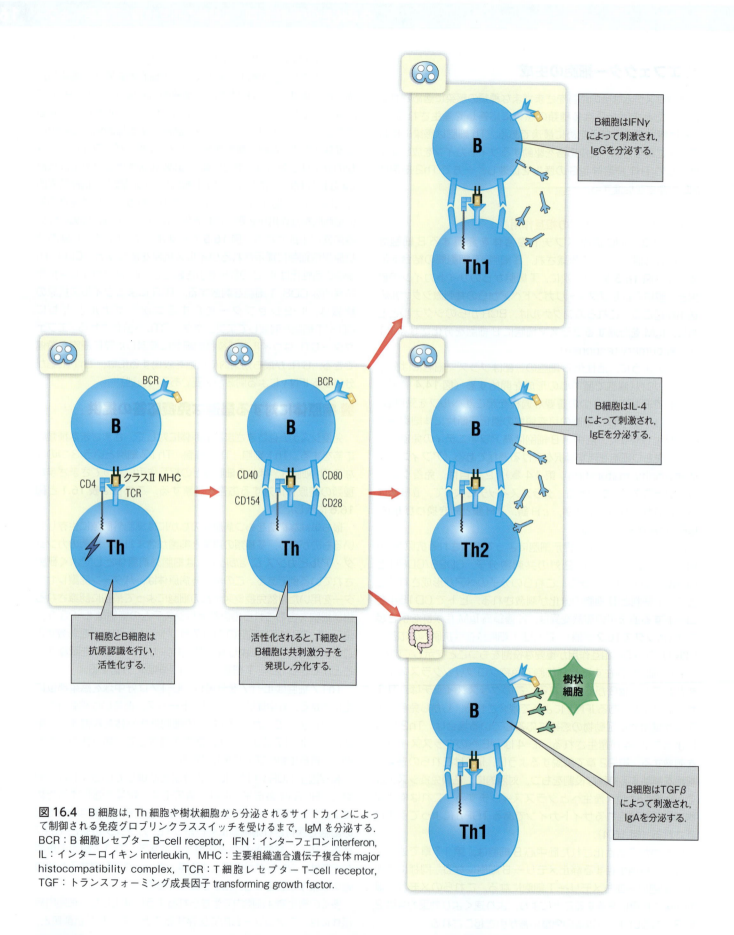

図 16.4　B細胞は，Th細胞や樹状細胞から分泌されるサイトカインによって制御される免疫グロブリンクラススイッチを受けるまで，IgMを分泌する．BCR：B細胞レセプター B-cell receptor, IFN：インターフェロン interferon, IL：インターロイキン interleukin, MHC：主要組織適合遺伝子複合体 major histocompatibility complex, TCR：T細胞レセプター T-cell receptor, TGF：トランスフォーミング成長因子 transforming growth factor.

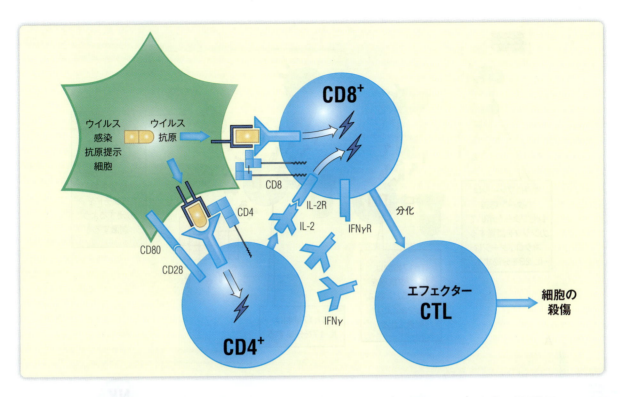

図16.5 ウイルス感染時のエフェクター CTL 成熟における CD4$^+$T 細胞と CD8$^+$T 細胞の相互作用
CD4$^+$T 細胞は，IL-2 と IFNγ を分泌する．

表 16.1 Th細胞サブセットの重要な特徴

	1型．細胞内病原体	2型．体表面病原体	3型．細胞外病原体
病原体の例	抗酸菌（結核菌など），ウイルス，原虫	蠕虫，節足動物	細菌（ブドウ球菌など），真菌（カンジダなど）
応答の開始因子	マクロファージ，樹状細胞によるIL-12分泌．NK細胞によるIFNγ分泌	未知 [訳者註：粘膜上皮細胞によるIL-25, IL-33の分泌と考えられている]	マクロファージ，樹状細胞によるIL-23分泌
応答するT細胞	Th1	Th2	Th17
T細胞から分泌されるサイトカイン	IFNγ	IL-4, IL-5	IL-17
自然免疫システムのエフェクター因子	マクロファージ，NK細胞	マスト細胞，好酸球，杯細胞過形成，平滑筋肥大	好中球，上皮細胞による抗微生物ペプチドの分泌
適応免疫システムのエフェクター因子	CTL, IgG	IgE	なし
マスター転写因子	TBX21（T-betともいう）	GATA3	RORγt

IFN：インターフェロン interferon, Ig：免疫グロブリン immunoglobulin, IL：インターロイキン interleukin, NK：ナチュラルキラー natural killer, Th：T ヘルパー T-helper.

16 免疫応答の機構と制御・T細胞の相互作用とT細胞ヘルプ

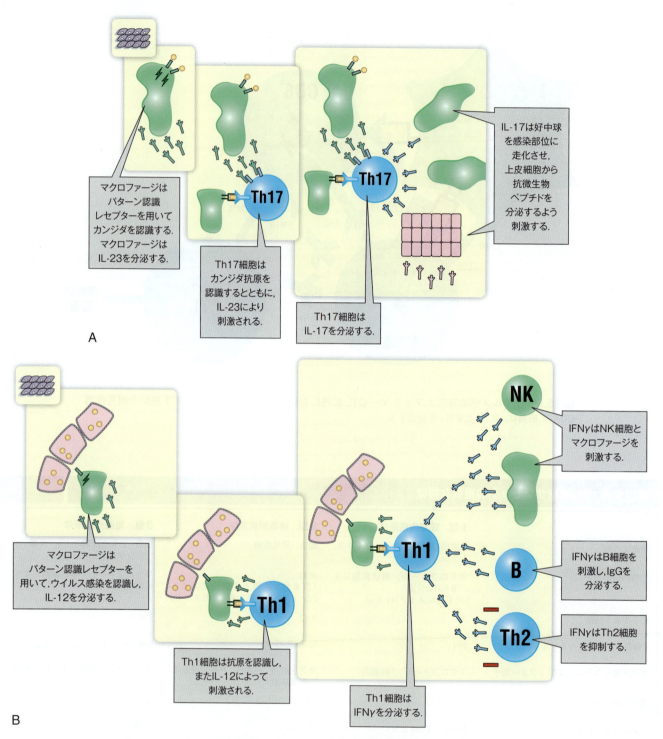

図 16.6 それぞれの Th 細胞サブセットは，非常に異なるエフェクター応答を促進する．図は Th17 応答（A），Th1 応答（B），Th2 応答（C）を示す．
IFN：インターフェロン interferon, Ig：免疫グロブリン immunoglobulin, IL：インターロイキン interleukin, NK：ナチュラルキラー natural killer.

続く

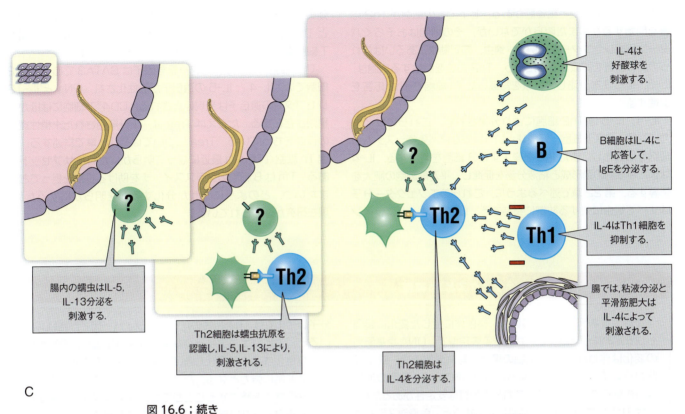

C

図16.6；続き
［訳者註：自然リンパ球の1つであるILC2がCの機序に関与すると考えられている］

細胞質中でないと生き残れないウイルスがある．ライフサイクル（生活環）の一部として，多くのウイルスは宿主から次の宿主に感染する際のように，細胞外で生存する期間がある点に注意が必要である．

細胞内病原体は免疫システムを回避できるように進化したので，細胞内病原体への免疫応答は細胞外病原体への応答より少し複雑である．

Th1細胞は細胞内病原体に対する応答を調整する．抗原提示細胞はまずパターン認識レセプターによって細胞内病原体を最初に認識する．その後抗原提示細胞はIL-12を分泌する．NK細胞と**自然リンパ球** innate lymphoid cell（**ILC**）も細胞内病原体を認識し，IL-12を分泌する．Th1細胞はIL-12レセプターを発現する．抗原を認識し，かつIL-12を含む共刺激を受けるTh1細胞は，以下のような多くの効果をもつIFNγを分泌する．

- IFNγの抗ウイルス効果により，感染細胞でのウイルスの複製は阻害される．
- IFNγは感染細胞を殺傷するCTLとNK細胞を活性化する．
- IFNγは病原体をファゴサイトーシスし，抗原プロセシング，抗原提示を行うマクロファージを活性化する．
- IFNγはB細胞，プラズマ細胞によるIgGの分泌を促進する．IgGは細胞内に入り病原体を殺傷することはできないが，ウイルスペプチドに応答して産生された抗体は，将来同じウイルスの感染を阻止することができる．
- IFNγはTh17応答とTh2応答を抑制する．

Th1細胞で，転写因子TBX21（T-betとも呼ばれる）はIFNγ分泌とIL-12レセプターの発現を維持する．TBX21は特異的な表現型の原因である遺伝子発現プログラムを制御するため，Th1細胞における"**マスター転写因子** master transcription factor"と呼ばれる．Th1細胞において，TBX21，IFNγ，IL-12レセプターの遺伝子は，Th1表現型が最初に選択される際に転写が増強されるようエピジェネティックに修飾され，娘細胞に伝えられる．対照的にIL-17とIL-4の遺伝子は，発現停止される（後述）．免疫応答の開始時に，Th1，Th2，Th17細胞の混成細胞集団は適切なTCRをもっており，細胞内感染に応答して増殖する．初期条件が持続していれば，娘細胞のクローンは次第にTh1表現型へ偏る．

このようにTh1細胞の役割は，細胞内病原体に応答するさまざまな構成要素の調整である．病原体が生き残っている限り，Th1細胞はこの応答を維持し，場合によってはこの応答が数十年間続くこともある．また，以前排除した細胞内病原体に再暴露される際には，Th1細胞で免疫記憶が成立する．

Th1応答とTh17応答には，いくつか重複する部分がある．たとえば口腔内で増殖するカンジダはTh17応答を惹起するが，静脈内に注射されたカンジダはTh1応答を惹起する．

Th2細胞は体表面に生息する蠕虫と節足動物に対する応答を調整する．これらの体表面には，節足動物の場合は皮膚表面が，

16 免疫応答の機構と制御・T細胞の相互作用とT細胞ヘルプ

蠕虫の場合は腸管腔と気道腔がある．ヒトでどの細胞がTh2応答を開始するかはまだ明らかでないが，その細胞はおそらくパターン認識レセプターを用いて，蠕虫，節足動物，あるいはこれらの卵の物質を認識するのだろう．Th2応答を開始する細胞は，IL-5，IL-13を分泌し，抗原を認識したTh細胞でTh2応答を促進する．

IL-4，IL-5はTh2細胞により分泌される．これらのサイトカインは，マスト細胞，好酸球という特殊な自然免疫システムの細胞を活性化し，またIgEを産生するB細胞を刺激する．IL-4はまた杯細胞の過形成と粘液分泌を促進し，平滑筋細胞の肥大を誘導する．第22章で述べるように，これらのエフェクター分子はすべて蠕虫に対する防御に寄与する．IL-4はオートクライン効果とパラクライン効果があり，Th2応答を促進して，Th17とTh1応答を抑制する．この理由から，長引く蠕虫への暴露はT細胞集団をTh2表現型に分極化させる結果となる．

Th2細胞におけるマスター転写因子はGATA3である．Th2細胞では，IL-4とIL-5の遺伝子が活性化され，IFNγとIL-12レセプターの遺伝子は発現停止される．$CD4^+$T細胞にはほかの種類が存在する．たとえばTregは，十分解明された末梢性寛容の役割をもっている．Tregについては第18章で詳述する．濾胞Th細胞（Tfh）は最近になって明らかにされたサブセットである．TfhはB細胞のクラススイッチを助ける役割を担っており，またいつ，どのようにTfhが分化するかを明らかにするため，現在研究が進められている．

ボックス 16.1　エピジェネティクスとTh細胞

エピジェネティックな形質は，染色体に生じた変化に起因し，安定的に引き継ぐことができる表現型で，DNA塩基配列の変化は伴わない．Th細胞の場合，有糸分裂の間，親T細胞から娘T細胞まで継続するという意味で，Th細胞の形質は引き継ぐことができる．これらの形質は安定性があるため，一度Th1応答がウイルス感染に対応すると，免疫システムはたとえ長い期間があいても，同じウイルスに暴露されるたびにTh1細胞によって応答する．

Th1応答を形成する安定的な系列決定は，遺伝子の変化によってではなく，DNAのメチル化と遺伝子の転写を増減させるヒストンの修飾がもたらすエピジェネティックな修飾によって起こる．Th1細胞の例では，IL-12，IFNγ，TBX21の遺伝子を含む染色体領域は，転写が増加するように修飾される．対照的にIL-4遺伝子を含む領域は，転写が減少し発現停止される（図16.7）．

エピジェネティックな変化は通常環境要因により開始される．免疫システムの主な環境要因は病原体である．ある特定の病原体は自然免疫システムの細胞によるプログラムされた応答を誘導する．たとえば抗酸菌への暴露はマクロファージと樹状細胞からのIL-12分泌を誘導する．抗酸菌ペプチドに応答し同時にIL-12に暴露されるT細胞は，エピジェネティックな変化を受ける．たとえばTBX21，IFNγ，IL-12レセプター遺伝子のエンハンサーは転写因子とより接近できるようになり，関連した遺伝子はより転写されやすくなる．対照的に，Th1応答と反対のTh2応答に特徴的なサイトカインであるIL-4の遺伝子のエンハンサーは転写因子により接近しにくくなる．

時間の経過とともにIFNγはIL-12の分泌をさらに促進し，またIL-12はより多くのIFNγの分泌を次々に促進する．これらの2つのサイトカインは，Th1応答に正のフィードバックをもたらすオートクライン（自己分泌）ループを形成する．

分子レベルではTh1応答のためのドライバー因子が持続していると，エピジェネティックな変化はより定着し，表現型はより極性化する．分極化したTh細胞の同一の集団（クローン）は非常に強力となる．たとえばこれらの細胞は抗生物質抵抗性の感染を除去することができ，細胞傷害性化学療法によって殺傷できない癌細胞を排除することができる．これとは対照的に，Th細胞は必ずしも有益となるわけではなく，Th細胞のクローンは致命的な自己免疫（Th1細胞あるいはTh17細胞）あるいはアレルギー（Th2細胞）を引き起こすことがある．

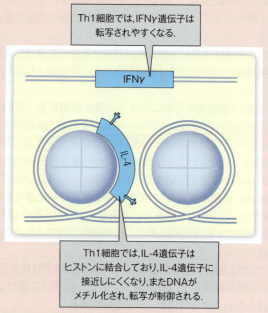

図16.7　Th1細胞におけるエピジェネティック機序
IFNγ遺伝子は転写されやすくなるように修飾され，IL-4遺伝子は発現停止となる．Th2細胞は，Th1細胞とは逆に，IL-4遺伝子が転写されやすいよう修飾され，IFNγ遺伝子は発現停止されると考えられている．

続く

ボックス 16.1　エピジェネティクスとTh細胞；続き

この状況で，Th細胞の表現型を変えるためにTh細胞のクローンを操作することは有用である．"エピジェネティック修飾に関する景観図"（図16.8）は，この手法で解決すべき課題を示している．多能性造血幹細胞がリンパ系前駆細胞に分化するまで，すでに多くのエピジェネティックな修飾が生じている．骨髄で，リンパ系前駆細胞はより多くの修飾を受け，B細胞やT細胞に成熟する．胸腺では，さらに多くの修飾を受け，CD4$^+$細胞，あるいはCD8$^+$細胞となり，最終的に末梢においてTh1細胞，Th2細胞，Th17細胞になる修飾が生じる．

細胞は，分化過程を進むにつれて谷を下り，それに従いエピジェネティックな修飾を獲得する（図16.8A）．谷と谷の間にある山は，ある集団を別の集団の性質に近づけるために乗り越えなければならないエピジェネティック修飾の障壁を表している．たとえば，分化したリンパ球が"上り坂"を戻って幹細胞を生成することは現在までに不可能であると判明している．しかし一部の状況では，Th1細胞はTh17細胞の表現型に変換され，またその逆も起こりうる（図16.8B）．また長期の免疫療法によって，Th2細胞優位の免疫応答からTh1細胞優位の免疫応答に変換することもできる（第27章）．免疫療法は通常重篤なアレルギーの治療に用いられる．しかし免疫療法において，個々の細胞あるいはそのクローンが，エピジェネティックな変換を受けた表現型をもつか，あるいはTh2細胞が殺傷されるか不活性化されることにより，新たなTh1細胞に置換されているのかは不明である．

免疫療法は長い期間を要し，またリスクがないわけではない．エピジェネティック修飾は，より簡単でより安全な薬物治療として研究されている．たとえば癌においてTh1応答を増強する薬物は有用であるのに対し，自己免疫疾患においてはTh1応答を減少させる薬物により大きな将来性がある．

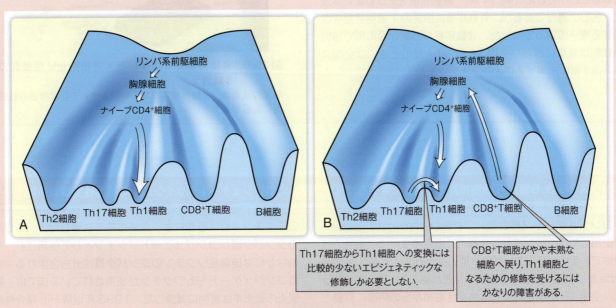

図 16.8　エピジェネティック修飾に関する景観図でのTh細胞の経路
A：Th1細胞へと分化した細胞や細胞集団がたどる経路．
B：CD8$^+$T細胞がTh1細胞へと分化する経路における障害と，Th17細胞からTh1表現型への変化が相対的にどの程度容易であるかを示している．

ボックス 16.2　B細胞-T細胞相互作用：CD40/CD154とX連鎖高IgM症候群

10か月の男児は生後6か月頃から，肺と副鼻腔の細菌感染に罹患していた．患児のIgGとIgAは低値であったが，IgMは高値であった．これらの異常は高IgM症候群と一致しており，患児のT細胞がCD154（CD40リガンド）を発現していないことによって診断が確定した．患児のT細胞は，B細胞において免疫グロブリンのクラススイッチを誘導するための適切なヘルプを提供できないため，患児の体内ではIgMだけが産生される．患児は免疫グロブリン補充療法によく反応し，肺と副鼻腔の感染の頻度は減少した．高IgM症候群はT細胞機能にも影響を与える（CD154が欠損しているため，T細胞は抗原提示細胞と正常な情報交換ができない）．

高IgM症候群の患児はとくに肝臓と胃腸管の原虫感染に罹患しやすい．この患児は実際に8歳で原虫の**クリプトスポリジウム** Cryptosporidium に感染した．幸いにも患児にはHLA型が一致する姉妹がおり，姉妹はこの患児の骨髄ドナーとなることができた（第34章）．骨髄移植を受けるまでは長く，苦しい過程であるが，骨髄移植は患児のT細胞機能を改善する唯一の望みであった．骨髄移植から数か月の間で患児の状態は着実に改善し（図16.9），11歳のときには全国スキー選手権に出場することができた．

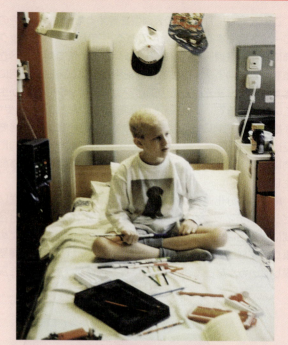

図 16.9　骨髄移植から回復したX連鎖高IgM症候群の8歳男児

患児の脱毛は，骨髄移植のために必要とされる化学療法の前処置の影響である．

ボックス 16.3　B細胞-T細胞相互作用連携に関する知見を活用したコンジュゲートワクチンによる細菌性髄膜炎予防

コンジュゲート（結合型）ワクチン conjugate vaccine を使用したワクチン接種が全国的に広まるまでは，細菌の病原体である**インフルエンザ菌b型** Haemophilus influenzae type b（Hib）に起因する髄膜炎はきわめて強い関心事であった．生後18-24か月までは病原性細菌からの防御に必要とされる効果的なT細胞非依存性応答ができないため，最もHib感染が多いのは乳児期の10-11か月頃である．重篤な症例では，神経障害を起こし，さらに死亡することもある．最初につくられたワクチンは，精製された莢膜多糖であり，約20か月未満の乳児ではよく機能しないT細胞非依存性抗原であった．さらにT細胞非依存性B細胞は免疫記憶を惹起せず，また免疫グロブリンクラススイッチもアフィニティ成熟も惹起しない．免疫応答におけるT細胞依存性免疫応答とB細胞-T細胞連携の知見により，細菌の多糖をタンパク質に共有結合させたコンジュゲートワクチンの開発につながった．このコンジュゲートワクチンは，非常に幼い乳児でも，ほかのワクチンよりはるかによい免疫応答を誘導した．いくつかのタンパク質がコンジュゲートワクチンとして使用され，そのなかには破傷風ワクチンのタンパク質成分も含まれる．このコンジュゲートHibワクチンが使用されている国では，髄膜炎の罹患率は著明に減少した．1993年以降Hib媒介性髄膜炎の罹患率は，米国の5歳未満の小児において95%減少している．

ワクチンに含まれる細菌莢膜の多糖に対する免疫グロブリンレセプターをもつB細胞は，レセプター媒介性エンドサイトーシスによりこのコンジュゲートワクチンを取り込む．コンジュゲートワクチンのタンパク質成分はプロセシングされ，クラスⅡMHC分子と結合した状態でB細胞の表面に提示される．次にクラスⅡMHC-ワクチンペプチド複合体は，適切な特異性をもつTh細胞により認識される．Th細胞はまた，細菌の多糖に対する抗体を産生するB細胞を活性化する．基本的な機序を**図16.10**に示した．

続く

ボックス16.3 B細胞-T細胞相互作用連携に関する知見を活用したコンジュゲートワクチンによる細菌性髄膜炎予防；続き

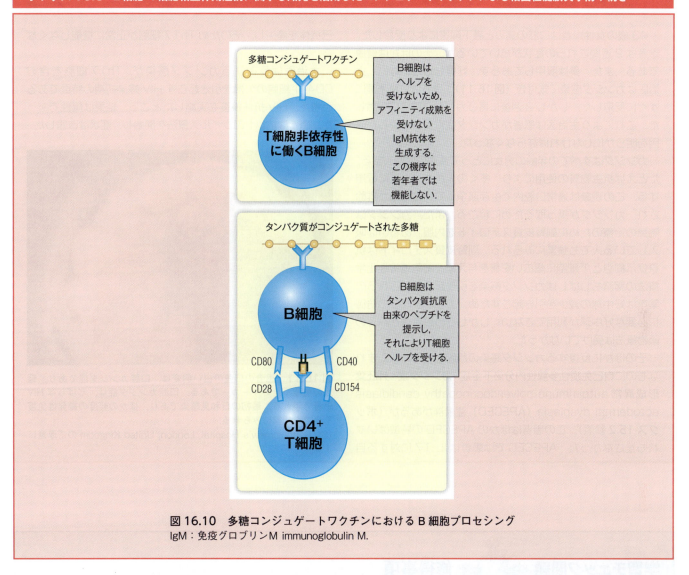

図16.10 多糖コンジュゲートワクチンにおけるB細胞プロセシング
IgM：免疫グロブリンM immunoglobulin M.

ボックス 16.4 口腔カンジダ症

43歳の女性患者は口腔の痛みと嚥下障害により受診した．患者は2週間これらの症状が続いているが，そのほかは健康である．また，薬は服用しておらず，妊娠もしていない．主治医はカンジダ感染に気付き（図16.11），患者は抗真菌薬にすぐに反応した．しかし2週後に再びカンジダ感染に罹患した．これにより主治医は患者がカンジダ症に反復感染した原因を明らかにしなければならなくなった．

カンジダはすべての年齢の男女にとって共通の問題である．たとえば抗生物質の使用により，多くの人がカンジダに罹患する．この現象は通常口腔内で生存競争している細菌が排除され，カンジダが乗っ取るために起こる．また，カンジダは喘息の治療のために副腎皮質ステロイドを内服，あるいは吸入している人でも頻繁にみられる．副腎皮質ステロイドは抗原提示細胞とT細胞に幅広い影響を与える．細胞傷害性化学療法の薬剤もしばしばカンジダ感染を引き起こす．これらの薬剤は好中球の減少を引き起こすため，カンジダからの防御に必要な好中球が利用できない．しかしこの患者はこれらの薬物療法は受けていなかった．

そのほかに反復するカンジダ感染の原因として非常にまれなものに**自己免疫性多腺性内分泌不全症-カンジダ症-外胚葉形成異常** autoimmune polyendocrinopathy candidiasis ectodermal dysplasia（**APECED**）症候群があるが（**ボックス 15.2** 参照），この患者はほかのAPECEDの特徴はいずれも呈さなかった．APECEDでは患者はIL-17に対する自己抗体を産生し，そのためTh17細胞が正常に機能しなくなる．

主治医は反復するカンジダ感染が，Th17細胞を含むCD4⁺T細胞の欠損を引き起こすHIV感染初期の特徴であると考え，HIV抗体検査を実施したところ，結果は陽性であった．患者は抗レトロウイルス療法を開始し，症状は改善した．

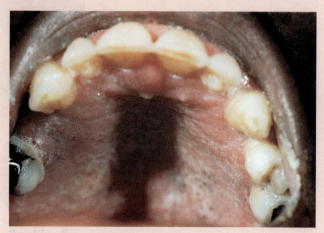

図16.11 患者の口蓋の白い病変は，口腔カンジダ症であり，軽度の免疫不全のマーカーである．口腔カンジダ症は，しばしばHIV患者で現れる，最初の日和見感染であり，ほかの軽度の続発性免疫不全でも頻繁にみられる．
(St. Bartholomew's Hospital, London, United Kingdom のご厚意による．)

学習チェック問題 修得事項

1. ナイーブB細胞とナイーブT細胞が，どのように抗原提示細胞との細胞間相互作用により感作されるかについて述べなさい．
2. Th1応答，Th2応答，Th17応答の差異の概要を述べなさい．
3. エピジェネティクスの定義を述べ，Th細胞のエピジェネティック修飾の例を挙げなさい．
4. 多糖コンジュゲート（結合型）ワクチンがどのように防御反応を誘導するかについて述べなさい．

免疫記憶とホメオスタシス

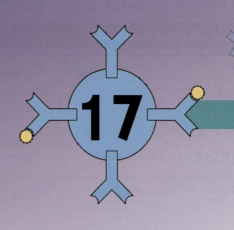

17

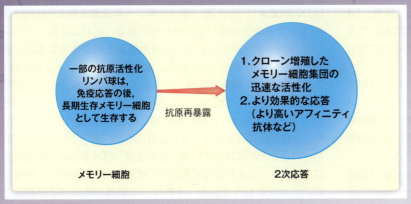

| メモリー細胞 | 2次応答 |

　適応免疫システムの特徴の1つは，抗原との遭遇を記憶していることである（第2章）．上記の概要図で示すように，本章はメモリー細胞がどのようにできるか，また記憶応答がどのように生成されるかについて述べ，また病原体に再び遭遇した個体にとっての免疫記憶の利点を説明する．免疫記憶は感染性微生物からの防御に非常に重要であり，その後の病原体との遭遇時に宿主の2次免疫応答を開始する．この2次免疫応答はすでに第2章で述べたように，以下の特徴がある．

- 迅速である（日単位ではなく時間単位）
- 強力である．より多量の抗体の産生と，より高いアフィニティをもつ特異的な抗体の産生が特徴である（図2.7）
- 特異的である．たとえばT細胞ヘルプの場合はTh1あるいはTh2，免疫グロブリンの場合にはIgGあるいはIgEとなる

　第2，4章（第25章も参照）で解説したように，ワクチン接種は免疫記憶を利用している．天然痘とポリオ（急性灰白髄炎）などの感染症に対するワクチンは，医学で最も重要な成果の1つである．衛生状態と公衆衛生の改善とともに，ワクチンは数え切れないほどの命を救い，世界中の何百万もの人々の生活の質を著明に改善する役割を果たしている．ワクチンの大成功は免疫記憶の存在を利用することから生まれた一方で，免疫記憶がどのように確立され，維持されるかについては，まだ理解すべきことが多くある．本章では長期免疫記憶に関して最も重要な事項について概要を示す．

■ 長期免疫記憶

　長期免疫記憶 long-term immunologic memory は，ずっと以前に遭遇した抗原に対して，強力でより効果的な免疫応答を生成する能力を指す．長期免疫記憶はクローン増殖した抗原特異的なB細胞とT細胞によるものだと考えられる．これらのリンパ球は，長い間，また場合によっては一生涯，休止状態で生存する．たとえば50年前に天然痘（ボックス25.1）に対するワクチン接種を受けた人の体内にワクシニアウイルス特異的なT細胞が存在することが明らかとなっている．離島集落に住んでいる人々の研究から，麻疹ウイルスに対する抗体による防御が65年以上の間持続することが示された．

B細胞の免疫記憶

　抗原によって活性化されたナイーブB細胞は，抗体を分泌するエフェクターB細胞（プラズマ細胞）に分化する（第14章）．1次応答ではプラズマ細胞は，比較的低いアフィニティの抗体を分泌するのに対して，2次応答ではより高アフィニティの抗体を分泌する．

　抗原への最初の暴露後，抗体は何か月にもわたりプラズマ細胞によって分泌される．これは病原体が体内に侵入するときに抗体が存在することを意味するので有用である（ボックス17.1）．

　体細胞高頻度突然変異は，抗原に対して高いアフィニティをも

17 免疫応答の機構と制御・免疫記憶とホメオスタシス

表17.1 抗体応答の特徴

	1次応答	2次応答
応答までの日数	5-10日	1-3日
抗体クラス	主にIgM	IgG, IgA, IgE
抗原に対するアフィニティ	低い	高い

Ig：免疫グロブリン immunoglobulin.

表17.2 ナイーブT細胞とメモリーT細胞の特徴

	ナイーブT細胞	メモリーT細胞
応答速度	遅い（リンパ節に存在する応答細胞）	より速い（組織に存在し、エピジェネティックな修飾を受けた応答細胞）
応答の強さ	弱い（低頻度の応答細胞）	強い（高頻度の応答細胞）
応答の特異性	なし	Th細胞に特有の表現型と組織分布を示す可能性がある

つ結合部位をつくるために，2次応答の間に起こる（第6，14章）．免疫グロブリンクラススイッチは1次応答の間に起こりうるが，基本的に1次応答の抗体の大部分はIgMであるのに対し，2次応答の抗体はIgG，IgA，IgEとなる（**表17.1**）．

時間の経過とともに抗体量は減少し，メモリーB細胞は病原体に再暴露する際に新しい抗体を分泌することを要求される．メモリーB細胞は，可変領域の遺伝子断片に突然変異（**体細胞高頻度突然変異** somatic hypermutation）が生じて，より効果的な抗体を生成する活性化B細胞に由来する（**図17.1**）．

メモリーB細胞は，一連の体細胞突然変異によって生じるより高いアフィニティの抗原レセプターを保持する．その後の抗原暴露の際には，ナイーブB細胞ではなく，メモリーB細胞が応答する．これは，小児期に麻疹ウイルスなどの病原体に暴露された人が以降その病原体に再暴露されると，これらの個体は病原体の抗原性をもつ別のエピトープには応答せずに，病原体の同じエピトープに応答することから明らかとなった．この知見は，2回目以降の抗原暴露は新しいナイーブ細胞の分化を誘導するのではなく，既存のメモリー細胞を活性化するということと一致している．宿主にとっての利点は，より迅速に，より高いアフィニティの応答である2次応答が生成されることである．このため感染は新たに1次応答を生成した場合よりも，速く排除される．

T細胞の免疫記憶

メモリーT細胞は感染に対する1次応答の間に生成される．メモリーT細胞がエフェクターT細胞になる前の活性化されたT細胞から生成されるのか，あるいはメモリーT細胞がエフェクターT細胞から産生されるのか，あるいはこれらの両方から生成されるかは明らかになっていない．メモリーT細胞の表現型を獲得するうえで，T細胞はかなりのエピジェネティック修飾を受け，非常に特殊な遺伝子発現のパターンを呈する．T細胞増殖の間，これらの遺伝子発現パターンは，娘細胞に引き継がれる．第16章では，これらのエピジェネティック修飾がどのように獲得されるかについて説明した．

T細胞の免疫記憶の基本的な特徴は，より速く，より強く，より特異的な感染に対する応答である（**表17.2**）．メモリーT細胞はいくつかの理由によって，ナイーブT細胞よりも迅速に感染に応答することができる．理由の1つは，ナイーブT細胞が

ほかの組織よりリンパ節（第13章）へ再循環するよう仕向けるL-セレクチンを発現しているためである．これにより，ナイーブT細胞は樹状細胞などの抗原提示細胞と相互作用するのに最適な場所に位置することになる．対照的に，メモリーT細胞は，エフェクターT細胞と同様，さまざまな細胞接着分子を発現するため，さまざまな組織に入ることができる．したがって，メモリーT細胞は感染発生時の最前線に位置することができる．加えて，生じたエピジェネティックな修飾は，遺伝子がより速く転写されることを意味している．たとえば，サイトカインの遺伝子は，ヒストンによりゆるく巻かれて配置されているので，転写が起こりやすくなっている．メモリーT細胞が感染時に最前線の組織に存在し，またサイトカイン遺伝子がエピジェネティックに修飾されているので，メモリーT細胞は迅速に感染に応答する．

メモリーT細胞プールに抗原特異的レセプターをもつ多くのT細胞が存在するため，メモリーT細胞応答は，1次応答より強力である．胸腺においてTCR遺伝子はランダムに再構成される．ポジティブセレクションとネガティブセレクションを経て，あるT細胞が特定のペプチド抗原を認識する可能性は1万分の1から10万分の1の範囲であり，非常に低い割合である．1次応答では特異的なT細胞が増殖し，ピーク時の細胞数は1万倍まで増加する．これらの多くの細胞はアポトーシスによって死滅する一方で（**図17.1**参照），長期免疫記憶を担う特異的なT細胞の生存頻度は100分の1から1,000分の1の割合となる．

メモリーT細胞の応答は1次応答より特異的である．これは主にCD4$^+$Th細胞にあてはまり，メモリー細胞になるときには，これらの細胞はTh1，Th2，Th17，またほかの表現型を獲得する．これらの表現型は，再循環のパターンを制限するとともに，非常に特異的なパターンの応答を引き起こす．たとえばインフルエンザウイルスに対して特異的なTh1メモリー細胞は，必要とされる肺で豊富にみられる傾向がある．

第16章で解説したように，T細胞非依存的に働くB細胞の免疫記憶は，乳児期後半まで成熟しない．このためヒトは生後2年間の感染の罹患率が最も高い．2歳-約20歳までは，T細胞とB細胞の免疫記憶が次第に形成され，感染に罹患する確率は中等度となる．ヒトが多数の感染に罹患しないようになるのは，20歳以降である．おそらく個々のメモリー細胞が存在し続けるのではなく，T細胞クローンとその娘細胞が生存することによっ

て，T細胞の免疫記憶は少なくとも50年間続く（第25章の天然痘ワクチンの後の免疫を参照）．残念なことに，約60歳以降は免疫の老化が起こり（第33章），感染率が再び増加する．

■ リンパ球のホメオスタシス

これまでに遭遇したあらゆる外来抗原に対する免疫記憶を保持することができると仮定すると，たとえそれぞれの免疫応答で生成するメモリー細胞が少なかったとしても（通常相当数存在する），結局はこれらの細胞を維持するのに適した身体部位が利用できるかという課題がある．血液とリンパ組織の空間は限られている．幸いにもほかのリンパ球と同様に，大部分のエフェクター細胞とメモリー細胞はプログラム細胞死（アポトーシス）により，やがて死滅する．アポトーシスの機序は，本章の後半で触れ，また第22章でも詳述する．アポトーシスによって，新しい抗原に

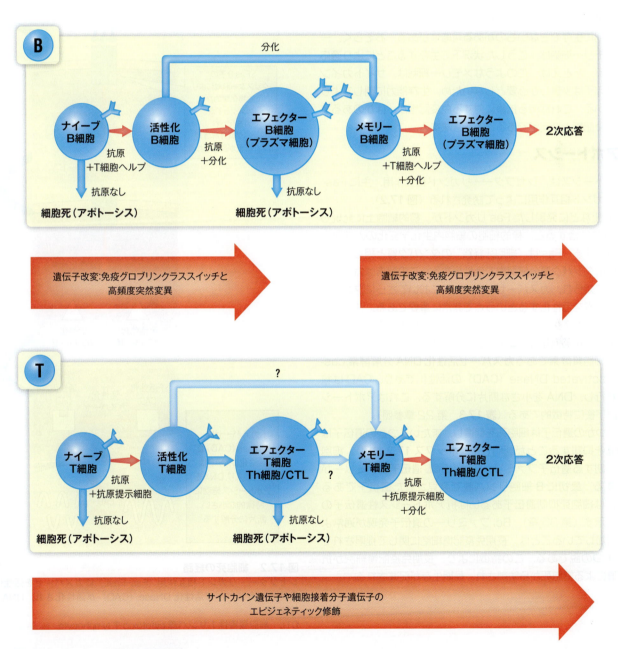

図17.1　メモリー細胞の分化経路
B細胞分化の間には遺伝子改変が生じるが，T細胞分化の間には，ナイーブT細胞段階の後のエピジェネティック修飾のみ生じる．
CTL：細胞傷害性Tリンパ球 cytotoxic T lymphocyte, Ig：免疫グロブリン immunoglobulin, Th：ヘルパーT細胞 T-helper cell.

対する1次応答でのリンパ球の活発なクローン増殖と，リンパ球に適した限られた部位でのメモリー細胞維持の間のバランス（ホメオスタシス）が維持される．

抗原が排除され，刺激分子とT細胞増殖因子であるIL-2の量が減少すると，大部分の活性化エフェクター細胞は死滅する．これらの現象がなくても，アポトーシス促進性のタンパク質の量が増加し（**ボックス17.2**参照），エフェクター細胞はアポトーシスによって死滅する．

抗原特異的なメモリー細胞クローンはより長期間生存する．これらのメモリー細胞が生存するためには，メモリー細胞は空間とサイトカインなどの増殖因子を求めて競合しなければならない．これらの供給が有限であれば，抗原に遭遇したメモリー細胞のなかには長期に生存できないものがある可能性がある．おそらく，一部のメモリー細胞は，こうした状況下で生存することにより適応している．たとえば，このようなメモリー細胞は，サイトカインと増殖因子は少量しか必要としないため，生存能力に関してより優れている．これはある抗原に対する免疫記憶が，ほかのある抗原の免疫記憶より安定であることを意味する．

■ アポトーシス

アポトーシスは，レセプター-リガンド相互作用，主にFas-Fasリガンド相互作用によって誘発される（**図17.2**）．

CTL上などに発現したFasリガンドが，標的細胞上に発現したFasに結合すると，標的細胞の細胞内生化学変化のカスケードを誘発する．Fasは"細胞死経路"のタンパク質と相互作用し，最終的にタンパク質分解酵素を活性化する．この酵素はカスパーゼとして知られ，カスパーゼカスケードにおいてさらにタンパク質分解酵素を活性化するという点で非常に重要である．このタンパク質分解カスケードは，細胞活性化のリン酸化カスケードにやや類似している（第11章）．カスパーゼカスケードの重要な段階は，細胞質酵素である**カスパーゼ活性化DNA分解酵素** caspase-activated DNase（CAD）の活性化であり，CADは核へと移行し，DNAを小さな断片に分解する．これはアポトーシスの終了後に特徴的である（**表17.3**，第22章参照）．

いくつかの遺伝子は細胞死を促進し，またいくつかの遺伝子は細胞死を抑制することが判明した（**ボックス17.2**参照）．細胞死を抑制する遺伝子ファミリーには，*BCL*遺伝子ファミリーが存在する．最初にB細胞リンパ腫で発見された遺伝子である*BCL2*は細胞死抑制遺伝子あるいは抗アポトーシス性遺伝子の特徴を示す（第35章）．Bclファミリーの遺伝子発現が通常よりも増加していることは，長期免疫記憶細胞に関して提唱されてきた1つの説である．この特徴により，長期免疫記憶細胞が抗原誘導による細胞死から防御され，長期生存が促進される．

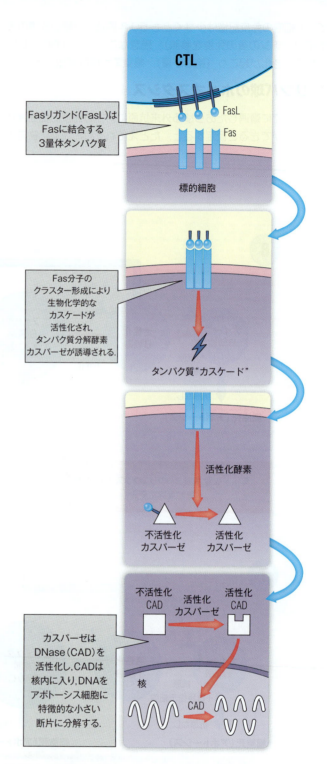

図17.2 細胞死の経路
レセプター-リガンド相互作用（Fas-FasL）はカスパーゼを活性化し，最終的にカスパーゼ活性化DNase（CAD）が活性化され，DNAを分解する．
CTL：細胞傷害性Tリンパ球 cytotoxic T lymphocyte．

ボックス 17.1　医学校への入学：免疫記憶

Annie と Belinda の 2 人は医学校へ入学した．就学するためには 100 mIU/mL 以上の B 型肝炎ウイルス抗体が必要である（規則は国により異なる）．Annie は初めてのワクチン接種として 3 回の注射を，6 週前に完了した（図 2.7 参照）．血液検査では抗体レベルが 135 mIU/mL であることを示したため就学が許可された．

Belinda は 4 年前の夏に実験助手として働いていたとき，B 型肝炎のワクチン接種を受けた．そのときは血液検査では 180 mIU/mL の抗体レベルを示した．しかし再び学校でスクリーニング検査を受けると，抗体レベルは 43 mIU/mL に減少していた．Belinda は追加（ブースタ）ワクチンを受け，2 週後に抗体レベルは 380 mIU/mL まで増加したため就学が許可された．

針刺し事故による B 型肝炎から守るために，抗体は高レベル（本例では 100 mIU/mL 以上）で血液に存在する必要がある．3 回の B 型肝炎ワクチン接種により，ほとんどの人はこの基準に達するが，抗体量は時間とともに減少することがある．ブースタワクチンはメモリー B 細胞にプラズマ細胞への成熟を誘導し，再び抗体を分泌し始める．これが免疫記憶応答であり，1 次応答より高い抗体のレベルがより速く得られる．

ボックス 17.2　アポトーシス：プログラム細胞死

アポトーシス apoptosis は過剰な細胞，あるいは傷害を受けた細胞を除去するための機序である．アポトーシスは進化的に保存された過程で死にゆく細胞によって開始され，制御された細胞破壊を示す．アポトーシスを促進，あるいは抑制するいくつかの遺伝子が同定されている（表 17.3）．たとえば抗アポトーシス遺伝子は，通常より長い生存期間という特徴をもたらし，最も重要なものは *BCL2* である．*BCL2* は，細胞のいわゆるアポトーシス閾値を上げることにより作用すると考えられており，Bcl-2 タンパク質を発現している細胞に必要とされるアポトーシスイニシエーター（開始因子）の量は，Bcl-2 がない場合より多い．

BCL2 遺伝子はもともとヒトの 14 番染色体と 18 番染色体の染色体転座に関与する哺乳動物の癌遺伝子として発見され，この染色体転座は 70％ 以上のリンパ腫で検出される．染色体転座により Bcl-2 発現が増加し，結果として生じる B 細胞系腫瘍細胞にアポトーシスに対する相対的な抵抗性を与える（第 35 章）．

表 17.3　細胞死抑制遺伝子と細胞死促進遺伝子

抗アポトーシス遺伝子 （細胞死抑制遺伝子）	アポトーシス促進性遺伝子 （細胞死促進性遺伝子）
BCL2	BAX
bcl-XL	BAK1
BCL2L2	BCL2L11

学習チェック問題　修得事項

1. 免疫記憶の人為的導入（ワクチン接種）による主な成功例を挙げなさい．
2. 1 次免疫応答と 2 次免疫応答の大きな差異を挙げなさい．
3. メモリーリンパ球の分化経路のモデルを図解しなさい．
4. メモリーリンパ球とナイーブリンパ球を区別する定性的，定量的変化を挙げなさい．
5. アポトーシス経路の主要な特徴を図解しなさい．
6. メモリー細胞が生存するのを助けるメモリー細胞の特性を挙げなさい．

18 免疫システムの制御

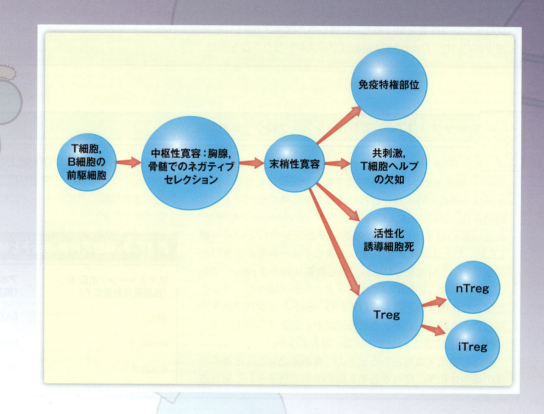

免疫システムは重篤な感染を阻止し，根絶することができ，また第35章で解説するように腫瘍も除去することができる．これらの目的を達成するために，免疫システムは強力なエフェクター機構を発達させた．免疫システムが制御されないときは，著しい傷害を引き起こす可能性があり，また自己に対して免疫応答が制御されないと自己免疫疾患を引き起こす．たとえば1型糖尿病，関節リウマチ（RA）などの自己免疫疾患は，寿命を10年間短縮させ，また生存中には著しい症状を引き起こす．さらに無害な環境物質への免疫応答は，アレルギーを引き起こすことがある．最も重篤なアレルギー反応であるアナフィラキシーにより，米国では1年間に数百人が死亡する．これらの例は，免疫応答が制御されないとどのような問題が起きるかを示している．本章では免疫を制御する機序について解説する．

■ 寛 容

免疫システムは自己抗原と無害な環境抗原に寛容である．**寛容** tolerance とは，免疫システムが認識し，攻撃しうる分子に対しての非応答性状態と定義される．言い換えると，自己抗原や無害な環境抗原に対するレセプターは，レセプター遺伝子再構成の間に生成されるが，これらを発現する細胞は，積極的に殺傷されるか，機能しないようにされる．

自己免疫やアレルギーによる傷害を阻止するための複数の"チェックポイント checkpoint"を上記の概要図に示す．自己抗原への寛容は，胸腺と骨髄の**中枢性寛容** central tolerance と，それ以外の組織の**末梢性寛容** peripheral tolerance によって獲得される．末梢性寛容はさまざまな機序があり，その一部は

免疫応答の機構と制御・免疫システムの制御

表 18.1　B細胞とT細胞の寛容の主な特徴

	B細胞	T細胞
中枢性寛容	骨髄：自己抗原を認識するB細胞はアポトーシスを受ける	胸腺：ポジティブセレクションにおける自己MHC認識の失敗はアポトーシスによって細胞が死滅する原因になる
		胸腺：高アフィニティで自己ペプチドと自己MHCを認識する細胞はアポトーシスにより死滅するか、Tregになる
末梢性寛容	T細胞ヘルプ（タンパク質抗原の場合）の欠如は、アナジーを誘導する	免疫特権部位
		共刺激の欠如はアナジーを誘導する
		反復性抗原暴露、あるいは高用量抗原暴露は活性化誘導細胞死を誘導する
		Treg

MHC：主要組織適合遺伝子複合体 major histocompatibility complex, Treg：制御性T細胞 T-regulatory cell.

第15章で簡単に述べた．無害な環境抗原は胸腺や骨髄では発現されないため、これらへの寛容は末梢性寛容によって獲得される．

寛容の機序はB細胞とT細胞でわずかに異なっている（**表18.1**）．寛容の機序は必ず効果的であるというわけではない．糖尿病、関節リウマチなどの自己免疫疾患やアレルギーがよくみられるということは、中枢性寛容と末梢性寛容の機序がしばしば破綻していることを示している．これらの機序を理解することは、これらの疾患の治療を理解するのに役立つ．本節では中枢性寛容と末梢性寛容の機序について解説する．

中枢性寛容

骨髄で自己抗原を認識する未熟B細胞は、ネガティブセレクションを受けて、アポトーシスによって死滅する．胸腺でのT細胞の過程はより複雑である．自己MHCを認識しない胸腺細胞は、ポジティブセレクションで生き残れず、アポトーシスによって死滅する．しかし高アフィニティで自己ペプチドと自己MHCを認識する胸腺細胞のほとんどは、アポトーシス（ネガティブセレクション）によって死滅する．自己ペプチドと自己MHCを認識する一部のCD4$^+$胸腺細胞は、Tregとなる（**図15.3**参照）．これらの機序によって、胸腺細胞の95-99%は胸腺での選択過程の間に死滅する．制御性T細胞以外の胸腺から出た細胞は、自己ペプチドと自己MHCを高アフィニティで認識しない．胸腺から出たナイーブT細胞は、第2のチェックポイント、つまり末梢性寛容の対象となる．

末梢性寛容
免疫特権部位

免疫特権部位は免疫応答を生じず、抗原に寛容になる部位である．T細胞は免疫特権組織を循環しない．さらに免疫特権部位に拡散する免疫グロブリンは有意な量ではない．免疫特権組織には中枢神経系、眼、生殖器官があり、免疫システムに対して物理的バリアをもつ組織である．たとえば免疫グロブリン分子が血液脳関門を通過して拡散することは難しいため、脳脊髄液（CSF）のIgG濃度は血液の100分の1未満となる．さらに、免疫特権組織内では共刺激分子の濃度は低く、T細胞活性化は生じない．そして、Fasリガンド（FasL）は、いくつかの免疫特権部位で発現され、FasLは免疫特権組織内に侵入するT細胞にアポトーシスを誘導する．

免疫特権は、ホメオスタシスが維持されている状態においてのみ機能する．これらの器官が外傷による損傷や感染による炎症を誘発すると、常在性マクロファージは組織から所属リンパ節まで抗原を輸送し、それまで制御されていた免疫応答を引き起こす．さらに、自然免疫システムによって誘発される炎症は、**細胞接着分子** cellular adhesion molecule（CAM）の発現に影響を与えるため、T細胞はこれらの器官を通って再循環するようになる．

胎盤と胎児は特殊な免疫特権組織で、T細胞は胎盤に入ると機能できなくなる．他方、IgGは、胎盤を通って能動的に輸送され、成長している胎児へと届けられる．

共刺激あるいはT細胞ヘルプの欠如．第16章で説明したように、T細胞活性化には共刺激が必要である．共刺激は通常は、抗原提示細胞あるいは感染に反応する周囲のほかの細胞により提供される．T細胞が共刺激なしでMHC分子上に提示される抗原を認識すると、T細胞は応答せず、アナジーと呼ばれる休止状態になる（**図18.1A**）．

アナジー状態のT細胞は死滅せず、しばらくの間生存する．それ以降に共刺激が提供されると、アナジーの状態は覆り、T細胞は完全に活性化する．これはワクチンにとって重要な意味がある．タンパク質抗原だけで構成されるワクチンは、あまり効果的でない．なぜならタンパク質は抗原提示細胞によってプロセシングされ、そのペプチドがCD4$^+$T細胞によって認識されても、共刺激は得られず、免疫応答が起こらないからである．これに対処するためにワクチンにアジュバントが加えられる．アジュバントは自然免疫システムを刺激して共刺激を提供し、ワクチンの"**免疫原性** immunogenicity"を向上させる物質である．多くのワクチンは非常に弱いアジュバントを使用し、水酸化アルミニウムやミョウバンなどがB型肝炎ワクチンで使用されている．将来的には、高い免疫原性をもつワクチンを作製するためにより強力なアジュバントが開発されるだろう（第25章）．

T細胞非依存的に働くB細胞は、T細胞ヘルプがなくても多糖に対して応答することができる（第14章）．しかしタンパク質抗原に反応する大部分のB細胞は、T細胞ヘルプを受けないとアナジーとなる（**図18.1B**）．そのため、Th細胞が寛容によってヘルプを提供できないと、同じ免疫応答に関与するB細胞はアナジーとなる．

活性化誘導細胞死

活性化誘導細胞死は同じ抗原に繰り返し暴露されたT細胞で起こる．これらのT細胞はFasとFasLを発現するようになり、自分自身を殺傷するか近傍の細胞によって殺傷され、T細胞レ

18 免疫応答の機構と制御・免疫システムの制御

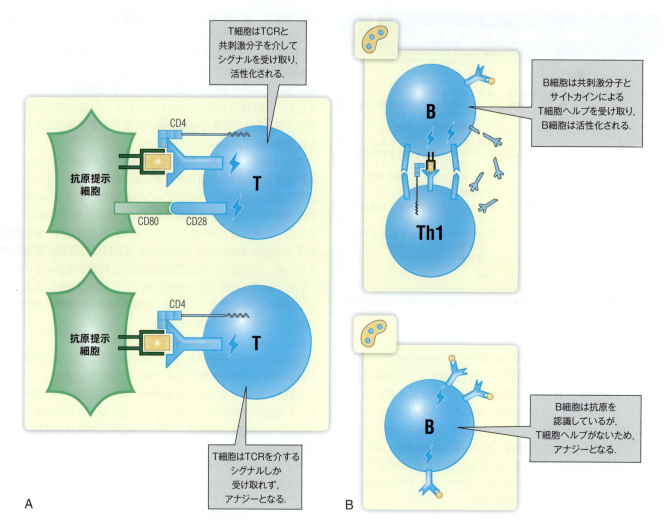

図 18.1　共刺激の欠如により T 細胞はアナジーとなり (A)，また T 細胞ヘルプの欠如により B 細胞はアナジーとなる (B)．Th1：T ヘルパー 1 T-helper 1.

パートリー（レパトア）から不可逆的に失われる（**図 18.2**）．最終的には応答している T 細胞クローンは永久的に取り除かれることとなる．

制御性 T 細胞

Treg は抗原特異的な方法で末梢性寛容を発現させる．ほかの CD4$^+$T 細胞と同様に，Treg はクラス II MHC と抗原性ペプチドに特異的な抗原レセプターをもつ．Treg は自己抗原と無害な環境抗原に対する特異性をもっており，自己免疫とアレルギーを防ぐ役割をもつ．

2 種類の Treg を **図 18.3** に示した．**内在性 Treg** natural Treg (nTreg) は，胸腺での T 細胞成熟の間に生成される．nTreg は胸腺細胞が高アフィニティで自己抗原とクラス II MHC を認識すると，生成される（**図 15.3 参照**）．この状況では，マスター転写因子である FOXP3 が活性化されている可能性がある．FOXP3 は胸腺細胞を Treg 分化経路に導く遺伝子を制御する．nTreg は胸腺で分化するが，末梢性寛容で機能する．

誘導性 Treg inducible Treg (iTreg) は，特殊な状況では末梢のナイーブ T 細胞から分化する．たとえば胃腸管で，TGFβ は上皮細胞と樹状細胞により分泌される．腸間膜リンパ節のナイーブ T 細胞が抗原刺激の間に TGFβ に暴露されると，ナイーブ T 細胞は iTreg に成熟しうる．この過程は **経口寛容** oral tolerance と呼ばれる（**ボックス 18.2 参照**）．経口寛容の利点は，食物や無害な腸細菌由来のペプチドは免疫応答を誘発しないということである．また iTreg は抗原暴露が繰り返されると誘導される．ほかの例として，免疫抑制薬は初めて抗原を認識するナイーブ T 細胞を iTreg にさせる．これは移植においてかなり有益であり，さらに免疫応答の抑制が望ましいほかの医療分野にとっても重要である．このため iTreg の研究は急速に発展しており，ここでは詳述しないが，Treg のサブセットと考えられている Th3 細胞と Tr1 細胞の存在が明らかとなっている．

Treg は抗原を認識すると，IL-10 や TGFβ を分泌することによって近傍の T 細胞を抑制することができるが，ほかの機序も関与している可能性が高い．たとえば nTreg は直接接触する

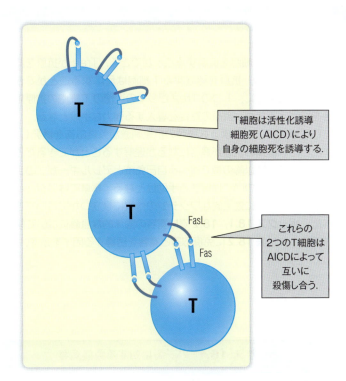

図 18.2 活性化誘導細胞死 activation-induced cell death (AICD) は，T 細胞に Fas と FasL を用いて自身かほかの細胞を殺傷させる．Fas と FasL はそれぞれ 3 量体タンパク質である．

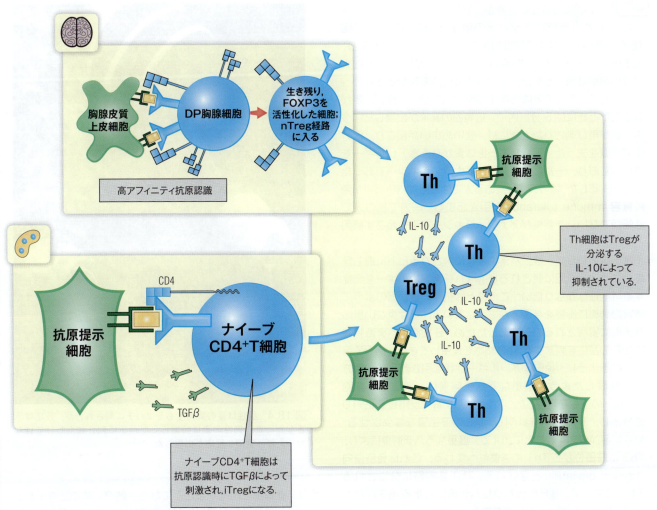

図 18.3 左上：内在性 Treg natural T-regulatory cell (nTreg) は胸腺で生成され，誘導性 Treg [induced T-regulatory cell (iTreg)] は腸間膜リンパ節で生成されている．右：Treg は IL-10 の分泌により近傍の Th 細胞を抑制する．
DP：ダブルポジティブ double positive, TGFβ：トランスフォーミング成長因子β transforming growth factor β.

18 免疫応答の機構と制御・免疫システムの制御

ことによってT細胞を抑制することができる．Tregが抗原を認識する近傍では，抗原を認識するT細胞は反応することができない．このように，1つのTregが多くの近傍のT細胞の抗原応答を抑制するため，抗原の寛容を導入する強力な手段となる．

ここまでで，どのような種類の抗原刺激が免疫応答を誘発し，またどんな種類の抗原が寛容になるか理解することができるだろう．このことは以降の章で述べる自己免疫とアレルギーがどのように起こるかについて理解する手助けとなる．本章ではアジュバントがどのように効果的なワクチンの作製に役立つかについて述べた．**ボックス18.1**，**18.2**では寛容の臨床的な意義について解説する．また**表18.2**に免疫応答と寛容を誘導する因子を示す．

表18.2 免疫寛容あるいは免疫応答を誘導する因子

因子	免疫寛容	免疫応答
量	大量は胸腺や骨髄でネガティブセレクションを誘導する	中程度の量
暴露頻度	長期間にわたる頻回の暴露はAICDを誘導する	少ない暴露
経路	経口	筋肉内，皮下
共刺激	なし	アジュバントにより誘導される共刺激

AICD：活性化誘導細胞死 activation-induced cell death.

ボックス18.1 ハチ毒に対する免疫寛容

50歳の男性は5年前，新しい趣味として養蜂をはじめ，裏庭にミツバチの巣を2つもっている（**図18.4**）．男性は養蜂用の防御服を着るのを忘れることがあり，毎年夏にはミツバチに20回ほど刺されていた．刺された大部分の刺傷は痛かったが，ミツバチに免疫応答を示さなかった．一方で，男性の妻は毎年1回刺されていた．昨夏，妻が刺されたときには5分以内に，広範囲の発疹が出現した．今年，妻が再び刺されたときには，強いめまいが起こり，5分後に意識を失った．アレルギー医は妻がハチ毒アレルギーを発症しており，一番最近の発作はアナフィラキシーであったことを確認した（第27章）．ある人では頻回なハチ刺傷が**免疫寛容** immune tolerance を引き起こし，一方で別の人では頻回でないハチ刺傷がアナフィラキシーを引き起こす原因となるのはなぜか．

ハチ毒アレルギーは，ハチにまれに刺されるヒトに最も発症しやすい．頻回に刺されるヒトはハチ毒アレルギーを発症する可能性はかなり低い．このことは抗原の量がどのように寛容の誘導に影響を与えるかを示している．妻は少ない量のハチ毒に暴露されるのみであったため，B細胞にハチ毒特異的IgEの産生を刺激するTh2細胞を産生してきた．第27章で述べるように，IgEはアレルギー症状を引き起こす．他方彼が経験したような度重なるハチ刺傷は，制御性T細胞（Treg）の産生を刺激した．Tregはハチ毒に反応してIL-10を分泌し，Th2細胞を抑制し，IgEの産生量を減少させる．免疫寛容が成立することに加えて，度重なるハチ刺傷により，Th2応答優位からTh1応答優位へ変わる．これは**免疫偏向** immune deviation と呼ばれる．Th1応答時に分泌されるIFNγによって，IgEの代わりにハチ毒に対するIgGが産生され，抗アレルギー効果に寄与する．

度重なる抗原刺激により，免疫寛容と免疫偏向が引き起こ

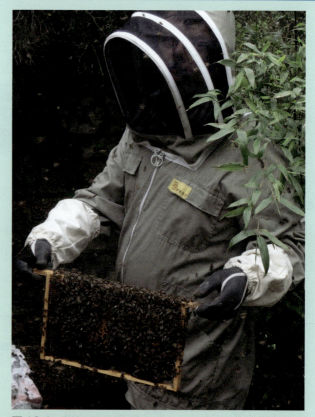

図18.4 男性は夏の間何度もミツバチに刺されたが，反応は示さなかった．男性の妻は頻繁にミツバチに刺されたわけではなかったが，重篤な反応が出現した．

され，養蜂家を防御することになる．第27章で記述するように，同様の過程がアレルゲン免疫療法において臨床的に使用されている．

ボックス 18.2　経口寛容

経口寛容 oral tolerance は，経口経路への抗原の事前投与による免疫応答の特異的な抑制と定義される．ヒトの腸は毎日タンパク質により攻撃されている．これらには，食事に含まれるタンパク質や腸に生息している何兆もの無害な常在細菌に由来するタンパク質が含まれる．その多くは腸管腔でアミノ酸に完全に消化されず，タンパク質やペプチドの状態で吸収される．免疫システムがこれらの無害だが抗原となりうるものに対して寛容になることは重要である．

腸管関連リンパ組織 gut-associated lymphoid tissue（GALT）は，体のほかの部分のリンパ組織とは異なっている．腸上皮は無害な腸の細菌との接触に応答してTGFβを分泌する．TGFβは腸において2つの重要な役割を果たす．TGFβ存在下で腸や腸間膜リンパ節で抗原に感作されたナイーブT細胞は誘導性Treg（iTreg）に成熟する．iTregは抗原に対するあらゆるT細胞反応を抑える．

一方で，TGFβ存在下で未熟B細胞が腸で抗原に応答して抗体を産生する場合，IgA分泌へクラススイッチする．第13章で述べたように，IgAは感染から粘膜表面を防御する重要な役割を担っている．ほとんどの病原体は，腸から体内に入り，IgAはこれらに対するバリアとして働く．ほかのクラスの抗体と異なり，IgAは全身性免疫応答を惹起せずに病原体が体内に侵入するのを阻止する．このようにGALTは，危険をはらむ全身性反応を刺激することなく，iTregとIgAの産生によって抗原に対して応答する．これは経口寛容の基礎である．

経口寛容はその安全性，投与の容易さ，抗原特異性によりさまざまな臨床の場で寛容を誘導する手段として，広範囲に研究された．たとえば自己免疫疾患における自己抗原，あるいはアレルギーにおける環境抗原に対する応答を遮断することに非常に役立つ．また治療に使用されるタンパク質（血友病の治療に用いられる第Ⅷ因子など）に寛容を誘導することにも役立つ．

動物実験ではさまざまな症状に対し一部効果を発揮してきた．しかし多数のヒト臨床治験では，これまで非常に限られた成果しか得られていない．たとえば花粉を舌下投与すると，花粉症（花粉に対するTh2媒介性アレルギー）は改善した（舌下免疫療法；第27章参照）．これは一部はiTregによるものであり，また一部はTh2応答をTh1応答に切り替える（免疫偏向）ことによるものである．また別の例として，非常に初期の1型糖尿病患者にインスリンを経口投与することがある（第28章）．経口インスリンの臨床試験では，一部の患者では1型糖尿病の進行を遅らせることを示した．これらはほかの臨床試験でも確かめる必要がある．

学習チェック問題　　修得事項

1. 中枢性寛容と末梢性寛容の発達の概要を述べなさい．
2. どのような種類の抗原刺激が免疫応答を誘導するのか，あるいは寛容を誘導するのか挙げなさい．
3. ワクチンの免疫原性をより高めるのに用いられる機序を述べなさい．
4. 抗原に対する寛容を向上させるのに用いられる実験的な手法を述べなさい．

19 免疫応答の機構と制御の概要

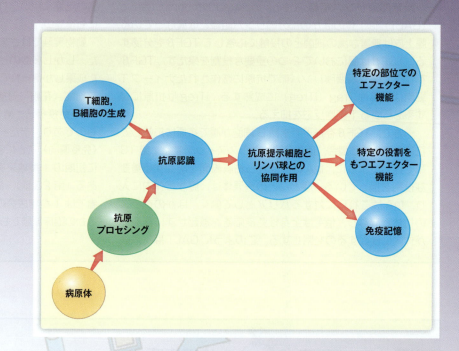

　第Ⅱ部で抗原認識に関与する遺伝子と分子について述べ，第Ⅲ部では細胞，組織，器官について説明し，適応免疫応答を生理システムとしてより統合的な観点から解説した．
　これまでに，次のような重要な事項に関して十分な知識を得た（上記の概要図にも示している）．

- 抗原レセプターのレパートリー（レパトア）は遺伝子再構成によってどのように構築されるのか
- 抗原提示細胞はT細胞により認識されるために，どのように抗原をプロセシングし提示するのか
- ナイーブB細胞とナイーブT細胞は，どのように抗原を認識し，活性化してエフェクター細胞に分化するのか
- 抗原提示細胞，B細胞，T細胞はどのように相互作用して，適応免疫応答において協同的に働くのか
- リンパ球はどのようにリンパ系組織や末梢組織に再循環するのか
- IgG，IgA，IgEなどの免疫グロブリン，あるいはTh1，Th2，Th17応答などの特異的な応答はどのように生成されるのか
- 病原体に再び遭遇した際に，より迅速で効果的な応答を惹起するために，どのように前回の応答の免疫記憶が維持されるのか

　第10章で説明したように，抗原は特殊な抗原提示細胞によって処理されたときにのみ，$\alpha\beta$TCRと結合する．最も重要なのは，抗原プロセシングの経路が小胞結合経路と細胞質基質（サイトゾル）経路のどちらであるかによって，抗原が，クラスⅡMHC分子によりCD4$^+$Th細胞上のTCRに提示されるか，あるいは，クラスⅠMHC分子により，CD8$^+$CTL上のTCRへ提示されるかどうかが決定されることである．
　第11，16章では以下の点を解説した．

- BCRとTCRの構造と機能
- 抗原レセプターの機能を最適化する共レセプター分子と，刺激分子の役割
- B細胞とTCRとシグナル伝達機構の連携

　これらのことから，リンパ球がエフェクター細胞になる過程およびリンパ球活性化の過程に関して理解できる．
　第14，15章では，B細胞とT細胞の特異的なレパートリー

がどのように発達するかについて解説し，遺伝子再構成の規則正しい過程が，B細胞とT細胞の分化時に，それぞれ骨髄と胸腺において起こることを述べた．また胸腺細胞とB細胞の前駆細胞が，それぞれどのように抗原レセプターのレパートリーを保有するT細胞とB細胞のエフェクター細胞に成熟するかについても述べた．B細胞とT細胞の分化と，それぞれの抗原特異的レセプターのレパートリーにおける多くの類似点が明らかにされている．B細胞とT細胞の最も大きな差異は，BCRは抗原暴露後にも改良され続けることである．このようにアフィニティ成熟とクラススイッチの過程は，免疫応答の間により高いアフィニティをもち効果的な抗体分子を生成するのに用いられる．TCRは免疫応答の間に構造は変化しないが，クローン性に増殖したメモリーT細胞は，抗原遭遇時に，エピジェネティック修飾の結果として，より速く効果的な応答を開始することができる（第17章）．

適応免疫応答の研究により，リンパ球は協同して効果的な免疫応答を開始するとともに（第16章），どの免疫応答もリンパと血液でつながった器官と組織の生理システムにおいて起こることが示された（第12，13章）．活性化リンパ球や他の細胞（とくに抗原提示細胞）から放出される分子，あるいは細胞表面に発現するサイトカインや他の分子に応答してリンパ球は体内を再循環し，特定のリンパ器官へホーミングし，血液から感染部位へ遊出する．細胞接着分子（CAM；第13章）は，抗原を探しているリンパ球，とくにナイーブT細胞のトラフィッキングに重要である．第10-16章で述べた以下の点を覚えておくこと．

- 分化経路における増殖因子とコロニー刺激因子の役割
- 主要なリンパ系細胞と骨髄系細胞の種類の特徴
- リンパ器官の細胞構成と主要な機能
- エフェクターB細胞とエフェクターT細胞の生成に関与する細胞間相互作用

第17章では免疫記憶について述べ，リンパ球のホメオスタシスを維持する機序について示した．感染時など抗原に応答しているとき以外は，ヒトのリンパ球数は比較的狭い範囲内で維持される．リンパ球が必要なときに新規に生成する経路が存在するとともに（第12，14，15章参照），リンパ球の細胞死の経路も備わっており，制御されている．第17章ではプログラム細胞死（アポトーシス）の過程を簡単に説明し，またその過程がどのように，いわゆる細胞死抑制性ファミリーの*BCL*遺伝子によりコードされる抗アポトーシス分子によってバランスを保っているかについて説明した．これに関しては第22章でも詳述する．1次免疫応答と2次免疫応答の主な違いと，メモリーリンパ球とナイーブリンパ球との違いを決定づける変化について思い出されたい．

そして，自己抗原に反応した場合は**自己免疫** autoimmunityを引き起こし，環境物質に反応した場合は**アレルギー** allergyを引き起こすが，このような免疫システムの制御に失敗したことによる障害を理解することは重要である．中枢性寛容と末梢性寛容は，自己に反応するリスクを減少させ，末梢性寛容は無害な物質に反応するリスクを減らす．(1) B細胞集団とT細胞集団の寛容誘導の機序，(2) ポジティブセレクションとネガティブセレクションの機序，(3) 中枢性寛容と末梢性寛容の3点を確実に理解されたい．

免疫システムの統合：適応免疫応答と自然免疫応答の連携

本章は適応免疫応答と自然免疫応答の理解の懸け橋となる役割をもち，免疫システムの分子に主な焦点をあてた部とシステム全体から論じた部の間に相当する．本章の残りでは，適応免疫応答と自然免疫応答の連携について解説する．

免疫システムのさまざまな連携に関しては，次の第IV部で主に解説し，なかでも自然免疫についてとくに説明する．

第IV部で詳述するが，自然免疫システムと適応免疫システムの優れた連携の例としてTLR（**ボックス19.1参照**）などの自然免疫システムのパターン認識レセプター（PRR）が挙げられる．パターン認識レセプターについては，第2章で**マンナン結合レクチン** mannan-binding lectin（MBL）と補体活性化のレクチン経路に関連して紹介した．パターン認識レセプターは病原性微生物には存在するが脊椎動物には存在しない分子，たとえば酵母の細胞壁に存在するマンナンと呼ばれる複合多糖やグラム陰性細菌の細胞壁の構成要素であるリポ多糖（LPS）などと結合する．LPSはマクロファージを刺激する自然免疫応答の活性化因子である（**ボックス19.1参照**）．LPS，マンナンなどの標的分子は，基本的にいくつかの異なる種の微生物において，また無関係な微生物にも存在する．これらの分子は，**病原体関連分子パターン** pathogen-associated molecular pattern（PAMP）と呼ばれる．パターン認識レセプターは熱傷やほかの損傷など感染に起因しない有害な過程をも認識する．この例として，パターン認識レセプターは**ダメージ（損傷）関連分子パターン** damage-associated molecular pattern（DAMP）を認識する．

哺乳動物は自然免疫の宿主防禦反応のために，いくつかのパターン認識レセプターを用いている（**図19.1**）．パターン認識レセプターは細胞膜上や細胞質中，あるいは血漿中に存在する．パターン認識レセプターは細胞刺激によってファゴサイトーシス（第21章）や，抗菌性ペプチドの分泌を引き起こさせる．補体は活性化されると直接微生物を攻撃することもでき，ほかの細胞のヘルプを必ずしも必要としない（第20章）．一部のパターン認識レセプターの多型は，疾病を引き起こすと考えられる（**ボックス19.2参照**）．

自然免疫システムの細胞は，パターン認識レセプターを用いて，病原体侵入の直後にその存在を検出する．侵入病原体のファゴサイトーシスや，微生物ペプチドの分泌により，侵入病原体を攻撃する．さらに，パターン認識レセプターは感染を認識すると，適応免疫システムに対して危険シグナルを送り注意喚起する．危険シグナルはIL-12，IL-17などのサイトカインや，刺激分子や細胞接着分子の発現増加であったりする．適応免疫システムは危険シグナルなしでは感染に応答しないため，これらは適応免疫応答を開始するためにきわめて重要である．これは一種の末梢性寛容であり，病原体による攻撃に対処する自然免疫応答と適応免疫応答の協調的な働きである．続く第IV部では，自然免疫応答についてさらに詳述する．

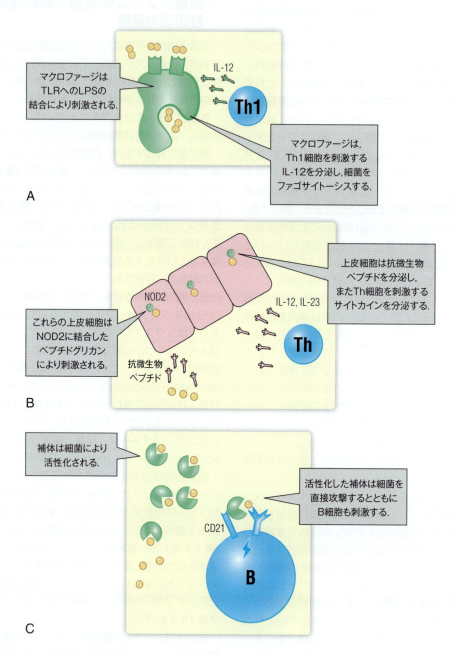

図 19.1　パターン認識レセプターは，自然免疫システムの機能を誘導し，適応免疫システムも活性化する．パターン認識分子には，TLR（A），NOD2（B），血漿中の補体（C）が含まれる．
IL：インターロイキン interleukin，LPS：リポポリサッカライド（リポ多糖）lipopolysaccharide，Th1：T ヘルパー 1 T-helper 1.

ボックス 19.1　自然免疫システムと適応免疫システムを連携させるToll様レセプター（TLR）の役割

抗原提示細胞に存在する特定のパターン認識レセプター（PRR）はLPSなどの病原体関連分子パターン（PAMP）に対するレセプターとして機能し，これらの分子と結合すると，活性化シグナルを伝達する（図19.2）．LPSは多くの細菌の細胞壁の構成要素である．活性化抗原提示細胞は，その後サイトカインなどの危険シグナルを発し，リンパ球に警告を与え活性化させる．このパターン認識レセプターは，昆虫の免疫システムで重要な役割をもつTollレセプターに哺乳動物で相当する分子として探索され，細胞表面レセプターとして同定された（第21章）．**キイロショウジョウバエ** *Drosophila melanogaster* やほかの昆虫は，微生物の感染に抵抗性をもつ特徴的な自然免疫システムをもつ．キイロショウジョウバエの宿主防御の重要な特徴は，抗微生物ペプチドの放出である．ヒトはTollと相同性をもつ分子，**Toll様レセプター** Toll-like receptor（TLR）という分子ファミリーを保有しており，いくつかの種類のTLRがそれぞれ異なるPAMPを認識する．ヒトの多くの種類の細胞でTLRファミリーの分子が発現する．TLRはパターン認識レセプターとして機能し，LPSなどの物質と結合する．LPSとの結合はTLRを刺激し，TLRの細胞質ドメインはファゴサイトーシスなどを引き起こすシグナル伝達カスケードを開始する（第21章）．シグナル伝達は転写因子である核内因子κB nuclear factor κB（NFκB）も活性化し，NFκBはTNFα，IL-1，IL-6，IL-12などのサイトカイン，IL-8などのケモカイン，共刺激分子の産生を増加させる（図19.1参照）．サイトカインは抗原特異的なリンパ球を誘引し，適応免疫応答を活性化させる．

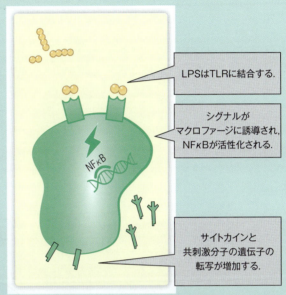

図19.2　微生物による抗原提示細胞活性化におけるTLR
LPS：リポポリサッカライド（リポ多糖）lipopolysaccharide，NFκB：核内因子κB nuclear factor κB．

ボックス 19.2　クローン病とNOD2遺伝子多型

27歳の女性患者には，下痢，腹痛，体重減少の1年間の病歴があり，便には血液と粘液がみられた．患者の兄弟は2年前に**クローン病** Crohn disease と診断されていた．大腸内視鏡検査が行われた結果，大腸に斑状の潰瘍と，大腸内視鏡が到達できる範囲の回腸末端部で広範囲の潰瘍が見つかった．生検では腸全体に肥厚を引き起こしている炎症が示され，クローン病が示唆された．

クローン病は腸の慢性炎症が潰瘍を引き起こす**炎症性腸疾患** inflammatory bowel disease（IBD）の一種である．Th1細胞とTh17細胞の両方が炎症を引き起こすことが示唆されている．

クローン病患者の兄弟がクローン病を発症するリスクは通常の30倍であり，*NOD2*遺伝子の多型との関連が示唆されている．遺伝子多型とは健康な個体にも存在しうる遺伝子変異である．クローン病患者に存在する多型は健康な人にも存在するが，クローン病患者でより頻繁にみられる．さらにクローン病患者が全員多型を受け継ぐわけではないため，この多型はクローン病発症に寄与する因子の1つにすぎない．

NOD2は腸上皮の細胞を含む多くのさまざまな細胞の細胞質に存在するパターン認識レセプターである．NOD2のリガンドは多くの細菌の細胞壁に存在するペプチドグリカンである．NOD2がペプチドグリカンを認識すると，細胞が刺激され，抗菌性ペプチドと，IL-12とIL-23などのサイトカインを分泌する．

クローン病でみられる*NOD2*多型の場合，ペプチドグリカンと結合しにくいNOD2分子を生成する．このことから*NOD2*多型はクローン病を誘発する腸の細菌感染に罹患しやすいという説が導かれたが，現在この説を支持する根拠は見出されていない．同様に異常なNOD2分子がほかの手段により慢性炎症を誘発するという説もある．

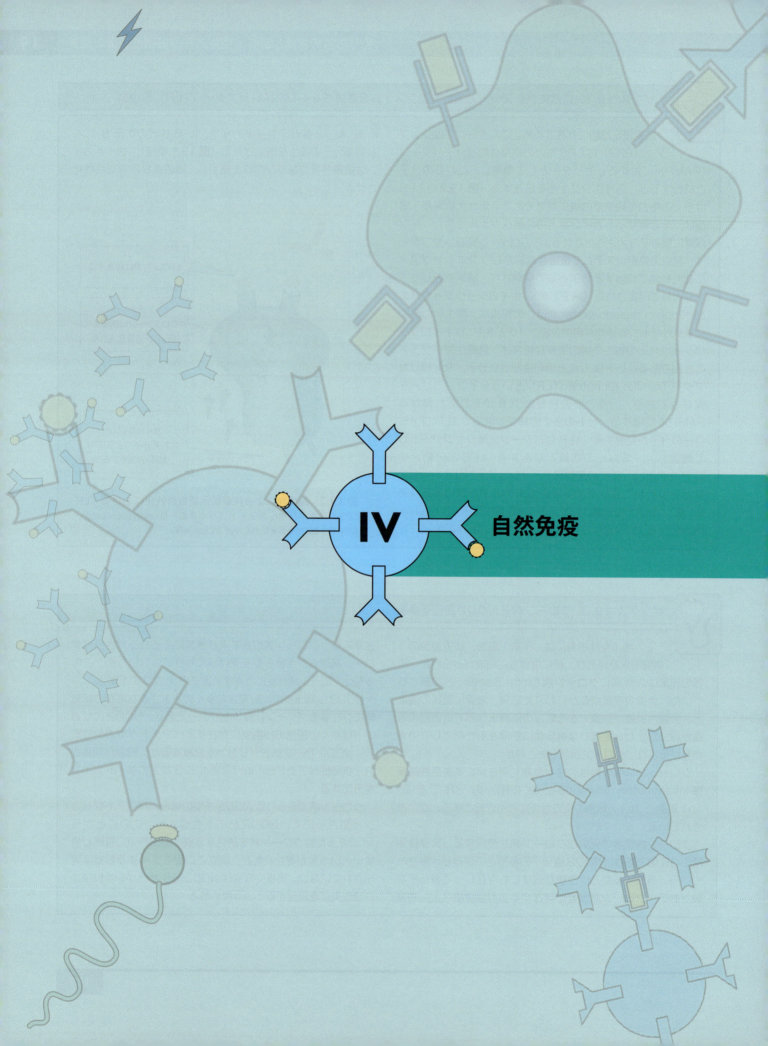

IV 自然免疫

補体などの基本的な防御

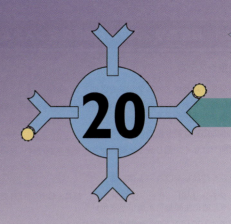

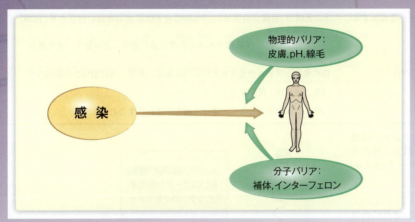

生体の物理的バリアを突破できた感染は自然免疫システムの分子バリアを活性化する．分子バリアにはインターフェロンと補体系の2つがある（上記の概要図）．

自然免疫システムは感染と戦うべく常に待機している非特異的な防御であり，いくつかの点で適応免疫システムと異なっている（**表 20.1**）．適応免疫システムと相互作用する方法については，第21-24章で述べる．自然免疫システムは2つの重要な役割をもっている．（1）病原体関連分子パターン（PAMP）を認識するパターン認識レセプター（PRR）を用いて，侵入する病原体に迅速に応答する．（2）ほかの免疫システムと全身の組織を活性化する．このためにサイトカインと**危険シグナル** danger signal と呼ばれる炎症性メディエーターを分泌する．

■ 感染に対するバリア

皮膚，気道，胃腸管は感染に対する特別なバリアとして進化した．

皮膚

多くの微生物が皮膚の表面に生息するが，死んだ角化細胞（ケラチノサイト）が重層化した角質層は，これらの微生物がより深い組織へ侵入するのを阻止する．深層に存在する角化細胞は自然免疫システムの構成要素である．角化細胞は何らかの形で損傷を受けると，IL-8，TNFなどのサイトカインを分泌する．これらのサイトカインは，紫外線暴露後などに生じる炎症の原因となる．

また，皮膚には樹状細胞系統の監視機能をもつランゲルハンス細胞が存在する．微生物に暴露されると，ランゲルハンス細胞は局所リンパ節に遊走し，T細胞に抗原を提示する．

皮膚は刺激にすばやく反応して活性化し，適応免疫応答を惹起するという点で，典型的な自然免疫システムの構成要素である．

気道

気道は自然免疫システムの観点からみると，上部と下部に分けることができる．上部は鼻から細気管支までを指し，これらは**粘液線毛エスカレータ** mucociliary escalator によって防御されている．杯細胞から分泌される粘液は気道の内側をおおって，微生物を捕捉する薄い層を形成する．線毛は口と鼻へ粘液を運び，捕捉された微生物は，くしゃみや咳によって排除される．**嚢胞性線維症** cystic fibrosis では粘液分泌に異常が生じ，また**原発性線毛機能不全症** primary ciliary dyskinesia では，線毛が欠損している．これらの疾患の患者は反復する気道感染に罹患する．

下部は終末細気管支と肺胞を指し，線毛と粘液の層は酸素の拡散を妨げる．下部の主な防御は肺胞に沿って並ぶ特殊な細胞である**II型肺胞上皮細胞** pneumocyte により分泌される**サーファクタント（界面活性物質）** surfactant である．サーファクタントは呼気の間に肺胞の虚脱を阻止するタンパク質とリン脂質の混合物である．また，コレクチンファミリー分子である病原体結合

表20.1 自然免疫システムと適応免疫システムの差異

自然免疫システム	適応免疫システム
1. 危険シグナルとホメオスタシスを区別する	自己と異物を区別する
2. 感染に対してあらかじめ形成された（構成的な）構成要素，迅速に形成される構成要素	遺伝学的事象と細胞の成熟に依存する
3. 感染への応答は数分以内に起こる	応答は日単位で発達する
4. 特異的ではなく，同じ分子と細胞がさまざまな病原体に反応する	非常に特異的であり，それぞれの細胞は，1つの抗原に応答するように遺伝子でプログラムされている
5. パターン認識レセプターを用いる	抗原認識分子を用いる
6. コレクチン（MBL，サーファクタント），補体，CRP，TLRを産生するために生殖細胞系遺伝子を用いる	免疫グロブリンとTCRにおいて超可変領域を用い，また免疫グロブリンとTCRを産生するために，遺伝子組換えを行う
7. 推定では100個以下のレセプターが存在する	10^{18}個までの異なるレセプターが存在する
8. パターン認識レセプターはリポ多糖などの病原体固有の分子を検出する	3次元構造（免疫グロブリン）やMHC分子に結合した短いペプチド（TCR）が認識される
9. 免疫記憶なし：応答は反復暴露の後も変わらない	免疫記憶あり．反復暴露されると応答はより速く，より強く，また質的に異なる
10. より原始的なシステムであり，動物界のすべての生物に存在する	自然免疫システムが生まれた何百万年後に，初期の脊椎動物界で発展した
11. 感染または傷害のシグナルとなる分子だけを認識する	宿主と病原体を区別することができない
12. まれにしか機能不全とならない	しばしば機能不全となり，自己免疫を引き起こすことがある

CRP：C反応性タンパク質 C-reactive protein, MBL：マンナン結合レクチン mannan-binding lectin, MHC：主要組織適合遺伝子複合体 major histocompatibility complex, TCR：T細胞レセプター T-cell receptor, TLR：Toll様レセプター Toll-like receptor.

タンパク質を含む（図20.1）．コレクチンは微生物の糖と結合することができる球状レクチン様の頭部と，食細胞や補体と結合するコラーゲン様の長い尾部をもち，パターン認識の役割をもっている．

抗体欠損患者の呼吸器感染の頻度に示されるように，気道の上部と下部の両方とも免疫グロブリンにも依存している．

また，気道の粘膜は適応免疫システムからのシグナルに応答する．第16章で述べたように，細胞外病原体に応答してTh17細胞から分泌されるIL-17は気道上皮を刺激する．他方，Th2応答の際は，IL-4は粘液の過剰産生と杯細胞からの分泌，気道平滑筋の肥大を促進する．これらのIL-4の効果は蠕虫などの大きな病原体に対処するために進化したが，一方で先進国ではアレルギーとしてより頻繁にみられる．

胃腸管

胃の低いpHは腸の感染に対する主な防御の1つである．たとえば胃酸を分泌できない患者はサルモネラ菌感染のリスクが高い．下部腸管では何兆もの細菌がコロニーを形成しており，これらの細菌は通常無害で，病原性細菌の増殖を抑制している．一方で，腸上皮は第18章で述べたようにTGFβを分泌する．TGFβは病原性細菌から防御するのではなくTregを誘導し，宿主免疫システムが無害な常在細菌の存在に寛容となる補助をする．

■自然免疫システムの細胞外分子

自然免疫システムは感染に対して非常に迅速に応答できるタンパク質ファミリーに依存している．I型インターフェロンは感染

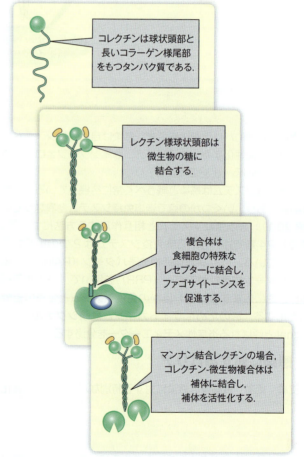

図20.1 コレクチンファミリーには，サーファクタントタンパク質とマンナン結合レクチン（MBL）が含まれ，両方とも重要なパターン認識レセプターである．C1qは関連タンパク質である．これらのタンパク質はレクチン様領域とコラーゲン様領域をもつ．レクチンは微生物と結合することができる糖結合性タンパク質である．コラーゲン様領域は細胞のレセプターと結合したり補体を活性化したりする．

に応答して局所で産生され，直接的に病原体の増殖を抑制する．コレクチン，補体，**C反応性タンパク質** C-reactive protein （CRP）は，恒常的に産生されるタンパク質であるが，感染時にはより高レベルでみられ，病原体に結合する．

インターフェロン

インターフェロンは，インターフェロンを投与した細胞がウイルス感染に抵抗性を示すようになること，つまりウイルス複製に**干渉** interfere することにちなんで名付けられた．抗ウイルス効果は，I型インターフェロン（IFNα，IFNβ）が最も強力で，ヒトの唯一のII型インターフェロンであるIFNγはそれほど強力ではない．IFNγはウイルス複製を抑制する作用よりも，適応免疫応答をTh1応答へ活性化する作用のほうがより強力である（第16章）．

- I型インターフェロンは腸の内側をおおっている上皮細胞など，外界と接する最前線の組織のさまざまな細胞から分泌される．多くの細胞は外傷や放射線傷害などの非特異的な傷害に応答して，インターフェロンを産生する．しかし最も効率的にI型インターフェロンを分泌する細胞は，感染に応答してインターフェロンを分泌する形質細胞様樹状細胞という抗原提示細胞である．第12章で述べたこの特殊な抗原提示細胞は，2本鎖RNAに応答してI型インターフェロンを分泌する．2本鎖RNAは抗原提示細胞の **Toll様レセプター3** Toll-like receptor 3（TLR3）というパターン認識レセプターによって認識される（第19章）．2本鎖RNAは哺乳動物の細胞には存在せず，細胞内感染時にウイルスによって産生される．2本鎖RNAの存在はウイルス感染を示すが，ウイルスの厳密な種類はわからないという点で，2本鎖RNAはPAMPである．I型インターフェロンはさまざまな作用をもつ（図20.2）．
- I型インターフェロンはウイルスのゲノムを分解し，ウイルスのメッセンジャーRNA（mRNA）の転写を阻害する2つの細胞内酵素経路を活性化することによって，ウイルス複製を抑制する．この効果は近傍の細胞だけに作用するが，ウイルス複製を効果的に抑制する．このような近距離の効果は**パラクライン作用** paracrine action といわれる．
- I型インターフェロンは，ペプチドトランスポーターである抗原プロセシング関連トランスポーター（TAP）とプロテアソーム（第10章）を刺激し，クラスI MHC分子（第8章）の発現増加を促進する．これらはペプチドがクラスI MHC分子と結合する機会を増やし，$CD8^+$T細胞の効果を促進する．
- I型インターフェロンはTh1細胞（第15章）の成熟を促進する．
- I型インターフェロンはNK細胞（第22章）を活性化する．

ウイルス感染から数時間以内にI型インターフェロン分泌が誘導されてウイルス複製を阻止し，NK細胞に感染細胞を破壊させる．インターフェロンはクラスI MHC分子上での抗原提示を向上させるが，最初のT細胞と抗体の応答が展開するのに1週間ほどかかる．そのためにインターフェロンは適応免疫応答を開始するために必要な期間を埋める急速な応答を提供する．

遺伝子組換えIFNαは**バイオ医薬品** biopharmaceutical, **生物学的製剤** biologic medical product, あるいは**バイオロジクス** biologics として，従来の抗ウイルス薬と併用してウイルス性肝炎の治療に使用される．IFNαの薬効は主に抗ウイルス効果によるものであり，一部は適応免疫システムの促進によるものである．遺伝子組換えインターフェロンは哺乳動物細胞で大量生産することができる．従来の抗ウイルス薬とは異なり，IFNαは注射によって投与する必要があり，副作用を引き起こすことがある．またIFNαはタンパク質であるため，やがて中和抗体により阻害される．臨床上の副作用とバイオ医薬品の製造上の課題は第36章で述べる．

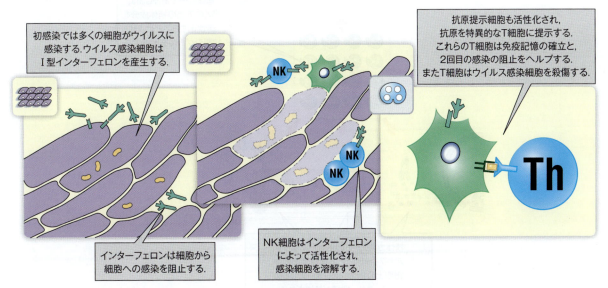

図20.2 インターフェロンには，IFNα，IFNβ，IFNγがある．IFNγは，より強力な免疫賦活効果があるが，ウイルス複製に関する直接の効果はあまり強力ではない．
NK：ナチュラルキラー natural killer, Th：Tヘルパー T-helper.

20 自然免疫・補体などの基本的な防御

IFNαは悪性腫瘍，なかでも慢性骨髄性白血病の治療に用いられてきた．IFNαの正確な作用機構は明らかとなっていないが，悪性細胞のアポトーシスや成熟を誘導する．

感染の間にマクロファージなどの自然免疫システムの細胞は，IL-1，IL-6，TNFなどのサイトカインを分泌する．これらは特異的な免疫システムを活性化し，急性期応答を引き起こす（ボックス20.1参照）．

補体

補体成分は数多く存在するものの，補体システム全体は単純で理解しやすい．C1-C9まで数字が付けられた9つの主成分がある．補体成分は活性化されると，切断され，小フラグメントと大フラグメントが生じる．小フラグメントは，C3a，C4aなどと呼ばれる．補体の概要は，3つの異なる活性化因子が病原体を検出して，鍵となる成分であるC3を活性化し，C3が3種類のエフェクター分子を起動させることである（図20.3）．

補体は抗体と抗原の相互作用によって活性化され，抗体の効果を促進する．抗体単独ではほとんどの細菌を殺傷できず，補体が抗体の殺菌効果を補完するのに必要であることから名付けられた．

補体の活性化

C3は（1）レクチン経路，（2）古典経路，（3）第2経路（別経路）の3つの経路で活性化される（図20.4）．

レクチン経路

マンナン結合レクチン mannan-binding lectin（MBL）は，そのレクチン部を介して細菌に存在する糖と結合するコレクチンである．MBL自体に酵素活性はないが，レクチン部が細菌と結合すると，MBLのコラーゲン様領域が，次の段階の補体成分，

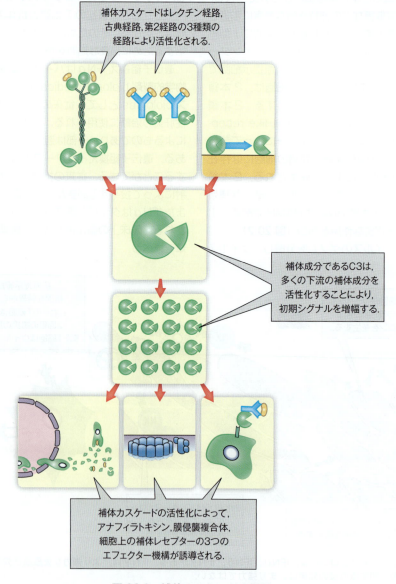

図20.3　補体カスケードの概要

自然免疫・補体などの基本的な防御

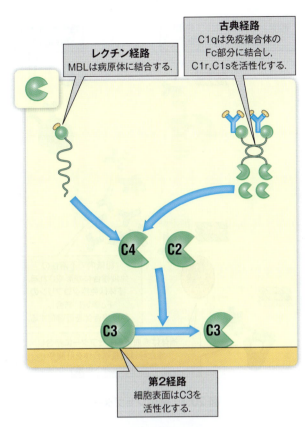

図 20.4　C3 の活性化は 3 つの経路のいずれかを介して起こる．
MBL：マンナン結合レクチン mannan-binding lectin．

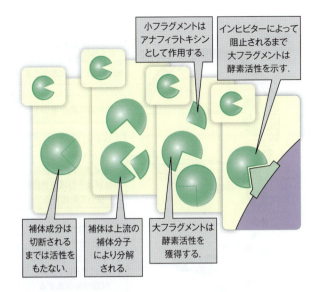

図 20.5　補体は切断後，C2-C6 の補体成分のフラグメントは，酵素活性を獲得して，下流の補体成分を活性化する．

C2 と C4 を間接的に活性化する．C2 と C4 は共に数百個の C3 分子を活性化する．

古典経路

古典経路は，最初に発見されたため命名されたが，3 つの経路のうち最後に進化した経路である．この経路は抗体と抗原の免疫複合体により誘発される．C1 は開始タンパク質であり，C1 は免疫グロブリンの Fc 領域が近傍に十分量存在すると，Fc 領域を認識することができる．これは 1 つの抗原が複数の免疫グロブリン分子と結合しているとき最も起こりやすい．IgM は 5 つの Fc 部分をもっているので，IgM はとくに C1 に結合しやすい．C1 も酵素活性をもたないが，C1 が Fc 部分と結合すると，C2 と C4 を活性化することができ，その後 C2 と C4 が複数の C3 分子を活性化する．

第 2 経路

C3 は安定的な分子ではなく，自然に生じる低レベルの活性化を常に受けている．これは細胞表面で最も起こりやすい．正常な細胞は自発的な C3 活性化を防ぐ補体インヒビターを細胞表面に発現する（図 20.10 参照）．病原体の表面には補体インヒビターがないため，C3 の自発的活性化は進行する．これらの膜結合補体インヒビターに突然変異をもつ個体は，**非典型溶血性尿毒症症候群** atypical hemolytic-uremic syndrome（HUS）を発症する．この疾患の患者は，内皮細胞と血小板の細胞表面で無制御に C3 活性化が起こり，そのため全身の広い範囲にわたる血栓形成を引き起こす．

補体系の活性化経路の初期段階は通常物理的傷害や代謝障害に伴う**ネクローシス（壊死）** necrosis により死滅した細胞も検出できる．ネクローシスによる細胞死は制御できない過程であり，死滅する細胞は補体カスケードを活性化することができる数種類の分子を漏出する．このように炎症には，組織に加えられた障害の結果として起こるものがある．別の種類の細胞死であるプログラム細胞死（アポトーシス）については，第 22 章で述べる．アポトーシスは厳密に制御されており，ネクローシスとは異なり補体を活性化しない．このため，アポトーシスによって炎症は生じない．

補体活性化のまとめ

第 2 経路は補体インヒビターがなければどんな細胞でも細胞表面の補体を活性化するのに対し，レクチン経路と古典経路は，MBL や抗体に結合した分子に焦点をあて補体を活性化する．

活性化経路の増幅

それぞれの補体成分は血液に常に存在し，活性化されるといくつかの下流の補体成分を活性化する．補体の活性化物質はごく少数の細菌などの小さな刺激に敏感であり，以降の増幅段階は通常は局所的であるが，劇的な応答となる．増幅段階は補体カスケードを通じて補体成分 C2，C3，C4，C5，C6 の酵素活性から引き起こされる．これらの分子は小フラグメントと大フラグメントに切断されて活性化される（図 20.5）．大フラグメントは酵素になり，補体カスケードの次の分子を切断し活性化し，増幅段階を終結するインヒビターとも相互作用する．

C3 と C5 の小フラグメントには生物活性があり，第 21 章でも述べる**アナフィラトキシン** anaphylatoxin として知られている．

20 自然免疫・補体などの基本的な防御

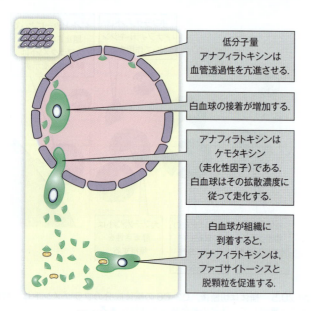

図 20.6 アナフィラトキシン

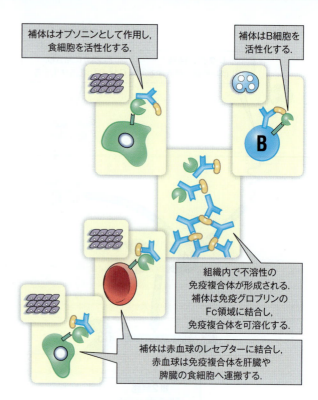

図 20.7 補体レセプター

補体エフェクター分子

補体の活性化は，エフェクター分子としてアナフィラトキシン，補体レセプターに結合して活性化させる補体フラグメント，**膜侵襲複合体** membrane attack complex（**MAC**）を産生する．

アナフィラトキシン

補体成分 C3 と C5 の活性化は小フラグメントの C3a と C5a を生成する．C3a と C5a は低分子であるので，補体活性化の部位から離れて拡散し，図 20.6 に示す効果を引き起こす．C2a 低分子ペプチドは，血管の透過性を増加させる内皮細胞構造に対する大きな効果をもつ小分子のキニンを生成するために切断される．

補体レセプター

補体レセプター（CR）はさまざまな細胞に存在する．CR は補体カスケードの初期段階の補体成分（MBL，C1，活性化 C4，C3）に結合する．CR には以下の機能がある（図 20.7）．

- **オプソニン化**：オプソニン化は細菌や細胞がファゴサイトーシスされやすくなる過程である．病原体を食細胞に結合させファゴサイトーシスを促進するのを助ける分子は，**オプソニン** opsonin として知られている．補体活性化時には非常に多くの活性化 C3 が産生されるので，C3 は最も重要なオプソニンであり，さまざまな食細胞上に存在する 3 種類のレセプターへ結合する．また，IgG は食細胞上の Fc レセプターと結合する際，オプソニンの働きをすることができる．食細胞は IgM に対する Fc レセプターをもっていないので，IgM 応答が優位である場合の 1 次抗体応答の間は，補体によるオプソニン化がとくに重要である．
- **B 細胞刺激**：C3 が B 細胞上のレセプター CR2 に結合することにより共刺激がもたらされ，B 細胞活性化の閾値を 1,000 分の 1 に減少させる（表 20.1，第 11 章参照）．このため抗原と結合している補体は抗体の産生を促進する．CR2 は自身をレセプターとして用いるエプスタイン-バールウイルス（EBV；**ボックス 15.3** 参照）により利用される．
- **免疫複合体除去**：免疫複合体は抗体と抗原が結合してできる不溶性の格子状構造であり，組織内や血中で形成される．免疫複合体は炎症を誘発し，免疫複合体が除去されなければ免疫複合体疾患（第 30 章）が起こる．補体は 2 つの方法でこの除去を助ける．
  - 大きな不溶性複合体は，組織から除去するのが困難である．活性化された多量の C3 は，免疫複合体の格子形成を阻止し，免疫複合体を可溶化する．
  - 可溶化された免疫複合体に存在する C4 と C3 は，赤血球上の補体レセプター CR1 に結合することができ，赤血球は免疫複合体を肝臓や脾臓など組織常在型の食細胞が豊富な器官へ輸送する．組織常在型の食細胞は自身の補体レセプターと Fc レセプターを用いて，赤血球から免疫複合体をはずし，免疫複合体をファゴサイトーシスして破壊する．赤血球はこの過程によっては傷害されない．

補体欠損患者は**全身性エリテマトーデス** systemic lupus erythematosus（SLE；**ボックス 20.2** 参照）などの免疫複合体が原因となる疾病のリスクが高い．

自然免疫・補体などの基本的な防御

膜侵襲複合体

活性化された C3 は補体カスケードの最終段階である C5-C9 を活性化する．これらの補体成分は膜侵襲複合体を形成する．C5 と C6 は酵素活性をもち，C7，C8，C9 の標的細胞の細胞膜への挿入を可能にする．10-16 個の C9 分子集団は環状構造を形成し，細胞膜に孔をあける（**図 20.8**）．この孔は水と溶質の自由な膜通過を可能にし，細胞を殺傷する．膜侵襲複合体は直接病原体を攻撃するが，ヒトではナイセリア（**ボックス 20.2** 参照）に対する防御だけのために重要であると考えられる．**図 20.9** に細菌感染に対する応答への補体の関与についてまとめた．

補体インヒビター

補体はとくに第 2 経路においては，自発的な活性化を受ける傾向がある．過度の補体活性化は，炎症と広範にわたる細胞死を引き起こすため好ましくない．不用意な補体活性化を阻止するために，補体インヒビターが存在する．補体インヒビターの作用部位を**図 20.10** に示した．

補体インヒビターの重要性はその欠損が疾病を引き起こすことから示された．非典型 HUS はすでに述べたが，遺伝性血管性浮腫においては C1 インヒビターの突然変異によって劇的な影響をもたらす（**ボックス 20.3** 参照）．

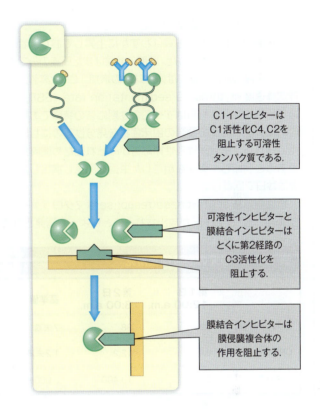

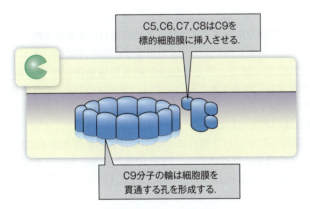

図 20.8　標的細胞に孔を形成する C9 分子の輪は，NK 細胞によって産生される物質であるパーフォリンと非常に類似している．

図 20.10　補体インヒビター

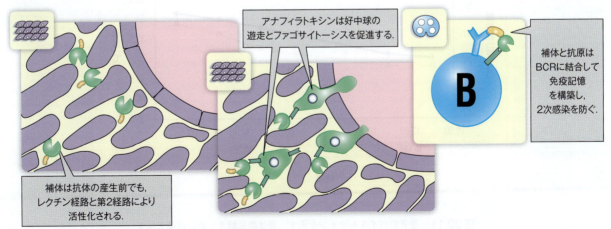

図 20.9　補体は細菌感染の対処においてとくに重要であり，インターフェロンがウイルス感染を阻止する方法といくつか類似点がみられる．補体とインターフェロンは共に，病原体を直接攻撃することができ，自然免疫応答と適応免疫応答において，それぞれ異なる細胞を動員する．

20 自然免疫・補体などの基本的な防御

ボックス 20.1　急性期応答

　11歳の女児は12時間続く腹痛と嘔吐のため夜遅く救急部門を受診した．診察時に体温と脈拍は正常であり（図20.11），腹部の唯一の徴候は右腸骨窩の圧痛であった．主治医はいくつかの血液検査を行った（表20.2）．外科医は虫垂炎を疑ったが，確実ではなかった．いずれにせよ，患児は数時間以内に食事をしており，全身麻酔薬は安全ではなかったため，一晩病棟で経過観察となった．

　翌朝患児の体温と脈拍数はわずかに上昇しており，看護師は主治医に診察を依頼した．腹部の徴候はまだ圧痛のみであったが，再度の血液検査では好中球数の増加，CRP高値，**赤血球沈降速度** erythrocyte sedimentation rate（ESR）の亢進が示された．これらはすべて急性期応答の特徴であり，臨床的に炎症とほかの種類の臨床症状を見分けるのにしばしば用いられる．主治医は急性期応答がみられたため開腹が必要であると判断し，炎症を起こした虫垂を発見し摘出した．患児は数日で回復した．

　急性期応答 acute-phase response はマクロファージから IL-1, IL-6, TNF が放出されることによって誘発される．

これらのサイトカインは視床下部に直接作用し（図20.12），体温を上昇させて病原体の増殖を妨げる．この効果は視床下部でプロスタグランジンの合成を誘導するこれらのサイトカインを介して起こる．アスピリンはプロスタグランジン合成を抑制し，発熱を阻止することができる．また，IL-1, IL-6, TNF は肝臓による以下のタンパク質産生を促進する．

- 自然免疫システムの分子：C3, C4, CRP
- 傷害を制限するタンパク質：α₁ アンチトリプシン，ハプトグロビン
- 凝固因子：フィブリノゲン

　急性期応答で産生される G-CSF は，骨髄における好中球の産生を急速に増加させる．サイトカインは適応免疫応答全体の活性化にも寄与し，ポリクローナル抗体の産生が増加する．

　CRP は肝臓で産生されるタンパク質で，肺炎球菌などの細菌の表面のリン脂質と結合する．またオプソニンとして働きファゴサイトーシスを刺激し，レクチン経路を介して補体系も活性化する．CRP 産生は TNF の働きによって炎症が生じたときに劇的に増加するため，とくに優れた炎症の指標となる．たとえば CRP レベルは虫垂炎などの急性炎症によって1,000倍にまで上昇し，虫垂切除後には急速に低下する．CRP は自己免疫疾患である関節リウマチなどの非感染性疾病でも増加するので，疾病の進行度と治療に対する応答を監視するよい方法となる．

　前述したタンパク質合成の増加は，血漿粘性を増加させ，ESR の亢進に反映される．ESR の測定は急性期応答を検出する最も簡便な手法の1つである．ESR が炎症応答時に異常値を示すには CRP より長時間かかる．

表 20.2　患児の血液検査所見

	第1日 12:00 a.m.	第2日 8:00 a.m.	基準値
ESR (mm/時)	12	38	7未満
CRP (mg/dL)	0.4	12.2	1.2未満
好中球数 (/μL)	5,100	13,400	3,000-6,000

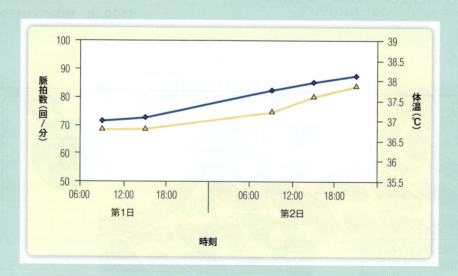

図 20.11　患者のバイタルサインを示す．青は脈拍数を，黄は体温を示す．

続く

自然免疫・補体などの基本的な防御 20

ボックス 20.1 急性期応答；続き

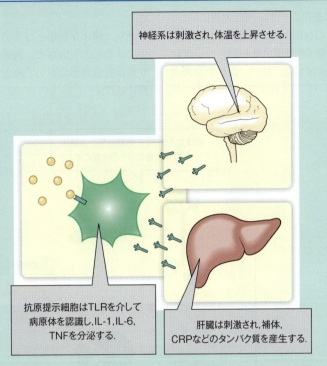

図 20.12 急性期応答は全身にさまざまな影響を与える．
CRP：C反応性タンパク質 C-reactive protein，IL：インターロイキン interleukin，
TNF：腫瘍壊死因子 tumor necrosis factor．

ボックス 20.2 補体欠損

16歳の男児は強い頭痛で救急部門を受診した．39.2℃の発熱がみられ（37.0℃以下が正常），頸部硬直が著明であった．主治医は髄膜炎の疑いがあると考え，血液培養と腰椎穿刺を行ったところ，透明であるべき脳脊髄液がわずかに混濁していた．脳脊髄液の検査では好中球数が著明に増加しており，いくつかの好中球には**双球菌** diplococcus が含まれていた（図20.13）．医師は広域スペクトル抗生物質の静脈注射を行い，患者は数時間で回復した．翌日CSF検体の培養により**髄膜炎菌** Neisseria meningitidis 感染が確定した．

医師が翌日患者の両親と話した際に，患者の2人の兄弟に髄膜炎菌感染の既往歴があることが判明した．こうした家族歴は遺伝性補体欠損症に特有である．さらなる検査により患者とその2人の兄弟のC8欠損が確定した．

自然免疫システムはオプソニン化された細菌を排除すること，また補体が抗体産生の開始に関与することから補体成分の欠損は反復する細菌感染を引き起こす（図20.14）．同様に，膜侵襲複合体の欠損はナイセリア属感染に対して特異的により高いリスクをもたらす．膜侵襲複合体欠損のある個体が，普通の集団に比べナイセリア属感染に数千倍罹患しやすい理由はまだ明らかとなっていない．

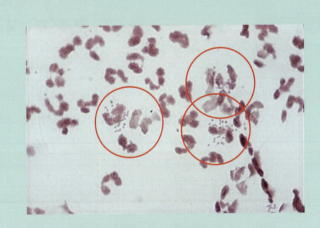

図 20.13 患者から採取された脳脊髄液のグラム染色
正常の脳脊髄液は好中球をごくわずか含む．また画像で強調されている3つの好中球は髄膜炎菌をファゴサイトーシスしている．

続く

20 自然免疫・補体などの基本的な防御

ボックス 20.2 補体欠損；続き

レクチン経路と古典経路の初期段階の欠損により，免疫複合体が可溶化されないため，あるいは食細胞に輸送されないため，III型過敏症（免疫複合体疾患）が引き起こされる（第30章）．この補体成分の欠損は，自己免疫疾患である全身性エリテマトーデス（SLE）を引き起こすことがある．

通常，補体が低値となるのは，肝臓での補体成分の産生減少によるものではなく，補体の消費によるものである．感染や自己免疫疾患において免疫複合体が産生されると補体は消費される．

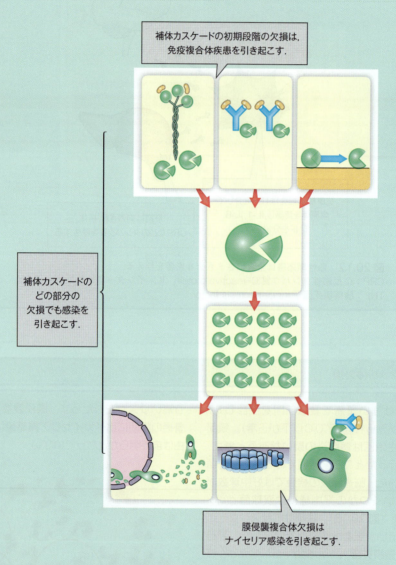

図 20.14 補体欠損の臨床的特徴は，どの成分が欠損しているかに正確に依存する．

ボックス 20.3　遺伝性血管性浮腫 hereditary angioedema

　20 歳の男性患者はこれまで数回顔面腫脹と原因不明の重篤な腹痛の症状を経験した（図 20.15）．患者の C3 濃度は正常であったが，C4 濃度は低値を示した．検体の C1 インヒビター濃度は，非常に低かった．遺伝性血管性浮腫と診断され，精製 C1 インヒビターで治療が行われ，腫脹は 2-3 時間で終息した．

　遺伝性血管性浮腫は C1 インヒビターの欠損に起因する常染色体優性疾患であり，C1 インヒビターはセリンプロテアーゼ阻害薬で**セルピン** serpin と呼ばれる血漿タンパク質ファミリーに属する．この欠損は，補体カスケードの初期段階が非常に簡単に活性化されることを意味する．補体活性化のための適切な表面が欠損しているので，補体カスケードの活性化は C3 レベルで停止する．C4 と C2 は活性化により切断され，過剰量の C2a キニンが産生される．また，C1 インヒビターは通常別のキニンであるブラジキニンがキニノーゲンから生成するのを阻害する．遺伝性血管性浮腫患者は，外傷，感染あるいは精神的ストレスなどの微細な刺激による補体カスケードおよびキニンカスケードの活性化を C1 インヒビターによって阻害することができない．その結果，過剰な C2a キニンとブラジキニンが産生され，あらゆる部位で毛細血管透過性が亢進し，疼痛を伴い時に致死的となる腫脹が引き起こされる．

　精製 C1 インヒビターにより遺伝性血管性浮腫の症状を抑制し，治療することができる．もう 1 つの選択肢は，C1 インヒビター濃度を上昇させる**タンパク同化ステロイド（アナボリックステロイド）**anabolic steroid 投与である．

　別の重要なセルピンに，食細胞から放出されるプロテアーゼを阻害する α₁ アンチトリプシンがある．異常な α₁ アンチトリプシン遺伝子を受け継ぐ患者は，肺気腫（プロテアーゼの作用が制御を受けないことに起因する肺破壊）と肝疾患（異常な α₁ アンチトリプシン分子の蓄積に起因する）を発症する．

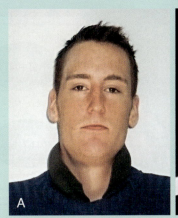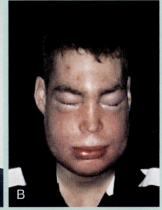

図 20.15　患者の正常時の顔貌（A）と遺伝性血管性浮腫の発症時の顔貌（B）
（Helbert M. *Flesh and Bones Immunology*. Mosby：Edinburgh；2006 による）

学習チェック問題　修得事項

1. 自然免疫応答と適応免疫応答の差異を挙げなさい．
2. インターフェロンがどのように作用するのか説明し，どのように治療に使用されるのか例を 2 つ挙げなさい．
3. 補体システムを図解しなさい．
4. 補体欠損により引き起こされることを 2 つ挙げなさい．
5. 急性期応答が，どのようにして最も適切に測定されるかについて説明しなさい．

21 食細胞

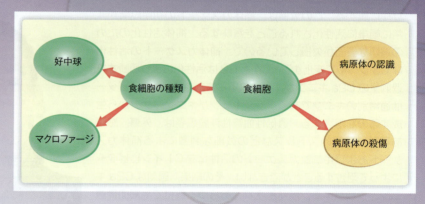

　本章では自然免疫システムの構成要素である**食細胞** phagocyte に関して，その2つの種類である好中球とマクロファージの違い，またこれらの細胞がどのように病原体を認識して殺傷するかについて解説する（上記の概要図）．

　ファゴサイトーシス（食作用） phagocytosis は細胞が粒子状物質を小胞に取り込むことであり，食細胞が病原体を認識すると誘発される．食細胞は**リソソーム** lysosome という顆粒をもち，リソソームは小胞と融合して粒子状物質を分解する酵素を含む．さらに食細胞の酵素カスケードが活性化され，ファゴサイトーシスされた微生物を殺傷するのに必要な毒素性分子が生成される（**酸化バースト** oxidative burst）．そのため食細胞は，主に細菌，原虫，真菌，細胞破壊片などの小さな細胞外病原体の排除に関与する．また食細胞の重要な役割は，サイトカインと細胞表面分子を産生し，適応免疫システムに感染の存在を警告することである．

■ 食細胞の種類

　食細胞は骨髄に由来する（**骨髄系** myeloid）細胞である．ヒトにはさまざまな種類の食細胞があり，それぞれ特異的な機能をもつ．

好中球

　好中球は特徴的で，識別可能な形態をもつ（**図 21.1A** 参照）．血中の好中球数は大きく変動する．ホメオスタシスが維持されている場合，好中球は毎日産生される一方で，2-3日以上生存することはない．感染が起こると，好中球の産生は増加し，血中の好中球数は増加する（**ボックス 20.1** 参照）．また，好中球がすばやく感染部位に遊走し，病原体を殺傷する．好中球が病原体の殺傷に成功しても，好中球がそのまま生き残ることはできない．感染の部位で形成される膿は，ほとんどが死滅した好中球である．好中球は細菌感染に対する初期防御に重要な役割を果たしているため，好中球機能不全や**好中球減少症** neutropenia の患者は重篤な細菌感染に対するリスクが著しく高い（**ボックス 21.1** 参照）．

単球，マクロファージ

　単球（**図 21.1B** 参照）も骨髄系細胞であるが，好中球とは非常に異なっている（**表 21.1**）．血中の単球は活動部位に遊走する途中の未熟な細胞である．単球は組織に遊走すると成熟してマクロファージとなり（**図 21.1C** 参照），いくつかの専門化した形態となる（**図 21.2**）．すべての種類のマクロファージは長寿命であり，数か月あるいは数年の間，組織で生存する．
[訳者註：近年組織マクロファージの前駆細胞は単球ではなく，胚生期に組織に供給されるとされている］

組織マクロファージ

　組織マクロファージは，特殊な顆粒と細胞内区画をもつ大きな細胞であり，さまざまな部位に存在する．骨髄とリンパ節などのいくつかの組織において，これらの活性化マクロファージは，組

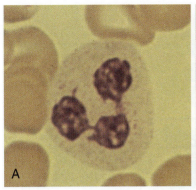 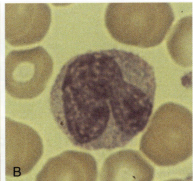 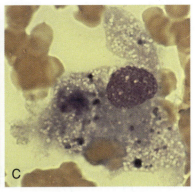

図 21.1　食細胞
A：好中球は分葉核とタンパク質分解酵素が含まれる顆粒による特有の形態をしている．急性期応答の評価において，自動計測器で容易に計測することができる．
B：単球は未熟なマクロファージである．
C：マクロファージは特徴的な形態をしている．

表 21.1　好中球とマクロファージの比較

	好中球	単球/マクロファージ
ライフサイクル（生活環）	産生は非常に変動的で，感染時に増加	産生は一定である
	血中レベルは変動的で，感染時は増加する	血中レベルは一定である
	炎症組織にだけ遊走する	炎症のないときにも組織に遊走する
	組織に遊走し，病原体に遭遇後，2-3時間で死滅する	病原体に遭遇後，何年間も生存しうる
	単一の成熟型である	組織によりさまざまな成熟型がある
病原体の殺傷	ファゴサイトーシス	ファゴサイトーシス
	毒素性分子と酵素を使用して病原体を殺傷する	毒素性分子と酵素を使用して病原体を殺傷する
	NETsを形成する	NETsは形成しない
免疫システムのほかの領域との情報伝達	ケモカインの短期間の分泌は，炎症部位へより多くの好中球を動員する	IL-8，TNF，IL-1分泌による炎症部位への好中球動員
	適応免疫システムからのIL-17に対して応答する	適応免疫システムからのIFN γに対して応答する
	適応免疫システムへは，多くのシグナルを提供しない	プロセシングした抗原を提示し，共刺激を提供し，IL-12，TNFなどのサイトカインを分泌することによって，適応免疫システムを刺激する

IFN：インターフェロン interferon，IL：インターロイキン interleukin，NETs：好中球細胞外トラップ neutrophil extracellular traps，TNF：腫瘍壊死因子 tumor necrosis factor

織球 histiocyte と呼ばれる．

多核巨細胞と類上皮細胞

慢性炎症の部位では，マクロファージはさらに成熟し，T細胞サイトカインの影響を受けて多核巨細胞，あるいは類上皮細胞になる．類上皮細胞と多核巨細胞は，肉芽腫形成（第23章）に特徴的である．また，T細胞への抗原提示とサイトカイン分泌によって，炎症応答を延長させる原因となる．好中球とは異なる点として，マクロファージは長い年月の間生存し，この炎症では膿は形成されない．

組織固定のマクロファージ

脾臓と肝臓の類洞（洞様毛細血管）に沿って，特別な組織固定のマクロファージが存在する．肝臓では，これらのマクロファージは**クッパー細胞** Kupffer cell と呼ばれる．クッパー細胞の役割は循環している粒子状物質をファゴサイトーシスすることで，状況によっては細胞全体をファゴサイトーシスすることもある（第29章の溶血性貧血を参照）．

肺胞マクロファージ

肺胞マクロファージは肺の自然免疫防御を担っている．肺胞マクロファージは**慢性閉塞性肺疾患** chronic obstructive pulmonary disease（COPD）などの疾病過程に関与する．

グリア細胞

グリア細胞は神経系に常在する長期生存型のマクロファージで

21 自然免疫・食細胞

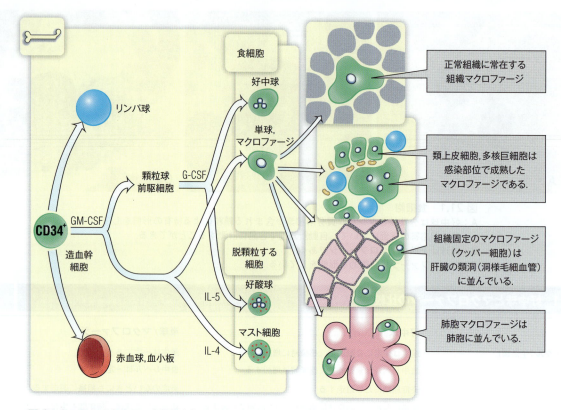

図 21.2　好中球産生は，急性期応答の間，G-CSF によって増加する．マクロファージは常に少ない数が産生されており，さまざまな組織で特別なマクロファージに分化する．［訳者註：好酸球は 2 核である］
GM-CSF：顆粒球マクロファージコロニー刺激因子 granulocyte-macrophage colony-stimulating factor（第 12 章），IL：インターロイキン interleukin.

ある．グリア細胞は死滅した神経細胞の除去に関与する．

破骨細胞

最も特殊化したマクロファージは骨の破骨細胞であり，破骨細胞は骨を吸収してカルシウムを血中に放出してカルシウム代謝を制御する作用をもつ．

■ 食細胞の生成

好中球と単球は骨髄で同一の幹細胞から生成される（**図 21.2**，第 12 章参照）．単球より多くの好中球が毎日生成される．この急速な生成は，とくに細胞傷害性薬物の影響を受けやすく，好中球減少と感染に対する脆弱性につながる（**ボックス 21.1** 参照）．これらの細胞の生成は，急性期応答の一部として組織マクロファージが産生するコロニー刺激因子（CSF）により刺激される．CSF は感染時に好中球生成を増加させ，好中球数が増加する．遺伝子組換え顆粒球コロニー刺激因子（**フィルグラスチム** filgrastim，**レノグラスチム** lenograstim）が，幹細胞移植後などに，好中球数を増加させるために使用される．

■ 食細胞の動員

単球は常に健康な組織に遊走し，前述した特殊なマクロファージに分化する．後述するように，マクロファージはそのレセプターに結合するシグナルにより刺激されない限り，休止状態のままである．

血中を循環している食細胞の大多数が好中球であるが，好中球は正常な組織には存在せず，炎症を起こした組織だけに遊走する（**図 21.3**）．好中球は Th17 細胞によって分泌される IL-17 と，常在性マクロファージによって分泌されるサイトカインとケモカインにより，炎症部位に動員される．たとえば局所マクロファージによって産生されるサイトカインは局所の毛細血管の血管内皮細胞を刺激し，P セレクチンと，細胞間接着分子（ICAM）などのインテグリンの発現増加を引き起こす．これらの分子は第 13 章で述べたリンパ球に関するものと類似の方法で好中球を走化させる．

ケモカインは特定の部位に細胞を向かわせる低分子量の走化性サイトカインである．数十種のケモカインと，ケモカインレセプターが存在する．感染部位のマクロファージは IL-8 などのケモカインを分泌する．これらのケモカインは好中球のインテグリンを修飾して好中球をより付着しやすくさせ，これにより好中球は内皮と結合して，**遊出** diapedesis（無傷の血管壁を通って組織へ移動すること）がしやすくなる（第 13 章）．最終的なケモカイン媒介性の段階は，ケモカインの勾配に沿った細胞の遊走であ

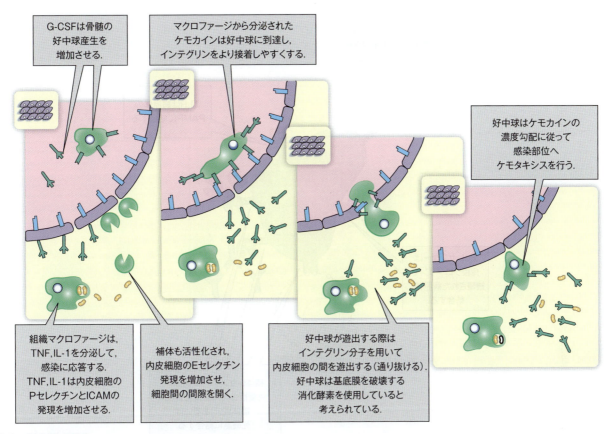

図 21.3 好中球の遊走
G-CSF：顆粒球コロニー刺激因子 granulocyte colony-stimulating factor, ICAM：細胞間接着分子 intercellular adhesion molecule, IL-1：インターロイキン 1 interleukin 1, TNF：腫瘍壊死因子 tumor necrosis factor.

るケモタキシス（走化性）chemotaxis である．ケモカイン分泌の最終結果は組織への好中球の走化である．興味深いことに，炎症組織に好中球を走化させるのと同じ仲間のケモカインが，局所の樹状細胞をリンパ節へ向かわせ，適応免疫システムを刺激する．

補体カスケードの活性化により生成されるアナフィラトキシン（第 20 章）も食細胞の走化作用をもつ．

要約すると，感染部位の常在性マクロファージは，サイトカインとケモカインを分泌し，好中球の生成，好中球と内皮細胞のセレクチンとインテグリンの発現，局所血管内皮への好中球の接着を刺激し，最終的には感染部位へのケモタキシスを誘導する．感染部位の Th17 細胞は IL-17 を分泌することによりこの働きを補助する．

■ 食細胞のレセプター

食細胞は組織へ遊走する間に，また病原体や傷害を受けた細胞との遭遇時に，細胞膜上のさまざまなレセプターを使用する（図 21.4）．

- ケモカインレセプターとサイトカインレセプターは，炎症部位に食細胞を向かわせ，そこに到着すると，食細胞に活動の準備をさせる．
- 食細胞は病原体関連分子パターン（PAMP）とダメージ（損傷）関連分子パターン（DAMP）を認識するために，少なくとも 2 種類のパターン認識レセプター（PRR）を使用する．

表 21.2 Toll 様レセプター（TLR）と TLR リガンド

TLR	発現細胞	リガンド	関連する病原体
TLR2	広範囲	糖鎖，リポタンパク質	広範囲の細菌
TLR3	樹状細胞，上皮細胞	2 本鎖 RNA	ウイルス
TLR4	マクロファージ	LPS（TLR4 は CD14 と複合体を形成する）	グラム陰性細菌
TLR5	マクロファージ	鞭毛	広範囲の運動性細菌
TLR7	樹状細胞，マクロファージ	1 本鎖 RNA	ウイルス
TLR9	樹状細胞，B 細胞	非メチル化シトシン-グアニン塩基配列（CpG）	細菌

LPS：リポポリサッカライド（リポ多糖）lipopolysaccharide, TLR：Toll 様レセプター Toll-like receptor.

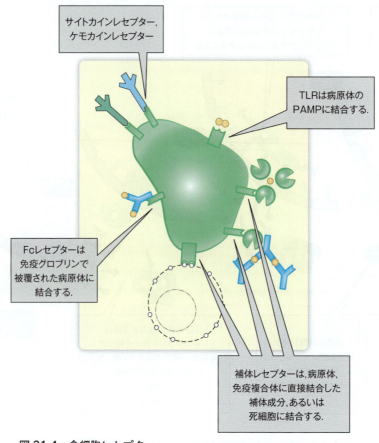

図 21.4　食細胞レセプター
PAMP：病原体関連分子パターン pathogen-associated molecular pattern.

■ 食細胞レセプターの分子パターン

Toll 様レセプター（TLR）

　TLR（第 19 章）は**表 21.2** で示すように，少なくとも 10 種類以上の膜分子ファミリーであり，それぞれの分子は異なる種類の病原体分子を認識する．TLR 同士は重複する役割をもっており，どんな種類の感染によっても異なる複数のレセプターが刺激されうる．TLR は感染を認識する役割をもつマクロファージや樹状細胞，B 細胞などの抗原提示細胞ばかりでなく，上皮細胞のようなほかの細胞にも存在する．TLR は病原体分子と結合することにより，サイトカイン産生を引き起こす細胞内シグナルを開始する．TLR はこのような強力な作用をもっており，**ボックス 21.2** で述べるように，薬物の標的として重要な役割を果たす．

C 型レクチンレセプター

　レクチンは糖鎖結合タンパク質である．レクチンの糖鎖は病原体細胞表面あるいは哺乳動物の死細胞上の糖脂質，あるいは糖タンパク質の配列として C 型レクチンレセプターにより認識される．C 型レクチンレセプターがレクチンに結合することにより，マクロファージが活性化され，サイトカイン産生が引き起こされる．また，C 型レクチンレセプターは病原体と強固に結合する．このように C 型レクチンレセプターは，病原体を捕捉しエンドサイトーシス経路に導く．マクロファージと樹状細胞などのプロフェッショナル抗原提示細胞において，C 型レクチンレセプターは病原体の分解と，以降の T 細胞への提示のために必要である．

補体成分に対するレセプター

　食細胞は補体を認識し結合することができるので（第 20 章），食細胞は次の 3 つと結合することができる：

- 補体成分で被覆（オプソニン化）された病原体
- 抗原抗体 − 補体複合体（免疫複合体）
- 死細胞

免疫グロブリンに対するレセプター

　食細胞は Fc レセプターを介して IgG を認識する．IgG はファゴサイトーシスを刺激してオプソニンとして作用する．

■ 食細胞の作用

　マクロファージと好中球はさまざまな作用がある（**表 21.1** 参照）．両方ともは，ファゴサイトーシスと，毒素性分子や酵素の放出によって病原体を殺傷する．一方で，好中球だけが**好中球細胞外トラップ** neutrophil extracellular traps（NETs）を生成することができる．好中球は病原体に遭遇してから病原体の殺傷以外の働きができるほど長くは生存できない．長期生存するマク

ロファージは自然免疫システムと適応免疫システムとの情報伝達において重要な役割をもつ．

ファゴサイトーシス

ファゴサイトーシスは前述したレセプターの1つへの結合を介して誘発される代謝的に活発な過程である．ファゴサイトーシスは補体あるいはIgGによるオプソニン化された病原体により最も効果的に誘発される（図21.5）．ファゴソームは粒子状物質の取り込みにより形成される．多くの病原体は食細胞に破壊されるのを避けるために，防御機序を発達させてきた．

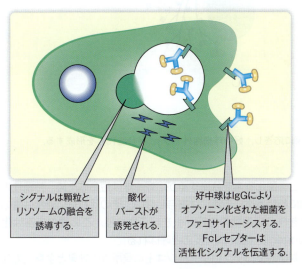

図21.5　食細胞による殺傷
IgG：免疫グロブリンG immunoglobulin G.

酸化（呼吸）バースト

ファゴサイトーシスの後には，相互に関与する3つの酵素経路が活性化され，病原体にさらにダメージを与える毒素性分子を生成する（図21.6）．これらの酵素経路において，食細胞-ニコチンアミドアデニンジヌクレオチドリン酸還元型（NADPH）オキシダーゼにより過酸化水素が，ミエロペルオキシダーゼにより次亜塩素酸（漂白剤）が，誘導型一酸化窒素合成酵素（マクロファージには存在するが，好中球には存在しない）により一酸化窒素が生成される．

食細胞NADPHオキシダーゼが欠損していると，**慢性肉芽腫症** chronic granulomatous disease（**CGD**）として知られている原発性免疫不全症になる（**ボックス21.3** 参照）．

一酸化窒素は病原体に毒性を示すことに加えて，重要な伝達分子として機能するので，特別な分子である．一酸化窒素は神経細胞と内皮細胞で恒常的に少量生成されており，神経伝達物質として機能し，血管緊張の維持に関わる役割をもっている．誘導型一酸化窒素合成酵素が活性化されると，マクロファージは多量の一酸化窒素を生成することができる．高量の一酸化窒素は，血管の緊張と心拍出量を減少させ，敗血症性ショックの低血圧の一因となる（**ボックス21.1** 参照）．また，一酸化窒素はT細胞の効果を促進することができる伝達分子として作用し，慢性炎症に寄与しているということが示唆されている．

タンパク質分解酵素

マクロファージはリソソーム内に酵素を含有し，この酵素はマクロファージの長い生存期間にわたって再生され続ける．好中球ではその特徴的な形態の要因である顆粒にタンパク質分解酵素が含まれる．好中球は顆粒を再生することができず，これらが使い

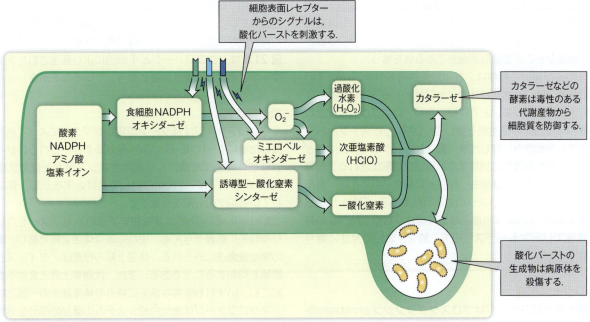

図21.6　酸化バースト
NADPH：ニコチンアミドアデニンジヌクレオチドリン酸還元型 reduced nicotinamide adenine dinucleotide phosphate.

21 自然免疫・食細胞

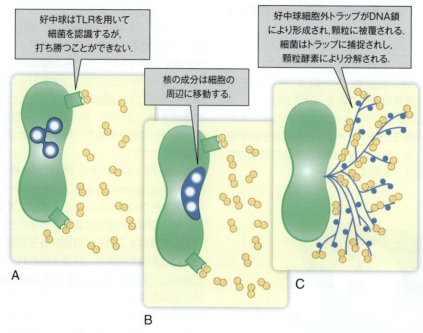

図 21.7　この好中球はファゴサイトーシスすることができない細菌に応答し，好中球細胞外トラップ（NETs）を形成する．

果たされると細胞は死滅する．存在する主な酵素は，タンパク質分解酵素であり，リソソームの酸性 pH において細菌を分解することができる．マクロファージの場合は分解されたペプチドは T 細胞に提示される．

　タンパク質分解酵素は通常リソソーム内に保持されている．食細胞から漏出する酵素は，通常 α₁ アンチトリプシンなどの**セルピン** serpin によって組織に傷害を与えるのを阻止されている（ボックス 20.3 参照）．

　また，**デフェンシン** defensin と**ラクトフェリン** lactoferrin などの物質は，ファゴソームに放出される．デフェンシンは細菌に孔をあける低分子量のペプチドである．ラクトフェリンは鉄と結合し，細菌からこの重要な栄養分である鉄を奪う．

　好中球のみが用いる機序は，好中球細胞外トラップ（NETs）の形成である．NETs は病原体がファゴサイトーシスされるにはあまりに大きいか数が多いときに役に立つ．好中球が活性化されると，好中球は自身の細胞膜を壊して，DNA とヒストンから成るクロマチンを細胞外に押し出す（図 21.7）．クロマチンはほどかれて，病原体を物理的に捕捉するトラップが形成される．毒素性分子とタンパク質分解酵素も，NETs に留められるため，病原体は破壊される．これはリスクのある戦略である．DNA が細胞外に存在すると，DNA は抗原となる可能性があり，NETs の存在は全身性エリテマトーデス（SLE；第 29 章）の発症に寄与する可能性がある．

炎症性シグナル伝達

　好中球とマクロファージは**プロスタグランジン** prostaglandin と**ロイコトリエン** leukotriene と呼ばれる炎症性メディエーターを生成する．これらは第 22 章で述べる．好中球はケモカインと一酸化窒素を分泌するが，好中球は短命なため，持続性の長期にわたる炎症応答には寄与しない．その代わりに通常は膿の形成を伴う短期間の応答が引き起こされる．この種の応答は**化膿** pyogenic（膿形成）反応と呼ばれる．

　対照的に，マクロファージは主に局所性の効果と全身性の効果をもつ可溶性伝達分子の分泌によって，慢性炎症を刺激する重要な役割をもつ．また，マクロファージは重要な抗原提示細胞でもあり，抗原をプロセシングし，サイトカインを分泌して，共刺激分子（第 16 章），クラス II MHC 分子（第 8 章）を高レベルで発現している．抗原が除去されないと炎症は慢性化し，結果として肉芽腫が形成される．肉芽腫は第 23 章でより詳細に述べるが，図 21.8 はマクロファージと T 細胞により産生されたメディエーターがどのように慢性炎症に関与しているかを示す．

急性期応答

　マクロファージはパターン認識レセプターによって病原体を認識した後に IL-1，IL-6，TNF を分泌する．これらのサイトカインは補体の生成を増やし，適応免疫システムを作動状態にする（第 19 章）．TNF は代謝に対して直接効果を示し，体に蓄えられている脂肪の分解を促進する．

　IL-1，IL-6，TNF はまた視床下部のレセプターを介して，中枢神経系に影響を与える．主な応答は体温上昇であり，感染応答の開始後急速にみられる．体温上昇の役割は，ウイルスと細菌の増殖を抑制することである．また，代謝率上昇と食欲不振を引き起こし，いずれも重篤な感染に特有の体重減少の一因となる．

　マクロファージはまた免疫システムのほかの部分を活性化するサイトカインを分泌する．IL-8 は好中球を感染部位に走化させる**ケモアトラクタント**（走化性誘起作用物質）chemoattrac-

自然免疫・食細胞

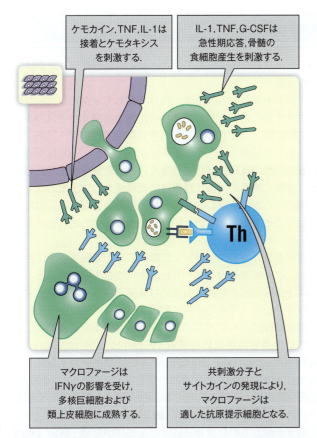

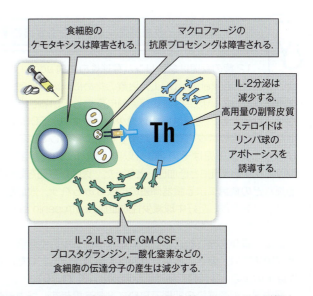

図 21.8 マクロファージによるメディエーター放出の結果，肉芽腫が形成される．肉芽腫は，慢性炎症の部位であり，そこでマクロファージが多核巨細胞や類上皮細胞に成熟する．リンパ球も存在し，IFNγを分泌することによってマクロファージをヘルプする．
G-CSF：顆粒球コロニー刺激因子 granulocyte colony-stimulating factor, IL-1：インターロイキン1 interleukin 1, Th：T ヘルパー T-helper, TNF：腫瘍壊死因子 tumor necrosis factor.

図 21.9 食細胞の機能に対する副腎皮質ステロイドの影響
GM-CSF：顆粒球マクロファージコロニー刺激因子 granulocyte-macrophage colony-stimulating factor, IL：インターロイキン interleukin, Th：T ヘルパー T-helper, TNF：腫瘍壊死因子 tumor necrosis factor.

tant である．マクロファージから分泌されるサイトカインはすべて自然免疫システムを優位に活性化するが，樹状細胞は自身のTLR を介して刺激され，適応免疫システムの一員である近傍のT 細胞の活性化において機能する IL-12 を分泌することができる．IL-12 は適応免疫システムに感染の存在を警告する．

■ 食細胞の欠損

食細胞の原発性疾患はまれではあるが，慢性肉芽腫症（CGD）のような重要な疾患が含まれる（**ボックス 21.3** 参照）．続発性の食細胞欠損はより一般的にみられる．最も重要なものは好中球減少症で，通常は薬物治療の結果として好中球数が減少する（**ボックス 21.1** 参照）．食細胞の機能は糖尿病，腎不全などの多くの疾患に続発して障害され，また副腎皮質ステロイド治療時にも障害される（図 21.9）．副腎皮質ステロイドは常用量で食細胞に影響し，高用量ではリンパ球に影響する．副腎皮質ステロイドは炎症を効果的に減少させるので，多くの疾病治療に広く使用されている．残念なことに，副腎皮質ステロイドは多くの副作用ももっており，たとえば副腎皮質ステロイドは感染に対する免疫を抑制し，代謝異常と高血圧を引き起こす．

■ 自然免疫システムと適応免疫システムによる分子の認識

ここで，理解を深めるために，自然免疫システムと適応免疫システムが異なる分子を認識する方法についてまとめる．適応免疫システムは，MHC 分子，TCR，免疫グロブリンを用いて，何百万もの数の抗原となりうるものを認識し，これにより自己と非自己を識別することができる．しかし適応免疫システムの細胞は，正常なホメオスタシスが維持された環境と危険を区別することができない．これは仮に適応免疫システムが自然免疫システムとは独立して応答を開始できた場合，適応免疫システムが自己ペプチドに反応して自己免疫が生じてしまうことを意味する（第 28 章）．対照的に，自然免疫システムは，"危険" を認識し，それが組織傷害によるものか感染によるものかは問わない．自然免疫システムが用いるパターン認識レセプターは，PAMP と DAMP だけを認識する．TLR に代表される認識システムはそれらの分子を発現するマクロファージなどの細胞を活性化し，MHC 分子と CD80 などの刺激分子の発現を増加させ，サイトカインを分泌させる．刺激分子とサイトカインの発現は**危険シグナル** danger signal と呼ばれる．T 細胞は危険シグナルを受けたときだけ抗原に応答することができる．このように自然免疫システムは適応免疫システムに対して注意を喚起する．この注意喚起システムは末梢性寛容の一部であり（第 18 章），適応免疫システムが自己抗原あるいは無害な環境抗原に反応するリスクを減少させる．

また，マクロファージは適応免疫システム，とくに Th1 細胞に依存している．たとえば Th1 ヘルプは Fc レセプターに認識される細菌をオプソニン化するのに最も効果的な IgG の産生に

ボックス 21.1　敗血症性ショックを引き起こす好中球減少性敗血症

12歳の女児は**急性リンパ芽球性白血病** acute lymphoblastic leukemia（ALL）治療のために，細胞傷害性化学療法を受けていた．白血病が薬剤に反応していることが示されてはいたが，患児は好中球減少症（好中球<500/μL）になった．患児は夕方悪寒と戦慄を訴え，発熱していることがわかった．患児はその30分以内に倒れ，四肢が温かくショック状態（頻拍と低血圧）となった．医師が患児を診察し，肺炎などの病巣による臓器障害の徴候はみられず，敗血症性ショックを合併した**好中球減少性敗血症** neutropenic sepsis と診断した．

血液培養が実施され，患者は広域スペクトル抗生物質と補液が開始され，追って血液培養から大腸菌が検出された．患児はその後の12時間で緩徐に回復した（図 21.10）．

好中球は細菌感染の初期で重要な役割を果たす．好中球が存在し，正常に機能しているときには，好中球は感染を侵入部位に留めて膿を生成する．これにより，肺炎や膿瘍形成などの身体徴候が現れる．好中球減少症患者では，好中球が感染を局所に留めることはできず，感染は血中を急速に拡散し，ほかの組織に到達する．この状況でも，免疫システムのほかの細胞，とくにマクロファージは正常に機能する．たとえばこの患者は発熱と悪寒戦慄を伴う急性期応答を開始することができた．敗血症性ショックは，感染に対する通常の自然免疫応答が過度になってしまった部分である．敗血症性ショックは低血圧の急性状態であり，しばしば細菌のリポ多糖（LPS）の作用に起因する．このショックは血管緊張低下と心拍出量減少の結果である．敗血症性ショックは，好中球減少症患者ではよくみられ，多くの症例でグラム陰性細菌が原因となっている．また，正常な免疫システムをもつ患者でも，たとえば腸管破裂で何億個もの細菌が放出される場合のように大量の微生物が存在することにより，あるいは，ヒトがエボラウイルスなどの強い毒性の微生物に対する免疫をもたないことにより，感染に打ち負かされて敗血症性ショックは起こりうる．

エンドトキシンの放出は，TLRを介してマクロファージを活性化することにより，自然免疫応答を誘発する（TLR；第19章参照）．マクロファージ活性化の結果として，TNF，プロスタグランジン，一酸化窒素が分泌される．TNFは平滑筋細胞と血管内皮細胞からより多くの一酸化窒素産生を誘発する．非常に高量の一酸化窒素は血管緊張と心拍出量の低下の原因となるが，正常レベルの一酸化窒素は血管緊張の維持を助けることを思い出されたい．血管内皮細胞の活性化は凝固カスケードを誘発しうる．

敗血症性ショックは頻繁に広範囲にわたる臓器不全に合併して，とくに凝固カスケードが活性化される際に生じる．多臓器不全は最初の感染の直接的な結果ではなく，感染に対する自然免疫システムの応答に起因する．自然免疫システムの活性化が強調されすぎたことに伴う多臓器不全症候群は，しばしば**全身性炎症反応症候群** systemic inflammatory response syndrome（SIRS），あるいは**サイトカインストーム** cytokine storm と呼ばれ，死亡率は70%以上である．この自然免疫システムの著しい活性化による影響を防ぐ試みは，ほとんど成功していない（図 21.11）．敗血症性ショックに対する確立された治療法はほとんどないため，医師は敗血症性ショックの予防にとくに注意を払う必要がある．敗血症性ショックの予防には，手洗いを確実にすること，好中球数減少を避けること，入院患者の敗血症の初期徴候を監視することなど，感染のリスクを減らすための処置が含まれる．急性輸血反応はSIRSのほかの原因である（第29章参照）．トキシックショック症候群はT細胞から分泌されるサイトカインにより媒介される異なるものである．

この症例は好中球減少症患者において，感染の非常に初期の症状にただちに対応することの重要性を示している．

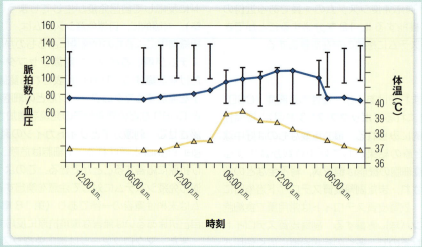

図 21.10　患者のバイタルサイン
青のひし形は脈拍数（回/分）であり，黒線は血圧（mmHg）であり，黄の三角は体温（℃）である．

続く

必要とされる．さらに第23章で述べるように，Th1により産生されるIFNγは慢性感染の間，マクロファージを補助し，また維持するために必要である．

後に進化した適応免疫システムは，先に進化していた自然免疫システムとは独立して機能していると誤解しやすい．本章によりこれは事実ではないと理解できただろう．抗原提示細胞はT細胞に共刺激を与える前に，まず病原体の侵入を検出する必要がある．

ボックス 21.1　敗血症性ショックを引き起こす好中球減少性敗血症；続き

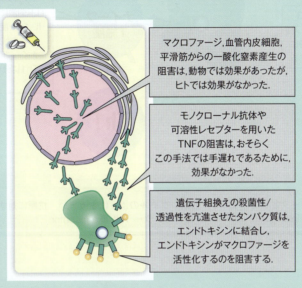

- マクロファージ，血管内皮細胞，平滑筋からの一酸化窒素産生の阻害は，動物では効果があったが，ヒトでは効果がなかった．
- モノクローナル抗体や可溶性レセプターを用いたTNFの阻害は，おそらくこの手法では手遅れであるために，効果がなかった．
- 遺伝子組換えの殺菌性/透過性を亢進させたタンパク質は，エンドトキシンに結合し，エンドトキシンがマクロファージを活性化するのを阻害する．

図 21.11　敗血症性ショックの影響をなくすようさまざまな手法が試みられたが，ショックと診断された時点で不可逆的になっているために，いずれも成功していない．TNF：腫瘍壊死因子 tumor necrosis factor．

ボックス 21.2　TLRリガンドをもとにした薬剤

TLRの刺激は，免疫システムの多くの要素に強力な活性化効果を与える．臨床医学において，免疫応答を増強することが望ましい2つの領域がある．それは癌とワクチンの領域であり，以降の章でさらに解説する．癌とワクチンは感染ではないので，危険シグナルを生成するのに適してはおらず，免疫システムはしばしば期待するほどには応答しない．非メチル化シトシン-グアニン配列（CpGモチーフ）と**イミキモド** imiquimod という2つのTLRリガンドは，安全に感染を模倣することができ，これらの条件が研究されてきた．

CpGモチーフは細菌には存在するが，ヒトの細胞には存在しない．CpGモチーフは，TLR9を発現する樹状細胞を強力に刺激してIL-12を分泌させる．IL-12はTh1応答を促進し，以降のIgGとCTLの産生を増強する（図21.12）．既存のワクチンと組み合わせると，CpGモチーフは抗体産生とT細胞応答を向上させることができる．また，従来の治療と組み合わせると，CpGモチーフは一部の癌に対する臨床試験でも効果があることが判明している．CpGモチーフは副作用がきわめて少ないと考えられている．

イミキモドは，1本鎖RNAを擬態してマクロファージと樹状細胞上のTLR7を刺激する合成医薬品である．マクロファージと樹状細胞は自然免疫システムと適応免疫システムを刺激する効果があるさまざまなサイトカインを分泌する．イミキモドは感染性の疣贅（いぼ）を治療するために広く使われている．多くの慢性ウイルス感染と同様に，疣贅を引き起こすウイルスは，細胞の中で緩徐に複製し，強い危険シグナルは生成しない．疣贅上に塗られるイミキモドは非常に効果的な治療である．イミキモドはワクチンの効果を増強することができ，腫瘍の治療に使用されている．イミキモドを一部の皮膚癌にそのまま適用して効果が非常にあることは有利な点である．

続く

ボックス 21.2　TLRリガンドをもとにした薬剤；続き

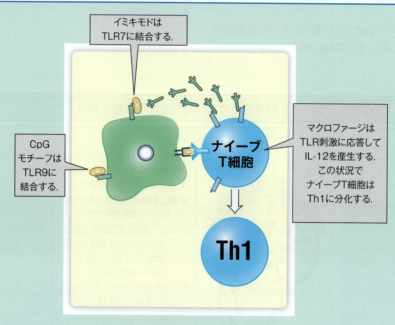

図 21.12　CpG モチーフとイミキモドは，危険シグナルのようにふるまい，抗原に対する Th1 応答を増強する．IL：インターロイキン interleukin，TLR：Toll 様レセプター Toll-like receptor.

ボックス 21.3　慢性肉芽腫症（CGD）

4 歳の男児は高熱と左胸膜腔の体液貯留の徴候で受診した．胸膜腔からの検体には膿がみられ，そこから黄色ブドウ球菌が培養された．

患児には成長遅滞と肛門周囲の膿瘍の病歴がある．患児には兄弟はなく，唯一の家族歴は母方のおじが 10 歳代で感染により死亡したことである．

血液検査では 23,000 /μL（基準範囲は 3,000-6,000 /μL）の著しい好中球数増多を示した．患児の好中球で酸化バースト（図 21.13）が誘引されるかどうか調べるために，**ニトロブルーテトラゾリウム** nitroblue tetrazolium（NBT）還元試験が実行された．患者の好中球は酸化バーストを起こすことができず，**慢性肉芽腫症** chronic granulomatous disease（CGD）の診断と一致していた．

CGD は好中球の機能に影響を与える原発性免疫不全である．この疾病は好中球数増多が認められる場合の，反復する細菌と真菌の感染が特徴である．CGD は NADPH オキシダーゼ，あるいはその制御タンパク質の遺伝子変異に起因する．CGD は通常 X 連鎖性である．好中球が豊富に生成され，感染部位に遊走するにもかかわらず，好中球はスーパーオキシド（過酸化物）ラジカルを産生することができず，病原体を殺傷することもできない．真菌のアスペルギルス，細菌のブドウ球菌などの病原体は通常であれば膿を形成し短期間の感染を引き起こすが，CGD の場合は排除することができず，慢性感染に特有の肉芽腫が形成される（第 23 章）．

CGD の小児の感染は，予防的抗生物質と抗真菌薬を用いて阻止されるが，造血幹細胞移植などのほかの手法も試みられている．

ボックス 21.3　慢性肉芽腫症（CGD）；続き

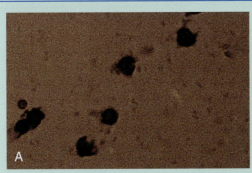

図 21.13　ニトロブルーテトラゾリウム（NBT）還元試験
NBT は淡黄色であるが，酸化バーストが生じた細胞では紫に変わる．
A：正常ドナー由来の好中球は刺激され，NBT は紫に発色した．
B：CGD 患者由来の好中球は，色素の色を変えることができない．細胞質は染色されず，分葉核が観察される．

学習チェック問題　　修得事項

1. 好中球とマクロファージの役割の差異を挙げなさい．
2. マクロファージの種類を挙げ，それぞれの専門機能を述べなさい．
3. 危険シグナルおよび自然免疫システムが適応免疫システムを活性化する方法について説明しなさい．
4. 量的な，また機能的な食細胞欠損があるときに起こる 2 つの問題を述べなさい．
5. 食細胞がどのように敗血症性ショックに寄与するかについて説明しなさい．

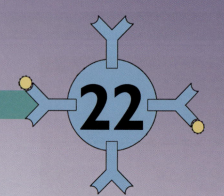

22 免疫システムにおける殺傷機序

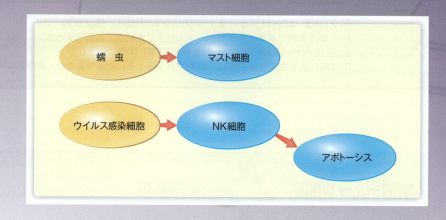

免疫システムは多岐にわたる病原体に対応しなくてはならない．補体と食細胞が細胞外病原体を破壊する方法はすでに述べた（**表21.1**）．上記の概要図で示すように，免疫システムはマスト細胞とNK細胞を用いて，蠕虫やある種のウイルスのような特別な病原体を破壊する．本章では，免疫システムで多く用いられる一般的な殺傷機序であるアポトーシスについて詳しく解説する．

■ 寄生蠕虫への応答

ヒトの進化の過程において，寄生蠕虫は大きな脅威であった．公衆衛生が改善されたことにより，蠕虫は先進国ではもはや問題とは考えられていないが，世界の人口の3分の1はまだこれらの寄生虫に感染している．蠕虫の形や大きさ（1 mm-10 m）はさまざまで，卵，幼虫，成虫という複雑な生活環をもつ傾向がある．蠕虫卵は胃の低いpHとタンパク質を分解する消化作用に抵抗性をもち，腸に達するまでは孵化しない．また，腸に寄生する成虫は免疫応答の多くの要素から守られている．これに対処するため，マスト細胞と好酸球は腸に寄生する蠕虫に応答できるように進化してきた（**図 22.1**）．マスト細胞と好酸球が活性化されると，毒素性物質を腸管腔に放出し，粘液分泌を増やし，平滑筋収縮を引き起こす．その結果，蠕虫は体外へ排出される．これらの応答は**図 22.2**にまとめた．同じ機序が気道においても進化した．

■ マスト細胞

マスト細胞はIL-3，IL-4などのTh2サイトカインの影響を受けており，骨髄に存在する未知の前駆細胞に由来する．マクロファージと同様に，マスト細胞は粘膜下組織，皮膚，結合組織などの正常組織にホーミングする（**図 22.3**）．これらの最前線部位へのマスト細胞の動員は蠕虫が寄生している際に増加する．

マクロファージと同様にマスト細胞は数週間組織に定住する．この間にマスト細胞は，さまざまなメディエーターを含む顆粒を形成する．また，IgEに対して非常に高いアフィニティをもつFcレセプター（FcεRI）をもつため，ほかの組織で産生される非常に微量のIgEとも結合できる．その結果，マスト細胞は，非常に多岐にわたる抗原（**表 22.1**）に特異的なさまざまなIgE分子と結合することができる．マスト細胞表面のIgE分子が抗原により架橋されると，マスト細胞は活性化される（**図 22.4**）．マスト細胞のFcεRIはほかの種類のFcレセプターと異なり，FcεRIは抗原と結合していない免疫グロブリンと結合し，抗原により架橋されるまでマスト細胞の活性化を誘導しない．また，マスト細胞はアナフィラトキシンであるC3a，C5a（第20章）や，ある種の薬物により活性化される．

マスト細胞の活性化により，脱顆粒（顆粒でつくられ蓄えられ

22 自然免疫・免疫システムにおける殺傷機序

た物質の放出）と，さまざまな新たなメディエーターを産生するアラキドン酸代謝の活性化が起こる（**表22.2**）．

顆粒の成分
マスト細胞の酵素
　マスト細胞の顆粒にはトリプターゼ，キモトリプシンなどの多くのタンパク質分解酵素が含まれる．これらの酵素は，たとえば気管支において粘液分泌と平滑筋収縮を亢進する．さらに，補体経路とキニン経路の成分を分解し，活性化させ，炎症を促進する．マスト細胞のトリプターゼの血中濃度は，重篤なアレルギー反応の診断において使用されている（**ボックス22.1**）．

ヒスタミン
　蠕虫を排出すべく，ヒスタミンは腸と肺で平滑筋収縮を引き起こす．また，ヒスタミンは，内皮細胞を収縮させ，血管透過性を

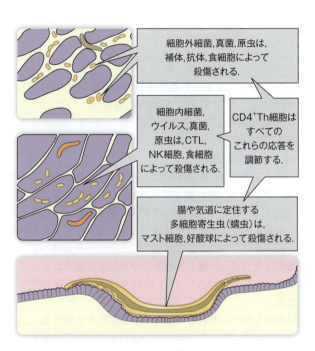

図22.1 免疫システムによる殺傷の標的
免疫不全状態では，欠損の種類により患者が罹患する感染が決まる．たとえば抗体欠損患者は，主に細菌感染に罹患する．

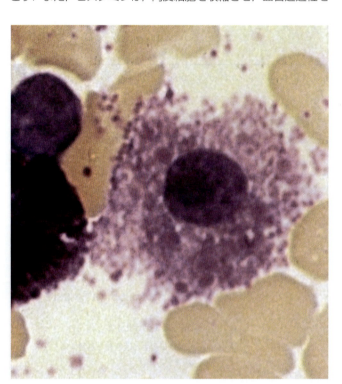

図22.3 マスト細胞
マスト細胞の顆粒には，サイトカイン，ヒスタミン，タンパク質分解酵素が含まれる．

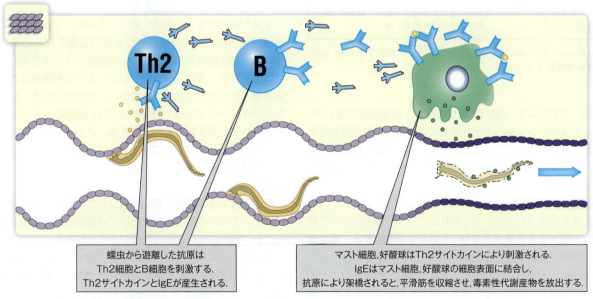

図22.2 腸に定住する蠕虫への応答
IgE：免疫グロブリンE immunoglobulin E，Th：Tヘルパー T-helper.

自然免疫・免疫システムにおける殺傷機序

表 22.1 病原体が誘導する免疫応答

	細胞外病原体	細胞内病原体	細胞表面病原体
病原体	細菌（ブドウ球菌など） 真菌（カンジダなど）	抗酸菌（結核菌など） ウイルス 原虫	蠕虫 節足動物
自然免疫システム	好中球 補体	インターフェロン マクロファージ NK細胞	マスト細胞 好酸球
適応免疫システム	Th17 T細胞 IgG, IgM	Th1 T細胞 CTL IgM, IgG, IgA	Th2 T細胞 IgE

Ig：免疫グロブリン immunoglobulin，Th：T ヘルパー T-helper.

表 22.2 マスト細胞のメディエーター

メディエーター	作用
顆粒内に蓄えられているメディエーター	
タンパク質分解酵素，トリプターゼ，キモトリプシン	炎症を促進する補体経路とキニン経路の成分を活性化する（たとえば，キニノゲンをブラジキニンに分解する）
ヒスタミン	腸，肺，血管の平滑筋収縮を促進し，血管の透過性を亢進する
サイトカイン	
TNF	内皮細胞を活性化し，血管外遊出を増強する
IL-4	Th2 細胞を活性化する
IL-3，IL-5	好酸球の産生と活性化を刺激する
アラキドン酸代謝産物	
シクロオキシゲナーゼ経路	
プロスタグランジン トロンボキサン	血管を拡張し，血管透過性を亢進し，腸，気管支の平滑筋を収縮する
シクロオキシゲナーゼ経路	
ロイコトリエン 血小板活性化因子	気管支，腸の平滑筋を収縮し，好中球，好酸球の走化性を刺激する

IL：インターロイキン interleukin，Th：ヘルパー T 細胞 T-helper cell，TNF：腫瘍壊死因子 tumor necrosis factor.

亢進する．これにより，細胞間隙が広がり，組織浮腫が生じる．さらに，ヒスタミンは蠕虫の寄生部位により多くの白血球を走化させる走化性シグナルを発するとともに，著しい皮膚瘙痒を引き起こす．これは皮膚寄生虫の存在を宿主に知らせるためのものと思われる．

マスト細胞のサイトカイン

活性化されたマクロファージと同様に，マスト細胞は炎症応答を促進し，拡大するさまざまなサイトカインを産生する．**腫瘍壊死因子 tumor necrosis factor（TNF）**はあらかじめ産生され顆粒に蓄えられており，より多くの炎症性細胞が遊出するように局所の内皮細胞を活性化する．また，マスト細胞は刺激された後に別のサイトカインも産生するが，このサイトカインはマクロファージによって産生されるサイトカインとは異なり，Th2 応答を刺激する．IL-4 は Th2 細胞を活性化し，IL-3，IL-5 は好酸球の産生と活性化を刺激する．さらに，IL-4，IL-5 は適応免疫応答を Th1 応答から遠ざける．

アラキドン酸代謝産物

アラキドン酸代謝の代謝産物はマスト細胞と食細胞により産生される．アラキドン酸代謝はマスト細胞が抗原に暴露することにより活性化され，2 つの経路へと続く（**図 22.5**）：

1. シクロオキシゲナーゼ経路はプロスタグランジンを生成する．プロスタグランジンは数秒以内に血管拡張を促進して，血管透過性を亢進し，腸と気管支の平滑筋を収縮させる．プロスタグランジンはほかに Th1 細胞の抑制などの遅発性効果がある．
2. リポキシゲナーゼ経路はロイコトリエンを生成する．ロイコトリエンはプロスタグランジンよりも遅発性の効果で，気管支と腸の平滑筋収縮を引き起こす．さらにロイコトリエンは好中球と好酸球に対する走化性刺激として作用することで即時型反応の細胞を増加させ，この反応を遅延型反応，慢性反応に転換するのに寄与する．

マスト細胞は寄生虫感染に曝される組織に定住している．マスト細胞の活性化はあらかじめつくられる IgE によるもので，抗原刺激への反応は非常に早い．即時型反応はヒスタミン，タンパク質分解酵素，プロスタグランジンによって引き起こされ，平滑筋収縮，血管透過性および粘液分泌の増加から成る．サイトカインとロイコトリエンは，好酸球と Th2 細胞の流入が特徴である抗原に対する遅発相応答を促進する．このように遅発相炎症は慢性になりうるが，マクロファージと Th1 細胞の存在を特徴とする肉芽腫とは別である．

好酸球

好酸球はマスト細胞と概して類似しているが，好酸球に固有の特徴としてはある種の炎症において好酸球だけが組織に動員されること，顆粒に毒性物質が含まれることがある．

好酸球は好中球と同様の前駆細胞に由来し，IL-3 と IL-5 により産生が刺激される．好酸球は通常は血中に少数しか存在していないが，Th2 細胞とマスト細胞が分泌する IL-3 と IL-5 に応答して著明に増加する．**好酸球増多症 eosinophilia** として知られ

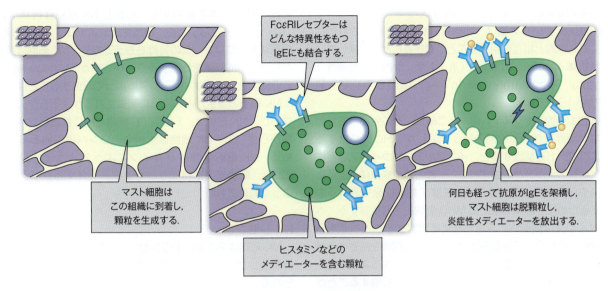

図 22.4　マスト細胞の活性化

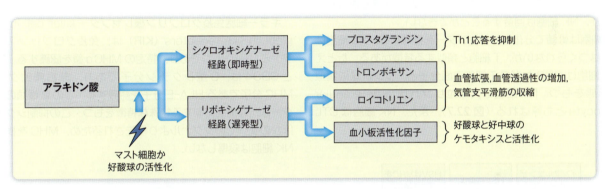

図 22.5　アラキドン酸代謝
これらの経路の一部は、薬物に影響を受ける。たとえばアスピリンなどの非ステロイド系抗炎症薬は、シクロオキシゲナーゼ経路を阻害し、マスト細胞の脱顆粒による即時型効果を阻害する。しかしこれらの薬剤はリポキシゲナーゼ経路を阻害せず、ロイコトリエンの生成を増加させ、マスト細胞脱顆粒の遅発相応答を劇化させる。

ている血中好酸球数増加の原因は、ボックス22.2で解説する。好酸球は上皮細胞が産生するエオタキシンというケモカインにより、またマスト細胞が産生するロイコトリエンにより、寄生虫の生息部位に動員される。

好酸球はサイトカインやケモカインにより、またFcεRIに結合したIgEの架橋によっても活性化される。活性化好酸球はマスト細胞と同じメディエーターを放出し（ヒスタミンは放出しない）、さらに次の3つの特殊なメディエーターを放出する。
1. 寄生虫の表面へ放出されて、次亜塩素酸を生成するペルオキシダーゼ。
2. 寄生虫の外被と宿主組織に傷害を与える**主要塩基性タンパク質** major basic protein.
3. 寄生虫の外被に傷害を与えたり、寄生虫の神経系に傷害を与える神経毒として作用したりする**陽イオン性タンパク質** cationic protein.

即時型（I型）過敏症

好酸球とマスト細胞の脱顆粒の効果は迅速に現れるので、この種の応答は即時型（I型）過敏症と呼ばれる。一方で、放出されるサイトカインと他のメディエーターは遅発相炎症反応、慢性炎症反応を引き起こすこともある。

先進国の人々が蠕虫に曝されることはなくなった。こうした人々においては、マスト細胞と好酸球は花粉などの無害な抗原に反応して即時型過敏症を引き起こす（第27章）。これがアレルギーの特徴である。好酸球とマスト細胞は、さまざまなメディエーターを分泌し、その多くはアレルギー治療の標的となる。

■ ナチュラルキラー（NK）細胞

NK細胞は2つの重要な役割をもっている。名前が示すように、NK細胞はある種のウイルスの感染細胞に対する優れた殺傷能力をもつ細胞であるが、マクロファージと同様に、NK細胞は適応

自然免疫・免疫システムにおける殺傷機序

免疫応答を刺激するもう1つの役割ももつ.

この natural という単語は, 初回刺激や過去に感作されたことがなくても標的と相互作用することができることを意味している. **自然抗体** natural antibody (第14章) や**内在性制御性T細胞** natural T-regulatory cell (nTreg) (第18章) でも同じ意味で用いられている.

NK細胞は自然免疫システムの一部であり, 適応免疫応答が対処できない範囲を埋める役割を担う. CTL が MHC に結合するウイルスペプチドを認識すると, インフルエンザウイルスなどに感染した細胞の大部分が殺傷される. 一部の感染病原体, とくにヘルペスウイルス科に属するウイルスは T 細胞に発見されるのを回避するために, 感染細胞上の MHC 発現を下方制御する. ヘルペスウイルスは細胞内抗原提示経路を阻害することもできる (第10章). これらの回避機序は, CTL による認識を回避するが, NK細胞は MHC 発現の低い細胞を認識して殺傷するように進化したため, ヘルペスウイルス感染細胞を認識して殺傷することができる (図22.6). 同様に, 腫瘍細胞のなかには MHC 発現が減少する突然変異を獲得し, 腫瘍特異的 T 細胞を回避できるものがあるが, NK細胞は回避することができない.

NK細胞は骨髄で分化し, レセプターを獲得する. NK細胞は胸腺ではつくられないが, T 細胞と類似する特徴がある. たとえば NK細胞は CD2 などの T 細胞表面分子と, リンパ球に類似した形態をもつ. NK細胞は**大顆粒リンパ球** large granular lymphocyte とも呼ばれる (図22.7). また, NK細胞は CTL と同じ殺傷機序を使用する. しかし NK細胞は再構成された TCR 分子をもたないため, 自然免疫システムに分類される. NK細胞はマクロファージの特徴ももっており, NK細胞は抗体でおおわれた標的細胞を認識することができる. しかし, NK細胞はこの細胞をファゴサイトーシスによって殺傷することはできない.

NK細胞の産生がどのように制御されるかは明らかになっていないが, NK細胞は, T 細胞, B 細胞と同じ共通リンパ系前駆細胞から生じる. NK細胞は末梢血のリンパ球の約5-15%を占める. NK細胞はサイトカインによって活性化されるが (図22.8), 殺傷作用は特殊なレセプターを介するシグナル伝達によって制御される.

NK レセプター

NK細胞は 20 種以上のレセプターを発現しており, これらは抑制性レセプターと活性化レセプターの 2 つのグループに分けられる.

抑制性レセプター

キラー細胞免疫グロブリン様レセプター killer cell immunoglobulin-like receptors (KIR) は, 免疫グロブリンスーパーファミリーの 1 つであり, 特定の MHC α 鎖を認識する. NKG2 と CD94 は, C 型レクチン分子であり, 非古典的クラス I MHC 分子である HLA-E 分子を認識する. この 2 種類のレセプターは, 殺傷を抑制する特殊な特徴をもつ. この抑制シグナルは, ほかのすべてのシグナルより優先されるため, MHC を検出した NK細胞は殺傷しない.

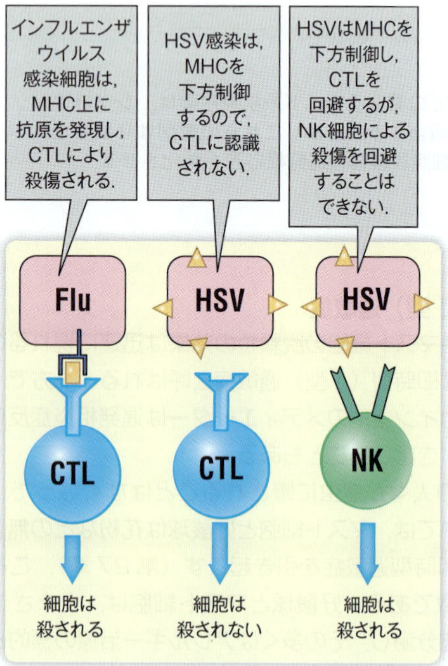

図22.6 インフルエンザウイルス (Flu) と単純ヘルペスウイルス (HSV) 感染細胞の殺傷の比較
HSV が MHC 発現を下方制御するので, CTL は感染細胞を殺傷することができない. NK細胞は MHC の欠如によって刺激され, 感染した細胞を殺傷する.

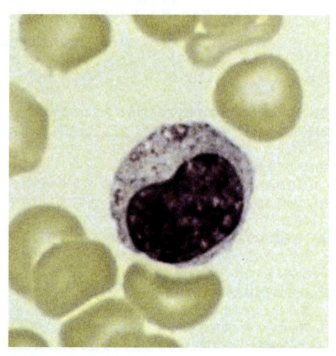

図22.7 NK細胞の顆粒は, パーフォリンとグランザイムを含む.

22 自然免疫・免疫システムにおける殺傷機序

活性化レセプター

NK細胞は活性化レセプターも発現する．NK細胞においては，特殊なFcレセプターであるFcγRⅢが感染細胞表面のIgG結合ウイルス抗原を認識し，殺傷作用を誘発する．IgGを介したNK細胞の殺傷作用は，**抗体依存性細胞媒介性細胞傷害** antibody-dependent cell-mediated cytotoxicity（**ADCC**）と呼ばれる（図22.9）．FcγRⅢはマクロファージにも発現し，この場合IgGはファゴサイトーシスを誘発するオプソニンとして機能する．

NK細胞がウイルス感染細胞に遭遇したときの結果には2パターンある（図22.10）．

1. NK細胞は自然免疫システムのパターン認識レセプターを使用して感染細胞を認識する．NK細胞はレセプターを用いて，感染細胞の表面にMHCが発現しているかを確認する．MHCが十分量発現していれば，NKレセプターはNK細胞の殺傷作用を抑制する抑制性シグナルを伝達する．NK細胞が抑制されても，ウイルス感染細胞はMHCを発現しているので，CTLがウイルス感染細胞を殺傷する．

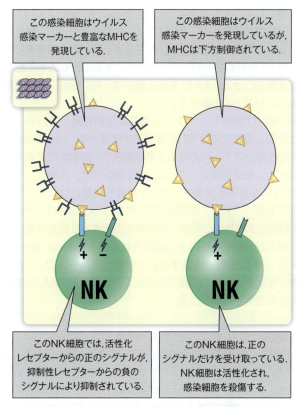

図22.10 NK細胞はMHCを発現している左のウイルス感染細胞を殺せない．右のウイルス感染細胞は，MHC発現がないので殺される．

図22.8 サイトカインのNK細胞制御
T細胞と同様に，NK細胞はIL-2に応答して増殖する．
TNF：腫瘍壊死因子 tumor necrosis factor.

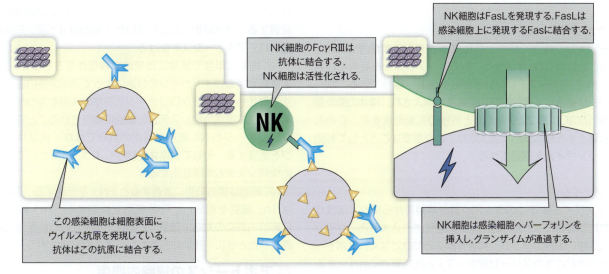

図22.9 抗体依存性細胞媒介性細胞傷害（ADCC）
FcγRⅢへの抗体の結合はNK細胞を刺激する．この過程はIgGによるオプソニン化と類似している．

2. NK 細胞がウイルス感染細胞を認識し，MHC 発現の低下を確認できれば，標的細胞を殺傷する．

活性化シグナルと抑制性シグナルのバランスは，NK 細胞活性化の結果を決定する．NK 細胞は MHC を発現していない細胞を選択的に殺傷する．

MHC はウイルス感染や癌細胞の突然変異によって，発現しなくなることがある．どちらの場合においても，この細胞は CTL に殺傷されるのを回避することができる．NK 細胞は MHC 発現のない細胞を殺傷することによって，免疫応答のこの欠陥を補っている．この殺傷作用は IFNγ が存在する場合とくに重要である．IFNγ は正常細胞の MHC 発現を最大にするとともに NK 細胞の活性を増加させる．MHC 発現の減少は，NK 細胞に感染を知らせる危険シグナルの働きをする．

NK 細胞は胎盤でもう 1 つの重要な役割を担っている．胎盤では父親と母親由来の MHC 遺伝子が発現する．NK 細胞は妊娠子宮の免疫システムにおける主要な細胞で，妊娠中に子宮と胎児のウイルス感染を阻止している．NK 細胞には，外来性（父親由来の）HLA 分子を発現する胎児の組織を攻撃しないという優れた点がある．これは，母親由来の MHC も父親由来の MHC も，NK 細胞による胎児の組織への攻撃を阻止するためである．CTL は，抗原が母親の MHC 上で提示されることがあった場合のみ，ウイルス感染細胞を殺傷することができる．一方で，CTL は，移植拒絶反応と同様の同種反応として，父親由来の MHC を発現する胎盤細胞を攻撃しうる．

NK 細胞と CTL のエフェクター機序

NK 細胞の細胞傷害性機序は，CTL の機序と同一である．NK 細胞と CTL はパーフォリン，グランザイム，Fas リガンド（FasL）の発現，TNF の分泌によって，プログラム細胞死（アポトーシス）を誘導する．また，NK 細胞と CTL は IFNγ などの免疫調節性サイトカインを分泌し，これらは Th1 炎症反応を促進する．

パーフォリン

パーフォリンは NK 細胞と CTL の細胞傷害性顆粒内に存在する．NK 細胞や CTL が活性化されると，アクチン細胞骨格が再構成されて，パーフォリン分子が細胞表面へ移動できる．パーフォリンは重合し，標的細胞の細胞膜に挿入され，補体の膜攻撃複合体（MAC；図 22.9 参照）と同様の孔を形成する．この孔は電解質と水を標的細胞に流入させ，より重要なこととして細胞質へグランザイムを通過させる．

グランザイム

グランザイムは 3 つのタンパク質分解酵素から成り，活性化された細胞骨格により輸送され標的細胞に送り込まれる．グランザイムは標的細胞のタンパク質を分解するだけでなく，アポトーシスを引き起こす**カスパーゼ酵素システム**を特異的に活性化する．

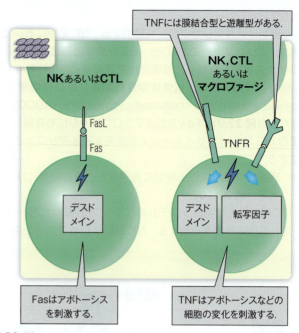

図 22.11 Fas と TNF レセプター（TNFR）は，両方とも細胞死を誘導することができる．
CTL：細胞傷害性 T リンパ球 cytotoxic T lymphocyte，FasL：Fas リガンド Fas ligand，NK：ナチュラルキラー natural killer．

Fas リガンド

Fas リガンド（FasL）はアポトーシスの強力な誘発因子であり，感染細胞や腫瘍細胞を殺傷するために，NK 細胞と CTL により用いられる．Fas は TNF レセプター（TNFR）と同じレセプターファミリーに属する（図 22.11）．Fas と FasL は活性化している免疫システム細胞に発現する．CTL と NK 細胞が活性化されると，FasL 発現が増加し，標的細胞上の Fas と結合する．FasL が結合した標的細胞は，後述する機序を介してアポトーシスを受ける．T 細胞も Fas を発現し，Fas を介した殺傷作用の標的となる．たとえば精巣などの免疫特権部位の細胞は FasL を発現する．偶然精巣にたどり着いた T 細胞はすべて，FasL に暴露されてアポトーシスを受ける．

NK 細胞は単独で非常に効果的な殺傷作用をもつが，Th1 応答を刺激するサイトカインの分泌によって適応免疫応答を活性化する働きも担う．マクロファージも同様の作用をもつが，この作用はまさに自然免疫システムの細胞に期待されることである．マクロファージも NK 細胞も特定の抗原ではなく病原体のグループを認識する．そして病原体を排除しようとするだけでなく，適応免疫システムを活性化する．

NK 細胞は標的細胞に遭遇すると IFNγ を分泌する．この IFNγ は Th1 細胞を刺激し，Th2 細胞を抑制する．Th1 応答はとくに細胞内感染の対処に効果的であり，宿主が同じ病原体に再び暴露されたときに，強い応答をもたらす免疫記憶を担う．

■ アポトーシスの細胞内機序

本章では，Fas や TNF レセプターなどのレセプターの結合を

介して誘導されるアポトーシスに重点を置いて解説してきた（図22.11 参照）．アポトーシスの誘発はさまざまである一方で，細胞内の機序は類似している．

FasとTNFレセプターは両方ともデスドメインと呼ばれる細胞質尾部をもっており，このドメインはカスパーゼを活性化する（図22.12）．カスパーゼはタンパク質のアスパラギン酸残基の後ろを切断する酵素である．カスパーゼの活性化は，最終的に，標的細胞のDNAを200塩基対の断片に切断するデオキシリボヌクレアーゼ（DNase）を活性化する．カスパーゼはNK細胞あるいはCTLが標的細胞にグランザイムを送り込むときにも活性化される．

アポトーシスにおける早期の影響にはミトコンドリアの破壊があり，これによりミトコンドリア生成物の漏出を招き，カスパーゼをさらに活性化する．Bcl-2はミトコンドリアに結合して安定化させることで，アポトーシスのアップレギュレーションを阻止する抗アポトーシス性タンパク質である（第17章）．IL-2濃度の低下はBcl-2の細胞内濃度を低下させ，アポトーシスをより起こりやすくする．これは抗原濃度が減少してIL-2分泌が減少し，免疫応答が成功した最後の過程で起こる．

免疫システムにおけるアポトーシス

アポトーシスはプログラムされた細胞死であり，細胞は生理過程の一環として計画的に殺傷される．アポトーシスした細胞は食細胞により認識され，食細胞は炎症を刺激することなく残りの細胞を除去する．一方で，ネクローシス（壊死）は細胞の偶発的な死であり，通常は低酸素や毒素性物質などの代謝性傷害によって引き起こされる．ネクローシスではDNA断片化は起こらず，補体カスケードを活性化するので，炎症応答が引き起こされる（表22.3）．

アポトーシスは多くの体組織に影響を与える重要な生理過程である．たとえば胎生期においては，アポトーシスは血管系の発達などの組織リモデリング（再構築）に関与する．このようにアポトーシスは，発育中の胎児の形態を決定する．

アポトーシスは適応免疫システムのレパートリー（レパトア）形成において非常に重要な役割をもっている．自己反応性のT細胞とB細胞は，胸腺と骨髄で生成された直後にアポトーシスを受ける．さらに病原体への免疫応答後，過剰となったリンパ球も，アポトーシスにより排除される．これらはそれぞれ異なる機序だが，つまりは免疫応答の特異性はアポトーシスによって形づくられるということである（表22.4）．

アポトーシスは病態形成の過程にも関与する．たとえばHIV感染によるCD4$^+$T細胞の破壊の一因はアポトーシスの誘導によるものであることが明らかになっている．アポトーシスの残骸が食細胞によって十分に除去されなければ，免疫原性をもつこととなる．これは抗DNA抗体のような自己抗体の産生につながり，SLEなどの自己免疫疾患を引き起こす可能性がある．

アポトーシス不全は，突然変異や染色体転座によって，Bcl-2発現が増加したB細胞クローンにおいて起こることがある（第35章）．これはB細胞のアポトーシスを抑制しB細胞系悪性腫瘍を引き起こす．アポトーシス不全はヘルペスウイルス感染によっても起こることがある．たとえば，エプスタイン-バールEpstein-Barrウイルス（EBV）はBcl-2様タンパク質を産生してアポトーシスを回避する．このBcl-2様タンパク質は，ウイルスが感染したB細胞を"不死化 immortalizes"させ，B細胞系悪性腫瘍の進展に寄与することがある．

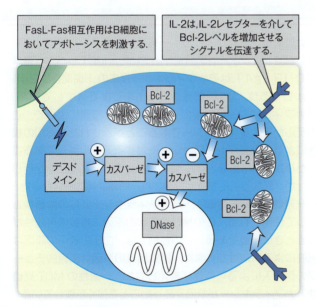

図22.12　B細胞がアポトーシスを受けるかどうかは，Fas，カスパーゼ，IL-2，Bcl-2を介するシグナルのバランスにより決定される．

表22.3　アポトーシスとネクローシスの比較

	アポトーシス	ネクローシス
定義	プログラム細胞死	偶発性の細胞死
原因	分化途中での破壊（胸腺細胞など），T細胞，NK細胞，好酸球，マスト細胞，補体の作用による破壊	熱，化学物質，無酸素，感染によるダメージ
結果	DNAは破壊されるが，細胞膜は無傷のままである	細胞膜は破壊され，内容物が漏出する
炎症の惹起	なし	あり，補体を活性化する
効果	通常は有益である	常に有害である

NK：ナチュラルキラー natural killer.

表 22.4　免疫システムにおけるアポトーシス

アポトーシスが関与する領域	標的細胞	機序
胸腺のネガティブセレクション 末梢性T細胞寛容	T細胞 自己反応性T細胞	反復刺激は，活性化誘導細胞死（AICD）を引き起こす
わずかな細胞のみ免疫記憶の維持のために必要とされる免疫応答の終了時	応答T細胞	サイトカインの欠乏は，Bcl-2の減少を引き起こす
骨髄におけるB細胞のネガティブセレクション	B細胞	
低アフィニティ抗体産生	B細胞	Bcl-2の変化
末梢性T細胞寛容	自己反応性T細胞	Fas
免疫特権部位の防御	T細胞	精巣細胞などFasLを発現する細胞が免疫特権部位に入り込むT細胞を殺傷する
細胞内感染	すべての細胞	Fas，TNF，グランザイム
悪性腫瘍	悪性細胞	Fas，TNF，グランザイム

FasL：Fas リガンド Fas ligand，TNF：腫瘍壊死因子 tumor necrosis factor，AICD：活性化誘導細胞死 activation-induced cell death.

ボックス 22.1　人工股関節置換術時の重篤な問題

　67歳の女性患者が，人工股関節置換術を受けることとなった．患者は全身麻酔を受け，手術が開始された．皮膚切開の4分後に手術後の感染リスクを減らすため抗生物質セフロキシムが静注されたが，その約1分後に，麻酔医は患者の血圧が150/87 mmHgから65/35 mmHgへ劇的に低下したことに気がついた．麻酔医は手術部位の出血による血圧の低下と考えたが，執刀医はそうではないと言った．さらに2-3秒後には酸素飽和度が97%から63%へ低下し，患者の換気が非常に困難になった．麻酔医はセフロキシムに対するアナフィラキシー（重篤なアレルギー）を疑い，エピネフリンを投与した．エピネフリンへの反応は不完全であり，血圧と換気障害の改善のために，3回のエピネフリン投与が必要となり，手術は中止された．アナフィラキシー反応後1時間と24時間に，マスト細胞トリプターゼ mast cell triptase（MCT）検査のために血液検体が採取された．

　数週間後，患者がアレルギー専門医を受診した際には，マスト細胞トリプターゼの結果が出ていた．MCTレベル（基準値0-13 μg/L）はアナフィラキシー反応の1時間後は245 μg/Lであり，24時間後は8.5 μg/Lまで減少していた．アナフィラキシー反応後の一時的なMCT高値によって，この反応がアナフィラキシーであることが示された．追加の検査により，患者がセフロキシムに対するアレルギーであることがわかった（第27章）．数週間後，あらためて手術が行われたが，異なる抗生物質が投与され，問題は起こらなかった．

　一過性のMCT高値は，アナフィラキシー反応の診断検査として使用される．この検査は症状の原因に複数の可能性があるときに重要である．この症例では，血圧の低下の原因は出血による可能性が，また，換気困難の原因は気管内チューブの誤挿入による可能性が考えられた．一過性のMCT高値はアナフィラキシーが原因であったことを強く示唆している．

22 自然免疫・免疫システムにおける殺傷機序

ボックス 22.2　好酸球増多症

43歳の男性は，東南アジアの海外援助要員としての労働から帰国した．東南アジアでは，下水システムの開発に関わっていた（図22.13）．帰国に際して健康診断の受診を指示され，その結果，好酸球数が 2,500/μL と高値を示し（基準値は＜350/μL），また肝機能の異常が判明した（図22.14）．アレルギーは先進国の好酸球増多症で最も一般的な原因であるが，この患者には気管支喘息，鼻炎，湿疹などのアレルギーの徴候や症状はなかった．また，悪性リンパ腫などのしばしば好酸球増多症を伴う癌の徴候もみられなかった．肝生検が行われ，肉芽腫に囲まれた寄生虫卵が発見された．寄生虫感染の住血吸虫症と診断され，患者はよく治療に反応した．

マンソン住血吸虫 Schistosoma mansoni は，一部地域でよくみられる寄生虫である．ヒトは幼虫に汚染された水道から皮膚を介して感染する．成虫は門脈に生息し，放出された虫卵は肝臓に留まる．マスト細胞と好酸球は，住血吸虫とその卵を前述の機序によって殺傷することができる．著しい好酸球増多症はこれらの細胞の活性化を反映している．虫卵が壊れると，ペプチドが遊出する．このペプチドはプロセシングされ，ほかの抗原と同様に Th1 細胞に認識される．無治療の住血吸虫症は肝臓の慢性炎症を引き起こし，肝硬変の一因となる．この傷害が，成虫への好酸球の応答によるものか，あるいは，虫卵への Th1 細胞の応答によるものか，また両方に起因しているのかどうかは，まだ明らかでない．

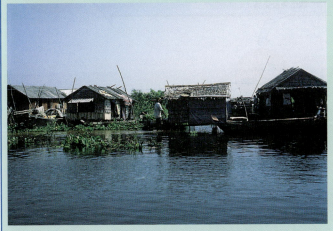

図22.13　このカンボジアの村では，ヒト糞便は直接水道に入る．湖では，住血吸虫の宿主となる巻貝が生息するホテイアオイが生えている．このような環境では，マスト細胞と好酸球はヒトにとって重要な防御機構である．

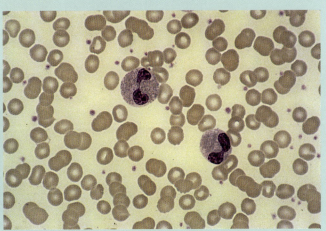

図22.14　好酸球
好酸球の分葉核は，好酸球と好中球が非常に類似していることを示す（図21.1A参照）．好酸球には粗い赤い顆粒がみられる．

学習チェック問題　修得事項

1. マスト細胞と好酸球が反応する感染の種類を挙げなさい．
2. マスト細胞と好酸球の顆粒の内容物を挙げなさい．
3. アラキドン酸代謝の代謝産物について説明しなさい．
4. ヘルペスウイルスが殺傷されるのを回避する2つの方法を述べなさい．
5. NK細胞のレセプターを述べなさい．
6. NK細胞による殺傷の機序を挙げなさい．
7. アポトーシスの機序を図解しなさい．

23 炎 症

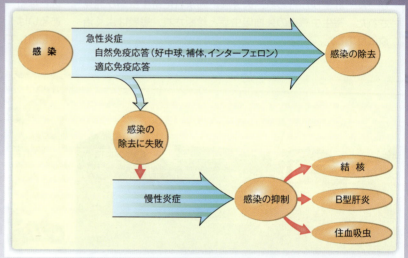

感染時には，自然免疫システムと適応免疫システムが炎症を引き起こし，ほとんどの感染は除去される．しかし，一部の感染は除去されず慢性炎症が生じる．慢性炎症を引き起こす感染には結核とB型肝炎がある．急性炎症と慢性炎症は感染に応答するための機序として進化したが，これらの炎症により自己免疫疾患が起こることがある（上記の概要図）．

■ 炎症の種類

炎症 inflammation は臨床的に**発赤** redness，**腫脹** swelling，**疼痛** pain の存在と定義される．組織学的には炎症は滲出液の存在と白血球の組織への浸潤と定義される．生じる炎症の様式によって浸潤する好中球，マクロファージ，好酸球などの白血球の種類，あるいはリンパ球の種類は異なる．

炎症の原因は非常に多い．たとえば，熱傷は急性炎症の応答を引き起こす．この応答は物理的刺激により誘発されるが，少なくとも一部の要因は，傷害を受けた組織からのTNF放出など免疫学的機序によるものである．

しかしながら，大部分の炎症は感染が原因である．急性感染は2-3日続いた後，ほとんどの場合は免疫システムにより除去され，死に至ることはまれである．急性感染の例としては，インフルエンザ感染，ブドウ球菌膿瘍などがある．これらの感染の除去では主に自然免疫システムが機能し，インフルエンザ感染ではTh1細胞が，ブドウ球菌膿瘍ではTh17細胞がそれぞれ自然免疫システムを補助する．原因となる刺激がすばやく除去されないと，炎症は慢性化しやすい．図23.1，表23.1に慢性炎症と急性炎症を引き起こす感染を示す．

細胞外細菌への急性反応は膿を形成し，化膿と呼ばれる．たとえば皮膚の膿疱やより大きな膿瘍は通常ブドウ球菌に起因する．また，黄色の喀痰は肺の化膿性感染を示しており，通常は肺炎球菌や**インフルエンザ菌** Haemophilus などに起因する．**髄膜炎菌** Neisseria meningitidis による髄膜炎も化膿性感染である．図20.13の脳脊髄液標本の好中球を参照されたい．膿と感染した喀痰の黄色は好中球の顆粒によるものである．短期的には，傷害は重篤であるが，これらの感染はごくわずかな瘢痕とともに終息する．

一方で，急性感染が除去できなければ，さまざまな慢性炎症を引き起こす（図23.1参照）．慢性的な細胞内細菌感染により，T細胞に囲まれた特殊なマクロファージの集合である肉芽腫が形成されることがある．肉芽腫形成は**結核** tuberculosis（結核菌 Mycobacterium tuberculosis に起因する感染．後述）で起こ

自然免疫・炎症

査から明らかなように，結核菌は典型的な遅延型過敏症反応を惹起する（**ボックス 23.1** 参照）．肉芽腫形成には T 細胞の関与が必要であり，抗原特異性と免疫記憶応答性などの適応免疫システムの特徴をもつ．

長期にわたるウイルス感染では，マクロファージと T 細胞が存在し続けているが，炎症がさらに広がる．これは B 型肝炎ウイルス（HBV）感染でよく起こるが，HBV 感染では抗ウイルス活性によってまず急性炎症が引き起こされる．急性炎症応答が病原体を排除しようとして失敗し続けると，続いて慢性炎症が引き起こされる．慢性炎症の段階では器官に障害が生じ（**ボックス 23.2** 参照），Th1 細胞によって調整される．

マスト細胞による急性炎症は浮腫が特徴である急性炎症が長引くと，好酸球が炎症を起こした組織に浸潤する．マスト細胞と好酸球による慢性炎症の例は，第 22 章で述べた住血吸虫症である．住血吸虫は体表面に生息する代表的な微生物で，この慢性炎症は Th2 細胞によって調整される．

Th17 細胞は細胞外病原体に起因する急性感染の除去に重要な役割をもつが，現時点ではヒトの慢性感染において Th17 細胞が関与しているかどうかは明らかではない．

■ 炎症におけるサイトカインネットワーク

サイトカインは急性炎症を開始し，慢性炎症応答を維持するのに必要とされる．これらの応答は，$CD4^+T$ 細胞からのヘルプを必要とする．$CD4^+T$ 細胞とマクロファージや好酸球との相互作用は，**サイトカインネットワーク** cytokine network と呼ばれることがある．

マクロファージは IL-1，TNF，GM-CSF を分泌し，これらは急性期応答を活性化して，骨髄での好中球と単球の産生を促進する．マクロファージが産生する TNF と IL-1 は，局所内皮への白血球の接着を増加させる．これらの白血球は，マクロファージが産生するケモカインの走化性シグナルに従って走化する．さらにマクロファージは IL-1 と IL-12 などの T 細胞に作用するサイトカインを産生する．IL-1 は T 細胞の基本的な活性化因子であり，CD40 などの刺激分子とともに T 細胞全般を活性化する．IL-12 は Th1 細胞と NK 細胞を選択的に活性化する．

これらのマクロファージ由来サイトカインに応答して，Th1 細胞と NK 細胞は IFNγ とさらに多くの TNF を分泌する．IFNγ の主な効果は以下のとおりである：

- マクロファージと他の局所の細胞の MHC 発現を増加させる．
- マクロファージのプロテアソームによる抗原プロセシングを増加させる．
- マクロファージの成熟を誘導する．
- NK 細胞の活性を増加させる．
- Th2 細胞を阻害する．
- 軽度の抗ウイルス作用を誘導する（第 20 章）．

マクロファージに対する IFNγ の効果は，抗原提示とサイトカイン産生によってさらに Th1 細胞を活性化することである．マクロファージと T 細胞の間でサイトカインがやり取りされることにより，これらの 2 つの細胞集団に強い正のフィードバック

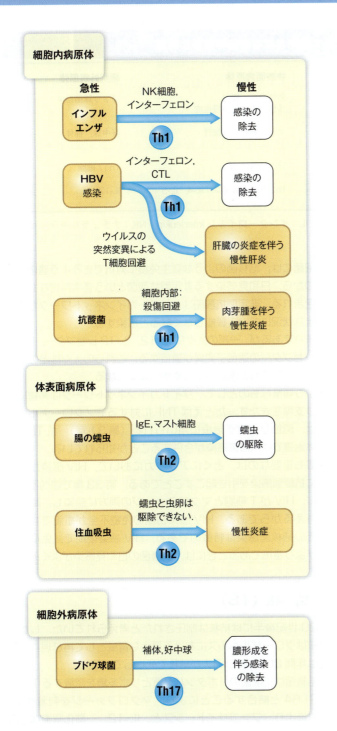

図 23.1 慢性炎症の発症は病原体と宿主の要因に依存する．たとえば B 型肝炎ウイルス（HBV）感染においては，ウイルスの突然変異と宿主の HLA 型の両方が，慢性炎症が起こるかを決定する．
IgE：免疫グロブリン E immunoglobulin E，NK：ナチュラルキラー natural killer．

る．肉芽腫形成は Th1 細胞により調整される．

膿形成は 2-3 時間で起こる．T 細胞応答が展開するまで時間が必要なため肉芽腫形成は 2-3 日かかる．肉芽腫反応は**遅延型過敏症** delayed hypersensitivity とも呼ばれる．結核の皮膚検

23 自然免疫・炎症

表 23.1 細胞内病原体，体表面病原体，細胞外病原体によって誘発される炎症の重要な特徴

	細胞内病原体	体表面病原体	細胞外病原体
代表例	急性炎症：インフルエンザ 慢性炎症：結核，B型肝炎ウイルス感染	急性炎症：蠕虫 慢性炎症：住血吸虫症	ブドウ球菌感染
自然免疫システムのエフェクター	樹状細胞，NK細胞，マクロファージ，インターフェロン	マスト細胞，好酸球	好中球，補体
適応免疫システムのエフェクター	Th1細胞，CD8$^+$T細胞	Th2細胞，IgE	Th17細胞
サイトカイン	Th1サイトカイン：IL-12, IFNγ	Th2サイトカイン：IL-4, IL-5	IL-17

IFNγ：インターフェロン interferon γ，Ig：免疫グロブリン immunoglobulin，IL：インターロイキン interleukin，NK：ナチュラルキラー natural killer，Th：Tヘルパー T-helper．

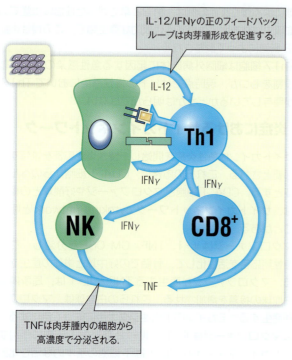

図 23.2 IL-12 と IFNγ は，正のフィードバックループを形成する．TNF も肉芽腫形成に寄与する．
NK：ナチュラルキラー natural killer．

ループが形成され，免疫応答を Th1 優位にする（図 23.2）．

マクロファージと T 細胞が産生する TNF は，炎症応答の形成において多くの重要な役割をもつ．しかし TNF の局所的な濃度が高くなると，組織破壊などの悪影響が生じる．また，TNF は脂肪の異化，発熱，食欲不振などの体重減少を引き起こす強力な全身性の効果をもつ．食細胞が残っている抗原をすべて除去すると，最終的にフィードバックループは停止する．このようにして T 細胞の活性化は止まり，IFNγ レベルは減少する．マクロファージによる共刺激は減少し，その結果 T 細胞はアポトーシスによって死滅する．

サイトカインネットワークは，細胞内感染を制御するのに用いられ，最も重要なのは抗酸菌に属する細菌の制御である．これらの細菌には，結核菌のような宿主免疫に対抗できるよう適応したものから，日和見感染する非定型抗酸菌という通常無害なものまで含まれる．非定型抗酸菌は，サイトカインネットワークがさまざまな状況において機能しなくなると感染する．

- まれであるが，一部の人々に IL-12，IL-12 レセプター，IFNγ レセプターの遺伝子変異が遺伝する．これらの人々はどの抗酸菌に対しても非常に感染しやすい傾向になる．
- より頻繁なものとして，サイトカインネットワークは薬物により支障をきたす．たとえば TNF に対するモノクローナル抗体は，関節リウマチ治療に用いられる（第 31 章）．抗 TNF 抗体治療では抗酸菌感染が合併することが知られている．
- 最も重要なのは，とくにアフリカにおいて，HIV 感染が頻繁に抗酸菌感染を引き起こすことである．第 33 章で述べるように，HIV が T 細胞とマクロファージの両方に感染し，障害を与えるからである．HIV 感染初期の免疫不全が重篤でないときの結核菌感染は特徴的である．HIV 感染後期で，免疫不全がより重篤であるときには，抗酸菌の日和見感染がよくみられる．

■ 結 核（TB）

20 世紀後半には結核は制圧されたと考えられていた．しかし結核はグローバルヘルスにおける重大な脅威として再び現れ，現在は年間 200~300 万人が結核で死亡している．

結核菌は抗酸菌のリポタンパク質とリポ多糖を認識する TLR2 と TLR4 と結合することにより，マクロファージを刺激する．これにより，ファゴサイトーシスと，IL-12，一酸化窒素などの炎症性メディエーターの分泌が促進される．マクロファージにより提示される結核菌ペプチドは，強い Th1 応答を惹起する．Th1 応答で最も重要なものは初感染時に肉芽腫の形成を刺激する，TNF と IFNγ の分泌である．

結核菌などの抗酸菌は食細胞の酵素の影響を遮るロウ様物質でおおわれている．また，抗酸菌は，酸化バーストの効果を防ぐカタラーゼを分泌する．抗酸菌を殺傷するのは困難であるので，マクロファージはファゴソーム内に抗酸菌を封じ込める．この過程は T 細胞ヘルプを IFNγ などの Th1 サイトカインの形で必要とする．

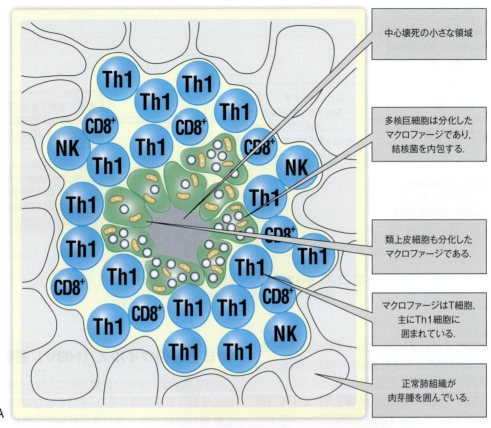
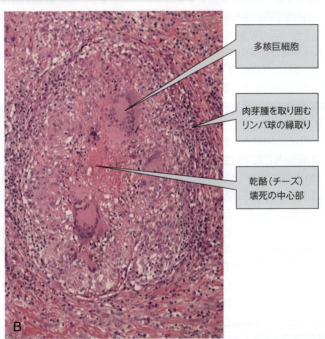

図 23.3
A：結核性肉芽腫の主な特徴．この例ではとくに，壊死は最小限である．ネクローシスがより進行すると，肉芽腫は崩壊し，結核菌が咳で排出される．
B：結核性肉芽腫の顕微鏡写真．中心壊死の両側に2つの多核巨細胞があり，周囲にリンパ球の縁取りがみられる．
NK：ナチュラルキラー natural killer，Th1：T ヘルパー 1 T-helper 1．

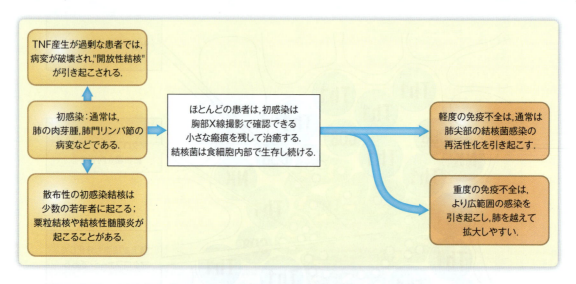

図 23.4　結核菌感染は，短期転帰と長期転帰がある．
TNF：腫瘍壊死因子 tumor necrosis factor.

　結核への最初の暴露により初感染が生じる．結核に初感染した大部分の患者では，結核菌の増殖は肉芽腫内に限定される（図23.3）．

　肉芽腫内でマクロファージは，IFNγの影響を受けて多核巨細胞と類上皮細胞に成熟する．肉芽腫は感染マクロファージを上手に密閉するので，時折肉芽腫の中心が低酸素となり，細胞が壊死する．壊死の領域はチーズ（乾酪）に似ており，この**乾酪壊死** caseous necrosis は結核感染の特徴である．

　結核に初感染した患者の10％以下に何らかの症状が出現し，その一部の患者から感染が拡散される．乳幼児や免疫不全患者では，初感染結核は肉芽腫内に密閉されず，感染が拡大しうる（**粟粒結核** miliary TB；図23.4）．

　感染が肺に封じ込められ制御されていても，多くの抗酸菌はマクロファージなどの細胞内で数年間生存しうる．これは**不顕性感染** latent infection と呼ばれる．結核の不顕性感染の検査について，**ボックス23.1** で解説している．逆説的に，初感染結核に対してTNFを過剰産生して応答する患者は，広範囲の局所の組織傷害が生じ，他人に感染させることがある．

　とくにマクロファージ機能が中等度減弱していると，初感染後（**再燃** reactivation）の結核は約10％の患者に生じ，マクロファージの機能が中程度に低下している場合は顕著である．再燃は一般的に，患者が高用量の副腎皮質ステロイド治療を受けているとき，あるいはアルコール中毒などで栄養失調のときに起こる．結核の再燃は HIV 感染でよくみられる問題である．

　抗体は結核菌からの防御，あるいは結核菌に対する応答ではほとんど役に立たない．後述する HBV 感染とは異なり，抗体は結核感染を防ぐことができない．確立した結核菌感染では，結核菌は細胞内に定住しており，抗体による駆除の影響を受けない．

■ B 型肝炎ウイルス（HBV）感染

　HBV 感染は，世界で3億5,000万人が感染しており，世界的に重要な健康問題である．HBV はしばしば**肝硬変** cirrhosis と**肝癌** hepatoma に進行する肝炎を引き起こす．HBV は肝細胞内でのみ複製するが，これらの細胞に直接傷害を与えない．つまり，ウイルスは**細胞変性効果** cytopathic effect を示さない．

　HBV への免疫応答は HBV 感染の2つの段階で重要となる．ウイルスが最初に血中に入る際，HBV 表面タンパク質（HBsAg）に対する抗体があれば，抗体がウイルスに結合し，肝細胞に接着するのを阻止することができる．このように抗 HBsAg 抗体は，感染を防ぐことができ，このような抗体は通常はワクチン接種によるものである．HBV のワクチン接種は**ボックス17.1** で述べたが，第25章でさらに説明する．また，HBsAg に対する抗体は**ボックス4.2** で述べたように，HBV への暴露がわかった後に受動免疫として投与することがある．

　HBV が肝臓で活発に複製されるようになると，抗体は Th1 細胞による細胞性免疫ほど重要ではなくなる．しかし，抗体産生を阻害する薬物や疾病によって HBV 複製がさらに活発になりうることから，感染が確立した後も，抗体はある程度 HBV の制御を行っていることがわかる．また，抗体は診断においても重要な役割を果たしている（**ボックス23.2**, **ボックス6.1** 参照）．

　細胞性免疫は防御抗体をもたない個体において，またウイルスが肝細胞ですでに複製している個体において重要である．HBV は第20章で述べたインターフェロンの抗ウイルス効果に感受性を示す．HBV 感染では，ほかのウイルス感染と同様，特異的な免疫システムが Th1 型で応答し，また HBV 特異的な $CD4^+$ T 細胞と $CD8^+$ T 細胞が肝臓に遊走する．これらの T 細胞は，炎症応答を促進するサイトカインである IFNγ と TNF を分泌し，IFNγ の抗ウイルス効果がウイルス複製を阻害すること

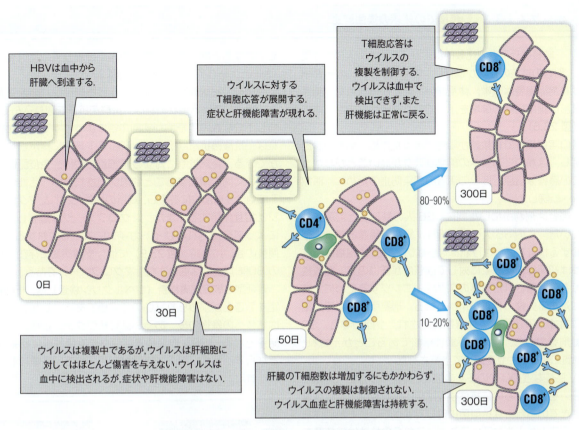

図 23.5 HBV 感染の転帰は，免疫学的要因に依存する．

が示されている．ほぼすべての感染患者は，一過性の肝炎を発症し，1% 以下の割合で命に関わる重篤なものとなる（**ボックス 6.1 参照**）．しかし大部分の感染患者（80-90%）は，IFNγ の抗ウイルス効果によってウイルス複製を抑制することができる．I 型インターフェロンとは異なり，IFNγ は強力な炎症刺激効果があり，軽度の炎症応答を進展させる．こうして炎症応答が促進される間に，一部の肝細胞はウイルス自体ではなく免疫応答により傷害を受ける．この結果として急性肝炎が発症する．その後大多数の患者でウイルス複製は制御される．ウイルスを根絶できていなくても，T 細胞応答によってウイルス複製は患者が他者の感染源とならなくなるほど十分抑制されている（図 23.5）．

約 10-20% の感染患者では，ウイルスは前述した方法では排除できない．これは最初に体内に入ったウイルスの量がとくに多い場合起こりうる．また，かなり幼い時期に暴露された患者にもあてはまり，これは一種の寛容である．HLA 型などの宿主側の要因がウイルスを除去できないリスクに影響を与えることがある．これらの個体においては，ウイルス複製を完全には阻止することができないが，炎症応答は持続する．結核とは異なり慢性 B 型肝炎は，肉芽腫を形成しない．IFNγ はウイルス複製を阻止できる可能性が最も高い一方で，慢性活動性肝炎を引き起こす慢性炎症応答を促進するため，B 型肝炎患者にとって IFNγ 産生は両刃の剣である．HBV 特異的でない NK 細胞，マクロファージ，T 細胞の動員により，門脈領域内で慢性炎症が引き起こされる．その結果，組織が破壊され，肝硬変や，機序は未知であるが肝癌の発症につながる瘢痕が生じる．この場合，よい効果より多くの傷害を引き起こすという意味で，炎症は過剰である．

HBV に感染していたが，ウイルス複製を阻止できた個体においても，多くの危険がある．後の章で述べるが，たとえば B 細胞や TNF に対するモノクローナル抗体が疾病を治療するのに用いられる．これらの抗体は，HBV 感染を再活性化させることがある．このため，これらの抗体による治療の前に患者に HBV の潜伏感染があるかどうかについて調べることが重要である．

■ 過剰な炎症応答

炎症において肉芽腫形成とサイトカインは悪影響をもたらすことがある．体重減少などの TNF の悪影響については，すでに言及した．過剰な応答の例は，結核菌に応答して肺で過剰に肉芽腫が形成されることが挙げられる．大きな肉芽腫の中心への血液供給は乏しい．肉芽腫の中心部は死滅または壊死し，咳によって体内から排出される．壊死した部分が咳で吐き出されることによって，肺の空洞が生まれる．壊死した部分が排出されることで，そこに含まれる抗酸菌が人から人に拡散される．これは開放性結核といわれる．別の過剰な応答として，B 型肝炎患者で免疫システムが線維症と肝硬変を引き起こすことが挙げられる．これは **過敏症** hypersensitivity と呼ばれる．

ボックス 23.1　刑務所での結核の集団発生

　結核は受刑者で比較的よくみられる．1人の女性受刑者の結核の症状が進行し，感染制御チームが刑務所に呼ばれた．患者は咳嗽，体重減少，発汗がみられた．胸部X線撮影は正常組織の破壊を示しており，結核感染が示唆された（図 23.6）．

　患者の喀痰培養で結核菌が陽性であったため，結核の診断が確定し，ほかの受刑者への感染リスクが高いことがわかった．この患者は治療とほかの患者の感染防止のために，医療刑務所へ転院した．

　この患者は刑務所にいた間に，36人の受刑者と監房を共有していた．この36人の受刑者は，結核の暴露と感染の罹患に関する検査を受けなければならない．胸部X線撮影と喀痰培養は初期の結核感染に対しては感度が低いので，開放性結核患者に暴露された個体のスクリーニングするために，結核菌に対する免疫の検査が用いられる．刑務所において，結核菌に対する不顕性感染検査が実施され，今回の場合，36人の受刑者のうち，4人が不顕性結核であることが示され，抗生物質の組み合わせを用いて治療された．

　HBV感染などのほかの多くの感染とは異なり，結核菌の不顕性感染を診断するのに抗体検査は用いられない．これは環境で生きている無害な抗酸菌に対してすべてのヒトが抗体を産生することが大きな理由であり，これらの抗体は結核菌を簡単に識別することができない．不顕性感染結核の抗体検査は信頼できないので，世界保健機関（WHO）は抗体検査を禁止する措置をとった．

　2種類の不顕性感染結核検査が安全に使用されており，両方共に結核に対する細胞性免疫を評価している．結核に対する免疫は，結核菌そのものに暴露したか，あるいは患者がワクチン接種を受けたかを意味する．これらの検査は多くの場合，開放性結核患者に暴露した個体をスクリーニングするのに用いられる．以前の検査手法は遅延型過敏症反応による皮膚検査である．皮膚検査は抗酸菌抗原に反応して分泌されるIFNγを測定する新しい手法である血液検査へと，徐々に切り替えられている（図 23.7）．

　IFNγ遊離試験 IFNγ release assay（**IGRA**）は，不顕性感染結核患者で抗原の添加24時間以内にIFNγを分泌することができる血中のエフェクターT細胞の存在に依存している．遅延型過敏症皮膚検査では，結核菌に由来するタンパク質とリポタンパク質の無菌の混合物である，ツベルクリンの皮内注射が行われる．この種の皮膚検査は，用いられた注射技術の種類に応じて，**マントゥーテスト** Mantoux test あるいは**ヒーフテスト** Heaf test としても知られている．ツベルクリンに対する反応は真皮のマクロファージのTLRが抗酸菌を認識すると開始され，局所の内皮接着分子の発現を増やすTNFとケモカインを分泌する（図 23.8）．

　同時に，樹状細胞は注射部位から所属リンパ節まで遊走する．遊走している樹状細胞は，抗酸菌抗原を取り込んでおり，もし十分な数のT細胞が初回応答によってすでに存在していれば，抗酸菌抗原は所属リンパ節でT細胞に提示されることができる．特異抗原に対するT細胞の数は，免疫記憶を獲得していく間に増加することを思い出されたい．活性化されたT細胞は注射部位に遊走し，局所の活性化されたマクロファージと相互作用する．また，マクロファージは集簇し，T細胞によって分泌されるサイトカインによって成熟する．48時間後の強い応答時（図 23.9）には，皮膚病変に存在する細胞の80%以上は活性化されたマクロファージである．

　遅延型過敏症皮膚検査（ツベルクリン検査）は，IFNγを測定することが求められないので安価である．しかしこの検査は結核への暴露の後，あるいは結核ワクチン接種の後に陽性結果となる．IGRA血液検査はワクチン接種後に結果が陽性とならず，結核ワクチン接種が定められている国においてはより有用である．

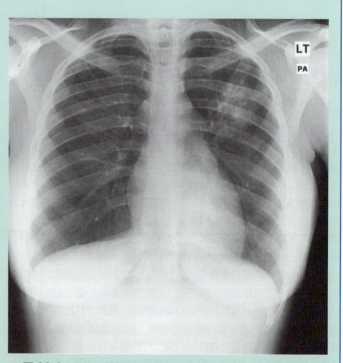

図 23.6　胸部X線撮影は，肺尖部に感染しやすい結核に特有の変化を示す．左肺の上肺野領域の陰影が明瞭にみられる．(Dr. Mark Woodhead, Manchester Royal Infirmary, United Kingdom のご厚意による)

続く

ボックス 23.1 刑務所での結核の集団発生；続き

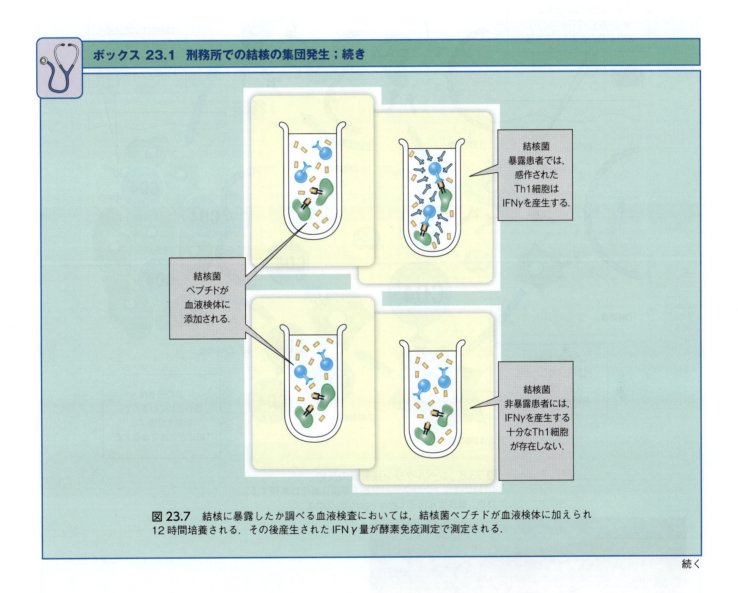

図 23.7　結核に暴露したか調べる血液検査においては，結核菌ペプチドが血液検体に加えられ 12 時間培養される．その後産生された IFNγ 量が酵素免疫測定で測定される．

続く

ボックス 23.1　刑務所での結核の集団発生；続き

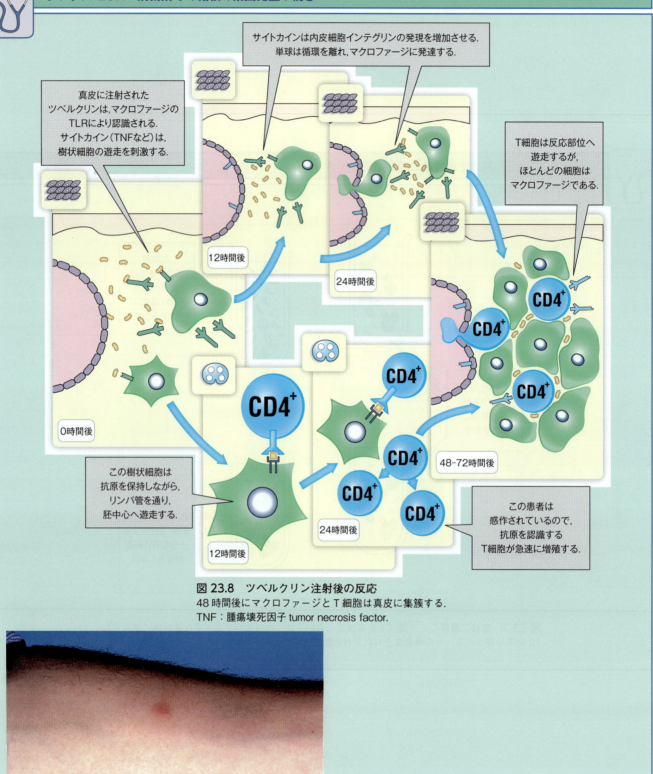

図 23.8　ツベルクリン注射後の反応
48 時間後にマクロファージと T 細胞は真皮に集簇する．
TNF：腫瘍壊死因子 tumor necrosis factor．

図 23.9　これはボックス 23.1 で述べた受刑者のうちの 1 人のツベルクリン皮膚テストの陽性反応で，注射から 48 時間後の写真である．この受刑者はこれまで結核ワクチンを受けたことがなかったため，この陽性反応から，結核菌の暴露と不顕性感染の可能性が確かめられた．

ボックス 23.2 慢性活動性 B 型肝炎

ボックス 6.1 では，感染から日の浅い HBV 感染と診断された女性患者について紹介した．最初はウイルス複製の徴候を示し，体調が悪いと感じたが，自然に体調が回復し始め，ウイルス DNA と HBsAg の量は減少した（**図 6.7B** 参照）．これは患者の免疫システムが肝臓に傷害を与えずに HBV 感染を制御できる段階に入ったことを示している．

しかし 9 年後にこの患者はまた体調不良を感じ始めた．肝機能検査で異常があり，血中には，再び HBsAg と HBV DNA が存在した．肝臓の超音波検査を行ったが，HBV 感染で最も重篤な合併症である肝癌はみられなかった．肝生検では主に T 細胞のびまん性炎症性浸潤が示された．また線維化や肝硬変と呼ばれる初期の肝臓の瘢痕がみられた．

合わせて考えると，これらの検査からウイルス複製が活発になっており，免疫応答により制御されていないことがわかる．さらに患者の免疫応答は，肝臓に傷害を引き起こしているようにみえる．これは，ウイルスが突然変異し，ウイルスペプチドのアミノ酸配列が変化して免疫システムを回避できるような場合に起こることがある．

図 23.10 は HBV 感染の予防法と治療法を示す．この患者は IFNα 治療を開始することになった．HBV 感染においては，治療の目的は免疫の活性化や炎症増強ではなく，ウイルス複製を抑えることである．IFNα は免疫刺激効果よりも，強力な抗ウイルス効果をもつ I 型インターフェロンである（第 20 章）．IFNγ は抗ウイルス効果よりも炎症性効果が大きく，この状況では，"悪者"である．**ボックス 24.1** ではこの続きを紹介する．

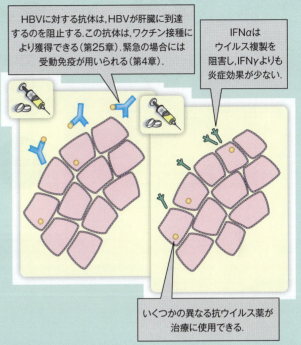

図 23.10 HBV 感染は，さまざまな方法で予防，あるいは治療することができる．

学習チェック問題　修得事項

1. 炎症の定義を述べなさい．
2. 結核感染の転帰について説明しなさい．
3. HBV 感染の転帰と，この転帰がどのように免疫応答により影響を受けるかについて説明しなさい．
4. サイトカインネットワークを図解しなさい．
5. 不顕性結核に関する免疫学的検査を 2 つ述べなさい．

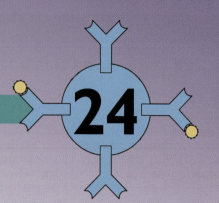

24 免疫システムにおけるサイトカイン

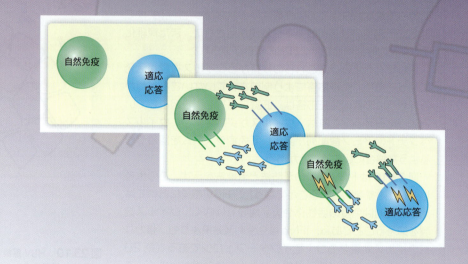

　適応免疫システムと自然免疫システムの細胞は単独で機能することができず，これらの細胞はほかの免疫細胞やさまざまな組織との情報伝達にサイトカインを使用する（上記の概要図）．本章では，サイトカインがどのようにして特異的なレセプターにより認識されるか，またサイトカインがどのように標的細胞の特定のシグナル伝達分子を活性化するかについて解説する．なお，サイトカインとその相互作用についてはすでに解説しており，本章で免疫応答についての知識を整理したい．本章の終わりにサイトカインの重要な臨床応用を紹介する．

■ サイトカインの概要

　第Ⅳ部では適応免疫システム，自然免疫システムについて解説し，またサイトカインとサイトカインレセプターの種類，構造，役割に焦点をあてている．本章にはよく知られていることも含まれているが，サイトカインについての実用的な知識は臨床医学における重要性が増しているため，習得する必要がある．

　サイトカインは主に免疫システム細胞により分泌される可溶性のメッセンジャー分子である．Ⅰ型インターフェロン，TNFなどのサイトカインは，非免疫細胞（上皮細胞など）により分泌される．一部のサイトカインは常に低レベルで分泌される（構成的分泌）が，ほとんどは感染応答の一部として細胞が活性化されるときのみ分泌される．

　サイトカインは非常にさまざまなレベルで分泌される．適応免疫システムのサイトカインは非常に低レベルで分泌され，近傍の細胞だけ（**パラクライン効果** paracrine effect），あるいは分泌している細胞自身だけ（**オートクライン効果** autocrine effect）に効果を与える．この低レベルの分泌は適応免疫システムの特異性を維持することが目的である．たとえば活性化されたT細胞により分泌されるIL-2は，T細胞増殖を誘導する強力な効果をもち，この効果のほとんどはIL-2分泌細胞上で発揮される．仮にIL-2が高レベルで分泌されているとしたら，IL-2は特異抗原を認識していない細胞も活性化することになる．しかし適応免疫システムのサイトカインの分泌は低レベルであり，適応免疫システムのサイトカインは血液検体でほとんど検出できない．

　自然免疫システムのサイトカインは，感染部位に好中球を走化させるケモカインなど，しばしば狭い範囲に低レベルで分泌されるが，これらのサイトカインは，血液検体で十分測定可能なレベルで分泌される．自然免疫システムのサイトカインが高レベルで分泌されると，内分泌系のホルモンのように作用する．たとえば急性期応答の間に分泌されるIL-1，IL-6，TNFは，発熱誘導などの遠隔効果をもつ（第20章）．

　大部分のサイトカインは感染に応答して分泌されるので，サイ

トカイン分泌は一過性である．たとえばIL-2はT細胞が活性化されている約8時間だけ分泌される．サイトカイン分泌が必要以上に長ければ，不適当で，危険をはらむ免疫システム活性化が長引くこととなる．感染が終息するとサイトカイン分泌は低下する．加えて，免疫応答の終盤には，免疫応答が持続してしまわないようにIL-10，TGFβなどの抑制性サイトカインが産生される．

サイトカインレセプターもしばしば一過性に発現する．完全なIL-2レセプターは活性化T細胞により一過性に発現する．つまり，この機序は，免疫システムの不適当な活性化を阻止するために進化してきた．

サイトカインは機能重複性 redundancy と多機能性 pleiotropism という2つのさらに重要な特徴をもつ．機能重複性は，一般的に免疫応答の間に分泌される数種のサイトカインは，非常に類似した特性をもつことである．たとえばTNFとIL-1は同様の効果をもつ．これらのサイトカインは相乗効果を示し，一緒に分泌されることによる両方のサイトカインの効果は，個々のサイトカインの効果の合計より大きい．これはサイトカインの効果の阻害は臨床成績を必ずしも保証するわけではないので，臨床的には重要である．抗TNFモノクローナル抗体は，たとえば関節リウマチで関節の傷害を防ぐことができるが，IL-1も関節への傷害に関与するので，抗TNFモノクローナル抗体は完全には疾病を阻止できない．

多機能性は多くのサイトカインが異なる種類の細胞に影響を与えることである．これも臨床的に重要である．IFNαの抗ウイルス効果はHBV感染を治療するのに用いられるが，IFNαは急性期応答を誘導するため患者は体の具合が悪いと感じる．多機能性がサイトカイン治療の副作用をどのように引き起こすかについて，**ボックス24.1**に述べる．

サイトカインは複雑なネットワークの一部として機能する．相乗効果のほかに，サイトカインは互いに抑制することがある．たとえば，IFNγはTh1細胞応答を促進し，またIL-4により媒介されるTh2応答の展開を抑制する．このため，治療においてサイトカインが投与，あるいは阻止されるとき，予想外の影響がみられることがある．

サイトカインの命名法は理解するのが難しい．最も大きなグループであるインターロイキンは，当初白血球間で作用すると考えられたのでインターロイキンと命名された．実際にはインターロイキンは多くの異なる種類の細胞に対して，非常にさまざまな効果をもつ．インターロイキンは，IL-1，IL-2といったように発見された順番で命名されたので，番号は機能とは関係ない．

最初のころに発見されたサイトカインには推定された機能の名にちなんで命名されたものがある．たとえばインターフェロンはウイルス複製を阻止することから命名されたが，インターフェロンは強力に免疫システムを活性化させる効果もある．TNFは高濃度で動物に投与すると癌のネクローシス（壊死）を誘導することから命名された．生体内の実際のTNFの効果ははるかに弱い．

表24.1に重要なサイトカインと代表的な効果を示す．多くのサイトカインが適応免疫システムと自然免疫システムを結び付けていることに注目されたい．

■ サイトカインレセプターとシグナル伝達分子

大部分のサイトカインは3つのファミリーのうちの1つに属しているレセプターを使用する．これらのレセプターファミリーのそれぞれは，レセプターから細胞内部へシグナルを伝達するさまざまなシグナル伝達分子に会合している．これらはTCRとBCRに関連するシグナル伝達機構と共通の特徴がある（第11章）．レセプターの3つの主な種類は，(1) 共通サイトカインレセプターファミリー，(2) ケモカインレセプターファミリー，(3) TNFレセプターファミリーである．

ほとんどのサイトカインは，**ヘマトポエチンレセプター** hematopoietin receptor という共通のレセプター分子を使用する．増殖因子とインターフェロンとして働くサイトカインもこれにあてはまる．共通サイトカインレセプターは1つ以上の膜貫通型分子で構成され，特定のサイトカインに対して特異性をもつ細胞外領域をもつ（**図24.1**）．IL-2，IL-4，IL-7のレセプターは3種類のポリペプチド鎖で構成されており，共通γ鎖（γc鎖）をもつ．共通γ鎖遺伝子はX連鎖重症複合免疫不全（X-SCID）において欠損しており，この症状については**ボックス12.2**で述べた．

大部分の共通サイトカインレセプターは完全に休止状態の細胞ではあまり発現していない．たとえばT細胞がTCRを介して活性化された後など，細胞が活性化された後に，共通サイトカインレセプターは発現上昇制御されやすい．発現上昇制御された後にサイトカインレセプターは，通常細胞の表面に分散する．サイトカインがレセプターと結合すると，細胞表面でレセプターの集簇を引き起こす．チロシンキナーゼの1つである **Janus キナーゼ（JAK）** は，通常サイトカインレセプターの細胞質部分とゆるやかに会合している．JAKが細胞膜の内側で拡散しているときは，JAKは不活性化状態である．サイトカイン結合により，レセプターが集合すると，JAK酵素は活性化され転写因子の1つである signal transducer and activator of transcription (STAT) をリン酸化する．STAT分子がリン酸化されると，STAT分子は2量体を形成して核に移行し，特定の遺伝子の転写を活性化する．

JAK分子とSTAT分子には数種類ある．たとえばIL-2が活性化T細胞の表面でレセプターと結合すると，JAK5，STAT1，STAT3を活性化する．これらが核に移行するとT細胞増殖を開始する遺伝子を活性化する．

免疫応答の終盤に細胞外のサイトカインレベルが減少すると，サイトカインはレセプターとの結合をやめ，遺伝子転写を引き起こす現象は終わる．

ケモカインはサイトカインの大きなファミリーであり，炎症組織に細胞を走化させることに関連してすでに触れた（第13，21章）．ケモカインは白血球ホーミングの役割ももっている．たとえばリンパ節の細胞によって分泌されるケモカインは，B細胞を胚中心と樹状細胞へ，T細胞をT細胞領域へ走化させる（第13章）．これらの複合シグナルのために，約50の異なるケモカインと約20の異なるレセプターが存在する．大部分のレセプ

24 自然免疫・免疫システムにおけるサイトカイン

表 24.1 サイトカインの種類と代表的な効果

代表的な効果	サイトカイン	分泌細胞	標的細胞	レセプターファミリー	参照章
炎症性サイトカイン	TNF	マクロファージ, T細胞, そのほかの細胞	多くの種類の細胞	TNFレセプター	21, 22, 23
	IL-1	マクロファージ	内皮細胞, 肝細胞, 視床下部	免疫グロブリンスーパーファミリーレセプター	21
	ケモカイン(IL-8を含む)	マクロファージ, 内皮細胞, T細胞	すべての白血球	ケモカインレセプター	13, 21, 33
	I型インターフェロン	マクロファージ, 樹状細胞, 他の多くの細胞	多くの種類の細胞	共通サイトカインレセプターファミリー	20, 23
	IL-6	マクロファージ, T細胞	肝臓, B細胞		20, 21
成長因子サイトカイン	IL-7	骨髄間質細胞	リンパ系前駆細胞		12
	G-CSF	マクロファージ	好中球		12, 21
	IL-2	T細胞	T細胞, NK細胞		11, 12, 15, 16, 22
Th1サイトカイン	IFNγ	Th1細胞	マクロファージ, B細胞, T細胞, NK細胞		16, 17, 23
	IL-12	マクロファージ	Th1細胞, NK細胞		16, 17, 23
Th2サイトカイン	IL-4	Th2細胞, マスト細胞	T細胞, B細胞, マスト細胞		16, 17, 23
	IL-5	Th2細胞	好酸球, B細胞		16, 17, 23
Th17サイトカイン	IL-23	樹状細胞, 上皮細胞	Th17細胞		16, 17, 23
	IL-17	Th17細胞	好中球, 上皮細胞	特殊なレセプター	16, 17, 23
抑制性/制御性サイトカイン	IL-10	マクロファージ, Treg	T細胞, マクロファージ	共通サイトカインレセプターファミリー	18
	TGFβ	マクロファージ, Treg	B細胞, T細胞, マクロファージ	特殊なレセプター	13, 18

青は自然免疫システムの細胞を示し,ピンクは適応免疫システムの細胞を示し,オレンジは両方のシステムの細胞を示す.

TNF:腫瘍壊死因子 tumor necrosis factor, G-CSF:顆粒球コロニー刺激因子 granulocyte colony-stimulating factor, IFN:インターフェロン interferon, IL:インターロイキン interleukin, NK:ナチュラルキラー natural killer, TGF:トランスフォーミング成長因子 transforming growth factor, Th:Tヘルパー T-helper, Treg:制御性T細胞 T-regulatory cell.

ターは複数の異なるケモカインを結合することができ,多くのケモカインは異なるレセプターと結合することができる.ケモカインレセプターは7回膜貫通αヘリックスである(図24.2).ケモカインと結合すると,ケモカインレセプターはグアノシンニリン酸(GDP)からグアノシン三リン酸(GTP)への置換を触媒する.特異的なケモカインレセプターがHIVの共レセプターとして使用される(第33章).

TNFは特殊なレセプターファミリーを使用する.TNFは分泌され,膜結合型として活性化される.TNFは分泌細胞の細胞膜から離れて,自由に,局所や遠方に影響を与えることがある.細胞結合TNFと細胞遊離TNFは,3量体として存在し,2種類の3量体レセプターのうちの1つと結合する.

TNF-TNFレセプターファミリーの別の重要な構成要素であるCD40-CD40リガンド(CD154)については,すでに述べた.CD40-CD40リガンドは,T細胞とB細胞間,またはT細胞と抗原提示細胞間の相互作用に関与する.別の刺激分子のペアとしてはFas-FasリガンドFasL)がある(表24.2).

TNFの効果はTNFが結合する標的細胞に依存する.TNFが感染細胞と結合すると,第22章で述べたように,デスドメインの結合によってカスパーゼを誘導することによりアポトーシスを誘導する.他方,TNFがマクロファージや内皮細胞と結合すると,NFκBを活性化する特殊なアダプター分子群の関与により,

24 自然免疫・免疫システムにおけるサイトカイン

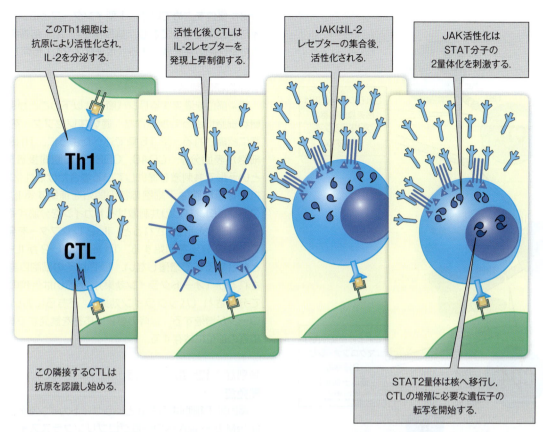

図 24.1　ヘマトポエチンファミリーサイトカインレセプターの主な特徴と関連するシグナル伝達分子
IL：インターロイキン interleukin，Th1：T ヘルパー 1 T-helper 1．

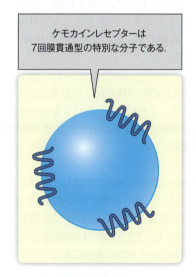

図 24.2　典型的なケモカインレセプター

表 24.2　TNFファミリー分子とレセプター

TNF様分子	TNFレセプター様分子	アポトーシスの誘導	遺伝子転写の誘導
TNF	TNFレセプター	あり	あり
CD40リガンド	CD40	なし	あり
FasL	Fas	あり	なし

TNF：腫瘍壊死因子 tumor necrosis factor．

遺伝子の転写が誘導される．Fas-FasL 結合は標的細胞のみにアポトーシスを誘導するが，これが起こる状況は広範囲にわたる．CD40-CD154（CD40 リガンド）結合は，遺伝子転写を誘導し，T 細胞と抗原提示細胞の間，または T 細胞と B 細胞の間の情報伝達において重要な役割をもつ（図 24.3）．第 16 章では CD154 遺伝子の突然変異が抗体欠損を引き起こすことを説明した．

■ 免疫応答におけるサイトカインの役割の概説

　免疫システムの大部分の要素について理解できるようになってきただろう．ここで，これらの要素がどのように組み合わさっているかをあらためて理解すること，とくに自然免疫システムと適応免疫システムの情報伝達におけるサイトカインの役割を理解することは重要である（図 24.4）．炎症の開始，T 細胞初回刺激，T 細胞分化の進展，免疫応答の終息におけるサイトカインの役割を理解されたい．

24 自然免疫・免疫システムにおけるサイトカイン

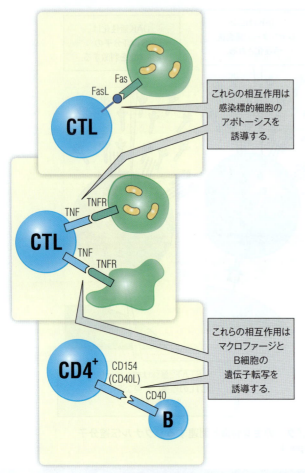

図 24.3 TNF ファミリー構成要素のレセプター結合による起こりうるさまざまな効果
CD40L：CD154（CD40 リガンド），CTL：細胞傷害性 T リンパ球 cytotoxic T lymphocyte，FasL：Fas リガンド Fas ligand，TNFR：TNF レセプター．

急性炎症：感染に対する初期応答

自然免疫システムの細胞は，侵入病原体の PAMP に対して，危険シグナル，主にサイトカイン分泌によって応答する．細胞外細菌あるいは真菌の場合には，食細胞が TLR を用いて認識することにより，IL-1，TNF，G-CSF，IL-6 を含むサイトカインの分泌が引き起こされる．これらのサイトカインは，局所の炎症を誘発し，急性期応答が引き起こしうる．急性期応答ではしばしば全身症状として，発熱，白血球数増多，食欲不振，倦怠感などがみられる．最も極端な例として，敗血症性ショックを引き起こすことがある（第 21 章）．

マクロファージなどの局所の細胞は，好中球を感染部位に遊走させる IL-8 などのケモカインを分泌する．これらの細胞は Th17 細胞を初回刺激する IL-23 も分泌する．宿主が再び同じ病原体に暴露されると，Th17 細胞は IL-17 を分泌するが，IL-17 は非常に効果的に好中球を遊走させ，上皮細胞を刺激し抗微生物ペプチドを分泌する．

ウイルス感染の場合には状況は異なり，Ⅰ型インターフェロン分泌が優位を占めている．Ⅰ型インターフェロンは直接的な抗ウイルス効果をもっており，抗原提示と Th1 応答の進展を増強し，また急性期応答を誘発する（**ボックス 24.1** 参照）．

T 細胞初回刺激

感染部位を灌流するリンパ節では以下のことが起こる．抗原は樹状細胞によって提示され，適切なレセプターを発現する T 細胞に認識される．第 16 章で述べたように，Th 細胞は抗原提示細胞が表面分子（CD40，CD80，細胞間接着分子 [ICAM]）という形で共刺激も提供している場合だけ活性化される．また，抗原提示細胞は T 細胞応答の開始を補助する IL-1，Ⅰ型インターフェロンなどの共刺激サイトカインを分泌する．

Th 細胞が活性化されると，IL-2 レセプターを発現上昇制御して，IL-2 分泌を開始する．Th 細胞は IL-2 が IL-2 レセプターと結合するまで増殖しない．IL-2 はその細胞自身によって分泌されるか（オートクライン効果），あるいは近傍の T 細胞によって分泌され（パラクライン効果），どちらにおいても T 細胞クローンが増殖する．以降の事象は応答を誘発する病原体の種類と，応答の部位に依存する．

特別な T 細胞応答の進展
腸免疫

腸由来 T 細胞は TGFβ というサイトカインを分泌する．TGFβ は IgM から IgA への免疫グロブリンクラススイッチを誘導する．IgA は粘膜免疫で主な役割を担う．また，TGFβ は強力な抗炎症効果をもっており，ほとんどの T 細胞，マクロファージ，炎症性サイトカインの効果を抑制する．TGFβ は T 細胞を Treg に誘導できる．最終的に，腸の免疫応答はほぼ IgA 産生のほうへ偏ることとなる．

Th17 応答

細菌，真菌などの細胞外病原体は自然免疫システムを刺激して IL-23 を産生する．これにより，Th17 細胞の生成が刺激される．Th17 細胞は感染部位へ好中球を走化させる強力な効果をもつ IL-17 を分泌する．

Th1 応答

細胞内病原体は抗原提示細胞を刺激し，IL-12 と Ⅰ 型インターフェロンを分泌させる．第 16 章で詳しく述べたように，これらは IFNγ 分泌と Th1 表現型を引き起こす T 細胞転写因子 TBX21（T-bet）を誘導する．Th1 細胞は B 細胞による IgG 産生を優位にし，IgG は活性化された食細胞に対してファゴサイトーシスを刺激することができる．B 細胞の IgG 産生は B 細胞の増殖因子の働きをする IL-6 により支持されている．細胞内病原体が除去できないと，さらに大量の TNF 分泌が起こり，第 23 章で述べたように肉芽腫が形成される．

Th2 応答

蠕虫感染は Th2 応答が優位となりやすい．蠕虫感染に応答してどのような誘導シグナルが抗原提示細胞によって生成されるかは明らかになっていないが，T 細胞転写因子 GATA3 が誘導されて IL-4 の分泌が起こる．IL-4 は B 細胞の IgE 産生を優位に

24 自然免疫・免疫システムにおけるサイトカイン

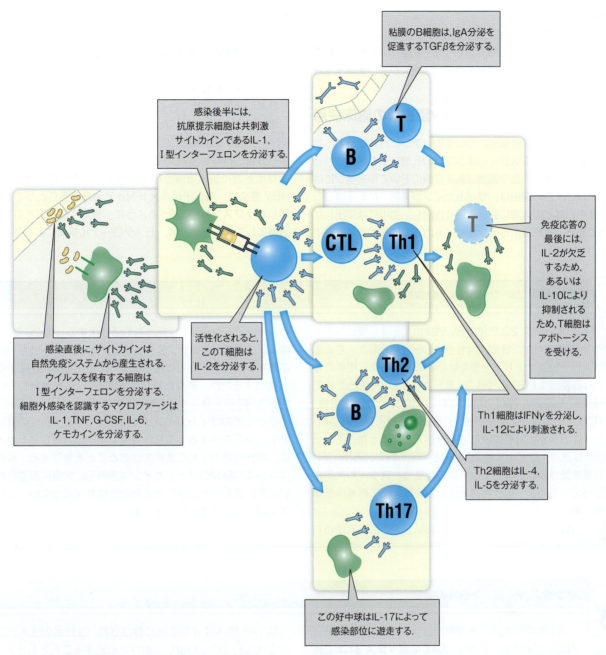

図 24.4　免疫応答におけるサイトカインの役割
サイトカインが適応免疫システムと自然免疫システムの間で情報伝達の役割を担うことを再認識されたい．
CTL：細胞傷害性 T リンパ球 cytotoxic T lymphocyte，　G-CSF：顆粒球コロニー刺激因子 granulocyte colony-stimulating factor，　Ig：免疫グロブリン immunoglobulin，　IL：インターロイキン interleukin，　TGF：トランスフォーミング成長因子 transforming growth factor，　Th：T ヘルパー T-helper，　TNF：腫瘍壊死因子 tumor necrosis factor．

して，IgE はより多くの IL-4 を分泌するマスト細胞を活性化する．さらに Th2 細胞は，マスト細胞と好酸球の成熟を刺激することにより，Th2 応答を恒久化するほかのサイトカインの IL-5 とケモカインのエオタキシンを分泌する．

制御性 T 細胞（Treg）

Treg は末梢性寛容の一部であり自己抗原に対する応答を阻止する．Treg は IL-10 と TGFβ を分泌して，自己抗原に対する応答を阻止する．

免疫応答の終息

いったん病原体が排除されると自然免疫システムが受け取る危険シグナルの量は減少し，IL-1，Ⅰ型インターフェロン，TNF などのサイトカイン量は減少する傾向がある．加えて，抗原提示される抗原が減少し，T 細胞刺激が減弱することによりサイトカイン産生とサイトカインレセプター発現が減少する．IL-2 濃度が著しく減少すると，T 細胞は Bcl-2 産生をより減少させ，アポトーシスを受けやすくなる．これらの因子は免疫応答を段階的

24 自然免疫・免疫システムにおけるサイトカイン

に縮小する傾向がある．

メモリーT細胞数は恒常的な低量のIL-7分泌により維持されており，また好中球数は恒常的なG-CSF産生により維持されている．一方で，炎症促進性サイトカインは感染がない間は産生されない．

■ サイトカインとサイトカイン阻害薬の臨床使用

ホルモンの血中濃度は臨床においてルーチンに測定される．たとえば甲状腺機能低下はサイロキシン量の低値により診断される．しかしサイトカインの血中濃度は臨床診療においてルーチンには測定されない．この理由は，サイトカインが通常，たとえばリンパ節の胚中心などの非常に狭い範囲で作用し，血中には流出しないからである．これはホルモンとサイトカインの基本的な差異である．

サイトカインが血液で測定できる状況は，毒素性ショックなどの非常に重篤な感染の場合で，血中に高量のTNFかIL-6が検出される．しかしこれらの状況であっても，高いサイトカインレベルの臨床的影響は，高熱，低血圧，異常な白血球数などによって非常に簡単に測定できる．

ボックス23.1で述べたIFNγ遊離試験（IGRA）においても，IFNγは血液では測定できず，試験管内で刺激された患者細胞により分泌されるIFNγが測定される．

サイトカインは治療として投与されることがある．たとえばHBV感染は，遺伝子組換えIFNαで治療することができる．しかし**ボックス24.1**に述べるように，頻繁に副作用を引き起こす．治療としてより多いのは，モノクローナル抗体によるサイトカイ

ボックス24.1　IFNα治療の副作用

ボックス23.2にHBV感染に起因する慢性肝炎と診断された38歳の女性患者の例を紹介した．この患者は遺伝子組換えIFNα治療を始めることにした．患者に投与される製品はPEG化（第36章）されたものであったので，1週間に1回の注射が必要とされるだけだった．注射後，40℃以上の高熱と筋肉痛が生じ，2日間食欲不振がみられ，これらは患者が注射を受けた4回すべてで起こった．これらの症状は通常，ウイルス感染の特徴と考えられているが，IFNα治療を受ける患者の約50％にも起こる．抗ウイルス薬に切り替えられると，副作用は消失した．5年後に患者は健康を取り戻した．

IFNαは抗ウイルス効果をもち，HBV感染の治療で使われる．一方でIFNαは急性期応答も活性化する（第20章）．視床下部にIFNαのレセプターが存在するため，IFNαが急性期応答を直接誘発する可能性がある．あるいはIFNαはT細胞を刺激するため，刺激されたT細胞がIL-6を遊離し，IL-6が急性期応答を誘発する可能性がある．

ほとんどのサイトカインは多機能性であり，多くの異なる細胞に影響を与える．これは治療で用いられるサイトカインは，副作用を引き起こす傾向があることを意味する．現在では，多くの種類のサイトカインは治療用に大量に製造されているが，認可されている適応症の数は非常に少ない．これは主に副作用の重篤性のためである．

ボックス24.2　予想外の感染

51歳の男性は1年前関節リウマチであると診断された．この患者の診断については**ボックス31.1**で述べている．関節炎は第1選択薬に反応しなかったので，TNFに対するモノクローナル抗体の治療を始めることとなった．TNFは関節リウマチにおける関節傷害で重要な役割を果たしており（第31章），抗TNF抗体はこの症状に対して非常に効果的である．

抗TNFモノクローナル抗体が不顕性結核を再活性化させることが知られている．これは肉芽腫を維持するサイトカインネットワークにおいてTNFが重要であるからである（図23.2参照）．このため，抗TNF抗体治療を始める前に不顕性結核を除外する必要がある．この患者はIFNγ遊離試験（IGRA：**ボックス23.1**）で陰性だったため，不顕性結核が除外され，抗TNF抗体治療を開始した．

抗TNF抗体は4週ごとに静注され，3回目の注入後患者の症状は約75％回復し，治療を継続することとしたが，2週間後に高熱，めまい，低血圧，心拍数高値を伴う急性疾患を発症した．救命医は敗血症性ショックと診断し，血液培養検体を採取した後，抗生物質の投与を開始した．患者は徐々に回復し，リステリアが血液培養検体から培養された．

抗TNFモノクローナル抗体は結核の再活性化のリスクを増加させるだけでなく，ほかの細胞内微生物の感染リスクを増加させる．リステリアはこのような細胞内細菌の1つで，リステリアは汚染された食品の摂取により罹患するまれな感染で，その致死率は約20％である．この症例はサイトカイン阻害薬治療を受ける患者について，このようなまれな感染を考慮することが非常に重要であることを示している．

ン阻害である．第V部では，モノクローナル抗体が使用される疾病を紹介する．サイトカインの阻害によりどのように患者が特定の感染に罹患しやすくなるかを理解することは重要である．これに関して**ボックス24.2**に説明する．

学習チェック問題 修得事項

1. サイトカインの定義と，作用に関する3つの共通原則について説明しなさい．
2. 治療にサイトカイン用いる際の2種類の臨床的な課題について説明しなさい．
3. 3種類のサイトカインレセプターと関連する細胞内シグナル伝達経路を図解しなさい．
4. 免疫応答の異なる段階において，サイトカインが担う役割を挙げなさい．

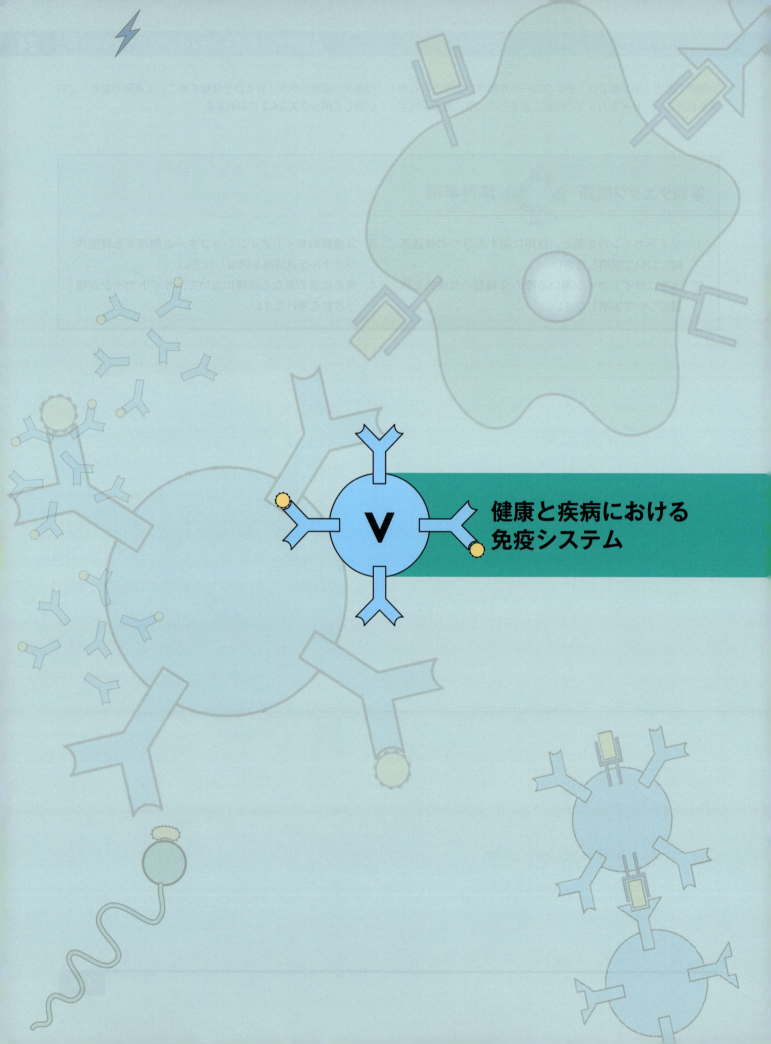

V 健康と疾病における免疫システム

感染とワクチン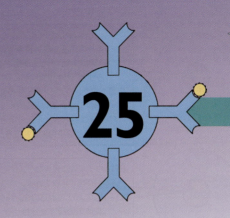

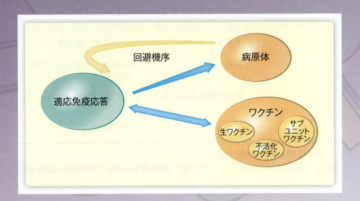

本章では免疫応答を回避するために病原体が使用する機序のほか，主な3種類のワクチンが免疫応答を刺激する方法を説明する（上記の概要図）．本章のボックスでは重要なワクチンについて詳しく解説する．

■ 病原体はどのように免疫応答を回避するか

それぞれの種類の病原体は，免疫応答をうまく回避するためにさまざまな方法を発展させてきた．その方法を図25.1に要約した．

インフルエンザウイルス（**ボックス25.2**）やHIV（第33章）などの小さなRNAウイルスは，ゲノムが小さく，免疫応答の回避を補助するタンパク質をコードするための十分な容量がない．しかしながら，RNAゲノムは変異しやすいという特徴があり，RNAウイルスの抗原タンパク質は変化し続けるため，免疫記憶を回避することができる．この変化は，HIVの場合はヒトの中で起こる．HIVに感染してからほんの2-3か月で，感染した宿主内にはさまざまなHIV株が出現する．インフルエンザに変異が生じる速さはHIVより遅く，個体内ではなく集団全体のなかで起こる．

DNAウイルスは比較的大きいので，免疫応答を回避する手段のための容量がゲノム内にある．ヘルペスウイルスに属するDNAウイルスには，MHC発現を下方制御することにより，適応免疫応答を回避するものがある．このため，これらのウイルスを制御するには自然免疫応答（NK細胞）が必要となる．自然免疫システムには免疫記憶がないので，ヘルペスウイルスなどのウイルスに対する応答をあらかじめ誘導しておいて感染から防御することは難しい．

病原性細菌は免疫システムを回避するためにさまざまな戦略を用いる．**肺炎球菌 *Streptococcus pneumonia* とヘモフィルス属 *Haemophilus*** は，多糖莢膜を産生することにより，自然免疫応答（補体によるオプソニン化とファゴサイトーシス）を回避する．莢膜があるこれらの微生物は，気道での自然免疫応答の回避に成功した病原体である．

結核菌などの抗酸菌は，食細胞の酵素の影響を防ぐロウ様外被をもつ．抗酸菌は酸化バーストの効果を阻害するカタラーゼの分泌も行う．マクロファージが抗酸菌を殺傷することなく，どのように制御するかは第23章で解説した．

リステリアはとくに妊婦において髄膜炎を引き起こす．リステリアは，ファゴリソソームの膜に孔をあける**リステリオリシン** listeriolysin を分泌する．すると，細菌は細胞質に逃げることができる．細胞質では酸化バーストの毒性産物やタンパク質分解酵素に細菌が暴露されることはない．

■ 病原体に対する免疫の機序

前項で述べた感染（結核，HIV，ヘルペスウイルス感染）は別として，ほとんどの初回感染が免疫システムによって完全に除去され，殺菌免疫の状態となる．加えて，免疫記憶が成立する．これにより，同じ病原体にその後暴露された場合に適応免疫システ

25 健康と疾病における免疫システム・感染とワクチン

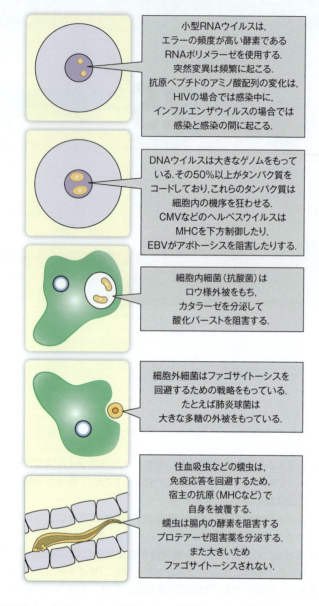

図 25.1　免疫システム回避のための戦略
CMV：サイトメガロウイルス cytomegalovirus，EBV：エプスタイン-バールウイルス Epstein-Barr virus，MHC：主要組織適合遺伝子複合体. major histocompatibility complex.

表 25.1　ワクチンの分類表

種類	成分	例
生ワクチン	弱毒化ヒト病原体	経口ポリオ，麻疹，流行性耳下腺炎，風疹，インフルエンザ*
	ヒト以外の病原体	天然痘ワクチン，BCG
	遺伝子組換え微生物	実験的；HIVベクターとして使われるカナリア痘ウイルス
不活化ワクチン		百日咳* インフルエンザ*
サブユニットワクチン	精製されたペプチド	非細胞性百日咳*
	トキソイド	ジフテリア，破傷風
	多糖	肺炎球菌，ヘモフィルス属，髄膜炎菌
	遺伝子組換えペプチド	B型肝炎，ヒトパピローマウイルス
	DNAワクチン	実験的（HIVなど）

*他の種類も利用可能である.
BCG：カルメット-ゲラン（ウシ型）結核菌 bacille Calmette-Guérin.

ムによる免疫記憶応答が惹起されるため，感染が予防される．もしくは症状が軽減されることになる．

　母親由来抗体がなくなってから効果的な免疫記憶が成立するまでの幼年期には，初回感染が相次いでみられる．ワクチン接種は初回感染の代わりとして機能することができる．つまり，初回感染による症状を生じさせることなく免疫記憶を構築させることができる．ワクチンは医学の成功事例である．天然痘は致死的な感染症であるが，ワクチン接種により根絶された．ほかにも，ポリオ（急性灰白髄炎），ジフテリア，百日咳などの多くの感染症が，比較的まれとなった．

　ワクチンについて詳しく解説する前に，**受動免疫療法** passive immunnotherapy に触れておく必要がある．これは，ある個体から別の個体に適応免疫（通常は抗体）を移行するものである．受動免疫療法は，病原体に暴露された個体に防御抗体を与えるためにしばしば用いられる．たとえば，破傷風に暴露された例が挙げられる（**ボックス 30.2** 参照）．破傷風への暴露時には，差し迫った感染リスクを減らす受動免疫療法のほか，免疫記憶を誘導して将来の感染リスクを減少させるワクチン投与の両方が考えられる．抗ジゴキシン Fab フラグメント（**ボックス 4.3** 参照）も受動免疫の一種である．

　能動免疫は，感染やワクチンの形で免疫システムが抗原に暴露された後に展開する．その後免疫記憶が確立し，再感染から個体を防御する．さまざまな種類と組成のワクチンがあり（**表25.1**），それぞれが利点と問題点をもっている．抗体応答を惹起するワクチンがほとんどであるが，T細胞応答を惹起するワクチンもある．ワクチンによりつくられる抗体は，病原体が標的細胞に結合するのを阻止するか，病原体から放出される毒素性物質の作用を阻害することができる．これらは両方とも中和抗体である．抗体は補体の活性化のほか，ファゴサイトーシスやNK細胞による殺傷作用を促進することができる．ワクチンで誘導されるCD8$^+$T細胞は，インターフェロンを分泌したり，より頻繁には感染細胞を殺傷したりすることで，ウイルス複製を阻止できる．

　本章ではワクチンの種類について詳しく解説する．**ボックス 25.1-25.4** では，天然痘，百日咳，インフルエンザ，B型肝炎に対するワクチンについて述べる．

健康と疾病における免疫システム・感染とワクチン 25

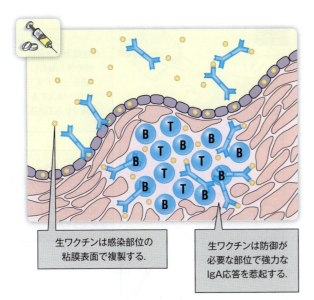

図 25.2　ポリオやインフルエンザなどの生ワクチンは感染部位で複製する．

（吹き出し）
- 生ワクチンは感染部位の粘膜表面で複製する．
- 生ワクチンは防御が必要な部位で強力な IgA 応答を惹起する．

■ ワクチンの種類

生ワクチン

　生ワクチンは最初に発見されたワクチンで，現在最も効果的なワクチンである．たとえば天然痘とポリオに対して奏効したワクチンは，生ワクチンである．生ワクチンでは毒性のない微生物が用いられる．それらの微生物は，ワクチンを接種された人の中で複製するものの，疾病を引き起こすことはない．毒性のない微生物を得る方法の1つとして，動物の中で育ち進化した微生物を使用するものがある．たとえば牛痘を引き起こすウイルスは，天然痘に対するワクチンとして用いられ非常に効果的であった（**ボックス 25.1** 参照）．麻疹や流行性耳下腺炎などの生ワクチンに対する抗体は，ワクチン接種後の数十年間持続する．他の生ワクチンは弱毒化された（すなわち，減弱した）ヒトの病原体が使用されており，疾病を引き起こすことができないようになっている．弱毒化は，従来試験管内の特別な状況で微生物を培養することによって実行される．将来的には，より多くの生ワクチンがゲノムの直接操作により弱毒化されるであろう．

　生ワクチンは次の3つの理由から非常に効果的であるといえる（図 25.2）：

- 生ワクチンは複製できるので，抗原を供給し続けることができる．
- 生ワクチンは細胞内で複製するので，抗原ペプチドをクラス I MHC 分子に提示させ CTL を刺激できる．
- 生ワクチンは感染部位で複製するので，免疫応答をさらに集中させることができる．たとえば，経鼻または経口で投与される生ワクチンは IgA 抗体を誘導する．

　生ワクチンは体内から排泄されることもあり，ワクチン接種を受けていないほかの個体に感染することがある．

　弱毒化生ワクチンは2つの状況で重篤な感染を引き起こしう

る．免疫不全患者では，弱毒化されていても感染を引き起こすことがある．生ワクチンの中のウイルスは，時に毒性のある野生型に自然に戻ることがある．弱毒化されたポリオワクチンと野生型ウイルスの塩基配列の違いは10塩基のみである．このように両者の違いがわずかであるため，ウイルスは変異により毒性をもつ野生型に戻りやすい．弱毒化型から毒性型に戻ったポリオウイルスが水道で検出されたことがある．このことを踏まえて，米国では不活化ポリオワクチンが再び使われ始めた．

　微生物の遺伝子は意図的に改変できる．たとえばウイルスベクターは，ヒトに用いても害がないよう作製された，細胞に発現させたいほかの生物の遺伝子を取り込むためのベクターとして使用されるウイルスである．これらのワクチンは主に実験的であるものの，臨床試験で使用されている．HIV 遺伝子のベクターとして使用されているカナリア痘ウイルスはその一例である．

不活化ワクチン

　不活化ワクチンは，生ワクチンより理論的には安全であるものの，防御的免疫応答の惹起においては，一般的に生ワクチンよりも効果が小さい．不活化ワクチンと生ワクチンの違いは，不活化ワクチンが宿主で複製せず，細胞内の抗原提示経路に入れないことに起因している．インフルエンザワクチンには生きているウイルスのものもあるが，不活化ウイルスを用いたものがほとんどである．これについては**ボックス 25.2** で解説している．

サブユニットワクチン

　サブユニットは，病原体の成分であり，主に抗体応答を誘導する．サブユニットワクチンは，毒性をもつ微生物を破壊してサブユニットを精製し，疾病を引き起こさないよう不活化してつくられる．遺伝子組換え技術を使ってつくられるサブユニットワクチンもある．

　微生物から精製され，その後不活化されるサブユニットワクチンは，**トキソイド** toxoid という．トキソイドは，通常は細菌の毒素であり，化学的に処理されて安全にしてあるが，抗原性は保持している．産生された中和抗体は，毒素の作用を阻止する．ジフテリアトキソイドと破傷風トキソイドは，この方法でつくられたトキソイドの代表例である．サブユニットワクチンとトキソイドワクチンは，通常，無処置の微生物と比較して免疫原性が低く，効果的に作動するためにアジュバントを必要とする．サブユニットワクチンに誘導される抗体応答の期間も生ワクチンと比べて短い．たとえば破傷風への抗体は，ワクチン接種後約10年間しか持続しない．この種のワクチンに追加免疫が必要なのはこうした理由による．

　B型肝炎ワクチンは，遺伝子組換え技術を使って作製されたサブユニットワクチンで，遺伝子組換え型ウイルスの表面ペプチドから成る（**ボックス 25.3**）．表面ペプチドに対して惹起される抗体は，肝細胞へのウイルスの付着や侵入を阻止する．現在までのところ，B型肝炎ワクチンは非常に効果的であるが，ペプチドワクチンが難しい理由は，**ボックス 25.3** で解説している．

　多糖は，主にT細胞非依存的なB細胞応答を惹起し，免疫原

として非常に弱いため（第14，16章），よいワクチンとはならなかった．この問題に対処するため，ペプチド抗原に結合した多糖が効果的なワクチンとして使われるようになり，ペプチド抗原には破傷風トキソイドが用いられることが多い．ペプチドに応答するT細胞は，多糖に反応するB細胞にヘルプを提供する（**ボックス16.3**参照）．

最後のサブユニットワクチンはDNAワクチンである．これは実験的なアプローチで，免疫原性をもつタンパク質をコードする遺伝子を金粒子に付着させ，皮膚などの細胞に直接注射する．マウスではこの方法で抗体産生が起こり，これは遺伝子が転写されたことを示唆している（**ボックス10.3**参照）．いまのところ，ヒトでは，この手法を用いて十分なDNAを導入することができておらず，実際に用いられるまでに至っていない．

アジュバント

アジュバントは，抗原に対する免疫応答（抗体あるいはT細胞）を増強するために投与される物質である．アジュバントは病原体関連分子パターン（PAMP）またはダメージ（損傷）関連分子パターン（DAMP）を供給する．これらは，抗体やT細胞の免疫応答を惹起する危険シグナルを自然免疫システムに放出させるために必要となる．生ワクチンは，危険シグナルを供給してTLR自体を刺激することができるので，一般的にはアジュバントを必要としない．たとえば結核の生ワクチンである**カルメット‐ゲラン（ウシ型）結核菌** bacille Calmette-Guérin（BCG）は，TLR 2とTLR 4を活性化する大量の糖鎖を産生する．不活化全菌体ワクチンには，TLRを活性化しアジュバントとして作用する物質も含まれる．遺伝子組換えタンパク質や精製タンパク質を使用するワクチンは，天然のアジュバントを十分に含まない．そのため合成アジュバントを加える必要がある．

21世紀に入るまで，アルミニウム塩（**ミョウバン** alum）は，ヒトでよく使用される唯一の合成アジュバントであり，現在も，さまざまなサブユニットワクチンの効果を増強するのに用いられている．ミョウバンはワクチンへのアジュバントとして経験的に導入されたが，どのような機序で作用するかは導入当時では知られていなかった．ミョウバンがマクロファージを活性化すると，マクロファージは炎症性サイトカインを分泌するとともにT細胞とB細胞に抗原を提示する．おそらくミョウバンが局所での組織損傷を引き起こすことでDAMPが産生され，マクロファージを活性化している．ミョウバンは強力なアジュバントではなく，ワクチンを改善するための研究が続けられている．

ごく最近になって，サルモネラ菌多糖に由来するモノホスホリルリピド（MPL）が，TLR4に対する強力な作用薬であることが明らかとなった．MPLに暴露されたマクロファージではIL-12分泌の増加と，クラスⅡ MHC発現の上方制御がみられる．これらの作用は，理論的には，抗原提示を増やして免疫応答をTh1応答へ方向づける．MPLは，ヒトパピローマウイルス human papillomavirus（HPV）やマラリアなどに対して使用される認可された重要なワクチンに現在用いられている（**ボックス25.4**参照）．

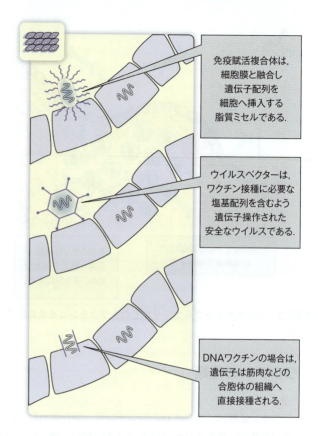

図25.3　CTL応答を惹起する安全なワクチンを提供する技術

表25.2　ワクチンの効果を改善するための技術

課題点	手段
細胞内経路を経由する抗原の輸送	生ウイルスベクター DNAワクチン 免疫賦活複合体（ISCOM）
自然免疫システムへの不十分な刺激	Toll様レセプター（TLR）を刺激する近年のアジュバント
多糖抗原への応答低下	多糖結合型ワクチン（ボックス16.3参照）

細胞内経路へのアクセス

サブユニットワクチンの問題点としては，サブユニットワクチンが細胞内の抗原プロセシング経路に入らないためHIVなどの細胞内感染に対してとくに重要となるCTL応答を惹起しないことも挙げられる．細胞内病原体に由来するポリオウイルスやBCGなどの生ワクチンは，細胞内の抗原プロセシング経路にアクセスできる．以下のとおり，新技術により細胞内の抗原プロセシング経路へのアクセスが可能となった．

- **免疫賦活複合体** immunostimulatory complex（ISCOM）は，脂質とサブユニット抗原のミセルであり，脂溶性で細胞膜を透過することができる（**図25.3**）．これらのワクチンには，さらなる構造を付加する**ウイルス様粒子** viruslike particle（VLP）

を組み入れることもある．脂質とVLPはマラリアワクチンで使用されている（**ボックス 25.4** 参照）．

- ウイルスベクターとは，遺伝子組換えで安全にした生きたウイルスであり，カナリア痘ウイルスなどがある．HIVなどの病原体の遺伝子を加えることができる．これらの遺伝子は細胞内で発現するものの，生きている病原体（HIV）が複製することはない．
- 先に述べたDNAワクチンは，十分なDNAが投与できれば，細胞内にタンパク質を発現させる方法として使用できる．

表25.2に，本章で触れた実験的なワクチンの手法をまとめる．

ワクチン接種スケジュール

ワクチン接種のスケジュールでは，感染の種類に応じた臨床的意義が考慮されている．たとえば風疹ワクチンの主な目的は，奇形を引き起こしうる子宮内感染を阻止することである．そのため思春期前に接種する意義はほとんどない．他方，ヘモフィルス属

表 25.3 先進国および開発途上国のワクチン接種スケジュール

ワクチン接種時期	先進国	開発途上国
0-6か月	ロタウイルス	BCG（結核）
	B型肝炎	マラリア
	ジフテリア	B型肝炎
	破傷風	ジフテリア
	肺炎球菌結合型	破傷風
	ヘモフィルス属結合型	肺炎球菌結合型
	非細胞性百日咳*	ヘモフィルス属結合型
	不活化ポリオ	生ポリオ
6-12か月	インフルエンザ	麻疹
1-10歳	麻疹	
	流行性耳下腺炎	
	風疹	
	水痘	
10歳代前半	ヒトパピローマウイルス	
	髄膜炎菌	

この表は先進国と開発途上国でのワクチン接種スケジュールの比較である．追加免疫は含まない．生ワクチンはオレンジ，不活化ワクチンは青，サブユニットワクチンはピンクで示す．インフルエンザは生ワクチンまたは不活化ワクチンで接種できる．

ボックス 25.1　天然痘ワクチン

32歳の兵士が，天然痘ワクチンを接種しなければならないことになった．なぜこのようなことになったのだろうか．

天然痘 smallpox（天然痘ウイルス variola virus）は，水疱を形成する皮膚反応を引き起こし致死率は10-30%であり，感染力が非常に強いウイルスである．天然痘に関連する牛痘は，軽度の局所的な水疱形成反応を引き起こす．牛痘に感染することでその後の天然痘への感染を予防できることは何世紀もの間知られていたが，**ワクシニアウイルス** vaccinia virusの計画的な接種が天然痘を予防できることは18世紀の終わりに初めてジェンナー（Edward Jenner）によって明らかにされた．これが**ワクチン接種** vaccination という用語の起源である．

天然痘のワクチン接種がWHOによって世界的に実施され，一般人の天然痘の最後の症例は1977年に発生した．それ以降に報告された天然痘の症例は研究所職員のみである．天然痘ウイルスは世界中のさまざまな研究所で貯蔵・保持されていたため，テロリストがこれらの野生型の天然痘ウイルスを生物兵器として利用する懸念が生じた．1980年代の初めにワクチン接種が世界的に中止されてから，多くの若者が天然痘に対する免疫をもっていなかったため，天然痘ウイルスが生物兵器として利用される可能性があったのである．このため，少なくとも軍人のみを対象に天然痘ワクチン接種を再開した国もある．

続く

25 健康と疾病における免疫システム・感染とワクチン

は乳児に最も大きなダメージを引き起こすため，この年齢で予防することが望ましい（**ボックス 16.3** 参照）．しかし結合型ワクチンであっても，多糖は新生児では抗体を誘導しない．ヒトパピローマウイルス（HPV）ワクチンは，子宮頸癌を引き起こす HPV 株の性行為感染を阻止することが目的であるため，思春期に投与される．

ボックス 25.1 天然痘ワクチン；続き

ワクシニアウイルスは皮膚の細胞の中で複製するので，多量の抗原が細胞内抗原提示経路に運搬され，CTL の分化を刺激する．細胞外間隙に出芽したウイルスはファゴサイトーシスされて細胞外抗原経路に入り，Th 細胞と抗体産生を刺激する．ワクチン接種が世界的に行われていた時代に，抗体と CTL 応答の持続性に関するかなりのデータが蓄えられた．1 回のワクチン接種を受けただけで，自然発生のワクシニア感染の流行がみられなかったことから，ワクシニアウイルスへの暴露はワクシニア接種の 1 回のみだと特定できた．環境中のワクシニアウイルスに暴露することがないことから，測定される応答はすべて再暴露や，交差反応する微生物によるものではないことが明らかである．

ワクシニアウイルスに対する免疫応答の持続性と感染に対する防御レベルを**図 25.4** に提示する．データは抗体が少なくとも 60 年間維持されることを示している．ワクシニアウイルスに特異的な B 細胞数と T 細胞数は，ワクチン接種の直後から年々減少するもののそれ以降は一定に維持される．ワクチン接種から 50 年経っても，ワクシニアウイルス特異的 B 細胞はすべての循環 B 細胞の 1,000 分の 1 を占めている．これらの T 細胞と B 細胞は機能的である．つまり，ワクチン接種を再び受ければ，2 次免疫応答を開始し，機能的なメモリー T 細胞とメモリー B 細胞の存在が示される．T 細胞応答は 8-10 年の半減期で減弱するものの，抗体レベルと感染に対する防御はワクチン接種後少なくとも 60 年間は続く．

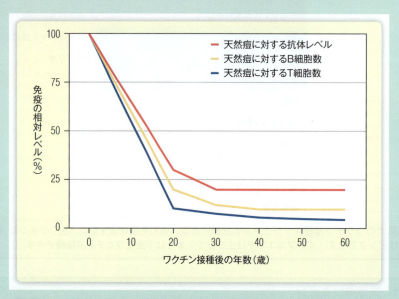

図 25.4　天然痘に対する抗体の持続性と B 細胞応答，T 細胞応答との関係
赤線は抗体レベル，黄線は B 細胞数，青線は T 細胞数を示す．

ボックス 25.2 インフルエンザワクチン

忙しい救急部門で働いている 26 歳の医師はインフルエンザのワクチン接種を受けるよう言われた．昨年ワクチン接種したので気が進まないこの医師に，なぜ今年もう一度ワクチンを接種する必要があるか説明できるだろうか．

インフルエンザウイルスは，幼児や高齢者に重篤な感染を引き起こす呼吸器ウイルスである．

10 月から翌年 2 月までのインフルエンザが流行する期間に，米国では毎年約 36,000 人がインフルエンザによって死に至る．第 1 次世界大戦の直後の 1918 年には新型インフルエンザウイルスが出現し，インフルエンザの世界的大流行を引き起こした．"スペイン風邪" は 9 か月で世界中に拡散し 4,000 万人が死亡した．

インフルエンザウイルスは，**赤血球凝集素** hemagglutinin というタンパク質を用いて気道上皮細胞の糖鎖と結合する RNA ウイルスである．インフルエンザウイルスは，細胞変性効果をもつ，つまり感染細胞に傷害を引き起こす．2 本鎖

続く

ボックス 25.2 インフルエンザワクチン；続き

RNA の存在は，気道細胞を刺激してウイルス感染から 2-3 時間以内に IFNα を分泌させる．IFNα はウイルス増殖を阻止し（第 20 章），肺でのインフルエンザウイルスの拡散を遅らせる．

インフルエンザウイルスは自発的に突然変異を起こす比較的不安定な RNA ウイルスである．段階的な突然変異は，ウイルスゲノムをゆっくりと変え，抗原ドリフト（連続変異）が起こる．突然変異したウイルスには既存の株といくらか抗原類似性があるので，すでに確立した免疫も部分的には防御的である．これは広範囲にわたる流行が起こらないことを意味し，一般的に感染は緩徐である（図 25.5）．一方で，より急激に広い範囲で遺伝子の変化が起こることもある．これは宿主動物が 2 つのインフルエンザウイルス株に感染したときに起こる．2 つの株の遺伝子の一部が組み換えられ，第 3 の新しい株が出現する．これは抗原シフト（不連続変異）と呼ばれ，インフルエンザの大規模な流行を数年ごとに引き起こしているとみられる．これらの遺伝子変異は，ヒトインフルエンザと鳥インフルエンザの間でも起こる．鳥インフルエンザの新しい株による感染がヒトでみられているが，現時点では，抗原シフトによる新しい変異インフルエンザウイルスがアジアで出現した証拠はない．抗原シフトによってヒトからヒトへ拡散する新しいウイルスが出現した場合，飛行機での移動によって，世界的な大流行も 2-3 週間以内に起こる恐れがある．

インフルエンザワクチンは，慢性肺疾患をもつ患者など，重篤な合併症の危険がある患者の感染予防に効果的である．従来型のインフルエンザワクチンは不活化インフルエンザウイルスを用いている．インフルエンザウイルスは鶏卵で培養された後に不活化され精製される．また，生ワクチンもあり，鼻にスプレーすることで IgG 抗体に加えて IgA 抗体による防御を惹起できる．

インフルエンザワクチンを効果的なものとするためには最新の株を用いる必要がある．WHO はウイルスの変化に関する早期警戒情報をワクチンの製造会社に提供している．ワクチンの製造会社はワクチンに用いるウイルスを 1 月に選択する．選択されたウイルスは，続く 6 か月の間に，ワクチンの製造に十分なウイルス量となるまで，鶏卵内で培養される．この製造過程があるため，ウイルス製造会社は何千万個もの鶏卵を春に入手することが毎年求められる．夏までに計画どおりに生産が進めば，ワクチン（不活化ワクチンあるいは生ワクチン）の試験の準備が整う．そこで安全性試験を通過すれば，ワクチンを利用者に配布できるようになる．

ほぼ毎年，わずかに抗原ドリフトを生じたインフルエンザウイルスに関する十分な情報が提供され，最新のワクチンの生産が可能である．しかし，鳥インフルエンザと遺伝子組換えする抗原シフトによって新しいウイルスが出現すれば，ワクチンを準備するのに最長で 10 か月はかかるかもしれない．この間に，飛行機での移動が大衆化したこの時代では抗原シフトしたウイルスが世界中に拡散する可能性がある．

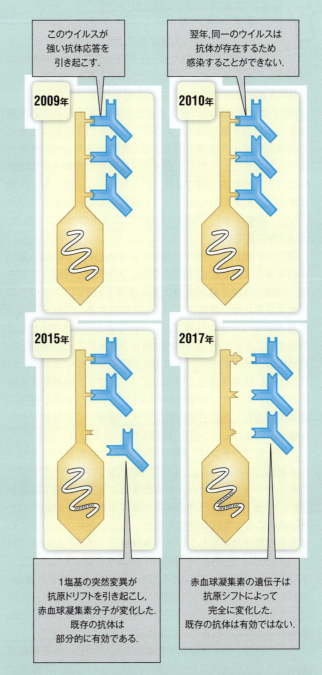

図 25.5 抗原ドリフトを引き起こす 1 塩基の突然変異は比較的頻繁に起こる．抗原シフトはまれにしか起こらないが，ヒトインフルエンザウイルスにおいて動物ウイルスとの遺伝子組換えが行われて塩基配列が交換されるときに起こる（遺伝子再集合）．これは大規模な集団の免疫を克服し世界的大流行を引き起こす．

25 健康と疾病における免疫システム・感染とワクチン

ワクチン接種のスケジュールは世界のさまざまな地域で異なる（表25.3）．たとえば開発途上国では麻疹が乳児の主な死因となっているため，ワクチンはできるだけ早く接種される．先進国では麻疹がまれとなり，就学以降の年齢で罹患する傾向があるので，ワクチンは開発途上国よりも遅く接種される．開発途上国でのワクチンの使用に影響する主な要因は費用である．

ボックス 25.3　B型肝炎ワクチン

あなたの親類が看護師養成課程に入学しようとしているとする．その人は，B型肝炎ワクチンを接種しなければならないものの，副反応について心配している．安心させるためにあなたには何ができるだろうか．

HBVは，肝臓組織に侵入すると特異的なT細胞応答を誘発する．第23章で述べたように，これらのT細胞はほとんどの場合ウイルス増殖を阻止するものの，不可逆性の肝障害を引き起こすこともある．ウイルス性肝炎の長期合併症は肝癌である．開発途上国では多くの人が幼児期の最も早い段階で感染し，生涯にわたりキャリア状態となる．B型肝炎ワクチンは，最初の遺伝子組換え型サブユニットワクチンであり，大成功を収めている．

開発途上国では，HBVは非常によくみられ，いわゆる集団免疫を確立するためにすべての人にワクチンが接種されてきた．地域のほぼ全員が免疫状態になるとHBVのキャリア数が減少するため，免疫のない人も防御される．これらの国ではB型肝炎ワクチン接種プログラムによって肝癌をほとんど根絶することができた．これは癌を予防することに成功した最初のワクチンである．今まで先進国では，研修医など，リスクの高い仕事を行っている人だけにワクチン接種をする戦略がなされてきた．安全性や有効性と全体的ワクチン接種の意義を考慮し，各国で選択的ワクチン接種から全体的ワクチン接種へと徐々に切り替えられている．

B型肝炎ワクチンは，酵母細胞で増殖させたB型肝炎ウイルス表面抗原（HBsAg）由来の比較的短いペプチドで構成される．ワクチンは，ビールを製造するような大規模な製造が可能である．酵母とほかの汚染物質が除去され，精製されたHBsAgにミョウバンを加えると，複製能をもたないがさらなる免疫賦活効果をもつウイルス様粒子（VLP）が形成される（図25.6）．このように製造される遺伝子組換えサブユニットワクチンはきわめて安全である．頭痛，注射部位の痛み，発熱などの軽度の副反応が短時間現れるが，これらは一般的に起こるもので，自然免疫応答を活性化するミョウバンの影響であると考えられる．より重篤な副反応はまれである．

このワクチンはTh細胞を刺激してIgG中和抗体を惹起する．そうしてウイルスが肝細胞への侵入という最初の段階で阻止する．遺伝子組換えワクチンは，ワクチン接種を受けた個体の80-90％に効果がある．ワクチンを接種してもB型肝炎を防ぐことができない場合は，宿主要因かウイルス要因によるものであると考えられる．

宿主要因

短いペプチドでは，T細胞エピトープとなりうる領域はわずかである．すべてのクラスⅡ MHCアリルがホモ接合性である個体では，MHC分子が比較的少なく，限られた数の抗原ペプチドしか提示できないため，ワクチンに対する応答が小さい．この現象はヘテロ接合体優位性と呼ばれ，第8章で詳細に説明した．

ウイルス要因

HBVは段階的な突然変異が生じやすい．HBsAgに対するさまざまな免疫に暴露されるため，HBsAgに突然変異をもつウイルス株が優位になり，ワクチンで誘発される免疫を逃れることができるようになる．ワクチンが最初に導入されたころは，こうした株は非常にまれであった．しかしワクチン接種が成功した国のウイルス株ではとくに，突然変異がますますよくみられるようになっている．

解決策として考えられるのは，より大きなペプチドかペプチドの混合物を使用することである．特定のヒトHLAアリルがエピトープと結合できない可能性を減少させることにより，ウイルス突然変異が成功するリスクを減らせる可能性がある．

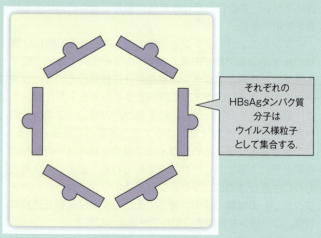

それぞれのHBsAgタンパク質分子はウイルス様粒子として集合する．

図25.6　このB型肝炎ウイルス表面抗原（HBsAg）のウイルス様粒子を，ウイルスの図と比較されたい（図6.7A参照）．このウイルス様粒子はDNAを含まないので複製できない．

ボックス 25.4　マラリアワクチン

　ベトナムに住んでいる 7 歳の女児が高熱を出して意識を失っている．血液塗抹標本からはマラリア原虫が検出された．幸いにも患児は抗マラリア薬に反応した．患児の 6 歳の妹はマラリアで昨年死亡した．こうしたことが再び起こらないようにするために何ができるだろうか．

　毎年約 100 万人がマラリアで死亡する．マラリアは蚊刺傷によりヒトの血流に注入されるマラリア原虫によって引き起こされる．マラリア原虫は，最初に肝臓で繁殖してから形態を変化させ，赤血球内で何回か生殖周期を繰り返す．赤血球が感染するまで症状は起こらない．この時点で蚊が刺すとその蚊はマラリアに感染する．ほかの人に感染する前にマラリア原虫は形態を変えて再び増殖する．

　鎌状赤血球形質を引き起こすヘモグロビン遺伝子多型が遺伝した個体は，マラリア感染からある程度防御される（**ボックス 3.1** 参照）．鎌状赤血球形質をもたない多くの個体は，マラリア原虫に対してほとんど防御されない．この主な理由は，マラリア原虫のライフサイクルの各段階にかなりの抗原多様性があるためである．ほかの多くの病原体とは異なり，自然感染で殺菌免疫が引き起こされることはない．これは，マラリアから回復した人でも，いくぶんより軽度ではあるもののさらなる急性感染を経験しうることを意味する．個体がマラリアに再び暴露されない場合，獲得したすべての免疫を時間の経過とともに失う．このため再暴露時には重症感染のリスクがある．

　マラリアワクチンの開発は非常に困難であることがわかっている．ワクチン開発に役立つ抗原としてマラリア原虫スポロゾイト表面タンパク質（CSP）が同定されている．CSP は，マラリア原虫が肝細胞に結合する際に用いられるため，CSP に対する抗体はこの段階を阻害することができる．CSP の利点はマラリア原虫の異なる系統間でも違いがないことである．CSP は，HBsAg と結合して発現される．CSP HBsAg 融合タンパク質は，ウイルス様粒子（VLP）を形成して免疫応答を増強する．アジュバントとしてモノホスホリルリピド（MPL）が加えられる（**図 25.7**）．こうした改良を行っても，現在のマラリアワクチンは小児の急性マラリアに対して 50％ほどの予防効果しかもたない．

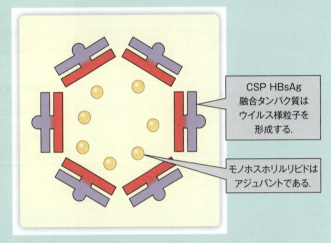

図 25.7　この図で示しているものは，現在利用できる最もよいマラリアワクチンである．

学習チェック問題　　修得事項

1. 現在使用されている 3 種類のワクチンを挙げ，それらのワクチンの安全性と有効性がどう異なるかを述べなさい．
2. ワクチン反応による免疫記憶の持続期間はどのように測定できるかについて説明しなさい．
3. 百日咳ワクチンの種類を 2 つ挙げ，さまざまな国でこれらが使用されている理由を述べなさい．
4. インフルエンザワクチンはなぜ毎年接種する必要があるかについて説明しなさい．
5. ワクチン接種の新しい 2 つの手法を述べなさい．

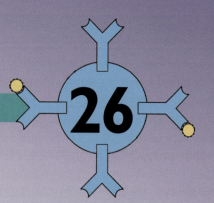

26 過敏症反応

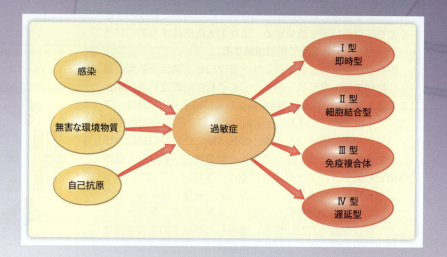

本章では感染，無害な環境物質，自己抗原によって過敏症反応がどのように誘発され異なる4種類の反応を引き起こすかを解説する（上記の概要図）．4種類の過敏症反応のそれぞれの例については，本章のボックスで解説している．また次章以降でより詳細に述べる．

傷害を引き起こす過度の免疫応答は，過敏症反応と呼ばれる．これらの過敏症反応は3種類の異なる抗原に反応して起こる．

- **感染因子**：免疫システムは感染に過度に反応し，疾病を引き起こすことがある．つまり感染の症状に寄与する過剰な免疫応答の結果として一種の過敏症が生じる．
- **環境物質**：無害な環境抗原に反応して過敏症が起こることがある．一例はアレルギーである．たとえば花粉症では，花粉自体は傷害を引き起こすものではない．危害を引き起こすものは花粉への免疫応答である．
- **自己抗原**：正常な自己の分子が，自己免疫と呼ばれる免疫応答を誘発することがある．これらが過敏症をきたすと，結果として自己免疫疾患が起こる．

過敏症反応が疾病を起こす機序は4種類ある．これらは第26-31章で扱う．

■ 過敏症の誘発因子

感染因子に対する過敏症

すべての感染が過敏症反応を引き起こすわけではない．たとえば，感冒は強い免疫応答を惹起するものの傷害を引き起こすようにはみられない．インフルエンザウイルスなどの呼吸器ウイルスは，過敏症を誘発することがある．インフルエンザウイルスは，気道の上皮細胞に傷害を与えるが，ウイルス自体がもたらす傷害よりもはるかに有害で大きな免疫応答を惹起しうる．インフルエンザはサイトカインストームと呼ばれる大量のサイトカイン分泌を誘発することがある．サイトカインは白血球を肺に遊走させ，血管の変化を誘発して低血圧と凝固を引き起こす．重篤なインフルエンザでは，炎症性サイトカインが体循環に移行し，脳などの体の遠隔部位で悪影響を引き起こす．これは，第21章で述べた敗血症性ショックでみられるサイトカイン応答に類似している．これもまたある種のサイトカインストームを引き起こすものである．

過敏症を惹起できる感染のすべてが必ずしも過敏症を起こすわけではない．第23章では，B型肝炎ウイルス（HBV）に対す

る過剰な応答が生じた一部の場合における慢性肝炎の発症機序を説明した．この応答は感染ウイルスの量と個体の免疫応答遺伝子に依存する．過敏症を引き起こす感染の別の例として，レンサ球菌に起因する免疫複合体疾患が挙げられる（**ボックス26.3**）．

環境物質に対する過敏症

環境物質が過敏症反応を誘発するためには，免疫システムに侵入する必要がある．塵埃は，適応免疫システムの細胞が豊富にある領域の気道下部に入れるので，さまざまな応答を誘発する．塵埃は寄生虫のように振る舞い抗体応答を刺激することができる．優位な抗体がIgEである場合，IgEにより即時型過敏症が誘発され，喘息や鼻炎などのアレルギー症状が現れる．IgGが塵埃で刺激された場合，農夫肺などの別の種類の過敏症が誘発される（第30章）．

より小さな分子は皮膚に入って拡散し，ハプテンとして作用し，遅延型過敏反応を誘発することがある．これは，**ボックス26.4**で述べた，タンポポに起因する接触皮膚炎の病因である．

経口や注射のほか，体表面への塗布によって投与された薬物は，IgEやIgGに加え，T細胞に媒介される過敏反応を惹起しうる．免疫介在性の薬物過敏反応はきわめて普通にみられる．ごく少量の薬物でも致命的な反応を誘発することがある．これらのすべては特異体質性有害薬物反応に分類される．第31章でこの話題にあらためて触れる．

ここで注意すべき用語がある．一般人や多くの臨床医は，外来性物質に対するどんな過敏症反応にも"アレルギー"という言葉を用いる．しかし当初は，アレルギーという用語は，外来性物質に応じて変化したすべての反応を意味していた．多くの教科書では，より限定的な定義として，IgEで媒介される即時型過敏症をアレルギーと定義している．これは，IgEによる過敏症の診断と治療の説明を容易にすることから使用されている．

自己抗原に対する過敏症

自己抗原へのある程度の免疫応答は正常であり，ほとんどの個体で起こっている．これらが大規模なものになったりほかの抗原への寛容が破綻したりすると，過敏症反応をきたすことがある．これは第28章で解説する自己免疫疾患である．

■ 過敏症反応の種類

ここで使用されている過敏症の分類は，ゲルGellとクームスCoombsによって最初に提唱された（**表26.1**）．この分類は，関与する免疫応答の種類によって過敏症反応を分類する．環境・感染・自己抗原のどれに誘発されるかにかかわらず，各過敏症反応はそれぞれ特徴的な臨床疾患を生じる．たとえば，Ⅲ型過敏症では，レンサ球菌や薬物，あるいはDNAなどの自己抗原のうち抗原がどれであっても臨床症状が類似している．

過敏症反応は適応免疫システムによって引き起こされる．抗原への事前の暴露は，IgE（Ⅰ型）のほか，IgG（Ⅱ型とⅢ型）やT細胞（Ⅳ型）を適応免疫応答が産生する準備を行うために必要である．事前の暴露が必要になるため，個体が抗原に最初に暴露されたときには過敏症反応は起こらない．各種の過敏症反応でもたらされる傷害は，適応免疫システムと自然免疫システムそれぞれの異なる特徴によって引き起こされるものである．適応免疫システムと自然免疫システムについては，感染の除去における役割に関するこれまでの解説を通じてよく理解できているだろう．

Ⅰ型過敏症反応

Ⅰ型過敏症反応は，マスト細胞と好酸球の脱顆粒で媒介される．その効果は，抗原への暴露から数分以内で出現する（**ボックス26.1**参照）．この種の過敏症は即時型過敏症と呼ばれることもあり，アレルギーとして一般的には知られている（第27章）．

表26.1　ゲル-クームスの過敏症分類

	Ⅰ型：即時型過敏症	Ⅱ型：細胞結合型過敏症	Ⅲ型：免疫複合体過敏症	Ⅳ型：遅延型過敏症
発症	数秒；IgEがあらかじめ存在する場合	数秒；IgGがあらかじめ存在する場合	数時間，IgGがあらかじめ存在する場合	2-3日
感染性誘発	住血吸虫症	免疫性溶血性貧血	レンサ球菌感染後糸球体腎炎	B型肝炎ウイルス（HBV）
環境性誘発	ハウスダスト，ダニ，ピーナツ	免疫性溶血性貧血	農夫肺	接触皮膚炎
自己免疫	該当なし	免疫性溶血性貧血	SLE	1型糖尿病，セリアック病，多発性硬化症，関節リウマチ
適応免疫システムのメディエーター	IgE	IgG	IgG	T細胞
自然免疫システムのメディエーター	マスト細胞，好酸球	補体，食細胞	補体，好中球	マクロファージ

II型過敏症反応

II型過敏症反応は，細胞表面の抗原と反応するIgGに起因する．結合したIgGはその後，補体との相互作用またはマクロファージの上のFcレセプターとの相互作用を行う．そして，薬剤性溶血の場合と同様に，これらの自然免疫機序が数時間をかけて標的細胞に傷害を与える（**ボックス26.2**参照）．

III型過敏症反応

IgGはIII型過敏症反応の原因でもある．この場合は，抗原抗体免疫複合体が形成されてその部位で傷害をもたらすか循環してほかの部位で傷害を引き起こす．免疫複合体が形成されて組織傷害を引き起こすには，ある程度の時間がかかる．レンサ球菌感染後糸球体腎炎は，免疫複合体疾患のよい例である（**ボックス26.3**，第30章参照）．

IV型過敏症反応

過敏症のなかで最も遅い種類は，IV型過敏症反応と呼ばれる，T細胞に媒介される反応である．IV型過敏症反応は発症までに2-3日かかることから遅延型過敏症と呼ばれる（**ボックス26.4**，第31章参照）．

■ 過敏症の診断と治療

過敏症反応の種類によって，診断法や治療法には大きな差異がある．たとえば皮膚検査はI型とIV型の両方の過敏症の診断に用いられるものの，正確な検査の種類は疑われる疾病によって異なる．以降の章で説明するように，過敏症の治療も各型で異なっている．

多くの疾病は，さまざまな過敏症が重複した形で起こるため，ゲル-クームスの分類体系は単純すぎるとの批判もある．しかしこの分類体系に関する知識がいくらかあれば，さまざまな疾患がどのように起こるのか，効果的な診断や治療がどのようになされるかが容易に理解できるようになる．

本書では過敏症疾患の詳細なリストを示したり，免疫システム以外について言及したりはしない．これは，過敏症の機序を理解することでほかの疾患にこの知識を応用できるからである．ここでは解説できなかったものの，より多くの過敏症反応が存在する．

ボックス26.1　I型過敏症：花粉症

ニューイングランドで暮らしている兄妹は，互いに異なる時期に鼻汁と眼の炎症症状が出現する．2人とも，屋内では症状が改善するものの外に出ると数分でぶり返すという．女児の症状は春に悪化する．男児は夏に症状が出現することから，学校の試験への対処で苦労している．皮膚プリックテストが行われ（第27章），女児にはカバノキ花粉に対するアレルギーがあり，また男児には牧草花粉に対するアレルギーがあると確認された．図26.1は2人の症状がなぜ異なる時期に起こるかを示している．また2人がどこに住んでいるかを把握しておくことも重要である．ニューイングランドと北ヨーロッパでは，牧草花粉とカバノキ花粉が顕著である．米国のほかの地域ではブタクサがより顕著である一方，スペインとイタリアではオリーブ花粉が問題をしばしば引き起こす．

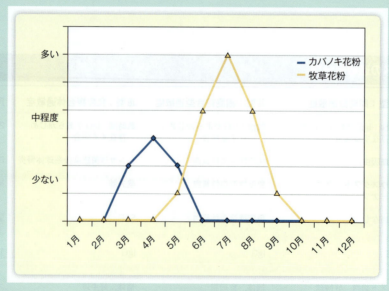

図26.1　ニューイングランドの月別の花粉数

ボックス 26.2　Ⅱ型過敏症：薬剤性溶血

　30歳代の女性患者が急性疲労と息切れで受診した．その2日前，患者は尿路感染症でペニシリンの投与を受けた．患者には同じ抗生物質を以前一度投与されたことがあったが，その時は問題がなかった．患者の顔色は不良であり，軽度の黄疸がみられた．血液検査の所見では，患者の赤血球が循環血液中で破壊されていることが示された．さらなる検査で，ペニシリンで被覆された赤血球に対する抗体が彼女の血清に含まれていることが示され，ペニシリン誘発性免疫溶血性貧血との診断が確定した．

　ペニシリンはそれ自体では抗原として作用しない低分子化合物であるが，ハプテンとして作用することがある（**図 26.2**と**ボックス 5.1**を参照）．ペニシリン誘発性溶血では，以前のペニシリン暴露がIgGを誘導する．再暴露に際してペニシリンは赤血球と結合し，IgGの標的になる．IgG被覆赤血球は捕捉され，脾臓によって破壊される（**図 26.3**）．

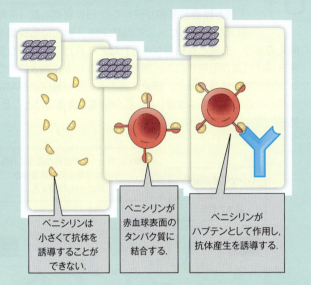

図 26.2　ハプテンはさまざまな組織の正常なタンパク質と相互作用する．

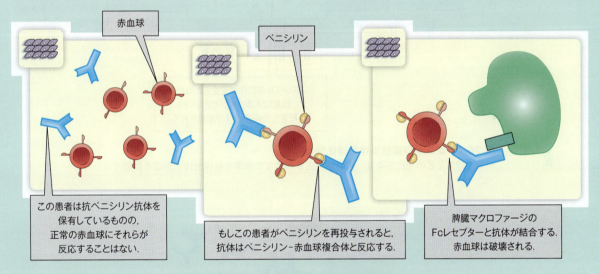

図 26.3　ペニシリンに誘発された免疫性溶血
赤血球の破壊は抗原への再暴露後24時間以内に起こる．

26 健康と疾病における免疫システム・過敏症反応

ボックス 26.3　Ⅲ型過敏症：レンサ球菌感染後糸球体腎炎

下肢と陰嚢に腫脹が現れて3日が経過した11歳の男児が受診した．この男児は約2週前に咽頭痛を訴えており，血尿と蛋白尿がみられた．これらの所見から急性糸球体腎炎が示唆された．咽頭スワブが採取されβ溶血性レンサ球菌が培養された．感染に対する抗生物質療法が開始され，3週間で浮腫は改善した．この段階で検査したところ，男児の尿は正常であった．

血中免疫複合体は他の感染でも生じる．B型肝炎ウイルス（HBV）に感染した個体の一部では，十分なT細胞応答で感染を制御することができずウイルス増殖が進行する（第23章）．これらの個体は大量の抗体を産生するにもかかわらず，抗原のほうが過剰であることがあり，血中免疫複合体が形成されることがある（図26.4，26.5）．

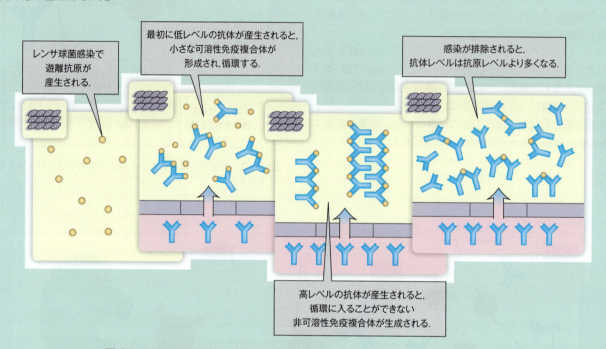

図 26.4　レンサ球菌感染後糸球体腎炎
レンサ球菌などの急性感染は，抗原が除去されるまで循環免疫複合体の形成を誘発する．

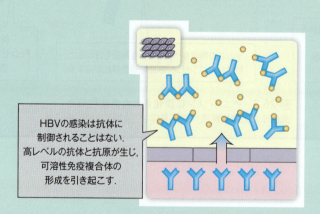

図 26.5　B型肝炎ウイルス（HBV）などによる慢性感染は，長期にわたる免疫複合体疾患を引き起こす．

26 健康と疾病における免疫システム・過敏症反応

ボックス 26.4　Ⅳ型過敏症：接触皮膚炎

53歳の男性患者の足関節に瘙痒のある発疹が出現した．患者によると，発疹は夏に悪化し，ガーデニングをしたときにとくに悪化したという（図26.6）．皮膚科医は，接触皮膚炎を疑い，さまざまな植物エキスに対するパッチテストを実施した（図26.7）．抽出物が塗られた3日後にパッチテストが判定され，タンポポやそれと関連した草に感受性があることが判明した．

接触皮膚炎はⅣ型遅延型過敏症の例である．皮膚病変はT細胞とマクロファージで構成されており，抗原への暴露後24-72時間で出現する．この点で，接触皮膚炎の病変はツベルクリン皮膚テストで誘導される皮膚炎と類似している．

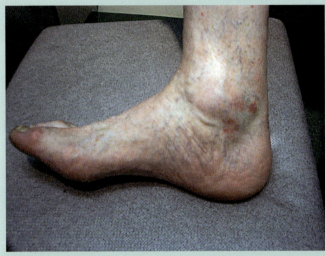 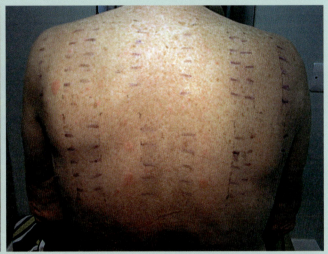

図26.6　この患者は，植物の破片がガーデニング用の靴に落ちた足関節に接触皮膚炎の斑点がみられる．
（Helbert M. *Flesh and Bones of Immunology.* Mosby：Edinburgh；2006による）

図26.7　パッチテストでは，疑われる感作抗原が衣服の下の皮膚に置かれる．この写真では，典型的な陽性反応が示され，この症例は3種類の植物エキスに対して陽性である．細胞レベルでは，このテストでの展開はツベルクリン皮膚テストのそれと類似している．
（Helbert M. *Flesh and Bones of Immunology.* Mosby：Edinburgh；2006による）

学習チェック問題　　修得事項

1. ゲル-クームスの過敏症反応の分類について説明しなさい．
2. 異なる種類の過敏症を引き起こす感染の例を2つ挙げなさい．
3. 通常は無害な物質が，過敏症をどのように引き起こすかの例を3つ挙げなさい．
4. 本章で解説した2つの皮膚テストの違いを述べなさい．

27 即時型（I型）過敏症：アレルギー

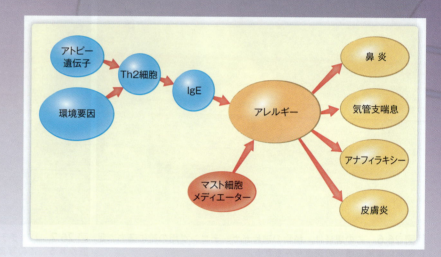

本章は Th2 応答に偏った免疫システムの展開に，遺伝子と環境要因がどのように関与するかについて説明する（上記の概要図）．環境の変化は，アレルギーの有病率の顕著な増加につながった．環境の変化により過剰な IgE が産生され，マスト細胞のメディエーターとともに作用し，アレルギーの症状を引き起こす．

■ アレルギーの定義

アトピー atopy の免疫学的定義は，環境抗原に対する IgE による即時型過敏症反応である．これらの反応は遺伝する傾向があり，アトピー体質の遺伝といわれる．アレルギーという用語は，もともとは外来性抗原に対する反応性の変化と定義されたが，現在ではアトピーと同じ意味で使用される．一般的には，アレルギーは，IgE による即時型過敏症と定義される．アレルギー疾患には，アナフィラキシー，血管性浮腫，蕁麻疹，鼻炎，気管支喘息，ある種の皮膚炎や湿疹などがある．アレルギー治療のなかには，ほかの種類の反応に対しては適切でないものもあるためで，アレルギーの識別は重要である．

アレルギーは独立して発症しうる．たとえば，ペニシリンに対するアレルギーをもっていても，ほかのアレルギーは1つもないことがある．一方で，異なる年齢で，さまざまな種類のアレルギーを発症することがよくみられる．一般的には，アトピー性皮膚炎（湿疹）は乳児で発症し，食物アレルギーは幼児で発症し，アレルギー性鼻炎と気管支喘息は学童で発症する．アトピー性皮膚炎をもつ幼児の約半分は気管支喘息を発症し，また約3分の2はアレルギー性鼻炎を発症する．この現象は**アレルギーマーチ** allergic march と呼ばれる．アレルギーは一般的に時間とともに自然に改善する．代表的な例は，卵によるアレルギー性湿疹がほとんどの子どもで消失することである．

通常，アレルギーは，IgE によって引き起こされる非常に急激な反応であり，その症状は抗原暴露後，数分以内に出現する．しかしながら，環境抗原を簡単に除去できない場合などには，アレルギー反応の一部が長期間続き，T 細胞の浸潤が特徴である遅発相反応が展開される．遅発相反応については後述する．

まず，アレルギーがどのように発症するかについて解説する．関連事項については，第16章（Th1 細胞，Th2 細胞），第22章（マスト細胞）を参照されたい．本章の後半では，アレルギーの臨床的特徴を詳細に述べる．

■ アレルゲン

アレルギー反応を誘発する抗原は**アレルゲン** allergen と呼ばれ，アレルゲンは体内に入る必要がある．アレルゲンのなかには，微粒子あるいは低分子の物質として，環境中に存在するものがあ

り，これらは吸入，食事としての摂取，薬物としての投与によって，体内に入る．吸入アレルゲンには，花粉，真菌胞子，ハウスダストのダニの排泄物などがある．ダニの排泄物などの多くのアレルゲンは酵素である．これらのアレルゲンは酵素であるために自然免疫システムのバリアを部分的に消化できることが考えられる．直接皮膚に注入される昆虫の毒にはアレルゲンとなるものがある．

アレルギー治療において重要なことはアレルゲンを同定し避けることであり，これは丁寧な問診によって可能である．たとえば，鼻水を訴える（鼻炎）患者は，**空中アレルゲン** aeroallergen に過敏である．症状が主に夏に起こっていれば，草花粉が主な原因である可能性がある．1年を通した症状で，主に屋内で起こっていれば，ダニの排泄物に過敏である可能性がある．ダニの排泄物アレルギーは，寒冷な気候により，ダニの住みかとなるセントラルヒーティングや厚い寝具，カーペットなどを必要とする地域で発症する．

アレルゲンの同定には，交差反応するアレルゲンについての情報も役に立つ．アレルギー専門医はアレルゲンについての詳細な情報をもとに，患者にアレルゲンを避ける方法を提供する．以下に例を挙げる．

- ピーナツアレルギーは，重篤な反応を引き起こし死に至る最も一般的なアレルギーの原因である．ピーナツアレルギーをもつ人の多くは，ピーナツのタンパク質である Ara h2 に対してアレルギーを起こす．このタンパク質は非常に安定性があり，調理や胃酸によって破壊されない．Ara h2 に対するアレルギーをもつ人は，食物中のきわめて少量のピーナツに対して調理された状態であっても，重篤な全身性反応を引き起こしうる（**ボックス 27.2**）．
- 別のピーナツタンパク質である Ara h8 に対してアレルギーをもつ人もいる．Ara h8 は，ヘーゼルナッツ，ニンジン，リンゴなどのほかの食品やカバノキ花粉に存在するタンパク質と交差反応する．Ara h8 アレルギーをもつ人はカバノキに花が咲く時期に鼻症状が出現する（**ボックス 27.1** 参照）．重要なことに，Ara h8 は加熱や胃酸により破壊される不安定なタンパク質である．このため，ピーナツを含む食品が調理されていれば，Ara h8 アレルギーをもつ人においては，ややリスクが低下する．加えて，Ara h8 タンパク質は胃酸により破壊されるので，全身性の影響をもたず，主に口腔と口唇に症状を引き起こす傾向がある．春季の鼻症状と食物アレルギーを併せもつことは，**口腔アレルギー症候群** oral allergy syndrome と呼ばれる．
- 交差反応には，ラテックスといくつかの食品の交差反応の例もある（**ボックス 27.1** 参照）．
- ペニシリンアレルギーにおいて，アレルゲンはペニシリン分子のβラクタム環である．患者は，**アモキシシリン** amoxicillin と**フルクロキサシリン** flucloxacillin などの，異なる種類のペニシリン系に対する症状が出現する．ペニシリンアレルギーをもつ患者は，セファロスポリン系など，βラクタム環をもつほかの抗生物質に反応することがある（**ボックス 5.1** 参照）．

これらの例で示されるように，アレルギーをもつ人は，アレルギーを詳細に調べるために受診する必要がある．皮膚プリックテスト（**ボックス 27.1** 参照），や血液検査（**ボックス 27.2** 参照）によって詳しく検査される．

■ 脱顆粒する細胞

第22章では，アレルギーに関与する主な細胞である，マスト細胞と好酸球が寄生虫を殺傷するためにどのように進化したかについて述べた．マスト細胞は，マクロファージと同様に，数多くの組織に常在するのに対して，好酸球は，炎症部位に遊走する好中球のように，I型過敏症が起こっている組織に遊走する．マ

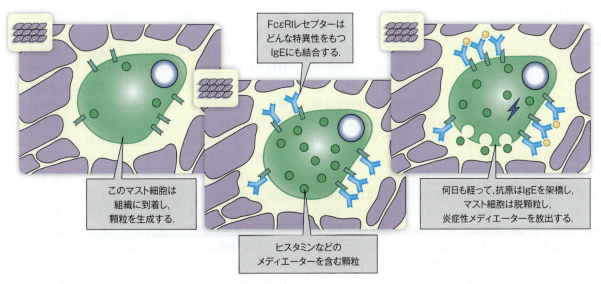

図 27.1 IgE はマスト細胞上で FcεRI と結合する．マスト細胞はアレルゲンが IgE 分子を架橋すると活性化される．

27 健康と疾病における免疫システム・即時型 (I型) 過敏症: アレルギー

表 27.1 アレルギー疾患

発症する器官系	疾患	症状
全身性	アナフィラキシー	低血圧，血管性浮腫，気道閉塞は死に至る場合がある（ナッツ，抗生物質に対するアレルギーなど）．
気道	気管支喘息	可逆性気道閉塞は気管支に起こる．
	鼻炎	鼻汁，くしゃみ，鼻閉塞はしばしばアレルギー性結膜炎を伴う．
皮膚	蕁麻疹	皮膚組織の瘙痒を伴う浮腫は短時間である．皮膚プリックテストによって誘導される病変と同一である．
	血管性浮腫	皮下組織の短時間の，瘙痒を伴わない浮腫が起こる．唇の腫脹などは，食物アレルギーの徴候のことがある．
	アトピー性皮膚炎	慢性的な瘙痒を伴う皮膚の炎症が起こる．一部は食物アレルギーに起因する．

すべての上記の症状は，非アレルギー性機序に起因することがある．たとえば，感染も気管支喘息，鼻炎，蕁麻疹を誘発する．

ト細胞と好酸球は，アレルギー症状を引き起こすメディエーターを放出する．脱顆粒する細胞には，ほかに好塩基球がある．好塩基球はマスト細胞に類似した形態をもつが，循環している．好塩基球が特殊な機能をもつかどうかについては明らかとなっていない．

マスト細胞はアレルゲンと IgE の結合後のアレルギー反応の症状を引き起こす原因である．マスト細胞は IgE のレセプターである FcεRI（高アフィニティ IgE レセプター）を発現する．FcεRI を介して細胞と結合した IgE をアレルゲンが架橋すると，細胞は**早発相反応** early phase reaction のメディエーターを放出する（図 27.1）．一方で，マスト細胞，好酸球，好塩基球はほかの刺激によっても活性化される．感染によって活性化された補体は，温度変化への応答のような神経系によるシグナル伝達と同じく，マスト細胞を活性化することができる．本章で詳しく述べる症状（表 27.1）が，アレルギーに加えて，ほかの原因によって引き起こされることがあることを理解することは重要である．

■ 抗 体

IgE は I 型過敏症反応に必要とされる．B 細胞は Th2 細胞が分泌する IL-4 によって共刺激を受けると，IgE 産生へクラススイッチされる．IgE が産生されると，IgE は，組織に常在する静止マスト細胞と，組織に遊走した活性化好酸球に発現する高アフィニティレセプター FcεRI と結合する（図 27.1 参照）．IgE は高いアフィニティで FcεRI と結合するため，IgE は血清中に IgG の 1,000 分の 1 しか存在しないにもかかわらず，マスト細胞は，さまざまな抗原に対する IgE によって常に被覆されている．

非常に高い IgE 濃度は，住血吸虫症などの寄生虫感染患者でみられる．また，総 IgE 濃度はアトピー体質が遺伝した人においても高い．特定のアレルゲンに特異的な IgE レベルは，アレルギー症状の原因を調べるために，皮膚プリックテストや酵素免疫測定（ELISA）などによって測定される．

■ Th2 細胞

ヒトにおいて大部分の適応免疫応答は，抗体と CTL の両方を産生する．どちらの応答が優位となるかは，免疫システムが応答する病原体の種類による．第 23 章では，結核などの慢性的な細胞内感染に対して，主に Th1 応答の生成を伴い，IFNγ による CTL とマクロファージの活性化を引き起こす免疫システムの応答について説明した．Th1 応答によって，高レベルの IgG も産生される．第 16 章で述べたように，Th17 細胞は，好中球の活性化によって，また上皮細胞に抗微生物ペプチドを分泌させることによって細胞外感染に応答する．しかしながら，アレルギーには，大量の IgE の産生が必要とされ，IgE の産生には IL-4 を産生する T 細胞からのヘルプが必要である．Th2 応答においては，IgG と CTL の生成は抑制される．結核とアレルギーは，適応免疫応答の対極に位置している．ほとんどの応答はこれほど極端ではなく，Th1 細胞，Th17 細胞，Th2 細胞が入り混じって関与する．

IFNγ 分泌を促進する Th1 に分極化した細胞は，転写因子 TBX21（T-bet）の発現が特徴である．Th17 細胞は，転写因子 RORγt により制御される．Th2 細胞は転写因子 GATA3 を発現し，IL-4，および関連する IL-5，IL-13 サイトカインの分泌を促進する．すべての $CD4^+$ T 細胞は分化途中の T 細胞から生じ，Th1，Th17，Th2 に分化する能力がある．この分化がどの方向に向かうのかは，TBX21，RORγt，GATA3 のどれが優位な転写因子となるかによって決定される（**ボックス 16.1** 参照）．

もう 1 つの $CD4^+$ T 細胞は Treg（第 18 章）である．Treg は末梢性寛容で重要な役割を担っており，抗原依存的に Th1 細胞と Th2 細胞を抑制する．Treg は TGFβ，IL-10 などのサイトカインを分泌することにより，ほかの T 細胞を抑制する．Treg は感染にも関与しており，過敏症が引き起こされる過剰な応答などを阻止する．多くの場合，Treg は Th 応答が Th1 サイ

トカインか Th2 サイトカインのどちらかの産生のみに極端に偏る分極化を阻止する．たとえば，アレルギーではない人においては，環境アレルゲン特異的な T 細胞において Treg が優位である．つまり，アレルギーではない人では，Treg の阻害により，環境アレルゲンに対する分極化した応答は展開されない．また，Treg はアレルギーを発症した人においても誘導することができる．これはアレルゲン免疫療法のもとになっている．

第 16 章で述べたように，抗原提示細胞は，T 細胞前駆細胞が Th1 サイトカインか Th2 サイトカインのどちらの特性のほうへ分化するか決定していると考えられる．十分には理解されていないが，抗原提示細胞は Th2 細胞の産生を支持する．これは，抗原が，粘膜表面に存在しているか，抗原提示細胞のパターン認識レセプターを刺激する分子と結合しているとより起こりやすい．たとえば TLR2 の刺激は，最終的に Th2 応答を指向する．そのため GATA3 が誘導され，刺激された T 細胞は少量の IL-4 を産生する．T 細胞増殖のそれぞれの連続した経過において，エピジェネティック変化がより確立され，娘 T 細胞は Th2 表現型の方向へますます分極化する．Treg が分極化を抑制しない場合にのみ，この分極化は起こる．Th2 応答が確立されると，高量の IL-4 分泌が，B 細胞の IgE 産生を刺激する．産生された IgE は，マスト細胞表面の FcεRI と結合する．抗原が，FcεRI に結合した IgE を架橋すると，マスト細胞は IL-4 を放出する．これは，より多くの IgE と Th2 細胞を産生する正のフィードバックシステムである．また，IL-4 は Th1 細胞の IFNγ 産生を抑制する．このように一度抗原に対する T 細胞応答が Th2 サイトカイン産生へ偏ると，正のフィードバックシステムはこの応答を維持し，増強させる．さらに，Th2 細胞は，IL-5，IL-13，エオタキシンなどのサイトカインを分泌し，好酸球の成熟と遊走を刺激することにより，また，Th1 細胞の作動を止めることにより，Th2 応答を永続化させる（図 27.2）．

要するに，抗原提示細胞は T 細胞が Th1，Th17，Th2 のどの方向へ分化するかを決定し，IL-4 か IFNγ のどちらかの発現を引き起こす．ほとんどの応答では，誘発する感染による 1 種類の応答が優位となる傾向があるものの，Th1 細胞と Th2 細胞は両方産生される．Th1 細胞と Th2 細胞は，自身と同じ種類の細胞に対して，正のフィードバックを生成することができ，免疫応答の極度の分極化を引き起こす．この極度の分極化は，通常は Treg によって阻止されているが，Treg がない場合には，免疫応答は Th2 のほうへ過分極し，アレルギーが発症する．

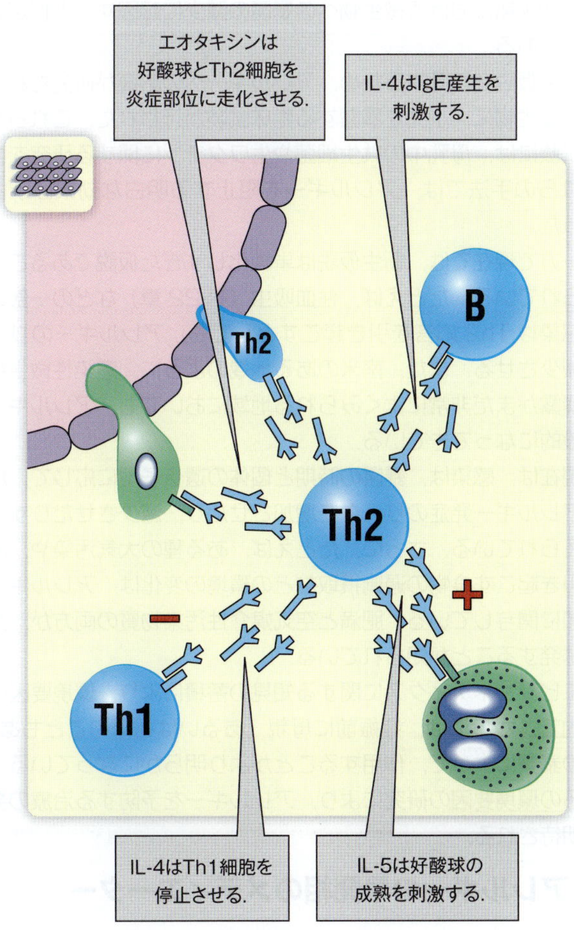

■ アレルギーの素因

アレルギーの疫学で考慮すべき重要な事項は以下の 3 つである．

- アレルギーは非常によくみられ，先進国では多くて 40％ の人々が罹患している．
- アレルギーは家族で受け継がれ，遺伝的基盤をもつと考えられる．双生児の研究では，アレルギーのリスクの 80％ が遺伝的であることを示した．アレルギーを発症した家族では，異なるアレルゲンに応答して，気管支喘息，花粉症，アトピー性皮膚炎などの異なるアレルギーをもつことがある．これは，特定のアレルギーではない遺伝性のアレルギーのリスクである．
- アレルギーの有病率は，先進国で増加しており，また，開発途上国の多くの地域で増加し始めている．

これらの疫学的な知見に関する生物学的基盤を理解することは，アレルギーの予防と治療の手助けとなる．次の 2 つの項目では，アレルギーの遺伝要因と環境要因についての知見を述べる．

図 27.2　IL-4，IL-5，エオタキシンは，Th2 応答を維持し，Th1 応答を抑制する．

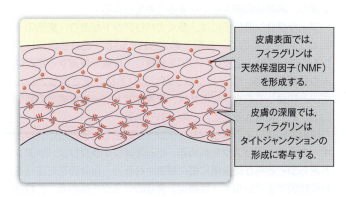

図 27.3　フィラグリンは皮膚のバリアと保湿を維持する．

27 健康と疾病における免疫システム・即時型（I型）過敏症：アレルギー

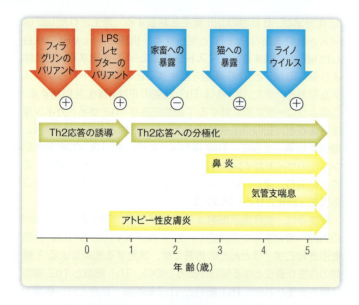

図 27.4　ある個体でアレルギーが進行する理論的な時系列
時間とともに Th2 応答へ分極化が進むため，時間が経過すると，アレルギーの進行を翻すことはより難しくなる．遺伝要因は赤で示し，環境要因は青で示している．環境要因はアレルギーの発症を防いだり（家畜への暴露による抗体産生など），あるいは遺伝子構成や環境要因の時期（猫への暴露が幼少期かそれ以降か，など）に応じて正と負の両方の影響を与えたりする．
LPS：リポポリサッカライド（リポ多糖）lipopolysaccharide．

アレルギーの遺伝子学

　アレルギーには明らかに遺伝要因が含まれるが，すべてのアレルギー患者に生じているような変異や多型は見つかっていない．複数の遺伝子における多型が関与しており，これらは，おそらく協調的にアレルギーのリスクに影響を与えているのだろう．
　フィラグリン filaggrin の遺伝子多型は，アレルギーの原因として確立されている．フィラグリンは皮膚の角化細胞に発現するタンパク質である．フィラグリンは角化細胞，とくに上皮のバリアを維持するタイトジャンクション周辺の細胞骨格を形成する働きを担う（図 27.3）．さらに，フィラグリンは，吸湿性で，**天然保湿因子** natural moisturizing factor（NMF）の働きをする小さなペプチドに分解される．また，NMF は，皮膚の pH を低く保ち，病原体の侵入を阻止すると考えられる．
　フィラグリン遺伝子には，多くのバリアントがあり，集団の 1 %以上に生じるので，多型と考えられている．これらのバリアントにおいては，上皮のバリアを維持し，皮膚を保湿することは，より困難である．フィラグリンバリアントはさまざまなアレルギーと関連しており，たとえば，重篤なアトピー性皮膚炎の症例の 50 %に関与することが示唆されている．
　環境要因はフィラグリンバリアントが遺伝した子どもがアレルギーを発症するリスクを高める．たとえばフィラグリンバリアントをもつ子どもが幼少期に猫に暴露されると，以降の花粉症（花粉に起因するアレルギー性鼻炎）発症のリスクを高める．これはフィラグリンバリアントが免疫の全身性変化を引き起こすために，

ほかの器官系が影響を受け，ほかのアレルゲンに対する過敏性が増加することを意味する．重要なことは，幼少期以降の猫への暴露は，同じ影響をもたないことである．このように環境要因への暴露の時期も重要である．
　ほかの免疫システムの遺伝子のバリアントもアレルギーに関与している．たとえば LPS はさまざまな微生物から放出される．CD14 遺伝子（LPS レセプター）のバリアントと LPS の量は，アレルギーのリスクに正の影響，あるいは負の影響を与えるよう相互作用する．
　図 27.4 に，遺伝要因と環境要因が，アレルギーとして現れる決定的な時点でどのように相互作用しうるかを示す時系列の仮説を表した．

環境要因とアレルギー

　先進国のアレルギー発症率の増加は，とくに都市化などの環境要因の変化の影響を示唆している．たとえば農場で成長し，家畜に暴露されることがアレルギーのリスクを減少させるということが研究によって示されている．これにより動物とその排出物，細菌への暴露が，一般的に免疫システムを Th2 応答とアレルギーの発症から遠ざけているという仮説が導かれた．この考えは**衛生仮説** hygiene hypothesis と呼ばれ，先進国のアレルギーの増加が幼少期における微生物への暴露の減少に起因すると仮定したものである．
　衛生仮説を検証するため，アレルギーへの影響が研究された無害な微生物に，小児を暴露する臨床試験が行われた．これらの臨床試験には，母乳中の共生細菌や生ワクチンに関する研究を含む．これらの手法では，アレルギーを阻止する明白な効果は示さなかった．
　一方で現在では，衛生仮説は単純化しすぎた仮説であることが知られている．たとえば，住血吸虫（第 22 章）などの一部の蠕虫感染は Th2 応答を引き起こすとしても，アレルギーのリスクを減少させる．また，南米のある地域のように，感染性微生物への暴露がまだ非常によくみられる地域においても，アレルギーは一般的になってきている．
　現在は，感染は，暴露の時期と個体の遺伝子型に応じて，以降のアレルギー発症のリスクを増加させたり，減少させたりすると考えられている．さらに，たとえば，ある種の大気汚染や，肥満を引き起こす食物の過剰摂取などの環境の変化は，アレルギーの増加に関与している．肥満と空気媒介性汚染物質の両方が，炎症を誘発することが知られている．
　エピジェネティクスに関する知見の蓄積により，環境要因は子宮内で，さらには，妊娠前に母親（あるいは祖母のこともある）への暴露によって，作用することがより明らかになっている．これらの環境要因の研究により，アレルギーを予防する治療の発見が期待される．

■ アレルギーの早発相のメディエーター

　アレルギーの早発相は，FcεRI に結合した IgE がアレルゲンにより架橋される際にマスト細胞から放出されるメディエーター

健康と疾病における免疫システム・即時型(I型)過敏症:アレルギー 27

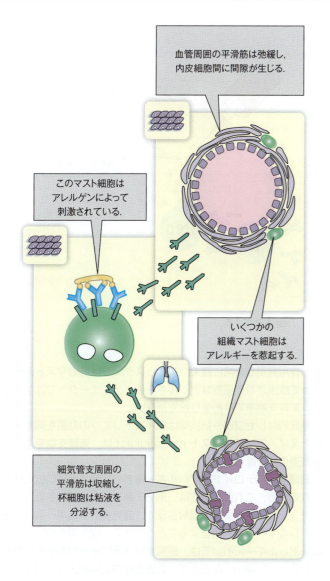

図 27.5　アレルギーの早発相のメディエーターは，標的となる組織によって異なる効果をもつ．

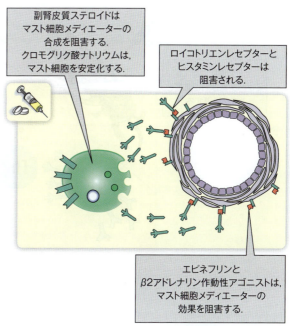

図 27.6　アレルギーの薬物治療

によって引き起こされる．アナフィラキシーは，アレルギーのなかで最も重篤なものであり，どの経路からアレルゲンが体内に入っても起こることがある．アナフィラキシーが起こった際には，マスト細胞は，シクロオキシゲナーゼ経路とリポキシゲナーゼ経路によって，プロスタグランジンとロイコトリエンをすばやく合成する（第22章）．これらのメディエーターは血管拡張と血管透過性の亢進を引き起こす．さらに体液は血管内から血管外組織へ移動し，血管緊張の低下が起こる．広範囲にわたるマスト細胞の活性化の結果により，アナフィラキシーに特徴的な著しい血圧低下が生じる．気道のマスト細胞ではなく，皮膚のマスト細胞は，腫脹と体液滲出に関与するヒスタミンを放出する．

ほかの種類のアレルギーでは，血管変化はより局所的に，アレルゲン侵入部位に限局して起こる．たとえば，アレルギー性鼻炎においては，吸入アレルゲンは，鼻粘膜でマスト細胞を刺激する．続いて，鼻の血管拡張と浮腫により，鼻閉とくしゃみが起きる．

ロイコトリエン（第22章）は粘液分泌を増加させ，アレルギー性鼻炎に特徴的な排出を引き起こす．

気管支喘息においては，気管支の粘液分泌の増加が生じ，気流閉塞の一因となる．しかし肺においては，ロイコトリエンは気管支平滑筋の収縮を引き起こし，気流の減少に最も顕著に影響する（図 27.5）．

また，脱顆粒しているマスト細胞は酵素を放出する．これらの酵素は，補体やキニンなどのメッセンジャー分子を活性化する．マスト細胞トリプターゼは，アナフィラキシーの診断において，臨床医学で特別な役割をもっている（ボックス 27.2，22.1 参照）．

これらの影響はすべて，アレルゲン暴露後数分以内に起こり，アレルゲンに暴露される間，症状は持続する．たとえ，アレルゲンを避けることができたとしても，遅発相反応が起こることがある．

■ アレルギーの遅発相のメディエーター

一般的に，I型過敏症反応は，アレルゲン暴露後の即時に出現する症状が特徴である．たとえば，猫アレルギーで気管支喘息をもつ患者は，アレルゲン暴露数秒後に喘鳴が特徴である気道閉塞を発症する．即時型反応の収束後1-2時間で，症状は改善する．

急性発作の数時間後に，気管支の気流は再び悪化する．これは，ケモカインに応答して，白血球，とくに好酸球が気管支へ遊走することを反映している．遅発相は，数時間続く（図 27.6）．

一部の人では，気管支壁のTh2細胞が，IL-4や走化性ケモカインなどを分泌して，遅発相の応答が無際限に継続できるようになる．この結果，気道の慢性アレルギー炎症が引き起こされることになる．好酸球により放出されるメディエーターには，ペルオキシダーゼ，好酸球主要塩基性タンパク質，カチオン性タンパク

27 健康と疾病における免疫システム・即時型（Ⅰ型）過敏症：アレルギー

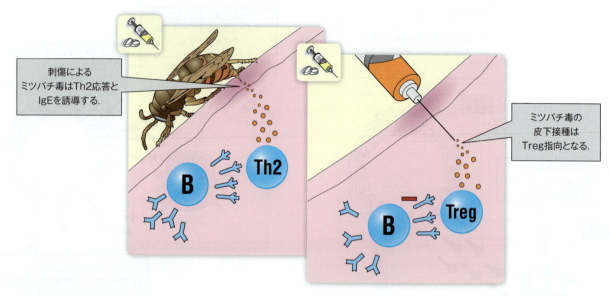

図 27.7　アレルゲン免疫療法は Treg を誘導する．

質などが含まれ，これらはすべて気管支の組織に直接傷害を与える．慢性アレルギー炎症の結果，気管支平滑筋は肥大し，粘液分泌は増加する．気流は間欠的ではなく，持続的に減少する．

表 27.1 にアレルギーによって引き起こされる症状をまとめている．

■ アレルギーの治療

アレルギーは鼻炎による鼻閉などの軽度な症状から，重篤な気管支喘息やアナフィラキシーのような致命的な症状までさまざまな症状が起こる．アレルギー治療は患者の状況と症状に適合させる必要がある．アレルギーの治療の一般的な方法は，アレルゲンの可能性がある物質を特定し，回避することである．この方法はアレルゲンが花粉などのように環境中に広範囲に存在する場合には，必ずしも可能ではない．ほかの治療には，薬物治療や減感作療法がある．

薬物治療

メディエーター放出の最終効果を阻害する薬剤がある．たとえば**サルブタモール** salbutamol などの，β2 アドレナリン作動薬は，交感神経系の効果を模倣し，主に気管支喘息における気管支平滑筋の収縮を抑制する作用をもつ（図 27.6 参照）．エピネフリン（アドレナリン）は重要な薬の１つであり，アナフィラキシー患者の救命に用いられる．アナフィラキシーにおいては，血管透過性が亢進して，体液が血管から組織へ移動するため，血圧が著しく低下する．エピネフリンはアドレナリン作動性レセプターα受容体，β受容体の両方を刺激し，血管の透過性を減少させることにより血圧を上昇させ，気道閉塞を解消する．

抗ヒスタミン薬は特定のヒスタミンレセプターを阻害し，皮膚，鼻，粘液膜に影響するアレルギーにおいて，重要な役割をもつ．抗ヒスタミン薬は，アナフィラキシーの治療ではエピネフリンよりも作用発現が非常に遅く，またヒスタミンは肺のマスト細胞によって放出される重要なアレルギーのメディエーターではないので，気管支喘息ではあまり役立たない．

特異的なレセプター拮抗薬はロイコトリエンの効果を抑制する．たとえば，**モンテルカスト** montelukast は，気管支喘息における気道炎症を軽減する．

副腎皮質ステロイドはアレルギー患者の症状の予防に広く使用されている．これについては，第 31 章で詳しく説明する．副腎皮質ステロイドは即時型過敏症反応，遅発相アレルギー炎症，慢性アレルギー炎症を阻止することができる．副作用を避けるために，アレルギーにおいては，副腎皮質ステロイドが局所的に投与されることが多い．たとえば，気管支喘息では吸入ステロイドが使用される．

クロモグリク酸ナトリウム sodium cromoglycate は，アレルギー症状を防ぐ効果をもっている．この薬はマスト細胞を安定させて，脱顆粒を減少させる作用をもつ．

ほかの開発段階の薬物は，Th2 サイトカイン経路の阻害や IgE の FcεR への結合の阻害を標的としている．また，環境アレルゲンのアレルゲン性を減少させる興味深い手法がある．たとえば，あるバイオテクノロジーの会社が，猫アレルゲンである FelD1 をつくらない遺伝子組換え猫を開発した．この猫は感作された患者でアレルギー症状を引き起こさない．しかしながら，1 匹に 1,000 ドル以上もかかるため，解決方法として普及しづらいだろう．

アレルゲン免疫療法

アレルゲン免疫療法，すなわち**減感作療法（皮下免疫療法）** desensitization は，特定のアレルゲンに起因するアレルギー症状を改善することを目的として確立された治療法である．アレルゲン免疫療法は，単独のアレルゲンが症状に関与しているとき

に最も有効で，昆虫咬傷に起因するアナフィラキシーの予防のためや花粉アレルギーによる花粉症の症状を減らすために用いられている．治療は非常に少量のアレルゲン注射から開始されるが，本格的なアナフィラキシー発作が出現するリスクがある．そのため，訓練されたスタッフが，蘇生器が使用可能な状態で，実施する必要がある．アレルギー反応を弱めるのに十分なアレルゲンが投与されるまで，患者はアレルゲンを漸増して注射される．もう1種類の治療法である**舌下免疫療法** sublingual immunotherapy は，花粉症の治療に用いられる．舌下に精製された少量の花粉が，この場合も同じくアレルギー症状が弱まるように，数か月間患者に投与される．

第18章では，頻繁にハチに刺される人において，どのように大量のミツバチ毒アレルゲンがTregを誘導するかについて説明した．免疫療法は，これと同様の方法で作用する．投与量の増加に伴い，Tregが誘導される．TregはIL-10を分泌し，Th2細胞活性を減少させ，IgE分泌が減少する（図27.7）．同時に特異的なIgG分泌が増加する．これらの免疫制御性の効果は，高用量のアレルゲンが接種されたときだけ起こる．

舌下免疫療法はやや異なる方法でTregを誘導する．花粉アレルギー患者の鼻に入った花粉は重篤な症状を引き起こすことがある．しかし口腔にはほとんどマスト細胞が存在しないので，経口投与される花粉の量では，アレルギー症状を引き起こしにくい．口腔内や関連するリンパ節の抗原提示細胞は，Th2細胞よりもTregを誘導する傾向がある．これらのTregは，IL-10を分泌し，IgE産生を減少させるため，花粉の舌下暴露により，花粉が鼻に入っても，アレルギー症状が減少する．

これらの2種類の治療法は，アレルゲンの用量の変化（皮下免疫療法の場合）や接種経路の変化（舌下免疫療法の場合）がどのように免疫学的な結果に効果を与えるかを示している．

ボックス 27.1　ラテックスアレルギー

25歳の女性患者は歯科処置を開始して数分後に，舌と唇の腫脹が出現した．患者はフルーツサラダを食べた直後に，何度も，似たようなより軽度の腫脹が出現していた．患者は喘息があり，母親と兄弟はアレルギーをもつ．

ラテックスと果物に対するアレルギーを検査するために，皮膚プリックテストが実施された．検査結果は10分後に判定され，患者はラテックス，バナナ，アボカド，キウイフルーツに対するアレルギーであることが確認された（図27.8）．

皮膚プリックテストは，アレルギー検査で好まれる方法である．プリックテストによって投与された抗原が，マスト細胞のFcεRIに結合したIgEを架橋すると，ヒスタミンが急速に放出され，局所の紅斑・膨疹反応を引き起こす．皮膚プリックテストは，短時間で患者にもわかる結果が出て，血液検体を用いた特異的IgE抗体検査より，安くて感度がより高い．抗ヒスタミン薬の内服中は皮膚プリックテストは実施できないため，その場合は特異的IgE濃度の測定が最も役に立つ．図27.9に，皮膚腫脹がどのように急速に出現するかについて示す．

ゴム，バナナ，アボカド，キウイといった植物には，植物学的に関連があり，アレルギーを引き起こす非常に類似したタンパク質が含まれる．これは交差反応性の例である．患者が再びこれらのアレルゲンに暴露されると，アナフィラキシーなどのさらに重篤な反応が出現することがある．関連する果物，あるいは医療処置やラテックスコンドーム使用時などのラテックスを今後避けていく方法を患者に理解させることは重要である．

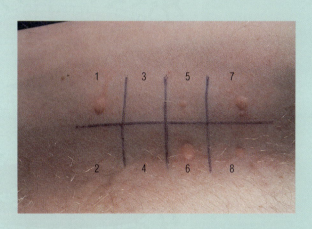

図27.8　皮膚プリックテスト
対照として，ヒスタミン溶液を1に，食塩水を2に使用した．これらは真皮を通して刺され，10分後にヒスタミンは陽性反応を示した．患者が抗ヒスタミン薬を服用した後だと，この反応は起こらない．食塩水には反応を示さず，患者の皮膚が単に外傷に反応しているわけではないことが確認された．ハウスダストダニ排泄物と樹木花粉は，3と4に使用され，反応は起こらなかった．5，6，7，8には，それぞれアボカド，バナナ，キウイフルーツ，ラテックス懸濁液の抽出物が使用された．これらの4つすべてで反応が起こったが，バナナとキウイフルーツが最も強く反応した．
（St. Bartholomew's Hospital, London のご厚意による）

続く

27 健康と疾病における免疫システム・即時型（I型）過敏症：アレルギー

ボックス 27.1　ラテックスアレルギー；続き

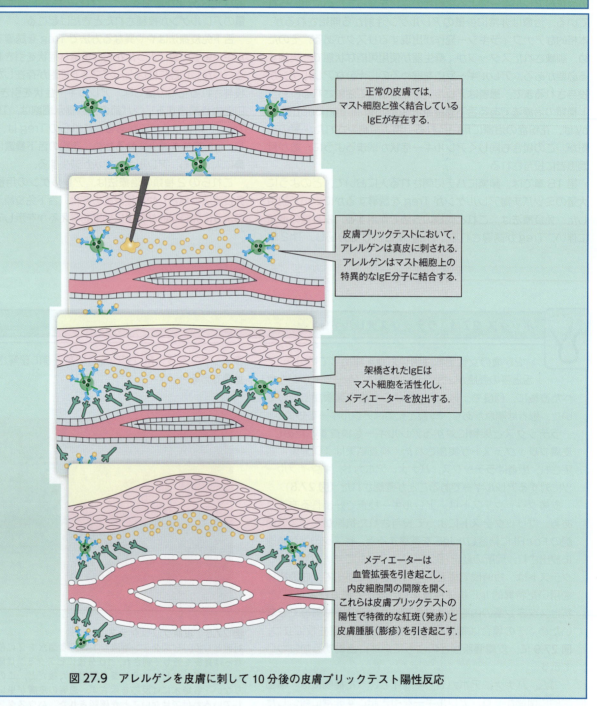

図 27.9　アレルゲンを皮膚に刺して 10 分後の皮膚プリックテスト陽性反応

ボックス 27.2　ピーナツアレルギー

4歳の男児は顔面腫脹，全身瘙痒，傾眠状態が出現し，救急に搬送された．症状はチョコレートを食べた数分後に出現した．救命医は，患児に顔面の血管性浮腫（図27.10）と蕁麻疹（図27.11），低血圧を認めた．エピネフリン0.15mg（小児用量）が筋注され，数分で回復し始めた．患児の母親は患児が過去にナッツ類に対し唇の腫脹を含む軽度の反応を示したことを説明した．患児には湿疹もみられ（図27.12），この湿疹は患児の母親に過去に患児がピーナツを食べた際の反応を思い出させた．しかしながら，母親は患児がナッツ類に対するアレルギーかもしれないと考えていたため，家からナッツ類を除去していた．また，患児は牛乳に対して症状が出たことはなかった．

母親は患児が食べたチョコレートの包み紙を保存しており，このチョコレートに少量のナッツ類が含まれていたことが確かめられた．非常に感作されている場合は，食品に加工過程で混入しうるごくわずかな量のアレルゲンに対しても反応を起こす．患児がナッツ類のアレルゲンに非常に敏感であるようだったため，救命医は患者に皮膚プリックテストを実施せず，血液検体の採取を指示し，患児が2週後にアレルギー科を受診するよう手配した．

血液検査結果では，血中のマスト細胞トリプターゼが高値を示した．マスト細胞トリプターゼは，通常血中では低値であり，血液採取前にマスト細胞の脱顆粒が起こったときに高値となる．病歴を考慮するとアナフィラキシーが起こったことが確認された（ボックス22.1参照）．また血液検査の結果から，アレルゲン特異的IgE抗体が示された．この結果では，チョコレートバーのアレルゲンとして可能性があった牛乳に対するIgEは検出されなかったが，この患児が複数の種類のナッツ類に対するアレルギーであることが示された．ナッツ類の抗原間に交差反応性があるので，複数のナッツ類への反応性はきわめてよくみられることである．

この患児の管理において重要なことは，ナッツ類に暴露されるリスクを減らすことであり，患児と両親が見かけではわからないようにナッツ類を含んでいる可能性がある食品を避けられるよう訓練することである．しかし反復暴露はよくみられ，この患児に致命的な反応が出現する可能性は十分ある．患児にはエピネフリン筋注装置が与えられ，将来症状が出現した場合の使用法が訓練された．筋肉内エピネフリン投与はアナフィラキシーの治療において重要である．エピネフリンは血管拡張に対抗し，内皮細胞間間隙を閉じる．エピネフリン投与後，腫脹した組織は元に戻り，血圧は回復した．

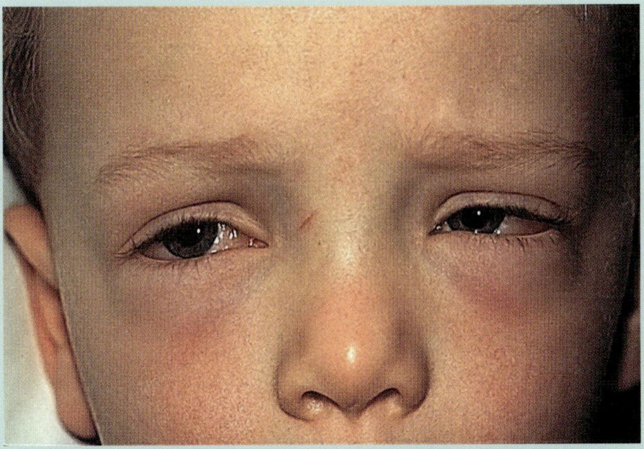

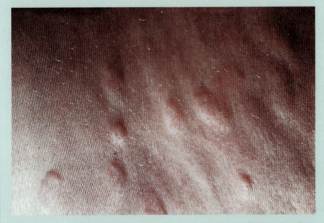

図27.10　この患児では，ナッツ類への暴露の結果として血管性浮腫が出現した．
（St. Bartholomew's Hospital, London のご厚意による）

図27.11　急性蕁麻疹は，アレルギーに起因する瘙痒を伴う発疹である．蕁麻疹が2-3週間以上続くときは，アレルギーが原因であることはまれである．
（St. Bartholomew's Hospital, London のご厚意による）

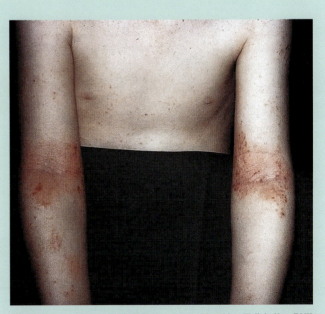

図27.12　アトピー性皮膚炎は，とくに膝と肘の屈曲部位に影響する肥厚し瘙痒を伴う滲出性発疹を引き起こす．
（Bartholomew's Hospital, London のご厚意による）

学習チェック問題 修得事項

1. アレルギーの早発相と遅発相の機序を挙げなさい．
2. サイトカインに関して，Th1とTh2細胞の役割を比較して説明しなさい．
3. アレルギーの素因になる免疫学的要因と，これらによる集団レベルでのアレルギー増加機序について説明しなさい．
4. 即時型過敏症に関与するアレルゲンを特定するのに用いられる技術を述べなさい．
5. アナフィラキシーとその救急処置を述べなさい．
6. アレルギーを治療するのに用いられる薬物の作用機序を挙げなさい．

自己免疫疾患の発症機序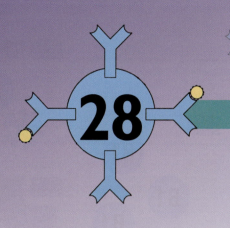

28

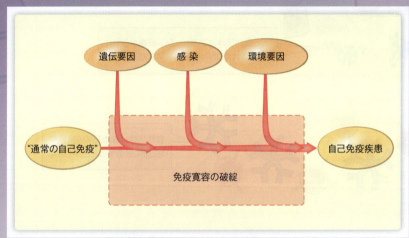

　本章ではいかに一部の自己免疫は健常人でもみられることであるが，一方で広範囲にわたる免疫寛容の破綻によって自己免疫疾患が引き起こされるかを中心に解説する．免疫寛容の破綻には，遺伝要因，感染，環境要因の相互作用が必要である（上記の概要図）．本章のボックスでは，自己免疫疾患の検査と，自己免疫疾患である1型糖尿病，セリアック病，全身性エリテマトーデス（SLE）の発症機序について詳しく解説する．本章から第31章では，自己免疫疾患を引き起こす異なる種類の過敏症反応に関して詳細に述べる．

■ 自己免疫の一部は正常である

　自己免疫 autoimmunity は自己抗原に対する特異性をもつ適応免疫応答と定義される．自己抗体 autoantibody は自己抗原 autoantigen と呼ばれる正常な細胞の成分に対する抗体である．健康個体は一部の自己抗体を産生するが，これらの自己抗体は通常非常に少量しか存在せず，低アフィニティであるため，検出するには感度の高い検査が必要である．また，一部の健康個体，とくに女性と高齢者には，高アフィニティで日常的な臨床検査で検出可能な自己抗体も存在する．たとえば低レベルの抗核抗体 antinuclear antibody は，健康な高齢者の5分の1に存在する．

　免疫グロブリン遺伝子の再構成が完了した時点では，BCRの半数以上が，自己抗原に対して特異性をもっていると推定されている．B細胞分化のチェックポイント（第14章）において，大多数のB細胞は自己抗体を産生できないようになる．自己反応性のB細胞は除去されるか，機能しなくなるのである．いずれにしても，ほとんどの自己反応性B細胞は，同一の抗原に応答したTh細胞によるヘルプがなければ，末梢で免疫グロブリンを分泌できない．

　ただし，これはT細胞ヘルプがなくても免疫グロブリンを分泌できるB1 B細胞（第14章）にはあてはまらない．B1 B細胞は自然抗体を分泌し，健康個体で自己抗体として働くのは主にこの自然抗体である．B1 B細胞は，通常のB細胞にあてはまる法則には合致せず，抗原暴露に応答した免疫グロブリン遺伝子の再構成や体細胞高頻度突然変異を生じない．B1 B細胞の自然抗体では，抗原に対する適合性が改善することはない．これは，自然抗体は多数の抗原と低アフィニティで結合するものの，特定の抗原と高アフィニティの結合はしないことを意味する．

　B1 B細胞の自然抗体には，さまざまな活性がある（図28.1）．
- 自然抗体はさまざまな種類の細菌に存在する抗原に対して，低アフィニティで結合する．これにより補体は活性化され，侵入する細菌は迅速に除去される．このように自然抗体は，自然免疫システムの分子のように振る舞い，遺伝子再構成を生じず，感染前から存在する．
- 自然抗体は赤血球の遺伝形質であるA抗原，B抗原と交差反

28 健康と疾病における免疫システム・自己免疫疾患の発症機序

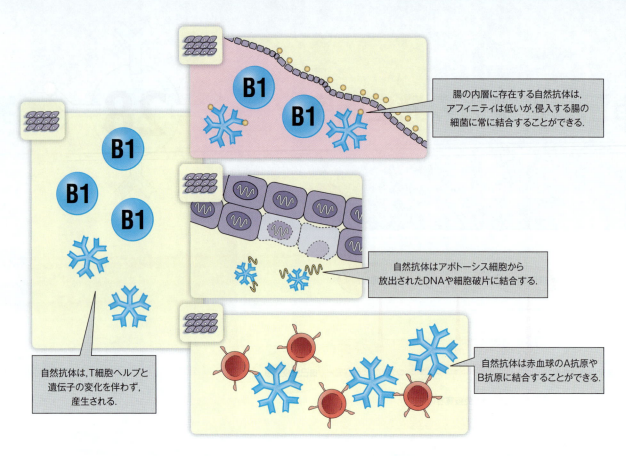

図 28.1 自然抗体はさまざまな抗原と低アフィニティで結合する．自然抗体は通常 IgM 5 量体である．

応する．A 抗原も B 抗原ももっていない場合，たとえこれまでに他者由来の赤血球に暴露していなくても，IgM 抗 A 抗体と抗 B 抗体を生成する（第 29 章）．ヒトはまたほかの動物種の細胞上に発現する糖鎖に対する自然抗体をもっている．こうした異種自然抗体については，第 34 章で述べる．

- 自然抗体は特異性が低いため，核タンパク質や DNA などの正常な細胞の成分と結合することができる．これが一部の健康個体が抗核抗体をもっている理由である．自然抗体の自己抗原に対する結合能力は，交差反応性による偶然の結果であるが，これらの自然抗体は細胞破壊片を除去する役割などをもっている．

■ 自己免疫疾患の発症

第 26 章で述べたように，自己免疫疾患は，自己反応性 T 細胞や自己抗体が，Ⅱ型，Ⅲ型，Ⅳ型過敏症反応によって組織傷害を引き起こすことにより発症する．感染由来の抗原と異なり，自己抗原は免疫システムが最大限働いても除去するのはほとんど不可能である．その結果，自己免疫疾患は一度発症すると，長い間活性化状態となる傾向がある．自己免疫疾患はよくみられる疾患で，通常数か月から数年間続く慢性疾病となる傾向がある．自己免疫疾患はどんな器官でも，またどんな年齢でも起こりうる．自己免疫疾患の発症機序を理解することにより，自己免疫疾患の診断，治療，さらには予防にも役立てることができる．

可能性としては，自己免疫疾患の原因に前述の自己抗原に対する自然抗体が挙げられるが，以下のような機序で T 細胞が自己免疫疾患を発症させることが示されている．

- IgG 媒介性機序に引き起こされる自己免疫疾患（Ⅱ型，Ⅲ型過敏症）であっても，自己免疫疾患を引き起こす抗体を産生するためには，アフィニティ成熟のために T 細胞ヘルプが必要である．
- 自己免疫疾患をもつ動物から，健康な動物への T 細胞移入によって，自己免疫疾患を移行することができる．
- 自己免疫疾患は，B 細胞ではなく T 細胞を制御する特定の MHC 遺伝子に連鎖していることが多い．

自己に無害な自然抗体を分泌する B1 B 細胞が，高いアフィニティをもち特異的で，T 細胞ヘルプがなくても自己免疫疾患を引き起こしうる抗体も産生できるという根拠はない．

T 細胞が自己免疫疾患の発症に関わるためには，寛容の機序が破綻する必要がある．これについて述べる前に，自己抗原に対する T 細胞寛容について手短に紹介する．

■ T 細胞寛容

第 18 章で述べたように，寛容とは免疫システムを特定の抗原に応答させないようにすることである．中枢性寛容と末梢性寛容におけるチェックポイントは，T 細胞が自己免疫を引き起こすこ

健康と疾病における免疫システム・自己免疫疾患の発症機序 28

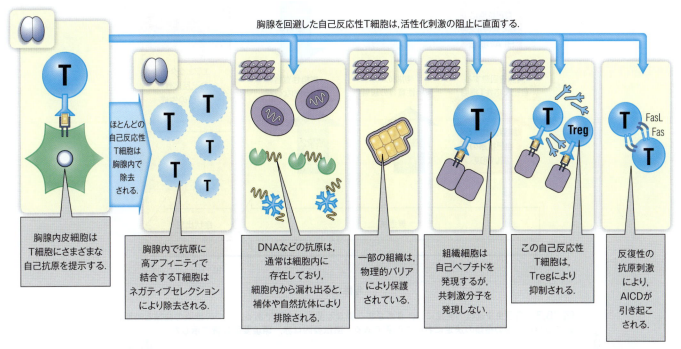

図 28.2　T 細胞寛容
高いアフィニティで自己抗原を認識する T 細胞のほとんどは，胸腺でアポトーシスを受ける．さらに末梢性寛容のチェックポイントとして，抗原の分画，共刺激分子の欠如，Treg，活性化誘導細胞死（AICD）がある．これらのチェックポイントは，T 細胞が末梢で自己抗原と反応するのを阻止する．
FasL：Fas リガンド Fas ligand，Treg：制御性 T 細胞 T-regulatory cell.

とがないよう進化した．T 細胞は初めに胸腺で自己抗原に寛容になる．これは**中枢性寛容** central tolerance である．胸腺において自己ペプチドに高アフィニティで結合する T 細胞はすべて中枢性寛容という過程で，ネガティブセレクションにより除去される．

しかしすべての自己ペプチドが胸腺で発現されるわけではないので，一部の自己反応性 T 細胞は，ネガティブセレクションを回避する．たとえば脳のように離れて位置する複雑な器官に存在するすべてのペプチドが胸腺で発現されるとは考えにくい．そのため，脳のペプチドに特異的な T 細胞も末梢に達する可能性がある．末梢に回避した自己反応性 T 細胞に対して活性化刺激を阻止する少なくとも 3 つの手段がある（**図 28.2**）．

第 1 手段は自己反応性 T 細胞が刺激されるのを阻止し，自己抗原を隔離することである．DNA などの分子は，通常は細胞内部に隠されている．これらの分子が，細胞死の際などに細胞から漏れ出すと，補体や自然抗体によりすばやく除去される．

通常の状況では，自己反応性 T 細胞は，抗原が免疫特権部位に閉じ込められていれば，遭遇することはない．免疫特権は，身体の構造上リンパ球や抗体が抗原に接近できないことによりもたらされる．たとえば，血液脳関門によって，脳は免疫システムが入り込めない領域となる．また，組織のなかには免疫監視機構を阻止する分子によって免疫特権を獲得するものもある．たとえば精巣細胞は Fas を発現し，精巣に入り込んだすべての T 細胞に対してアポトーシスを誘導する．

第 2 手段は自己反応性 T 細胞は抗原を発現する組織に入るが，通常は末梢性寛容がこれらの T 細胞の応答を阻止する．組織の細胞は常にクラス I MHC を発現しており，クラス II MHC を発現するよう誘導されうる．しかし胸腺から出た自己反応性 T 細胞は CD80（B7）や CD40 などの共刺激分子の発現を必要とする．ナイーブ T 細胞は非プロフェッショナル抗原提示細胞上の抗原を認識すると，刺激されるのではなくアポトーシスを受けるか，アナジーになる．アナジーとなった細胞は生存してはいるが，抗原に反応することができない．

また，末梢に回避した自己反応性 T 細胞は，同じ抗原に特異的である Treg によって応答を抑制される．IL-10，TGFβ などの抑制性サイトカインの分泌などの機序により，Treg はエフェクター T 細胞を抑制する．

第 3 手段は同一の抗原，一般的には自己抗原に繰り返し暴露された T 細胞においては**活性化誘導細胞死** activation-induced cell death（**AICD**）が起こる．こうした T 細胞は Fas と FasL を発現し，自身を殺傷するか，近傍の細胞に殺される．

■ T 細胞寛容の破綻

自己免疫疾患は家系に遺伝する傾向がある．しかし，一卵性双生児で，自己免疫に関する同一の遺伝素因を受け継いでいても，必ずしも同一の自己免疫疾患を発症することはない．自己免疫疾患が発症するとしても，異なる時期に発症することがある．これ

28 健康と疾病における免疫システム・自己免疫疾患の発症機序

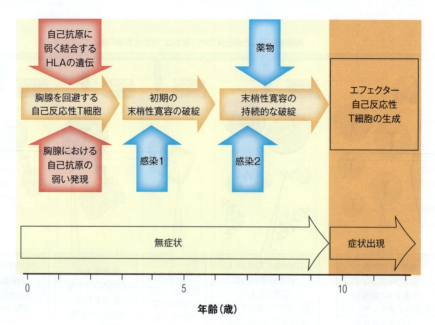

図28.3 自己免疫過程の発症には，さまざまな異なる要因が必要である．2つの感染の種類と時期は，起こる自己免疫の種類の決定において重要である．遺伝要因は赤，環境要因は青で示した．

は自己免疫疾患が発症するためには，遺伝要因と環境要因が必要であることを示唆している．アレルギーに関しては，環境要因が順番に作用することが疾病の発症に必要である．この複雑さが自己免疫疾患の発症機序を解明することが，なぜ難しかったかを表している（図28.3）．第35章で述べるように，悪性腫瘍の形成にはこれと同様の遺伝子要因と環境要因が協調的に働くマルチヒットモデルがある．

遺伝子要因と寛容の消失

まれな遺伝子疾患には，自己免疫を引き起こすものもある．たとえば自己免疫性多腺性内分泌不全症‐カンジダ症‐外胚葉形成異常（APECED）症候群（第15章）において，*AIRE*遺伝子は，変異が生じており中枢性寛容が起こらない．APECED患者は通常同時に複数の自己免疫疾患に罹患する．

しかし，ほとんどの自己免疫疾患は，比較的よくみられるため，まれな遺伝子変異により説明できるものではない．たとえば，1型糖尿病とセリアック病は，研究対象の集団にもよるが，それぞれ，約300分の1，100分の1の割合で罹患する．この割合の高さは，まれな遺伝子変異ではなく，広く集団に存在する遺伝子多型が免疫寛容の破綻に関与し，自己免疫疾患を引き起こすことを意味する．

遺伝子多型のなかには，胸腺での自己ペプチドの発現に影響する．たとえばインスリンは正常の胸腺で発現しており，T細胞は胸腺でのネガティブセレクションによってインスリンに対して寛容となる．胸腺でのインスリンの発現量は，遺伝子によって決定される．正常より低いレベルで転写されるインスリン遺伝子をもつ場合，胸腺でのインスリンの発現が少なく，インスリン反応性T細胞は除去されにくくなる（図28.4）．また，T細胞に自己ペ

プチドを提示する効率が低いある特定のMHCアリルをもつ場合は，1型糖尿病などの自己免疫疾患を発症するリスクが高くなる．

遺伝子多型は末梢性寛容にも影響を与える．たとえば隔離されていた抗原が免疫システムに暴露されるようになったりする．死滅していく細胞により放出されるDNAは，通常マンナン結合レクチン（MBL）と補体成分C1などの分子により除去される．しかし，DNAがこれらの機序により除去されないと，SLE発症の第1段階である免疫応答を引き起こすこととなる（**ボックス28.3**参照）．

環境要因と寛容の消失

環境要因として薬物，紫外線への暴露などが自己免疫を誘発することがある（**ボックス28.3**参照）．しかし，寛容を破綻させる環境要因としてとくに多いのは，感染である．

組織の細胞が自己ペプチドを提示する能力を得ると，末梢性寛容は破綻する．末梢性寛容の破綻は，単球やマクロファージなどのプロフェッショナル抗原提示細胞が感染部位に動員されると起こる．プロフェッショナル抗原提示細胞は，ナイーブT細胞が，組織の細胞に発現する自己ペプチドに応答できるようにする刺激分子とサイトカインを発現している．この状況においては，感染に対する適切な炎症応答が自己抗原に対する不適当な応答とともに拡大してしまう．

末梢性寛容の破綻を引き起こす機序には，感染への免疫応答が，宿主組織と交差反応する抗体やT細胞を惹起する**分子相同性 molecular mimicry**である．その一例はβ溶血性レンサ球菌感染後にまれに起こる**急性リウマチ熱** acute rheumatic feverである．患者には心臓と神経系の合併症を伴う発疹などの複合的な症状がみられる．このような患者では，レンサ球菌感染は，心臓

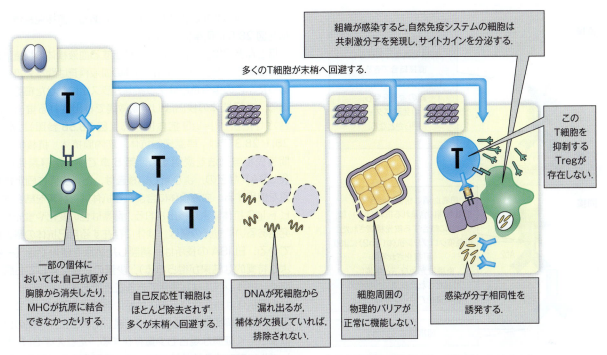

図28.4 どのようにして，T細胞寛容は破綻するか．自己免疫疾患の発症には，図に示したいくつかのチェックポイントで寛容が破綻する必要がある．
MHC：主要組織適合遺伝子複合体 major histocompatibility complex．

組織と交差反応し，II型過敏症を誘発する抗体を誘導する．この例ではレンサ球菌抗原は心臓抗原に類似している．レンサ球菌はパターン認識レセプターによって自然免疫応答を活性化するので，レンサ球菌感染によって通常自己反応性抗体の産生を阻止する寛容機序が破綻することになる．リウマチ熱は一過性の疾病であり，大部分の自己免疫疾患に特有である慢性疾病を引き起こさない．類似した細菌は非常に異なる機序（III型過敏症）によって，レンサ球菌感染後糸球体腎炎を引き起こす（第26章参照）．

ほかに，ごく一部のまれな感染は，分子相同性による短期間の自己免疫疾患を誘発することがある．しかしこれらの自己免疫疾患はどれも，2-3週間以上は持続しない．現時点では，感染は分子相同性によって自己免疫疾患を発症させることがあるが，疾患の持続にはほかの遺伝要因と環境要因が必要であると考えられている．

一方で，ある時期の感染の欠如が，自己免疫を誘発することがある．特定の系統のマウスが微生物のない状況で飼育されると，1型糖尿病を発症する．しかし同じ系統のマウスが日常的に存在する微生物に暴露されると，1型糖尿病が防がれる．この結果は，微生物への暴露の減少が先進諸国での自己免疫疾患の有病率の増加の要因であるという考えをもたらした．これは衛生仮説と呼ばれ，アレルギーに関する第27章で解説した．これまでヒトにおいて，自己免疫疾患のリスクを減らす微生物を同定することはできていない．**表28.1**に，自己免疫疾患を誘発することが知られている遺伝要因と環境要因を要約する．

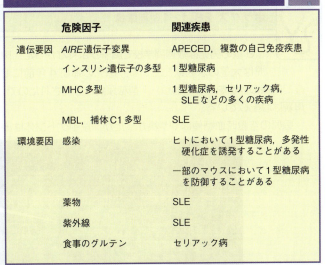

表28.1 自己免疫疾患の危険因子

	危険因子	関連疾患
遺伝要因	*AIRE*遺伝子変異	APECED，複数の自己免疫疾患
	インスリン遺伝子の多型	1型糖尿病
	MHC多型	1型糖尿病，セリアック病，SLEなどの多くの疾病
	MBL，補体C1多型	SLE
環境要因	感染	ヒトにおいて1型糖尿病，多発性硬化症を誘発することがある
		一部のマウスにおいて1型糖尿病を防御することがある
	薬物	SLE
	紫外線	SLE
	食事のグルテン	セリアック病

APECED：自己免疫性多腺性内分泌不全症−カンジダ症−外胚葉形成異常（症候群）autoimmune polyendocrinopathy candidiasis ectodermal dysplasia（syndrome）．

■ 自己免疫疾患の検査

自己免疫疾患の検査は，自己抗体の検出によるものである．第5章では抗体特異性の検査の主な2つの種類について説明した．1つは直接免疫蛍光法であり，自己免疫の過程を組織で検出するのに用いられる．これは**ボックス28.3**に示す例のように，皮膚

28 健康と疾病における免疫システム・自己免疫疾患の発症機序

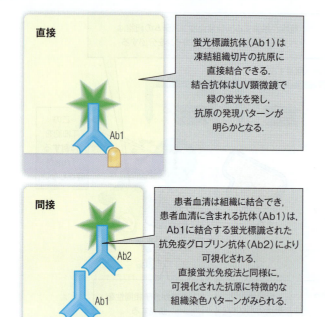

図 28.5　直接免疫蛍光法と間接免疫蛍光法の原理
直接免疫蛍光法は，検査材料として組織標本を使う．間接免疫蛍光法は，血液検体を使う．

などの採取しやすい組織だけで可能である．直接免疫蛍光法の技術を図 28.5 に簡単にまとめる．

ほとんどの場合，自己抗体を検出する血液検体の検査は非常に簡単である．もともとの自己抗体の血液検査は間接免疫蛍光法であった．この場合抗原はスライドガラス上に載せた細胞や組織である．自己抗体の検出は UV 顕微鏡で検出される蛍光標識を結合させた抗ヒト IgG 抗体による（図 28.5B 参照）．ボックス 28.1–28.3 では，膵島細胞抗体，筋内膜抗体，抗核抗体の例で間接免疫蛍光法を説明する．第 5 章で述べた酵素免疫測定法（ELISA）などの，より新しい検査は，ある表面に固定された抗原を使用する．血液検体に含まれる抗体は，酵素を結合させた抗ヒト IgG 抗体により検出される．酵素は色の変化や蛍光を生じる．発色あるいは蛍光の量は，検体に存在する自己抗体の量と比例している．ELISA の長所は，精製した抗原を使用でき（一般的により特異的な結果が得られる），少量の抗体に対しても感受性が高く，抗体レベルは定量化できることである．

自己抗体は自己免疫疾患の診断に有用であるが，1 つの重要な落し穴を理解する必要がある．先述したように，一部の自己抗体はまったく健康な場合も少量存在する．たとえば SLE 患者で高レベルに存在する抗核抗体は，多くの正常人で少量存在する．とくに女性と，さらに多くみられるのは高齢者である．ほかには，感染によって，おそらく免疫システムが非特異的に活性化され，一過性に自己抗体を産生する傾向がある．これにより偽陽性を示すのは一部の自己免疫検査の特異性が低いためである．

ボックス 28.1　1 型糖尿病

9 歳の男児は数週間学校で調子がよくなかった．患児は大量の水を飲んでいる．患児の姉が 4 年前に 8 歳で同様の症状をもっており，1 型糖尿病と診断されたので，母親は心配している．

患児の空腹時血糖値はやや高かったが，尿中ケトン体はみられず，この所見では，糖尿病の症状を示していなかった．患児の血清中の自己抗体が間接免疫蛍光法により検査され，1 型糖尿病を強く示唆する膵島細胞抗体が存在することが示された（図 28.6）．患児はインスリン注射が開始され，5 年後も糖尿病合併症は出現しなかった．

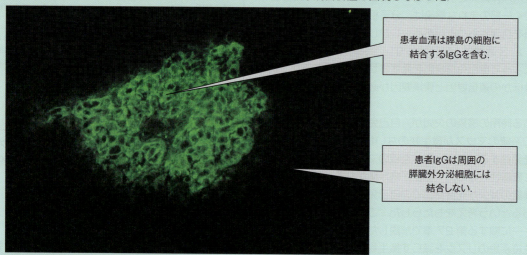

図 28.6　間接免疫蛍光法を用いた膵島 β 細胞に対する抗体の検出
動物の膵臓切片をスライドガラスに置き，患者血清がスライドガラス上でインキュベートされる．組織と結合しなかった患者の抗体は，洗い落とされる．組織と結合した患者の IgG は，蛍光色素で標識された抗ヒト IgG 抗体で検出される．

続く

ボックス 28.1　1型糖尿病；続き

1型糖尿病でみられる膵島細胞抗体は，高血糖と尿中ケトン体がみられる患者の場合，通常は診断のために必要ではない．この例のように，はっきりした徴候を示さない患者において，膵島細胞抗体は診断の役に立つ．1型糖尿病においては，膵島β細胞がT細胞により傷害を受ける．膵島細胞抗体はこの過程のマーカーであるが，膵島細胞への傷害を誘導する役割はもっていない．1型糖尿病はIV型過敏症である．T細胞が膵島に浸潤し，インスリン分泌β細胞を特異的に破壊する．自己反応性T細胞が膵島に浸潤すると，β細胞は2-3週の間に破壊される．β細胞が破壊されると，再生される可能性はほぼなく，患者はインスリン補充を生涯続ける必要がある．

一卵性双生児の片方が1型糖尿病を発症した場合の，もう一方の双生児が1型糖尿病を発症する確率は50%である．これは一致率と呼ばれている．遺伝的リスクの約90%を占める最も重要な遺伝要因は，HLA型である．白人における1型糖尿病の発症頻度は，HLA-DQ2が遺伝する場合高い．ほとんどのHLA-DQ β鎖の57番のアミノ酸はアスパラギン酸である．HLA-DQ2においては，このアスパラギン酸は別のアミノ酸に置換されている．図28.7はこのHLA-DQ2 β鎖の1アミノ酸置換が，どのように1型糖尿病発症リスクに影響を与えるかを示している．57番にアスパラギン酸以外のアミノ酸が存在すると，自己ペプチドの溝への結合が阻止される．自己ペプチドは提示されないので，自己ペプチドに対する特異的なT細胞は胸腺で除去されない．

ほかにも糖尿病のリスクに影響を与える遺伝子多型がある．たとえばインスリン遺伝子の近傍の多型は，胸腺におけるインスリン発現に影響を与える．胸腺でのインスリン分泌が少ない多型を受け継ぐ場合は，糖尿病のリスクが増加する．これはおそらくインスリン分泌が少ないことによりインスリン反応性T細胞が末梢まで到達できてしまうために起こる．

一卵性双生児でさえ，糖尿病発症の一致率は，わずか50%であるため，環境要因が重要であると考えられる．可能性がある環境要因の1つは感染である．理論的には，異なる時期のさまざま感染により，1型糖尿病のリスクは増加したり減少したりする．たとえばウイルス感染は膵島に軽度の炎症を引き起こす．この炎症性シグナルは，刺激分子を発現し，サイトカインを分泌する自然免疫システムの細胞を引きつける．これにより組織抗原が自己反応性T細胞に提示される．しかし1型糖尿病はよくみられる自己免疫疾患であるが，常に引き金となるような単一の感染は同定されなかった．現在は多くのデータにより，引き金となる可能性があるウイルスとして，エンテロウイルス，とくにその特殊な型の**コクサッキーウイルス** coxsackievirus と呼ばれるウイルスが考えられている．

さらに先進国での幼少期の感染の減少に伴い，1型糖尿病の有病率は毎年約3%の割合で増加している．これは，特定の年齢で感染に罹らないことが1型糖尿病を誘発する原因であるとする説も提唱されている．この考えは，マウスのいくつかの種において微生物に暴露されないと糖尿病が発症しやすいということがもととなっている．これは遺伝素因をもつ場合のアレルギー有病率の増加を説明するために提唱された衛生仮説に類似している（第27章）．つまり，衛生的な状況では，Tregが生成されず，自己反応性T細胞による膵島β細胞破壊が阻止されないということである．

図28.8は1型糖尿病の発症機序についてのこれらの考え方を示している．この種のモデルにおいては，感染が起こったかどうかより，感染の起こった時期のほうが重要である可能性がある．

1型糖尿病はよくみられ，寿命をかなり短縮する．1型糖尿病を予防する方法に関する多くの研究が行われている．家族うち1人の子どもが1型糖尿病に罹患したときには，ほかの兄弟も罹患している可能性があるので定期的に膵島細胞抗体のスクリーニング検査を行う．膵島細胞抗体を発現した子どもには，**シクロスポリン** cyclosporine などの免疫抑制薬（第11章）を投与すると，最長で1年間糖尿病の発症を遅らせることができる．これらの免疫抑制薬はT細胞を抑制することにより作用するが，1型糖尿病が発症するまで長期間使用するには毒性が高いため，すぐにこの治療は中止された．ほかの手法は膵島β細胞に寛容を誘導しようとするものだが，現在まで成功していない．1型糖尿病を誘発する感染があればそれが何か明らかになれば，ワクチンの戦略が役に立つだろう．

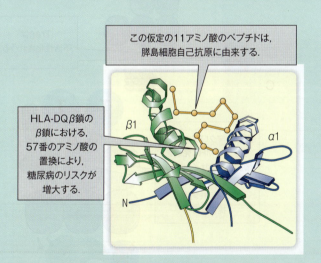

図 28.7　現在，HLA-DQ2は膵島細胞抗原への結合能が減少していると考えられている．その結果，膵島細胞抗原を認識するT細胞が胸腺で除去されず，自己免疫の可能性が増加する．

続く

28 健康と疾病における免疫システム・自己免疫疾患の発症機序

ボックス 28.1　1型糖尿病；続き

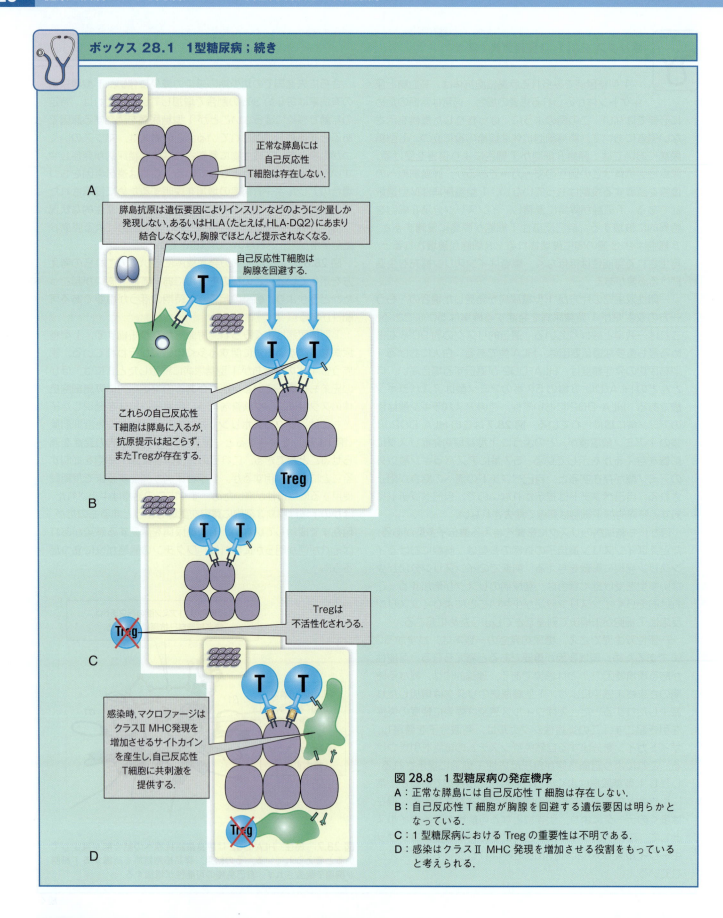

図 28.8　1型糖尿病の発症機序
A：正常な膵島には自己反応性T細胞は存在しない．
B：自己反応性T細胞が胸腺を回避する遺伝要因は明らかとなっている．
C：1型糖尿病におけるTregの重要性は不明である．
D：感染はクラスⅡ MHC発現を増加させる役割をもっていると考えられる．

28 健康と疾病における免疫システム・自己免疫疾患の発症機序

ボックス 28.2 セリアック病

ボックス 28.1 で述べた 1 型糖尿病患児の妹に，下痢と体重減少の症状がみられた．妹は，軽度の吸収不良症候群をもつことが示された．間接免疫蛍光法により血清を検査し，筋内膜（図 28.9）に対する IgG 自己抗体が存在することが判明した．ELISA テストでは，**抗組織トランスグルタミナーゼ tissue transglutaminase（tTG）抗体** が検出された．これらの血液検査により，セリアック病と診断された．グルテン除去食の治療が開始され，患児の症状は著明に改善した．筋内膜抗体は，6 か月後には消失していた．

セリアック病は先進国の小腸の疾病で最もよくみられ，軽度の貧血から重篤な栄養不良にわたる臨床症状を引き起こす．セリアック病は，リンパ球とマクロファージが空腸に浸潤する自己免疫疾患で，外来抗原であるグリアジンというポリペプチドと，自己抗原である tTG に対する IV 型（遅延型）過敏症反応である．

小麦，ライ麦，大麦はグリアジンなどで形成されるグルテンというタンパク質を含む．食事からグリアジンが除去されれば，セリアック病の症状と空腸組織は改善する．

tTG は，アミノ酸のグルタミンをグルタミン酸に変換する酵素である．tTG は，基質であるペプチドと不可逆的に結合することができる．筋内膜抗体（図 28.9 参照）は，tTG 抗体を間接的に検出する方法である．

一卵性双生児は，セリアック病に関して高い一致率（75%）をもつ．ほとんどのセリアック病患者は，HLA-DQ2 を受け継いでいる．セリアック病において，空腸 T 細胞は HLA-DQ2 に結合しているグリアジンペプチドを認識する（図 28.10）．しかし，HLA-DQ2 上のペプチド結合溝のポケットは，荷電アミノ酸しか結合せず，グリアジンは tTG によりグルタミン残基がグルタミン酸に変換されない限り，ポケットに結合できない．グリアジンと結合した結果，tTG 自身が自己抗体の標的になる（図 28.11）．

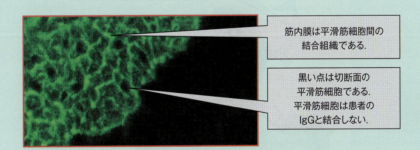

図 28.9 セリアック病患者は，平滑筋線維束を囲む結合組織である筋内膜に対して自己抗体をもっている．間接免疫蛍光法検査で，動物の組織切片をスライドガラス上に置き，患者血清とインキュベートされ，IgG は蛍光標識抗 IgG 抗体で検出される．筋内膜はセリアック病の自己抗原である tTG の豊富な供給源である．

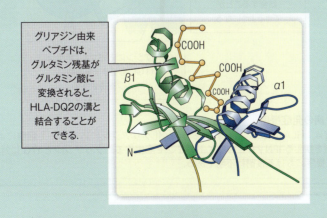

図 28.10 HLA-DQ2 と結合したグリアジンペプチド

続く

28 健康と疾病における免疫システム・自己免疫疾患の発症機序

ボックス 28.2　セリアック病；続き

平滑筋細胞間の結合組織である筋内膜には，大量のtTGが存在する．セリアック病の検査として間接免疫蛍光法を用いた筋内膜抗体検査と，tTG抗体に対するELISAが実施される．

同じ家族の中で，1型糖尿病とセリアック病が発症する頻度が高い．また，自己免疫性の甲状腺疾患，副腎疾病，胃炎が発症するリスクはより高い．これらの疾病は，頻繁に同じ個体に発症し，**臓器特異的自己免疫疾患** organ-specific autoimmune disease と呼ばれている．

HLA遺伝子のすべては，6番染色体に隣接して存在し，ハプロタイプと呼ばれるセットとして遺伝する（第8章）．

比較的一般的なハプロタイプの1つは，HLA-B8，DR3，DQ2から構成される．このハプロタイプの遺伝により，臓器特異的自己免疫疾患が家族内で発症する理由が説明できる．HLA-DQ2アリルは，1型糖尿病とセリアック病のリスクを高める．MHCのどの遺伝子が臓器特異的自己免疫疾患と関係しているかは明らかでないが，多くの遺伝子の候補が考えられる（表8.2参照）．おそらくわずかに異なる環境要因がそれぞれの疾病を誘発するため，家族はそれぞれ異なる自己免疫疾患に罹患する傾向がある．

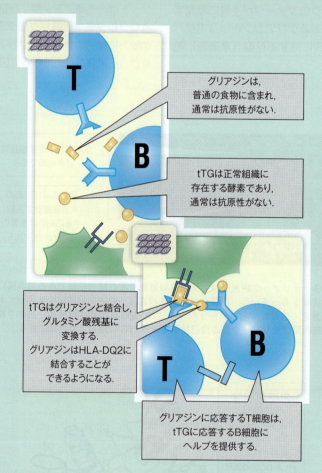

図 28.11　セリアック病の発症機序
セリアック病の空腸傷害は，HLA-DQ2に結合する脱アミノ化グリアジンに応答するT細胞によるものである．これらのT細胞は，絨毛に損傷を与えるIFNγなどのサイトカインを産生する．グリアジンとtTGに対して産生される抗体は，診断には役立つが，発症機序における役割は不明である．

ボックス 28.3 全身性エリテマトーデス（SLE）

若い女性患者は，日光に暴露した顔面部位に発疹（図 28.12A）が，趾腹に疼痛が生じた（図 28.12B）．皮膚生検が行われ，直接免疫蛍光法によって皮膚に IgG と補体が沈着していることが示された（図 28.13）．さらに，間接免疫蛍光法（図 28.14）による抗核抗体スクリーニング検査と，ELISA による抗 DNA 抗体検査を含む血液検査で，異常が検出された．これらの検査結果は全身性エリテマトーデス systemic lups erythematosus（SLE）を強く示唆している．血液検体中の抗 DNA 抗体は，生体内の核と結合するのではなく，細胞から放出された DNA と免疫複合体を形成することに注意されたい（この症例は**ボックス 30.3** に続く）．

SLE は免疫複合体により引き起こされる自己免疫疾患，すなわちⅢ型過敏症である．SLE の過敏症反応は，DNA と**リボ核タンパク質** ribonucleoprotein などの核成分に対する抗体を介して起こる．

SLE の発症機序に関しては，第 30 章で詳しく述べる．ここでは，DNA とリボ核タンパク質に対する大量の抗体が産生される機序について述べる．SLE は抗体媒介性疾患ではあるが，その発症に関する重要な段階は，DNA に対する T 細胞寛容の消失である．

SLE の発症機序において遺伝子は重要な役割を果たしている．一卵性双生児における SLE の一致率は約 60% である．HLA-DR2 を受け継ぐ場合，SLE は発症しやすい．さらに，細胞破片を除去するタンパク質の遺伝子多型も重要である．

細胞破片の除去には自然免疫システムのタンパク質が関与する．たとえば，マンナン結合レクチン（MBL）と補体成分 C1q は，細胞死の間に放出される DNA 断片を認識し，結合することができる（図 28.15）．これは好中球が好中球細胞外トラップを形成するときに起こると考えられる．その後これらの DNA 断片は，おそらくファゴサイトーシスによって除去される．細胞死で生じる DNA 断片が抗 DNA 抗体産生を誘発すると考えられるため，C1q や MBL が少ない患者は，SLE のリスクが高い．また，一部の薬剤はメチル基転移酵素を阻害して DNA 除去を妨げる．素因をもつ場合，こうした薬剤によって抗 DNA 抗体産生が誘発される．**ヒドララジン** hydralazine と**プロカインアミド** procainamide は，おそらくこの機序によって SLE を誘導する薬剤である．

B 細胞と樹状細胞で発現する TLR9 は，CpG モチーフと結合することにより，細菌を認識する役割をもつ．正常では細菌の CpG モチーフの認識により，B 細胞の免疫グロブリン分泌や樹状細胞のインターフェロン分泌が誘導される．SLE に罹患した患者では，DNA を含む免疫複合体は TLR9 を刺激する．これによりⅠ型インターフェロンの分泌増加が引き起こされ，抗 DNA 抗体の分泌を永続させるさらなる刺激を B 細胞に提供する（図 28.15 参照）．感染は細胞のアポトー

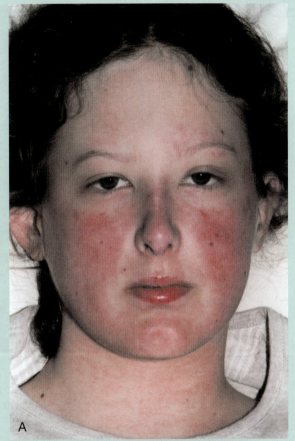

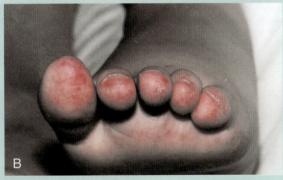

図 28.12　A：この女性患者には SLE に特有の顔面発疹がある．B：趾腹の病変は血管炎に起因している．

シスを増加させ，またⅠ型インターフェロンの分泌をさらに誘発することにより，この過程を促進する．

さらに 2 つの要因が SLE の発症に影響を与える．一般的に自己免疫疾患は女性のほうがよくみられる．SLE は女性が男性の 20 倍も罹患する極端な例である．女性における自己免疫の高い発生率は，おそらく性ホルモンのエストロゲンがより高濃度であることに関連がある．エストロゲンを含む避

続く

ボックス 28.3　全身性エリテマトーデス（SLE）；続き

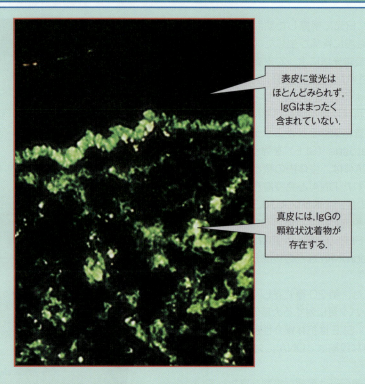

表皮に蛍光はほとんどみられず，IgGはまったく含まれていない．

真皮には，IgGの顆粒状沈着物が存在する．

図 28.13　皮膚生検の切片を蛍光標識抗ヒト IgG 抗体とインキュベートし，紫外線顕微鏡で見ると，組織の中の IgG が緑の蛍光を発する．これらの沈着物がどのように形成されるかは，第 30 章で述べる．（Dr. R. Cerio, Royal London Hospital, London, United Kingdom のご厚意による）

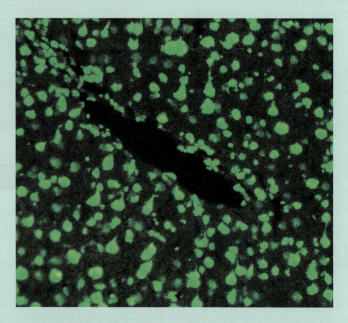

図 28.14　間接免疫蛍光法による抗核抗体の検出
動物組織の切片がスライド上に載せられ，患者の IgG が組織の核に結合した．

続く

ボックス 28.3 全身性エリテマトーデス（SLE）；続き

妊ピルの服用後に SLE が出現することがある．また，エストロゲン濃度が高い妊娠中に SLE が悪化することも多い．エストロゲンは抗体産生を増加させる作用をもつため，自己抗体分泌も増加させると考えられる．1 型糖尿病などの自己免疫疾患は，男性と女性で影響に差がみられない．これらの自己免疫疾患は抗体ではなく T 細胞が原因である傾向がある．

紫外線への暴露は SLE を誘発する可能性があり，日光に暴露した皮膚は特徴的な発疹を生じることがある．紫外線によるこれらの影響の機序はまだ明らかでない．考えられる機序の 1 つは紫外線が皮膚の細胞のアポトーシスを誘導するということである．また，ほかの機序としては，紫外線による皮膚傷害が炎症性サイトカインの放出を引き起こすことが考えられる．炎症性サイトカインである TNF や I 型インターフェロンは B 細胞を共刺激するか，局所の組織傷害を増強する．図 28.16 に SLE 発症の引き金となる事象をまとめた．

低量の抗核抗体は多くの健常人にも存在する．抗核抗体濃度は SLE が発症する数年前に増加することが知られている．さらに，2 本鎖 DNA に対する特異的な抗体の産生が始まる．発症前の SLE から症状が出現する SLE へと患者を変える要因は，十分には明らかとなっていないが，おそらく感染，紫外線への暴露，エストロゲンの影響があるだろう．

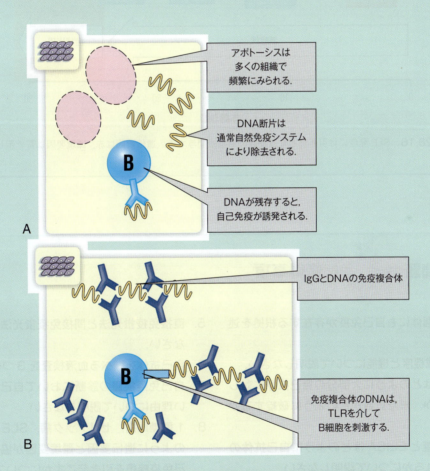

図 28.15　A：DNA 除去が障害され，最初に抗 DNA 抗体産生が刺激される．
B：その後 DNA を含む免疫複合体は，TLR を刺激し，抗体分泌を永続させる．

続く

28 健康と疾病における免疫システム・自己免疫疾患の発症機序

ボックス 28.3　全身性エリテマトーデス（SLE）；続き

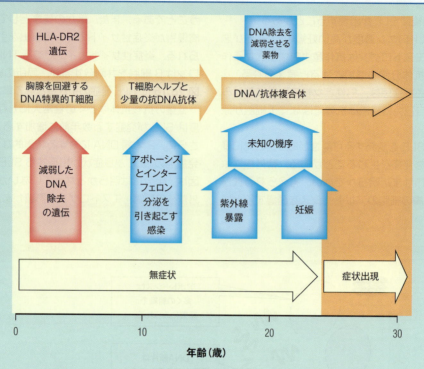

図 28.16　SLE 発症には引き金となる複数の事象が関与する．遺伝要因は赤，環境要因は青で示した．

学習チェック問題　修得事項

1. 正常で健康な個体にも自己免疫が存在する根拠を述べなさい．
2. 自然抗体の生成機序と機能について説明しなさい．
3. 免疫システムはどのように大部分の自己抗原に対して寛容になるか，また寛容がどのように破綻するかを述べなさい．
4. 免疫蛍光法検査と ELISA はどのように自己抗体の検出に用いられるかについて説明しなさい．
5. 直接免疫蛍光法と間接免疫蛍光法を比較して説明しなさい．
6. 自己抗体を調べる血液検査を 3 つ挙げなさい．
7. 自己免疫疾患の診断において自己抗体の特異性が低い理由について説明しなさい．
8. 1 型糖尿病，セリアック病，SLE の例を用いて，どのように遺伝要因と環境要因が協同的に作用し，自己免疫疾患を引き起こすかについて説明しなさい．

抗体媒介性（II型）過敏症

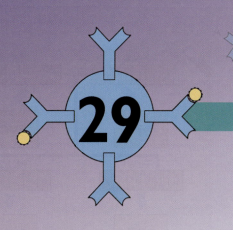

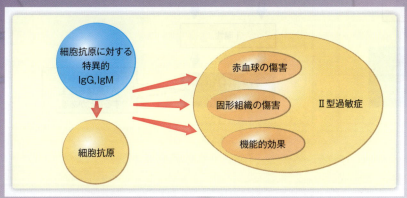

II型過敏症反応は細胞表面にIgGやIgMが結合することにより起こる．抗体結合は補体の活性化，あるいは抗体が標的となる赤血球をオプソニン化することにより，赤血球に傷害を与える．これは**免疫介在性溶血** immune-mediated hemolysisと呼ばれる．また，抗体の結合は固形組織に傷害を与える．固形組織で抗体が結合する抗原は細胞成分，あるいは基底膜などの細胞外マトリックスの一部である．まれではあるが，自己免疫性甲状腺疾患のように抗体がホルモンレセプターと結合することで細胞の機能を調節することがある（上記の概要図）．超急性移植片拒絶も，II型過敏症の一種であり，これについては第34章で説明する．

■ 免疫介在性溶血

赤血球抗原

赤血球はさまざまな抗原を発現する．Rh血液型とABO血液型は，メンデルの法則（図29.1）で遺伝するアリルを含む．臨床的に重要なRh血液型とABO血液型は，遺伝学的にも免疫学的にも異なる．

Rh血液型は，C, D, Eの3つの遺伝子座で構成されるが，Dが最も重要である．大部分の個体はD遺伝子座抗原を発現し，Rh陽性である．6人に1人は，Dアリルが存在しないホモ接合体でD抗原を発現せず，Rh陰性である［訳者註：日本人では200人に1人の割合］．D抗原はタンパク質抗原であり，Rh陰性個体がD抗原に暴露すると，IgG抗D抗体を生成する（図29.1A参照）．

ABO血液型の抗原は，赤血球の表面に存在するオリゴ糖分子である．これらの分子は，共優性形式で遺伝する．ヒトは，A抗原（血液型A型），B抗原（血液型B型），A抗原とB抗原の両方（血液型AB型），あるいはアリルが存在しない（血液型O型）のどれかを受け継ぐ．

A抗原とB抗原は細菌に発現するオリゴ糖と類似している．B1 B細胞により産生される自然抗体は，A抗原とB抗原を認識する（第14章）．つまり，抗A抗体と抗B抗体は，IgM自然抗体であり，細菌に対する防御として産生され，A抗原やB抗原と交差反応する．そのために，血液型がO型でA抗原もB抗原ももたない人は，A抗原，B抗原に暴露されたかどうかにかかわらず，出生時からA抗原とB抗原に対するIgMを産生する．B抗原はもたずA抗原をもつ人は，抗B抗体だけを産生する（図29.1B参照）．

ほかの赤血球抗原は非対立遺伝子性で，同一の分子がすべての人に発現する．たとえばI抗原は，成人の赤血球の表面に発現する．I抗原は自己抗原として作動し，通常抗I抗体はつくられない（図29.1C参照）．

ABO血液型とRh血液型の抗原は，**同種抗原** alloantigenであり，個体間で異なる．これらの抗原に対して産生される抗体は，輸血や妊娠中において，赤血球が個体間で移行する際に，II型過敏症を引き起こすことがある．

29 健康と疾病における免疫システム・抗体媒介性（II型）過敏症

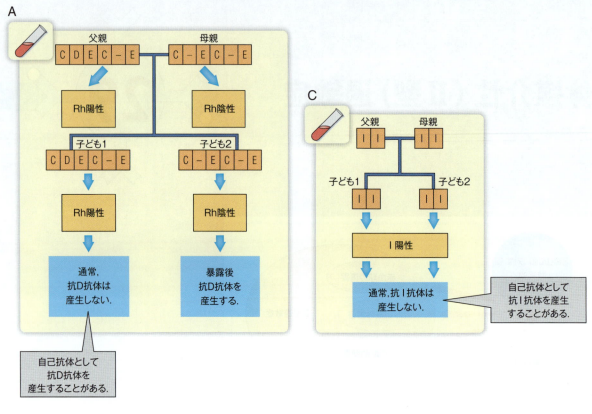
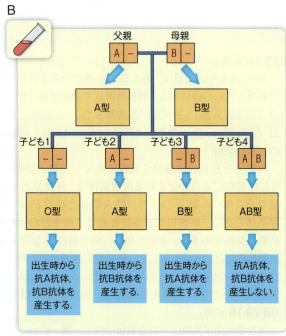

図 29.1　血液型に関与する，遺伝子（オレンジ），抗原（黄），同種抗体（青）．同種抗体は，A 抗原と B 抗原に対して自発的に産生され，D 抗原に対しては，D 抗原暴露後に産生される．図示のとおり，D 抗原と I 抗原は自己抗原になる可能性がある．

健康と疾病における免疫システム・抗体媒介性（Ⅱ型）過敏症

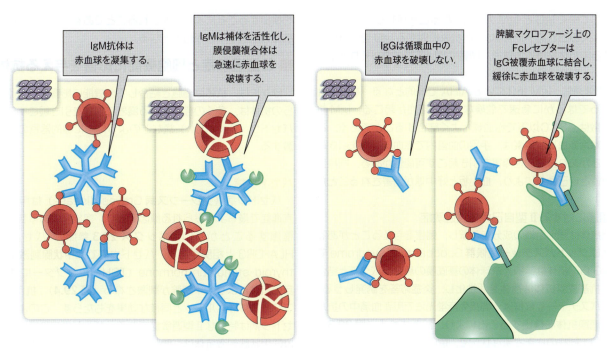

図 29.2　免疫性溶血の機序
免疫性溶血では，IgM 抗体は，IgG 抗体より危険である．

また，Rh 血液型の抗原と I 抗原は自己抗原として作用することがある．これらの抗原が自己免疫の標的になると，Ⅱ型過敏症を引き起こすことがある．

抗赤血球抗体

赤血球抗原に対する IgM 抗体は，A 抗原と B 抗原に対する自然抗体として，または**自己免疫性溶血性貧血** autoimmune hemolytic anemia（AIHA）の一種（寒冷凝集素症）において I 抗原に対する自己抗体として，産生される．IgM 抗体は補体活性化に非常に効果的であり，膜侵襲複合体の活性化によって急速に傷害を与える（図 29.2）．

IgG 抗体は Rh 抗原に対して同種刺激への応答（**ボックス 29.1** 参照）として，あるいはある種の AIHA（温式 AIHA）において産生される．IgG はあまり効果的に補体を活性化せず，循環血液中で溶血を引き起こさない．その代わり IgG で被覆された赤血球は，肝臓と脾臓の常在性マクロファージに発現する Fc レセプターによって認識される．この赤血球は，その後ファゴサイトーシスにより破壊される（血管外溶血）．

免疫介在性溶血の種類
同種免疫性溶血

Rh 抗原は通常の抗原と同様に振る舞い，IgG 抗体産生には Rh 抗原の暴露が必要である．この抗体産生は妊娠中に最も多く起こり，Rh 抗原に対する IgG 抗体が胎盤を通過し，新生児溶血性疾患を引き起こす．**ボックス 29.1** で述べるように，これらの IgG 抗体は，非常に緩徐な赤血球破壊を引き起こす．これは IgG で被覆された赤血球は，脾臓で IgG に対する Fc レセプターをもつマクロファージにより緩徐に認識されるからである．

ABO 血液型の不適合は，重篤な輸血反応で最も代表的な原因である．たとえば，輸血を必要とする A 抗原陽性の人は，B 抗原陽性赤血球に対する自然抗体を保有する．B 抗原陽性赤血球が誤って輸血されると，循環血液中で B 抗原陽性赤血球はただちに溶血する．この過敏症反応は，ドナー赤血球がレシピエントの体内に入って数秒後に起こる．IgM 反応は，5 量体 IgM が補体を効率的に活性化するので，非常に速い．これはそれぞれの IgM 分子が抗原をより効率的に凝集することができ，また，5 量体であることから古典補体カスケードを活性化する多くの Fc 成分をもつためである．

輸血に用いられる血液は，主に赤血球から成り，ごくわずかに抗体を含む血漿が含まれる．レシピエントの抗体とドナーの赤血球抗原は，輸血前に適合性を検査する必要がある．実際の臨床現場では，患者が適した輸血が受けられるようにかなりの安全措置がとられている．不適合輸血は絶対に阻止すべきであるが，毎年ごくわずかに輸血過誤に起因する死亡が起こる（**ボックス 29.2** 参照）．緊急事態で，レシピエントの血液型を決定する検査の時間がないときは，A 抗原も B 抗原ももたない O 型血球がレシピエントの血液型を問わず輸血に使用されることがある．

自己免疫性溶血

自己免疫性溶血性貧血（AIHA）は感染や薬剤により誘発され（**ボックス 26.2** 参照），また，SLE（第 30 章）などの全身性自己免疫疾患の一部として起こることがある．また，自己抗体は慢性リンパ性白血病や悪性リンパ腫などの疾病において，B 細胞の悪性細胞から産生されることがある．しかし AIHA のほとんどの症例において，十分に説明されていない．赤血球抗原は，自己

抗体として働くIgGとIgMの標的になることがある．

最もよくみられるAIHAは，Rh抗原に対するIgG自己抗体に起因する．抗体被覆赤血球は，脾臓においてだけゆっくり破壊されるため，貧血の発症は緩徐である．

I抗原は通常，IgM抗体によるAIHAで標的となる．補体活性化によってはるかに急速で危険な血管内溶血が起こる．IgM抗体の特徴は，37℃以下で赤血球とよく結合することである．これらの寒冷赤血球凝集素は，手足の血管内で赤血球凝集を引き起こすことがあり，虚血性障害を引き起こす可能性がある．同様に同種免疫と自己免疫により，血小板と好中球が傷害されることがある．

固形組織に対するⅡ型自己免疫性過敏症

自己抗体は固形組織の成分を攻撃し，傷害を与えることがある．たとえば**グッドパスチャー症候群** Goodpasture syndrome では，IgG自己抗体は，肺と糸球体の基底膜の糖タンパク質と結合する．抗基底膜抗体は補体を活性化し，炎症応答を誘発しうる．グッドパスチャー症候群は，間接免疫蛍光法で患者血清中の抗糸球体基底膜抗体を検出することにより，診断される（図29.3）．ほかにも，同様のさまざまな状況で，IgGは，細胞や組織成分に結合する．たとえば水疱形成皮膚状態の**天疱瘡** pemphigus では，抗体は細胞間の接着タンパク質である**デスモグレイン** desmoglein に結合する．重症筋無力症では，IgGは骨格筋のアセチルコリンレセプターと結合し，広範囲にわたる脱力を引き起こす．これらの疾患とAIHAに共通の特徴は，血液検体中の自己抗体を検出することにより診断されることである．また，治療は自己抗体の除去や阻害が目的となる．

■ Ⅱ型過敏症と細胞機能に影響を与える抗体

ほかには，抗体は細胞と結合して，機能に影響を与える．これらの抗体は，多くの標的となる臓器に傷害を引き起こすことなく，バセドウ（Basedow）病などのように単に標的器官の機能を刺激する．

バセドウ病

バセドウ病（**グレーブス病** Graves disease）は甲状腺機能亢進症で最もよくみられる原因であり，家族歴のある若い女性が罹患することが多い（**ボックス 29.3** 参照）．バセドウ病はHLA-DR3と相関がある．バセドウ病では**甲状腺刺激ホルモン** thyroid-stimulatin hormone（TSH）レセプターに結合する自己抗体により，甲状腺が刺激される（図29.4）．抗TSHレセプター抗体はホルモンと同様な効果をもたらす．このように，バセドウ病は特殊なⅡ型過敏症である．バセドウ病の妊婦において，IgG甲状腺刺激抗体は，胎盤を通過し，一過性の新生児甲状腺機能亢進症を引き起こすことがある．バセドウ病では，眼窩にT細胞が浸潤して起こる眼球突出が関連して生じる．眼球突出は，甲状腺の抗原と交差反応性をもつ眼窩の抗原に起因すると考えられる．

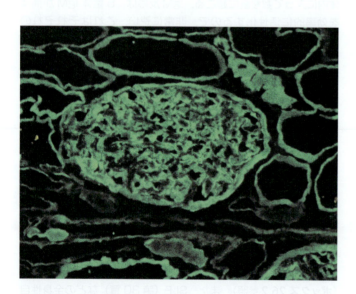

図29.3　間接免疫蛍光法によってグッドパスチャー症候群患者の自己抗体を検出している．この検査の標的抗原として腎臓組織が使用された．線状の染色は糸球体基底膜に沿ってみられており，背景の腎尿細管と比較して，ライトアップされているようにみえる．

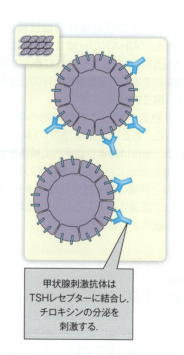

図29.4　バセドウ病
TSHレセプターに対する自己抗体は，ホルモンと同様の効果を発揮する．

ボックス 29.1 新生児溶血性疾患

妊娠 29 週の女性が産婦人科を受診した．この妊婦は開発途上国からの難民である．妊婦には何の疾患ももたず産まれた健康な子どもが 1 人いる．その後数週間，順調に経過したが，妊婦の Rh 血液型が陰性であることが判明した．追加の検査で，妊婦は Rh D 抗原に対する抗体をもつことがわかった．妊娠 34 週における超音波検査は胎児仮死の徴候がみられたため，分娩が誘発され女児を出生した．新生児には強度の貧血がみられた．新生児のクームス試験は陽性であり，**新生児溶血性疾患** hemolytic disease of the newborn の診断が確定した（図 29.5）．

Rh 陰性の妊婦が Rh 陽性の胎児を妊娠した場合，胎児の細胞が母体の血液に混入すると，母体に抗体が産生される．これは，妊娠中，とくに分娩時に起こることがある（図 29.6）．Rh 抗原は通常の抗原として作用し，IgG 抗体レベルは，Rh 陽性の胎児を妊娠するたびに増加する．産生された IgG 抗体は胎盤を通過し，胎児の赤血球と結合する．この赤血球は胎児の脾臓と肝臓で破壊される．

新生児溶血性疾患の治療は，胎児赤血球をドナー Rh 陰性赤血球と入れ替える交換輸血である．新生児溶血性疾患は抗 D 抗体の注射の使用によって完全に予防できる（図 29.7）．抗 A 抗体や抗 B 抗体は，IgM 自然抗体であり，能動的に胎盤を通過して輸送されないので，抗 A 抗体や抗 B 抗体による新生児溶血性疾患はごくまれにしか起こらない．

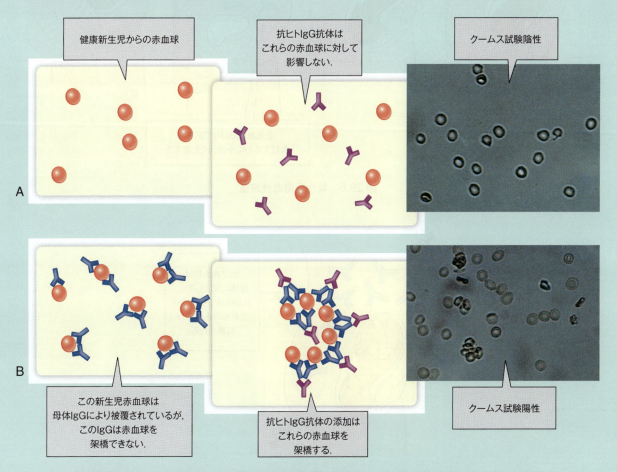

図 29.5　クームス試験は抗体で被覆されている細胞を検出する．健康新生児（A）においては，抗ヒト IgG 抗体を加えても影響はみられないが，新生児溶血性疾患の新生児（B）においては，抗ヒト IgG 抗体が赤血球を架橋し，凝集を起こす．

続く

29 健康と疾病における免疫システム・抗体媒介性(Ⅱ型)過敏症

ボックス 29.1　新生児溶血性疾患；続き

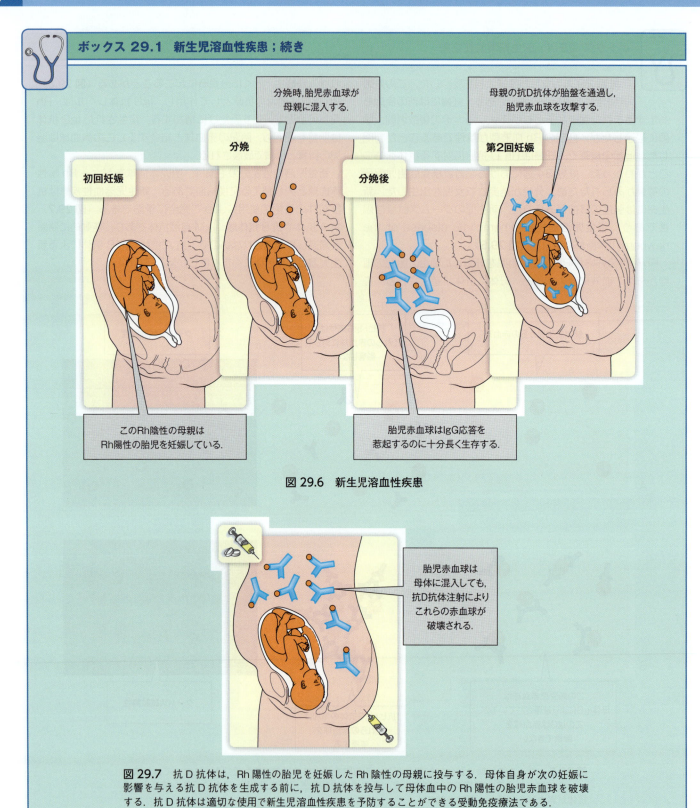

図 29.6　新生児溶血性疾患

図 29.7　抗 D 抗体は，Rh 陽性の胎児を妊娠した Rh 陰性の母親に投与する．母体自身が次の妊娠に影響を与える抗 D 抗体を生成する前に，抗 D 抗体を投与して母体血中の Rh 陽性の胎児赤血球を破壊する．抗 D 抗体は適切な使用で新生児溶血性疾患を予防することができる受動免疫療法である．

ボックス 29.2　輸血反応

48歳の男性は開胸手術を受けた．バイパス手術の際に大量の血液を失ったので，外科医は赤血球3単位の輸血を指示した．手術前の検査で患者の血液型はA型であった．輸血が患者のために用意され，最初の1単位の輸血で問題はなかった．2単位目の輸血が午後4時25分に開始され，午後4時30分に患者は広範囲にわたる痛みと呼吸困難を訴えた．患者の血圧は下降し，39.6℃の発熱を生じた．

輸血が中止され，医師は血液製剤が名前のよく似た別の患者用に準備されたものであったと気付いた．この血液製剤はAB型であった．蘇生治療が行われ，患者は徐々に回復した．

患者の血液型はA型であったので，B型に対するIgM自然抗体をもっていた．AB型赤血球は患者の血液に入った瞬間，抗体と反応し，補体を活性化して膜侵襲複合体を誘導した．溶血は数秒以内に起こり，補体は古典経路によって活性化され，大量のアナフィラトキシンC3aとC5aの産生が引き起こされた（第20章）．これらのアナフィラトキシンは次に自然免疫システムを活性化し，**全身性炎症反応症候群** systemic inflammatory response syndrome（SIRS）が起こる（第21章）．

多くの重篤な輸血反応は，ABO型不適合に起因しており，これらはすべて輸血の慎重な管理により完全に防止できる．

ボックス 29.3　バセドウ病

62歳の女性は不安と不穏状態の増強を訴えた．この患者には甲状腺腫大と頻脈がみられ，これらは両方とも甲状腺機能亢進症の徴候である．また，患者には眼球突出もみられた（図28.8）．血液検査では甲状腺機能の亢進，甲状腺ペルオキシダーゼとTSHレセプターに対する自己抗体が検出され，バセドウ病と診断された．患者は抗甲状腺薬で治療され，症状は改善した．

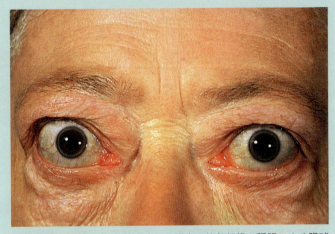

図29.8　このバセドウ病患者は，眼窩の軟部組織の腫脹による眼球突出がみられる．
（St. Bartholomew's Hospital, London のご厚意による）

学習チェック問題　修得事項

1. 自己免疫性溶血と同種免疫性溶血に関与する抗原を挙げなさい．
2. IgGとIgMがどのように溶血を引き起こすかについて説明しなさい．
3. Rh血液型とABO血液型の遺伝について説明しなさい．
4. 自己抗体がどのようにバセドウ病の症状を引き起こすかについて説明しなさい．
5. 自己免疫疾患の診断に用いられる検査を挙げなさい．
6. II型過敏症の予防と治療を挙げなさい．

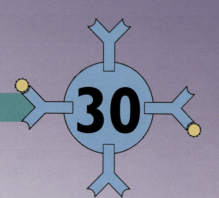

30 免疫複合体疾患（Ⅲ型過敏症）

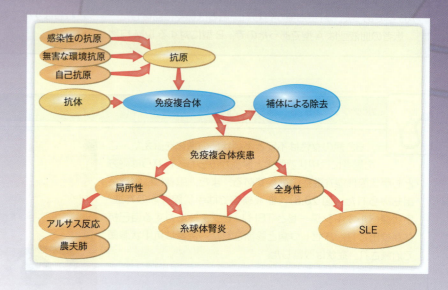

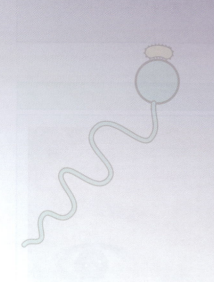

　本章は抗体が抗原に結合する特定の状況で免疫複合体がどのように形成されるかについて解説する．この抗原は，感染，無害な環境物質や自己抗原に由来する．免疫複合体は，通常補体システムにより除去されるが，これが起こらないと，免疫複合体疾患を引き起こす．農夫肺と**アルサス反応** Arthus reaction は局所免疫複合体疾患である．第26章で述べたレンサ球菌感染後糸球体腎炎は，循環免疫複合体疾患である．本章では全身性免疫複合体疾患である SLE を詳細に解説する（上記の概要図）．

　免疫複合体は抗原と抗体の格子状構造で，抗原生成部位に局在化するか，血中を循環する．後述するように，免疫複合体は免疫応答の一部としてつくられ，補体による機序で除去される．免疫複合体はさまざまな状況で疾患を引き起こす．

■ 免疫複合体における抗原

　免疫複合体を形成できる抗原は，多価である．つまり1つの抗原分子が複数の抗体分子と結合できる必要がある．免疫複合体の形成には，抗体応答を惹起するのに十分な時間抗原が存在しなければならない．抗原が抗体よりやや過剰なとき，免疫複合体は形成される（**図30.1**）．また，免疫複合体は抗原の供給源が（1）感染症由来の抗原，（2）無害な環境抗原，（3）自己抗原いずれかであれば形成される可能性がある．

感染性の抗原

　大部分の感染は免疫応答により制御され，短期間しか持続しない．こうした迅速に制御される感染であるレンサ球菌感染の後でも，免疫複合体は過敏症を引き起こすことがある（第26章）．B型肝炎ウイルス（HBV）などの感染は必ずしも制御されず，血中に抗原が高レベルで持続することがあり（**抗原血症** antigenemia），より慢性的な免疫複合体疾患を引き起こす．

無害な環境抗原

　組織に侵入できるほど小さい無害な環境抗原は IgG 応答を惹起することがある．代表的な例としては，真菌胞子があり，これは**農夫肺** farmer's lung という局所免疫複合体疾患を引き起こす（**ボックス30.1**）．環境抗原には薬物も含まれ，**アルサス反応** Arthus reaction として局所免疫複合体を生じることがある（**ボックス30.2**）．

　また，薬物は循環免疫複合体を生じ，**血清病** serum sickness

30 健康と疾病における免疫システム・免疫複合体疾患（III型過敏症）

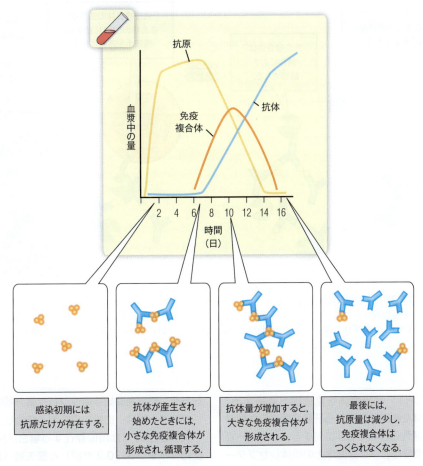

図30.1　最大の免疫複合体は，抗体量が抗原量をわずかに超える感染の時期に形成される．

という疾患を引き起こすことがある．これは抗生物質が利用できる前の時代に，感染症患者にウマ血清が投与されたときに名付けられた．現在では血清病は，癌や自己免疫疾患を治療するためのマウスモノクローナル抗体の使用によって起こることが多く（第36章），反復暴露により抗マウス抗体と循環免疫複合体の産生が引き起こされる．血清病は発熱，発疹，関節痛を生じるが，マウス抗体の遺伝子を操作してヒト化抗体とすることで解決される．

自己抗原

自己抗原は自己抗体が存在する場合にのみ，免疫複合体疾患を引き起こしうる．DNAは最も代表的な免疫複合体疾患であるSLEにおける抗原である（**ボックス30.3** 参照）．とくに，DNAを除去する自然免疫システムの機序が不完全な場合には（第28章），細胞の死滅時にDNAが循環中に放出される．すぐに除去されなかったDNAは抗体応答を惹起する．

■ 免疫複合体における抗体

免疫複合体は抗原と抗体の比率がちょうどよいときにのみ形成される．抗体が低量のときは，それぞれの抗原分子は，2-3の免疫グロブリン分子と結合する（**図30.1** 参照）．抗体と抗原の量がほぼ等しくなるか，抗体のほうがわずかに多くなると，大きな免疫複合体が形成される．抗体が抗原より過剰になると，小さな免疫複合体が形成される．

これは感染時，抗体量が増加する際，非常に一時的に免疫複合体が形成されることを意味する．免疫複合体が感染の間，持続することはほとんどなく，肝炎ウイルス感染のように感染が抗体により除去することができないときのみ持続する．

■ 免疫複合体の除去

免疫複合体は感染時に抗体が産生される際に形成される．これらの複合体は除去する必要があり，さもなければ，後述する機序によって疾患を引き起こす．補体が関与する2つの機序により，免疫複合体を除去することができる（第20章）．

補体は大きな可溶性複合体を分解する

抗原と抗体から成る免疫複合体には，多数の近接したFc部分が存在し，これらは古典経路によって補体を活性化する（**図30.2** 参照）．小分子，とくに活性化されたC3は，補体経路の活性化によって産生される．これらの分子は免疫複合体の格子状構造に入り込み分解する．

健康と疾病における免疫システム・免疫複合体疾患（Ⅲ型過敏症）

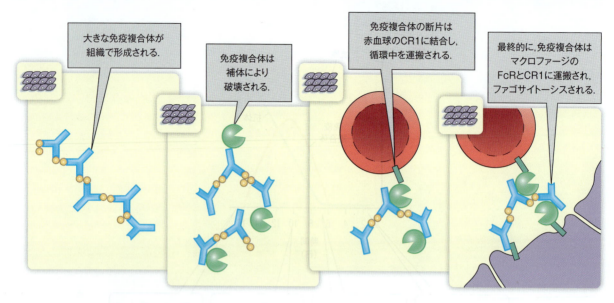

図 30.2　免疫複合体の除去
免疫複合体がマクロファージへ運搬されると，赤血球は傷害を受けない．
CR1：1型補体レセプター complement receptor 1，FcR：Fc レセプター Fc receptor.

1型補体レセプター（CR1）は複合体を食細胞へ運搬する

赤血球は循環免疫複合体を組織や血液から肝臓や脾臓の食細胞へ運搬する．赤血球は，活性化されたC3に対するレセプターであるCR1を発現する．免疫複合体は赤血球上の補体レセプターCR1と結合し，肝臓と脾臓を循環する．肝臓と脾臓では，マクロファージのレセプターが免疫複合体を捕捉し，マクロファージが刺激され，免疫複合体がファゴサイトーシスされる（**図 30.2**参照）．この機序は非常に効率的であり，数分で血中から免疫複合体を完全に取り除くことができる．さらに，脾臓は多数のB細胞の定住部位でもあるので，当初末梢に存在した抗原は，B細胞に迅速に提示され，抗体産生が増強される．

免疫複合体除去の失敗

上述した免疫複合体を除去する機序は，免疫複合体が産生され続け，過剰になる状況で飽和してしまう．これは，慢性感染による抗原血症などで起こる．一部の人では補体が欠損しており，この機序が機能しないため，免疫複合体疾患が発症しやすい（**ボックス 20.2**参照）．

■ 免疫複合体疾患における炎症の機序

迅速に除去されなかった免疫複合体は，自然免疫システムを活性化することによって，傷害を引き起こす（**図 30.3**）．

免疫複合体は補体を活性化する．これは免疫複合体を除去するのを助けるが，血管透過性を亢進し，白血球を走化させる低分子のアナフィラトキシンが産生される．

免疫複合体は好中球，マスト細胞，血小板などの細胞と結合し，これらの細胞を活性化する．好中球とマスト細胞は，血管に傷害を与え，炎症を開始するタンパク質分解酵素を放出する．活性化された血小板は，血管内皮細胞と結合し，血栓を形成する．

抗原が主に1か所に存在する場合，免疫複合体は，アルサス反応（**ボックス 30.2**参照）と農夫肺（**ボックス 30.1**参照）などの局所的な傷害を引き起こす．抗原が過剰であるときに形成された小さな免疫複合体は，血中に入り，循環免疫複合体を形成する．循環免疫複合体は血管壁の炎症から，血管閉塞や虚血性障害にわたる血管傷害を引き起こす．免疫複合体疾患は**血管炎** vessel inflammation（vasculitis）の原因の1つである．循環免疫複合体は特定の部位，とくに関節，皮膚，腎臓に傷害を引き起こす．免疫複合体は関節に沈着し，疼痛と腫脹をもたらす**滑膜炎** synovitis を引き起こす．

■ 腎臓の免疫複合体疾患

免疫複合体疾患による腎臓障害は，腎不全の原因である．糸球体の血圧が体循環よりも4倍高いので，腎臓は影響を受けやすい．高血圧は血管壁への免疫複合体の沈着を増加させる．また，糸球体細胞は免疫複合体を沈着しやすくする補体レセプターCR1を発現する．滑膜細胞もCR1を発現しており，関節が循環免疫複合体疾患の傷害を受けやすい原因である．

腎臓の免疫複合体疾患は，臨床的に次のように定義される2つの症候群を引き起こす．1つ目は，タンパク質が尿に漏出し，緩徐に腎不全が起こる**ネフローゼ症候群** nephrotic syndrome であり，2つ目は急速に腎不全が起こり，血尿と蛋白尿，高血圧が出現する**腎炎** nephritis である．この両方の疾病は，糸球体における炎症（**糸球体腎炎** glomerulonephritis）により惹起される．

健康と疾病における免疫システム・免疫複合体疾患（Ⅲ型過敏症）　30

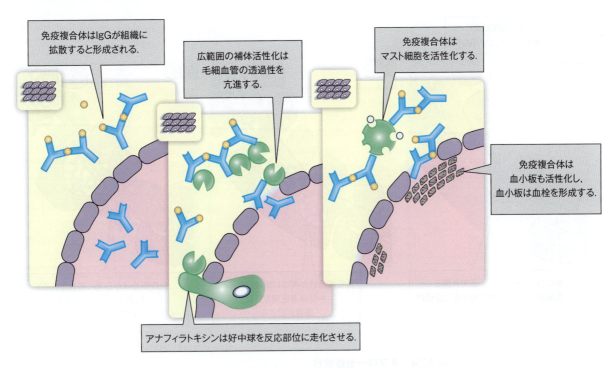

図30.3　免疫複合体は自然免疫システムの活性化により傷害を与える．

ネフローゼ症候群において，免疫複合体は糸球体基底膜に沈着して，補体を活性化する（図30.4）．これは糸球体基底膜に軽度の傷害を与え，タンパク質が尿に漏出するようになる．対照的に腎炎では，補体活性化に加えて細胞の浸潤が起こる．好中球が糸球体に遊走して生じる炎症は，血液とタンパク質の尿への漏出を引き起こし，毒素性代謝産物を排出する腎臓の能力を阻害する．どの種類の糸球体傷害が起こるかは，免疫複合体の大きさ，免疫複合体が産生される速度，期間を含むいくつかの要因に依存する．

レンサ球菌感染後糸球体腎炎（**ボックス26.3** 参照）では，感染が免疫応答により制御されるので，腎臓病は劇的だが，短期に終息する．薬物が免疫複合体媒介性腎臓病を引き起こしている場合には，薬物の中止により腎機能は改善する．SLEにおいては，免疫複合体は自己抗原を含むので，腎臓病は緩徐に始まるが，自然治癒することはない（**ボックス30.3**）．

糸球体腎炎の免疫学的原因は免疫複合体だけではない．腎臓傷害は，グッドパスチャー症候群（第29章）でも起こり，また多発性骨髄腫では，免疫グロブリンのL鎖によっても生じる（第35章）．

臨床検査は腎炎とネフローゼ症候群の検査において重要である．間接免疫蛍光法は，免疫複合体疾患に関与する抗DNA抗体などの抗体や，ほかの種類の自己抗体（抗糸球体基底膜抗体）の検出に用いられる．どのような機序が傷害を引き起こしているかを明らかにするために，腎生検標本の直接免疫蛍光法が必要なことがある．

■ 免疫複合体疾患の治療

抗原の回避は，農夫肺や，薬物，ワクチンなどの免疫複合体疾患の一部の症例で可能である．しかしDNAなどの自己抗原の場合は，回避するのは不可能である．

免疫複合体疾患の自己免疫の原因に対して，副腎皮質ステロイドは好中球などのエフェクター細胞に起因する傷害の一部を抑制する．**シクロホスファミド** cyclophosphamideは，リンパ球などの細胞のDNA合成を阻害し，急速な増殖を阻止するアルキル化薬である．シクロホスファミドはT細胞に対していくつかの効果を示すが，その主な作用はB細胞増殖を抑制することで自己抗体を減少させることである．シクロホスファミドは重篤なSLEでしばしば使用される．

30 健康と疾病における免疫システム・免疫複合体疾患（Ⅲ型過敏症）

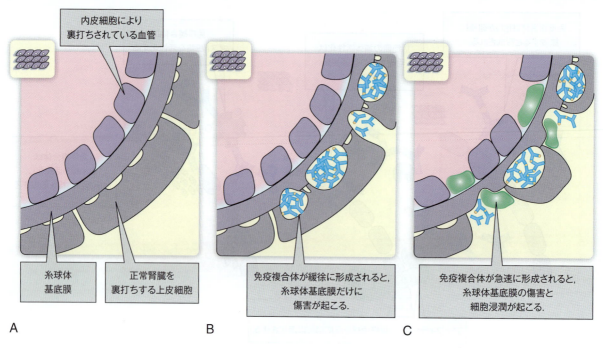

図 30.4　ネフローゼ症候群
A：正常な糸球体．
B：B 型肝炎ウイルス（HBV）感染などの緩徐な免疫複合体形成．
C：レンサ球菌感染後の急速な免疫複合体形成．

ボックス 30.1　農夫肺

23 歳の農夫は，牛に餌をやった後に，何度も息切れ，咳，倦怠感，発熱の症状が出現した．症状は干し草への暴露の数時間後に出現し，約 2 日間続いた．患者の血液検体で，真菌抽出物に対する IgG 抗体が示された．加えて，真菌胞子を用いた慎重な抗原暴露の 5 時間後に症状が再現され，**農夫肺** farmer's lung の診断が確定した．患者は干し草を扱うときには防塵マスクを通して呼吸するように指導され，再発することはなかった．

農夫肺に罹患した患者は，真菌胞子のタンパク質に対する IgG 抗体を産生する．胞子に暴露後，免疫複合体が肺で形成される．数時間以上，免疫複合体は，肺胞で炎症を誘発する（図 30.5）．この過程は抗原暴露後に即時型の症状を示す IgE 媒介性過敏症（発熱も肺外の症状も示さない）とは異なる．

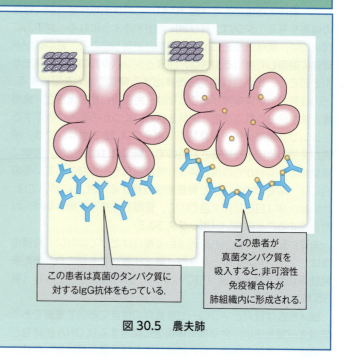

図 30.5　農夫肺

30 健康と疾病における免疫システム・免疫複合体疾患（Ⅲ型過敏症）

ボックス 30.2　アルサス反応

酔った医学生が下肢に外傷を負って救急に搬送され，傷が縫合された．患者の最後の破傷風ワクチン接種は約5年前だった．病院の方針に従って，破傷風の追加ワクチン接種が実施されたが，この際に不注意にも皮内接種され，患者は苦しむこととなった．12時間後にワクチン接種部位の疼痛により，患者は睡眠中に目が覚めてしまった（図30.6）．これはアルサス反応である．

ワクチンは通常抗原がリンパ系に拡散するように筋肉内に投与される．皮内に接種される抗原は，すぐに拡散することはできない．破傷風の追加免疫ワクチン接種の目的は，繰り返し負傷する人において，高い抗体量を維持することである．この患者は局所に抗原と既存の抗体が存在していた．免疫複合体が局所で形成され，補体，マスト細胞，好中球が活性化され，局所免疫複合体反応が誘発される（図30.7）．

アルサス反応は即時型のⅠ型過敏症反応より緩徐に出現するが，遅延型Ⅳ型過敏症反応よりは速い．このように，外来抗原への皮膚反応の発症の遅延は，メディエーターの性質に関する重要な手がかりをもたらす．IgE媒介反応は5分以内に起こり，免疫複合体は約12時間後に症状を引き起こし，またT細胞による傷害は抗原暴露から2-3日後に出現する．

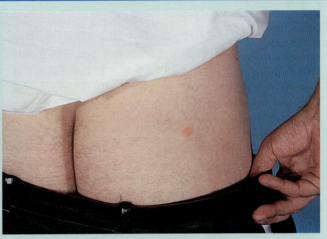

図30.6　免疫複合体が局所で形成され，その後マスト細胞と好中球が活性化されるため，アルサス反応が現れるまで12時間かかる．（St. Bartholomew's Hospital, London のご厚意による）

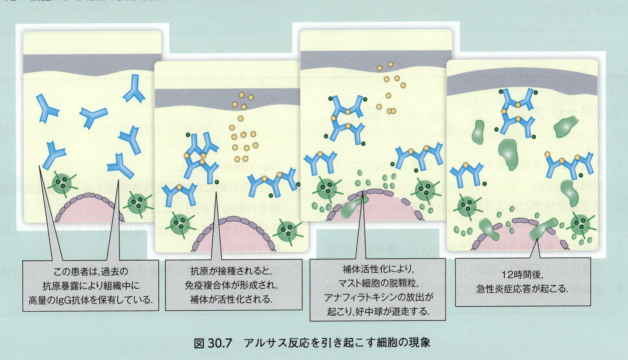

この患者は，過去の抗原暴露により組織中に高量のIgG抗体を保有している．

抗原が接種されると，免疫複合体が形成され，補体が活性化される．

補体活性化により，マスト細胞の脱顆粒，アナフィラトキシンの放出が起こり，好中球が遊走する．

12時間後，急性炎症応答が起こる．

図30.7　アルサス反応を引き起こす細胞の現象

30 健康と疾病における免疫システム・免疫複合体疾患（Ⅲ型過敏症）

ボックス 30.3　全身性エリテマトーデス（SLE）

関節痛と発疹がみられる 20 歳代前半の女性患者が SLE と診断された（**ボックス 28.3 参照**）．第 28 章に述べたように，間接免疫蛍光法で患者の血液に抗核抗体が含まれることが示され（**図 28.14 参照**），ELISA テストでは患者が DNA に対する高量の抗体をもつことが示された．患者の関節痛は，最初は非ステロイド系抗炎症薬によく反応し，発疹は強い日光を避けることで改善した．

1 年後にリウマチ診療科で，患者は関節痛が非常に強くなっていると訴えた．尿検査では，強度の蛋白尿がみられ，腎機能は悪化していた．SLE はさまざまな腎障害を引き起こすため，生検が行われた．直接免疫蛍光法では，免疫複合体疾患の所見である糸球体における補体と IgG の沈着が示された（**図 30.8**）．この所見は以前に得られた皮膚生検の所見と類似していた（**図 28.13 参照**）．通常の顕微鏡検査では，糸球体に炎症性の細胞浸潤が示された．治療を受けなければ，この種の SLE における腎臓病の予後は悪い．患者は免疫抑制薬シクロホスファミドの数回の静脈内投与によって治療され，腎機能と関節障害はかなり改善した．関節，皮膚，腎の症状は循環免疫複合体疾患に特有である．関節，皮膚，腎の症状に加えて，SLE は中枢神経系と胎盤に影響を与え，胎盤障害は流産を引き起こす．

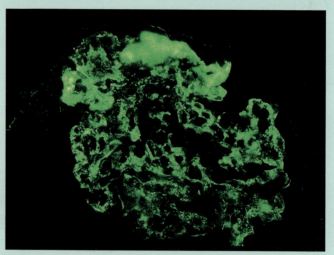

図 30.8　腎臓への IgG 沈着を示している SLE 患者の直接免疫蛍光法スライド

糸球体が明るく光っているのに対し，それ以外の部分は IgG 沈着が少しもみられない．直接免疫蛍光法には，患者由来組織が必要である．この写真と，患者からの組織生検を必要としない，患者の血清を用いた間接免疫蛍光法による図 29.3 と比較すること．

学習チェック問題　修得事項

1. 免疫複合体を最も頻繁に生じる抗原と抗体について説明しなさい．
2. 免疫複合体がどのように除去されるかについて説明しなさい．
3. 局所的な免疫複合体疾患の例として，農夫肺の発症機序について説明しなさい．
4. 全身性自己免疫疾患の例として，SLE の発症機序について説明しなさい．
5. SLE の診断における直接免疫蛍光法と間接免疫蛍光法を比較して説明しなさい．
6. 腎臓がなぜ免疫複合体疾患に関与するかについて説明しなさい．
7. 腎臓が関与する免疫複合体疾患の臨床症状を 2 つ述べなさい．

遅延型（Ⅳ型）過敏症と過敏症反応

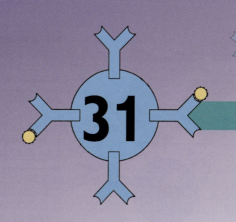

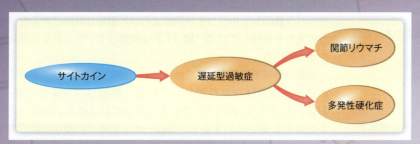

本章ではT細胞がどのように遅延型過敏症反応を媒介するかについて解説する．**多発性硬化症** multiple sclerosis（MS）と**関節リウマチ** rheumatoid arthritis（RA）は，遅延型過敏症反応によって引き起こされる重要な自己免疫疾患である（上記の概要図）．

本章の後半では，第26-30章で学習した過敏症の復習に加えて，過敏症の治療に用いられる抗炎症薬の種類，およびサイトカインの作用の調節がどのように過敏症に影響を与えるかについて概説する．また4種類の過敏症反応が，どのように薬物に反応するかについても説明する．

遅延型過敏症 delayed hypersensitivity は，当初，ツベルクリン皮膚テスト（第23章参照）のような抗原暴露の2-3日後に起こる反応と定義された．遅延型過敏症は，マクロファージによる炎症応答によって惹起されるTh1細胞が特徴である．Th17細胞は遅延型過敏症において，さまざまな役割をもっていると考えられている．

遅延型過敏症は，排除することが困難であるB型肝炎ウイルス（HBV）や結核菌などの病原体への反応である．抗酸菌感染は肉芽腫形成，広範囲の細胞死，乾酪壊死などの特徴をもつ最も極端な遅延型過敏症反応を誘発する（第23章）．

また，遅延型過敏症は，ニッケルの接触皮膚炎のような，無害な環境抗原に反応して起こることもある．体内に侵入するこれらの抗原は低分子でなければならない．抗原が低分子であることは，ハプテンとして機能し抗原性をもつことを意味している．接触皮膚炎は，化粧品や，ツタウルシなどの植物エキスを含むさまざまな化合物への暴露によって起こることがある．

遅延型過敏症反応は，自己抗原に対しても起こる．たとえば1型糖尿病（第28章）において，T細胞は膵島細胞抗原に応答し，膵島に傷害を与えて，インスリン分泌を阻害する．膵島で過敏症を引き起こす原因となるT細胞は，主にTh1細胞であり，Th2とTh17細胞は，傷害を与えるとしてもごくわずかであり，ほとんど関与しない．

■ 遅延型過敏症反応はTh1細胞により引き起こされる

組織マクロファージが危険シグナルを認識し，炎症応答を開始すると遅延型過敏症反応が開始される．抗原を取り込んだ樹状細胞は局所のリンパ節に遊走し，T細胞に抗原を提示する．その抗原に特異的なT細胞クローンが応答して増殖し，炎症部位に遊走する．

T細胞とマクロファージはサイトカインネットワークを介して，互いを刺激する（第24章）．TNFはマクロファージとT細胞の両方から分泌され，遅延型過敏症における多くの傷害を誘発する（図31.1）．

遅延型過敏症反応ではT細胞による抗原提示が必要であるため，1型糖尿病やセリアック病で明らかとなっているように，特定のHLAアリルと相関していることが多い（第28章）．

■ Ⅳ型過敏症

ここでは遅延型過敏症に起因する自己免疫疾患である関節リウマチ（RA）と多発性硬化症（MS）について解説する．第28章では1型糖尿病とセリアック病について解説した．

健康と疾病における免疫システム・遅延型（Ⅳ型）過敏症と過敏症反応

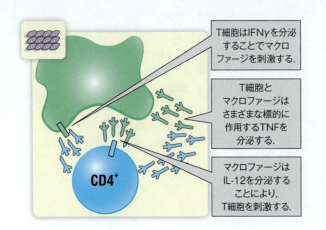

図 31.1　TNFを介して、関節炎などの遅延型過敏症反応の多くの臨床的特徴が引き起こされる。

関節リウマチ（RA）

　関節リウマチは人口の1％程度が罹患する慢性の機能障害で、20歳代から50歳代で発症する傾向がある。関節リウマチに罹患すると関節と腱鞘の内側をおおう滑膜が、通常の100倍程度まで膨張する。ほとんどの症状は関節と腱で起こるが、皮膚、肺、眼球を障害することもある全身性結合組織の疾患である。

　関節リウマチは持続的なTh1応答、Th17応答およびTNF分泌などの遅延型過敏症の特徴を多くもっている。一方で、関節リウマチ患者は特殊な自己抗体も産生し、この自己抗体は関節リウマチの診断で重要な役割を果たしている（ボックス 31.1）。

　関節リウマチの原因となる抗原はシトルリン化タンパク質である。シトルリン化とはアミノ酸であるアルギニンのシトルリンへの変換である。フィブリンなどの多くのタンパク質は、シトルリン化されていない限り、シトルリンを含まないのが一般的である。こうしたタンパク質のシトルリン化は、炎症により活性化される内在性の酵素が引き起こす。たとえば喫煙によって肺でシトルリン化が誘発されて関節リウマチが発症することが示唆されている。また、**ポルフィロモナス属** *Porphyromonas* などの口腔感染を引き起こす細菌も、シトルリン化酵素を分泌する。

　自己反応性のT細胞とB細胞はシトルリン化タンパク質を認識し、これに対する抗体が産生される。この抗体は**抗環状シトルリン化ペプチド** anti-cyclic citrullinated peptide（CCP）抗体と呼ばれる。抗CCP抗体はほとんどの関節リウマチ患者で産生されるが、関節リウマチを発症しているわけではない一部の健常者でも産生されることがある。また、将来関節リウマチを発症する者でも産生されており、発症の少なくとも10年前から存在しうる。CCPに応答するT細胞とB細胞は、この段階では関節滑膜に存在しない。

　関節滑膜が関節リウマチの炎症病巣となる理由は、まだわかっていない。免疫複合体がシトルリン化タンパク質と抗体を関節滑膜に運搬するのかもしれないし、特殊なコラーゲンのような関節滑膜自体のタンパク質がシトルリン化されるのかもしれない。

　関節リウマチが発症してしまうと、関節滑膜にはT細胞、マクロファージを含む慢性炎症を担う細胞が浸潤する。このT細胞は、Th1細胞とTh17細胞の混成である。これらの細胞により分泌されるサイトカイン、とくにTNF、IL-17は、関節滑膜に損傷を与える好中球を遊走させて活性化する。破骨細胞は活性化されて、関節端にびらんを生じさせて骨を破壊する。持続的なIL-6分泌は急性期応答を誘発するが、この場合、急性期は数年続く。急性期の特徴は疲労、体重減少、CRP高値である。

　関節リウマチ患者には関節リウマチの家族歴があることが多い。関節リウマチはHLA-DR4と相関している。疾患と特定のHLAアリルの相関は、疾患の発症におけるT細胞の役割を示している。関節リウマチは喫煙者とポルフィロモナス感染者で多くみられ、タンパク質のシトルリン化が発症において重要な段階であるという考え方を支持している。図 31.2は関節リウマチの発症機序を説明している。

　関節リウマチの発症機序にはまだ明らかになっていない部分もあるが、治療はかなり進歩している。関節リウマチは現在、TNF、IL-1とIL-6などのサイトカインに対するモノクローナル抗体やB細胞に対するモノクローナル抗体で治療が可能である。これらすべては効果的であるが、**ボックス 31.1**で示すように、いくつかの特別なリスクがある。

多発性硬化症（MS）

　多発性硬化症もまた、機能障害性の慢性神経疾患であり、診断された患者の半数は15年以内に機能障害を生じる。初期には炎症症状を繰り返し、中枢神経系のさまざまな部分において脱髄斑が生じる。後期には、慢性的な進行性疾患により、広範囲の脱髄が起こる。

　多発性硬化症は欧州北部と北米中部で1,000分の1の割合で罹患する。赤道に近づくほど有病率は低くなるとされる。低リスクの地域から、高リスクの地域へ移動した者の発症リスクが増加することから、有病率の地理的な違いには遺伝要因よりも環境要因が重要であることが示唆される。赤道の近くで生活する人は、高量の紫外線に対して多くのビタミンDを合成することで、多発性硬化症の発症を防いでいるという考え方がある。他方、感染が多発性硬化症の環境誘発であることを支持する次のような根拠もある。

- 多発性硬化症に一見似ている脱髄は、麻疹などの確認されている感染の後にみられることがある。
- 感染は多発性硬化症患者において再発を誘発する。
- エプスタイン-バールウイルス（EBV）感染（第15章）患者は、多発性硬化症を発症するリスクがより高い。

　多発性硬化症における遺伝子の関与は少なく、一卵性双生児の一致率はわずか30％である。ビタミンDの合成に関与する遺伝子は多発性硬化症と関連しており、多発性硬化症の発症は高いビタミンD濃度によって防御されるようである。これはカルシウム代謝を制御することによる役割とは別に、ビタミンDがマクロファージの成熟を促進するホルモンの働きをするためである可能性がある。このように免疫疾患におけるビタミンDの関与

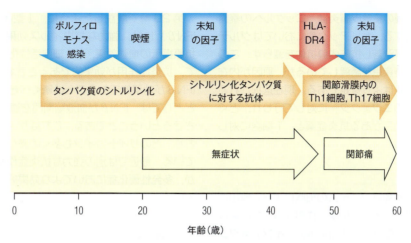

図 31.2　関節リウマチの発症機序
赤は遺伝要因を，青は環境要因を示す．抗環状シトルリン化ペプチド（CCP）抗体の誘発と，関節滑膜への局在化の機序は明らかになっていないことに注意する必要がある．
HLA：ヒト白血球抗原 human leukocyte antigen.

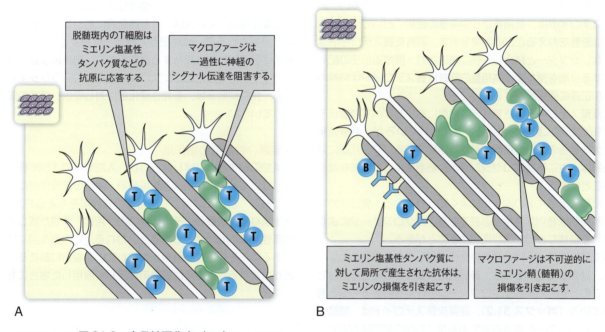

図 31.3　多発性硬化症（MS）
急性再発期における多発性硬化症（A）と，慢性進行期における多発性硬化症（B）の病変は異なる．

は大いにありうる．このため多発性硬化症は疾患感受性遺伝子と環境要因との相互作用から生じる可能性が高い．

多発性硬化症は，傷害を受ける神経組織において，Th1細胞，Th17細胞，マクロファージから成る炎症性病変が進行する際に，急性症状が起こる．炎症性病変は，初期の多発性硬化症に特有の可逆的で反復性の障害を引き起こす（図31.3）．活動性炎症は周辺に存在するが，髄鞘損傷は，神経細胞のインパルス伝導速度を減弱し，神経症状が出現する．炎症が落ちつくと，障害は改善する．急性症状の際，少なくとも初期であれば，機能の回復は良好であることが多い．多発性硬化症の後期に生じる慢性障害は，軸索損傷によるものである．脱髄化された神経細胞はある程度髄鞘の再生が可能であるが，神経細胞の軸索損傷は不可逆性である．

T細胞が多発性硬化症の多くの損傷を開始すると考えられているが，B細胞も中枢神経系に存在するミエリン塩基性タンパク質を含むさまざまな脳成分に対して抗体を分泌する．これらの抗体は，炎症を引き起こすとともに，中枢神経系における抗体産生のマーカーとして，時には多発性硬化症の診断を補助する．

遅延型過敏症反応の治療

遅延型過敏症において，関連する環境抗原が回避可能であるこ

健康と疾病における免疫システム・遅延型（IV型）過敏症と過敏症反応

とがある．たとえば，ある種の接触皮膚炎は，ニッケルへの暴露を回避することにより改善する．セリアック病においてはグルテン摂取を避けることで症状が改善し抗筋内膜抗体を減らす．この例では外来性抗原が自己免疫疾患を誘導しているが，原因が内在性抗原である場合には，治療はより複雑である．現在選択される治療は，主に遅延型過敏症のエフェクターに対して行われ，とくにマクロファージに対する効果がある抗炎症薬と，T細胞に対して作用する免疫抑制薬がある．

抗炎症薬

抗炎症薬は炎症時に，自然免疫システムの細胞によって放出されるメディエーターを減少させることにより作用する．たとえば**アスピリン** aspirin，**イブプロフェン** ibuprofen，**インドメタシン** indomethacin などの非ステロイド系の抗炎症薬は，アラキドン酸代謝を阻害する（第22章）．

内因性副腎皮質ステロイドは生理的ストレスによる免疫応答を抑制する．副腎皮質ステロイドは，自己免疫とアレルギーの治療時に，また移植後に免疫抑制薬として使用されることが多い．副腎皮質ステロイドは，低用量から中用量の使用においては，遺伝子転写に影響を与えることで効果を示す．副腎皮質ステロイドは，特異的なレセプターと結合して核に輸送され，調節遺伝子の配列と結合する役割を果たす．高用量の副腎皮質ステロイドは細胞のシグナル伝達に直接影響する．

副腎皮質ステロイドはさまざまな細胞においてすべての遺伝子の約1％の転写に影響を与えると考えられているが，治療効果として大きなものは，食細胞に対する効果である．リンパ球に対する効果は，主に抗原プロセシングと食細胞による共刺激を減弱させることによる．

副腎皮質ステロイドの副作用はよく知られている．免疫学的には，免疫抑制は特別な注意が必要であり，マクロファージにより制御される結核などの感染が再燃することがある．

副腎皮質ステロイドは多発性硬化症に対してある程度の効果があるが，効果が得られるのは，静脈内に大量投与したときだけである．このときの効果はマクロファージの作用を弱めるものと考えられている（**ボックス31.2**）．副腎皮質ステロイドは，関節リウマチにおいてある程度は有効であるが，長期の使用は有害である．

ここ20年で導入された新しい手法は，炎症における細胞と分子に関する知見が蓄積してきた結果である．たとえばTNF，IL-6，共刺激分子CD80を阻害する薬物やB細胞に対する抗体は，すべて，現在では日常的に関節リウマチで使用されている．これらの生物製剤は非常に効果的であり，関節リウマチ患者は初めて長期寛解が得られ，不可逆的な傷害を回避できるようになった．しかし第36章で解説するように，生物製剤による特別な問題も生じている．

遺伝子組換えIFNβは，神経系炎症の急性発作の発症を遅らせることができ，一部の多発性硬化症患者で使用されているIFNβには長期の効果があり，脱髄に関連する慢性障害を抑制することが示唆されている．

第20章で解説したように，I型インターフェロン（IFNα，IFNβ）には，強力な抗ウイルス効果，やや弱い免疫賦活効果，抗原提示の増強効果，NK細胞活性化効果などがある．したがって，抗炎症作用が効果的であるとされる多発性硬化症に対して，IFNβが効果的であることは驚くべきことである．考えられることとしては，IFNβが血液脳関門を通過するT細胞の遊走を減少させるということである．これはサイトカインの多型性を示しており，どのサイトカインも多くの異なる細胞に複数の効果をもっている．最近では別の強力な抗炎症作用と免疫抑制作用をもつ薬が，多発性硬化症においてより効果的であることが明らかになっている．

免疫抑制薬

免疫抑制薬は遅延型過敏症を引き起こす特異的な免疫応答を抑制し，抗原を回避しようがない自己免疫性の遅延型過敏症に最も適している．免疫抑制薬は移植患者に対して最も多く投与されるため第34章で解説する．免疫抑制薬の利点を享受するには，この薬の危険な副作用，とくに感染リスクの増加とのバランスをとる必要がある．たとえば，1型糖尿病において，患者が免疫抑制薬を投与される間，膵島細胞の機能を維持することができるが，薬剤は生涯にわたり投与する必要があり，副作用は容認できる程度ではない．そのためインスリン補充療法のほうが安全な選択である．免疫抑制薬は，多発性硬化症に対して広い範囲の試験は行われていない．

免疫媒介性薬物の副作用

薬物の副作用はしばしばみられ，入院患者の15％程度に生じる．ほとんどの副作用は予想可能で，薬物の薬理作用に，直接関連がある．たとえば誤って高用量の鎮静剤を与えられた患者は，想定より長時間眠る．そのほかの副作用は，予想が難しく，**特異体質性** idiosyncratic であるといわれる．この副作用には，患者にある薬物を代謝する酵素が欠損している場合に起こる副作用などが含まれる．たとえば鎮静剤を正しく服用した場合にも，代謝

表 31.1 免疫媒介性薬物の副作用

過敏症の種類	副作用	有用な検査
I型	アナフィラキシー	特異的IgE検査（第27，28章）皮膚プリック検査
II型	薬剤性溶血	クームス試験（第29章）
III型：局所	ワクチンに対するアルサス反応	抗体量測定（第30章）
III型：循環免疫複合体	モノクローナル抗体による血清病	
IV型	抗生物質を含む塗り薬による接触皮膚炎	パッチテスト（第26章）

健康と疾病における免疫システム・遅延型(Ⅳ型)過敏症と過敏症反応

酵素活性が低い患者では，過度の眠気を生じる．

特異体質性の副作用も一般的に免疫学的基礎のうえに成り立っており，これらの一部は，自然免疫システムによるものである．たとえばモルヒネはマスト細胞の脱顆粒を刺激し，ヒスタミンが放出され，痒みのある蕁麻疹が発疹する．副作用には適応免疫システムも関与することがあり，どの種類の過敏症も引き起こす可能性がある（表31.1）．これらの副作用には，抗体や反応性T細胞が必要なので，以前に同じ薬物に暴露した患者にだけ起こる．

繰り返しの暴露が致死的な反応を引き起こすことがあるので，こうした副作用の原因を明らかにすることは重要である．臨床検査により免疫学的過敏症について間接的に明らかになる．たとえば，血中マスト細胞トリプターゼの高値は，自然免疫あるいはⅠ型過敏症によるマスト細胞の関与を示唆する．皮膚検査や血液検査により，アレルギー専門医は薬物に対する特異的なIgEの存在を確認できる（第27章）．

薬物に対する過敏症反応の臨床例は，すでに**ボックス22.1**で麻酔薬に対するアレルギー，**ボックス26.2**でペニシリン誘発性溶血について触れている．また**医原性反応** iatrogenic reactionの例として，**ボックス27.1**でラテックスアレルギー，**ボックス29.2**で輸血反応について解説した．これらの解説から，過敏症反応を避けるためにどのようにしたらよいか理解できているはずである．

過敏症反応の概説

ゲル-クームスの過敏症分類（第26章）は，単純化されすぎており，次のように多くの疾病が複数の分類にあてはまってしまう．

- 気管支喘息は一般的にIgEにより即時型の症状を引き起こすアレルギー疾患に分類される．しかし気管支喘息とアトピー性皮膚炎のⅠ型過敏症反応の遅発相は，Ⅳ型過敏症反応による特有のT細胞浸潤の特徴をもつ．
- セリアック病と関節リウマチは両方ともⅣ型過敏症であるが，それぞれ，抗組織グルタミン転移酵素（tTG）抗体と抗CCP抗体などの自己抗体が重要な役割を果たしている．

とはいえ，過敏症の種類を理解することにより，これらの重要な症状の診断と治療が可能となる．たとえばすべてのアレルギーは，血液検査や皮膚検査により，特異的なIgEを同定することで最もよく診断される．これらの検査はほかの過敏症には使用されない．表31.2に，ここまでの6つの章で述べた過敏症反応を要約した．これらの症状は一般的なものなので，医師は熟知していなければならない．

表31.2 過敏症反応の要約

過敏症の種類	抗原の種類	疾患名	抗原	自然免疫システムの関与	B細胞の関与	T細胞の関与
Ⅰ型アレルギー	無害な環境物質	花粉症	草花粉	マスト細胞とマスト細胞メディエーター	IgE	Th2細胞
		ピーナツアレルギー	ピーナツアレルゲン			
		ラテックスアレルギー	ラテックスタンパク質			
Ⅱ型抗体媒介性	アロ抗原	輸血反応	ABO抗原	補体	IgM	なし（T非依存性抗原）
	アロ抗原	新生児溶血性疾患	Rh抗原	マクロファージ	IgG	Th1（軽度の役割）
	無害な環境物質	薬剤性溶血	ペニシリン	マクロファージ	IgG	Th1（軽度の役割）
	自己抗原	バセドウ病	TSHレセプター	なし	IgG	Th1（軽度の役割）
Ⅲ型免疫複合体媒介性	無害な環境物質	農夫肺	真菌胞子	補体，好中球	IgG	Th1（軽度の役割）
	病原体	レンサ球菌感染後糸球体腎炎	レンサ球菌			
	自己抗原	SLE	DNA			
Ⅳ型遅延型	自己抗原	関節リウマチ	シトルリン化ペプチド	好中球	抗CCP抗体，リウマトイド因子	Th1細胞，Th17細胞
		多発性硬化症	ミエリン	マクロファージ	中枢神経系における抗体産生	Th1細胞，Th17細胞
		1型糖尿病	膵島細胞	マクロファージ	膵島に対する抗体	Th1細胞
	自己抗原と食物	セリアック病	tTGとグリアジン	マクロファージ	tTGに対する抗体	Th1細胞
	無害な環境物質	接触皮膚炎	草	樹状細胞	なし	Th1細胞

31 健康と疾病における免疫システム・遅延型（Ⅳ型）過敏症と過敏症反応

ボックス 31.1　関節リウマチ（RA）

50歳の男性患者は，6か月の間，手，手首，足の痛みを訴え続けた．関節痛は朝に悪化し，関節が1-2時間こわばっていた．患者の両方の手の中手指節関節と近位指節間関節には腫脹と圧痛がみられ（図31.4），手首と肘の可動域が減少していた．血液検査では，赤血球沈降速度亢進とCRP高値を伴う急性期応答がみられた．手関節のX線撮影は関節リウマチに特有のびらんを示した（図31.5）．また，血中には**抗環状シトルリン化ペプチド** cyclic citrullinated peptide（CCP）抗体（図31.2参照）とリウマトイド因子（IgM抗IgG自己抗体）が存在した．以上の臨床症状，X線像，血液検査により関節リウマチと診断された．

患者は非ステロイド系抗炎症薬により開始され，いくぶん状態がよくなり，疼痛とこわばりは減少した．しかし1年後の検査では，関節症状は悪化し，X線撮影は病変の進行を示した．抗TNFモノクローナル抗体の投与によって，患者の症状はかなり改善した．しかし，その後患者は抗TNF抗体の副作用が出現した（ボックス24.2参照）．

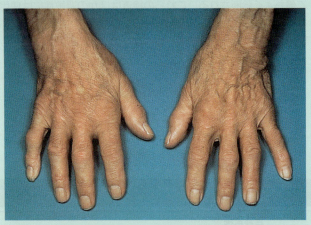

図31.4　中手指節関節と近位指節間関節の腫脹は，関節リウマチに特徴的である．
（St. Bartholomew's Hospital, Londonのご厚意による）

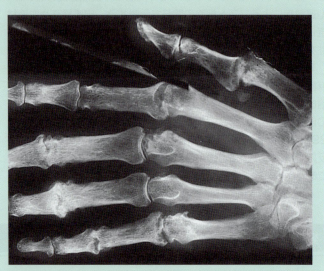

図31.5　関節リウマチにより中手指節関節端に沿って噛まれたような骨のびらん領域を示すX線撮影．
（St. Bartholomew's Hospital, Londonのご厚意による）

ボックス 31.2　多発性硬化症（MS）

22歳の女性は左眼の視覚障害を訴えた．この患者は過去に2回，4年前と1年前に数週間にわたる両下肢の麻痺と刺痛の症状に気がついていたが，診察を受けなかった．2回とも患者が妊娠すると症状が改善していた．約2か月前，患者は歩行不安定となったが，この症状も2週間ほどで改善したので，患者は受診しなかった．

検査では，患者の左眼に視神経炎の徴候がみられた．脳のMRI検査により，白質に多くの病変がみられた（図31.6）．広がった非対称の病変は，多発性硬化症でみられる斑状の炎症と一致していた．また，腰椎穿刺による脳脊髄液の検査は，中枢神経系の活動性炎症と一致するオリゴクローナルバンドを示した（図31.7）．

この患者でみられる経時的なさまざまな神経症状は多発性硬化症に特有であり，症状は妊娠中に改善したのはエストロゲンがTh1細胞の活性を阻止したためと考えられる．臨床検査，MRI，脳脊髄液検査の結果から，多発性硬化症と診断された．その後数週の間，高用量の副腎皮質ステロイド治療によって，患者の視力は改善した．

続く

ボックス 31.2　多発性硬化症（MS）；続き

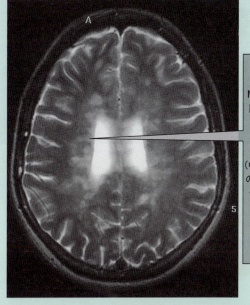

図 31.6　脱髄斑を示している脳の MRI スキャン
(Dr. J. Evanson, Royal London Hospital, London のご厚意による)

この多発性硬化症患者の脳 MRI 撮影において，脱髄斑と一致する斑状病変が存在する．これらが，側脳室（中心の明るい領域）の周辺にどのように位置しているかに留意すること．これらの病変は非対称的な外観をしている．

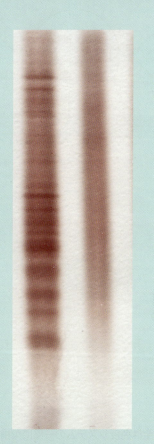

図 31.7　IgG 抗体で染色された脳脊髄液（左）と血清（右）の高解像度電気泳動
脳脊髄液は約 20 個のバンドを示し，それぞれが中枢神経系に常在する異なる B 細胞の小さな細胞集団によって産生される IgG 抗体に対応している．同じオリゴクローナル B 細胞集団は中枢神経系以外には存在しないので，血清検体にはバンドがみられない．
(Prof. H. Willison, University of Glasgow のご厚意による)

学習チェック問題　修得事項

1. 遅延型過敏症反応がどのようにサイトカインネットワークに依存しているかについて説明しなさい．
2. 多発性硬化症と関節リウマチの病因，診断，治療について説明しなさい．
3. 遅延型過敏症における副腎皮質ステロイドの利点と制限について説明しなさい．
4. 抗炎症治療におけるサイトカインの冗長性と多型性の臨床的意味について説明しなさい．
5. ゲル-クームスの過敏症分類が，さまざまな疾患の診断，治療にどのように用いられるかについて説明しなさい．

32 原発性免疫不全

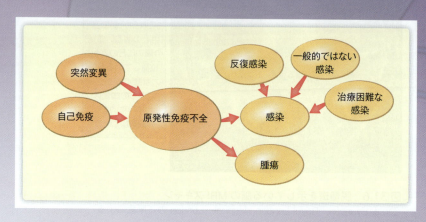

原発性免疫不全は免疫システムの一部に欠損もしくは機能異常がある疾患である．原発性免疫不全の原因は免疫システム自身であり，他の疾患の発症，毒素，薬物によるものではない．これらに起因するのは続発性免疫不全であり，第33章で扱う．

100以上の原発性免疫不全が発見されており，その大部分は突然変異に起因する．これらの一部はこれまでの章で説明しているため，確認しておくとよいだろう．また，一部の原発性免疫不全は自己免疫に起因する．

原発性免疫不全によって感染と腫瘍が発症しやすくなる．本章では，感染の種類と免疫不全の種類と重症度の関係を説明する．また，原発性免疫不全の診断と治療についても解説する（上記の概要図）．

■ 感染は免疫不全の種類の手がかりとなる

幼少期はよくみられる病原体に対する免疫はまだ発達していない．そのため幼児が冬に3-4回上気道感染に罹患することは普通である．しかし小児が持続的で，反復する上気道感染に罹患したり，肺炎発作を発症したりすることは普通ではない．健康な成人でも感染症に罹ることがあり，20-60歳の健康なほとんどの人は，毎年いくつかの感染に罹患している．これらの大多数は医療介入がなくても回復する．

一方で，反復性や難治性であるような通常とは異なる感染は，免疫不全の重要な徴候である．免疫不全は，複数回の抗生物質投与，あるいは入院を必要とする患者に対しては考慮すべきである．感染の種類は免疫不全の原因と程度の手がかりとなる（図32.1）．

抗体が細胞外細菌を排除する中心的な役割を担うので，莢膜保有細菌の反復感染は抗体産生能の欠損の徴候である．IgGとIgAは，気道感染に対する主な防御であり，抗体の欠損は肺炎球菌やヘモフィルス属に起因する反復性の呼吸器感染を引き起こす．これらの細菌は気管支に不可逆性の傷害を与え，気管支拡張症を引き起こす．一方で，ブドウ球菌，グラム陰性菌，真菌による感染は，食細胞の減少や機能異常などが特徴的である．理由は不明であるが，いくつかの補体欠損は髄膜炎菌 Neisseria meningitidis に起因する髄膜炎の原因となる（第20章参照）．

T細胞とマクロファージは細胞内感染の認識と除去で特別な役割をもつ．T細胞あるいはマクロファージの欠損は，原虫，ウイルス，抗酸菌を含む細胞内細菌などの細胞内微生物の感染の原因になる（図32.1参照）．潜伏ヘルペスウイルス感染の再活性化には，とくにT細胞免疫不全が関与する．**口唇ヘルペス** cold sores（**単純ヘルペス** herpes simplex），あるいは**帯状疱疹** shingles（**水痘-帯状疱疹** herpes varicella zoster）の反復症状は，軽度の免疫不全を示唆する．反復するカンジダ感染は，Th17経路の欠損を示唆する．ヘルペスウイルスにより誘発される腫瘍，とくにヒトヘルペスウイルス8（HHV8）によるカポジ肉腫とエプスタイン-バール Epstein-Barr ウイルス（EBV）により誘発される非ホジキンリンパ腫は，T細胞機能障害が特徴

健康と疾病における免疫システム・原発性免疫不全

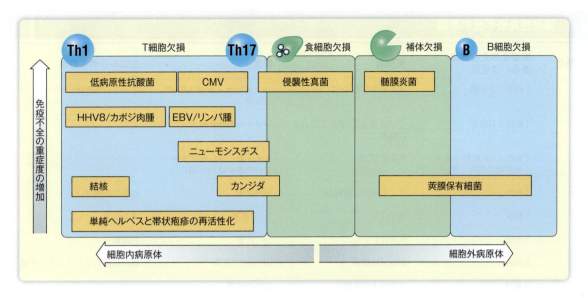

図 32.1　日和見感染の種類はまた，免疫不全の程度と原因の手がかりとなる．たとえば，抗酸菌は T 細胞免疫不全を示すが，細胞外に莢膜のある細菌は，抗体や補体の欠損を示す．そして，免疫不全の重症度も感染の種類に反映される．カンジダは非常に軽度の免疫不全や健康体でも感染を引き起こすことがあるが，侵襲性真菌感染はほとんどの場合重篤な免疫不全を示す．単純ヘルペスとサイトメガロウイルス（CMV）は両方ともヘルペスウイルス科に属するが，サイトメガロウイルス感染だけが重篤な免疫不全を示す．
EBV：エプスタイン-バールウイルス Epstein-Barr virus，HHV：ヒトヘルペスウイルス human herpesvirus．

である．これらは第 35 章で詳述する．

T 細胞免疫不全の重症度は抗酸菌感染のパターンに反映されている（**図 32.1 参照**）．結核菌は免疫が健常な人にも肺感染を引き起こす強い病原性をもつ微生物である．軽度の T 細胞免疫不全においては，結核菌は肺以外の体内に侵入することができる．より重篤な免疫不全においては，環境に存在する低病原性の抗酸菌である *Mycobacterium avium* intracellulare complex（MAC）が，さまざまな感染の素因になる．

■ 原発性免疫不全の原因

原発性免疫不全の原因は以下のとおり分類される．
- **突然変異**：これはまれである．免疫システムのどんな部分にも障害を生じる可能性があり，重篤な疾患を引き起こす．
- **多型**：これは共通してみられる形質で，免疫システムのどんな部分にも障害を生じる，緩徐に感染リスクを増加させる．
- **多遺伝子疾患** polygenic disorder：この比較的よくみられる疾患は主に抗体に影響する．多遺伝子疾患の一部は，自己免疫に起因する．

これらの疾患の多くはこれまでの章で解説しており，**表 32.1 と図 32.2** に要約した．

突然変異と免疫不全

免疫不全を引き起こす 100 以上の突然変異が知られている．本書では，免疫不全を引き起こす適応免疫システムの遺伝子変異についてとくに重要なものを解説した．多くの変異は**重症複合免疫不全** severe combined immunodeficiencies（SCID）の原因となり，SCID は T 細胞と B 細胞の両方が障害される疾患である．SCID は最も重篤な原発性免疫不全であり，サイトカイン γ 鎖レセプター欠損と *RAG* 突然変異に起因することがある．T 細胞と B 細胞が障害を受けるため，SCID の症状は重篤なものとなる．治療がなされないと SCID の乳児は，生後数か月以内に死亡する．これらの疾患のなかには，常染色体性遺伝（*RAG* 欠損など；**ボックス 7.1 参照**）や，血族結婚（近縁者の結婚）において家族歴がみられることがある．ほかには，X 連鎖 SCID（γc 鎖欠損；**ボックス 12.2 参照**）や，高 IgM 症候群（**ボックス 16.2 参照**）があり，母方のおじの早期死亡の家族歴があるかもしれない．ディジョージ DiGeorge 症候群（**ボックス 15.1 参照**）はほとんどの場合 22 番染色体のほかの染色体への転座に起因しており，遺伝しない．

多型と免疫不全

遺伝子多型は単一の遺伝子座に生じる同じ遺伝子のアリル（対立遺伝子）であり，ヒトの集団において少なくとも 1％ 程度存在する．眼球の色は代表的な例である．HLA アリルは多型性を示し，B 型肝炎ウイルス（HBV）と HIV など感染の転帰に影響を与える（**ボックス 3.1 参照**）．ウイルスペプチドと結合することができない HLA アリルをもつ場合，転帰はよくない．HIV 感染のリスクと関連するケモカインとケモカインレセプターの遺伝子多型は，第 33 章で解説する．

マンナン結合レクチン（MBL）は細菌の細胞壁の糖鎖と結合し，補体経路を活性化するコラーゲン様タンパク質である（第 20 章）．MBL と補体の遺伝子多型は感染リスクに影響を与える（図

表 32.1 原発性免疫不全の原因

遺伝学的特徴	影響を与える細胞あるいは経路	疾患名	異常	主にみられる感染	章
1遺伝子性	T細胞とB細胞	常染色体劣性SCID	リコンビナーゼ(RAG)の変異	すべての病原体	7
1遺伝子性	T細胞とB細胞	ウィスコット・アルドリッチ症候群	アクチン細胞骨格		32
1遺伝子性	T細胞とNK細胞は減少，B細胞は機能しない	X連鎖SCID	サイトカインレセプターの共通γ鎖(γc鎖)		12
1遺伝子性	T細胞	ディジョージ症候群	胸腺欠損	細胞内病原体	15
自己抗体	T細胞	抗IL-17	Th17応答	カンジダ	32
自己抗体	T細胞	抗IFNγ	Th1応答	抗酸菌	32
1遺伝子性	B細胞	抗IgM症候群	CD154の変異	肺炎球菌とインフルエンザ菌	16
1遺伝子性	B細胞	X連鎖抗体欠損症	*BTK*の変異		11
多遺伝子性	B細胞	分類不能型免疫不全症	未知		32
多遺伝子性	B細胞	IgA欠損症	未知		32
多遺伝子性	B細胞	特異抗体産生不全症	未知		32
1遺伝子性	抗原提示	TAP欠損	抗原プロセシングの障害	すべての病原体	10
多型	抗原提示	HLA	抗原提示	ウイルス	3
1遺伝子性	補体	補体欠損	膜侵襲複合体	細菌，とくにナイセリア	20
多型	補体カスケード	マンナン結合レクチン	補体カスケード	多くの病原体	32
1遺伝子性	食細胞	慢性肉芽腫症(CGD)	酸化バースト	ブドウ球菌と侵襲性真菌	21

さまざまな原発性免疫不全症が異なる種類の感染を引き起こすことに注意すること．SCIDはさまざまな感染に罹患しやすく，原発性免疫不全症の中で最も重篤である．

HLA：ヒト白血球抗原 human leukocyte antigen，IFN：インターフェロン interferon，Ig：免疫グロブリン immunoglobulin，IL：インターロイキン interleukin，NK：ナチュラルキラー natural killer，SCID：重症複合免疫不全 severe combined immunodeficiency，TAP：抗原プロセシング関連トランスポーター transporter associated with antigen processing，Th：Tヘルパー T-helper.

32.3)．遺伝子多型が一個体に与える影響は小さいので，これらの多型は集団の研究によって発見されうる．遺伝子多型は流行している感染に罹患している異なる集団において，さまざまな頻度で存在する．代表的な例が免疫システム以外に存在する．ヘモグロビンS多型(鎌状赤血球貧血)はマラリアから守ることができ，この多型はマラリアが流行する地域で生活しているかその地域に起源がある集団ではよくみられる．

多因子遺伝疾患

多因子遺伝疾患は環境要因の関与と併せて，複数の遺伝子の相互作用によって引き起こされる疾患である．主に抗体産生に影響を与える多因子遺伝疾患で比較的よくみられるものは，**分類不能型免疫不全症** common variable immunodeficiency (CVID)，**IgA欠損症** IgA deficiency，特異抗体産生不全症がある．IgA欠損症は約600分の1の割合で罹患するが，この患者の3分の1にのみ感染がみられる理由は不明である．セリアック病(第28章)はIgA欠損症患者でより多くみられる．

CVID(**ボックス32.1**参照)は約2万分の1の割合で若年者に起こり，男女ともに同じ割合で罹患する．CVIDは治療を必要とする最も多くみられる原発性免疫不全である．この疾患の患者は総IgG濃度が低下しているが，IgA濃度，IgM濃度，またB細胞数，T細胞数などの所見はさまざまである．CVIDは異なる疾病群を包括する病名で，成人期の初期に始まる反復する気道感染が出現する．また腸，皮膚，神経系などにも感染が起こる．自己免疫疾患はCVIDにおいて一般的であり，しばしば悪性貧血，甲状腺疾患，関節炎，**免疫性血小板減少症** immune thrombocytopenia がみられる．

CVIDには遺伝因子があり，多くの患者は，家族歴や血族結婚歴があることから，常染色体劣性遺伝が示唆されている．しかし，遅発性のCVIDの存在は，まだ同定されていない環境要因が重

健康と疾病における免疫システム・原発性免疫不全

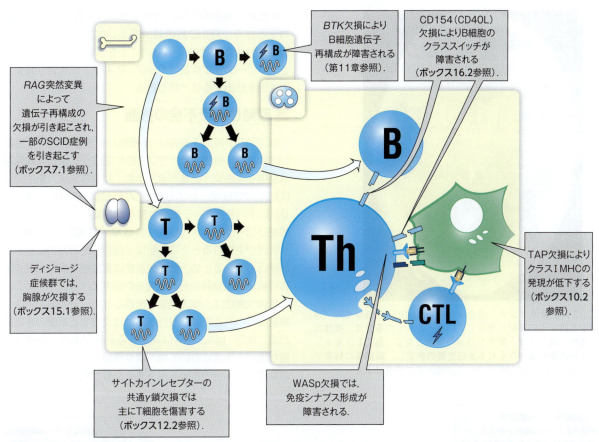

図 32.2　ディジョージ症候群，ZAP70，JAK 欠損などの主に T 細胞欠損による障害は，細胞内病原体感染という形で出生直後に現れる．X 連鎖無γグロブリン血症などの B 細胞傷害は，母親から受け継いだ抗体が尽きる生後 6 か月頃に出現する．BTK：ブルトン型チロシンキナーゼ Bruton's tyrosine kinase, CTL：細胞傷害性 T リンパ球 cytotoxic T lymphocytes, MHC：主要組織適合遺伝子複合体 major histocompatibility complex, TAP：抗原プロセシング関連トランスポーター（輸送体）transporter associated with antigen processing, WASp：ウィスコット-アルドリッチ症候群タンパク質 Wiskott-Aldrich syndrome protein.

要な役割を果たしていることを示唆している．

特異抗体産生不全症 specific antibody deficiency の患者には，正常な総 IgG 値であるにもかかわらず，肺炎球菌やインフルエンザ菌に反復感染しやすい．また，多糖抗原に応答せず，ワクチン接種後でも，肺炎球菌の抗原に対する抗体の力価が低い．特異抗体産生不全症は乳児期に一過性に発症することが多いが，摘脾（**ボックス 13.1** 参照）後の発症の場合は原因が脾摘そのものであるため永続的である．

ほかの原発性免疫不全には自己免疫に起因するものもある．たとえば自己免疫性多腺性内分泌不全症-カンジダ症-外胚葉形成異常（APECED；**ボックス 15.2**）では，病名からわかるように，重篤な反復するカンジダ感染に罹患することが多い．APECED 患者は，中枢性寛容が欠損しており，多く種類の自己免疫が出現する．一部の APECED 患者は IL-17 に対する自己抗体を産生し，カンジダに対する応答が阻害される．

遺伝子欠損をもたないほかの個体において，IFNγ に対する抗体が産生されることがある．抗酸菌の制御において IFNγ が重要な役割を果たすことから，抗酸菌の反復感染が出現する（第 23 章）．理由は不明であるが，この症状は主に東南アジアの人に出現している．

■ 重症複合免疫不全（SCID）のスクリーニング検査

SCID の乳児は造血幹細胞移植によって治療されないと死亡する．造血幹細胞移植によって SCID を治癒することができるが，早期に実施する必要がある．造血幹細胞移植が出生直後に実施されれば 90% の乳児は生存するが，2-3 か月間遅れると，移植による生存率は 50% となる．これらの理由から，SCID の早期診断と治療のために，多くの国で新生児期に SCID のスクリーニング検査が実施されている．

SCID のスクリーニング検査はほかのスクリーニング検査に使用される**乾燥血液スポット**（Guthrie スポット）で実施される．この検査では，TCR 遺伝子が胸腺で遺伝子再構成を受ける際に，生成する環状 DNA **T-cell receptor excision circle（TREC）**を検出する．遺伝子再構成の各段階で使用されなかった TCR 遺伝子断片がゲノムから取り除かれて，TREC となる（**図 32.4**）．TREC の DNA は，娘細胞に存在しており，有糸分裂時に複製されることはないため，以降の有糸分裂の間に薄められてしまう．

健康と疾病における免疫システム・原発性免疫不全

このため，血中の十分なTREC数は，胸腺のT細胞の産生マーカーとなる．TREC数の減少あるいは欠損は，T細胞がどんな理由にせよ生成されていないことを示唆している．TRECによるスクリーニング検査はSCID，およびT細胞数が減少するほかの疾患を検出することができる．

原発性免疫不全の診断

SCIDの小児はT細胞とB細胞が欠損するので，生後数週間以内に感染に罹患する．SCIDの小児は，しばしば異常なあるいは反復する感染，発育不全，下痢，特異な発疹，新生児死亡や血族結婚の家族歴，および総リンパ球数の著明な低値（1,000/μL以下）を示す．T細胞免疫不全が疑われた乳児は，リンパ球数をフローサイトメトリー（第5章）で測定する必要がある．

乳児が生まれるときには胎盤を通過した母親の免疫グロブリンが移行しているため，抗体欠損症は乳児期後半に出現する．この移行抗体は生後数か月間乳児を防御する．CVIDなどのいくつかの抗体欠損症は，成人期まで出現しない．最も多く抗体欠損症の検査が行われるのは，慢性あるいは反復する細菌の呼吸器感染がある．IgG，IgA，IgMは測定する必要がある．免疫グロブリン量が低値の患者においては，腸や腎臓からタンパク質喪失などの続発性免疫不全の原因を除外する必要がある．総免疫グロブリン

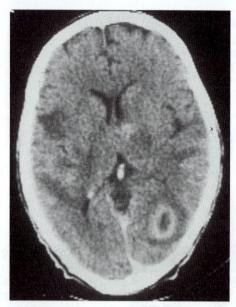

図32.3　この患者はマンナン結合レクチン（MBL）と補体C2，C4をコードする遺伝子の多型が遺伝している．これらの多型は，補体カスケード活性を減少させ，異常な感染の素因となる．脳CTスキャンで，リング状増強効果がみられる大脳皮質の病変は，脳膿瘍に特有である．（St. Bartholomew's Hospital, Londonのご厚意による）

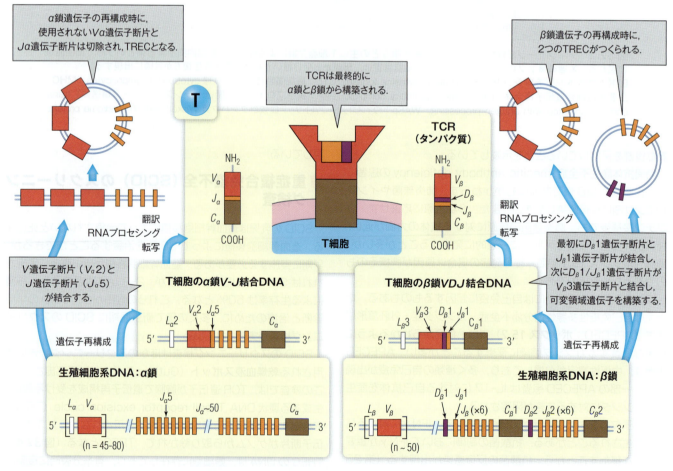

図32.4　TRECはT細胞分化時に一度だけ生成される．

量が正常である場合，インフルエンザ菌と肺炎球菌に対する特異抗体を測定する必要がある．これらの検査がすべて正常であれば，免疫不全は存在しないと結論する前に，**慢性肉芽腫症** chronic granulomatous disease（CGD；第21章）など，補体や好中球機能に問題がないことを確かめることが重要である．

■ 原発性免疫不全の治療

治療の目的は感染を阻止することである．特異抗体産生不全症などの軽度の免疫不全の場合には，予防的抗生物質投与で十分である．

より重篤な抗体欠損症では，免疫グロブリン補充療法が必要となる．免疫グロブリン投与は一種の受動免疫療法である（第4章，**ボックス4.2**参照）．さまざまな病原体に対する抗体が必要であるため，数千人の健常ドナーから提供された免疫グロブリンプールが使用される．免疫グロブリンの補充は静注か皮下注で投与する．補充療法は免疫抑制を目的とする免疫グロブリン大量補充療法とは異なる．

血漿ドナーはHIV，B型肝炎ウイルス，C型肝炎ウイルスに対する抗体のスクリーニング検査が実施される．IgGの精製過程では，多くの病原体を破壊するが，低温殺菌（56℃加熱），界面活性剤添加などのさらなる段階は，一般的にC型肝炎ウイルスキャリアに対するリスクを減らすために実施される．SCIDが疑われHIV感染の可能性が除外された乳児は，確定診断が可能で造血幹細胞移植などの根治的治療が行える専門病院へ紹介する必要がある．造血幹細胞移植が実施されるまで，重篤な感染を避けるために，麻疹，流行性耳下腺炎，風疹，ポリオなどの生ワクチンを避け，ニューモシスチス肺炎などの日和見感染の予防といった手段がとられる．

造血幹細胞移植はSCIDとほとんどのT細胞欠損症で必要とされる治療法で，第34章で詳述する．造血幹細胞移植は乳児が感染に罹患する前の出生後2-3週以内に実施できると最も成功率が高く，この場合90％の成功率で治癒できる．通常は，適したドナーが存在しないため，造血幹細胞移植が選択できない場合は，T細胞欠損患者では遺伝子治療が試みられている．

遺伝子治療

遺伝子治療は遺伝子組換え技術を利用して，患者の幹細胞の遺伝子異常を修正し，免疫システムを再構成できる．適した幹細胞ドナーが得られない一部のSCID患者に行われているが，遺伝子治療は現在まで，ほかの遺伝性疾患では成功していない．

遺伝子治療が成功するには，次のようないくつかの基準を満たす必要がある．

1. **それぞれの患者の遺伝子突然変異を同定し，突然変異の修復により患者の症状が改善されるということが明らかでなければならない．** X連鎖SCID（第12章）とすでに診断されている小児で，1つのリンパ系前駆細胞に2回目の突然変異が生じ，共通γ（γc）鎖の欠損が元に戻った．この復帰変異が生じた前駆細胞は増殖し，リンパ球を部分的に回復させた．これにより，SCIDで突然変異の修正が有用であることが証明された．遺伝子治療が有効となるためには，遺伝子は安全に細胞に届く必要がある．SCID患者の血液由来の造血幹細胞に，正常な遺伝子が導入され，治療に用いられる．ウイルスの機構が正常な遺伝子を導入するために利用されることが多く（**図32.5**），この方法で約500個の造血幹細胞に遺伝子が導入される．

2. **遺伝子導入された遺伝子は増殖と生存において優位性をもたらさなければならない．** X連鎖SCIDにおいて，突然変異はT細胞増殖因子（IL-2，IL-7）のレセプターの一部を形成する共通γ鎖に生じる．レセプターが機能している細胞は，増殖し，生存することができる．遺伝子導入された500個の元の細胞から，12回の分裂により，それぞれさまざまなTCRをもつ，100万個の娘T細胞前駆細胞が生成される．これらの細胞は，さまざまなT細胞集団をすべて再構成するのに十分である．

3. **遺伝子治療は悪性腫瘍を引き起こしてはならない．** 活性化プロモーターをもつ遺伝子が癌遺伝子に隣接して挿入されると，癌遺伝子が恒常的に活性化され，癌を引き起こすことがある．これは**挿入変異** insertional mutagenesis として知られており，遺伝子治療が懸念される大きな理由である．γc鎖のエンハンサーが癌遺伝子 *LMO2* の隣に挿入され，*LMO2* 遺伝子が転写されたため，X連鎖SCIDに対して遺伝子治療を受けた最初の20人の患者のうちの5人が，リンパ系悪性腫瘍を発症した．以降の実験では，悪性腫瘍が生じると作動する自殺遺伝子が治療に用いる遺伝子に導入された．

遺伝子治療はCGD（第21章）などのほかの原発性免疫不全で実施されてきた．CGDは，好中球数は正常であるが，病原体を殺傷する酸化バーストができない疾患である．CGDの遺伝子治療では，一部の造血幹細胞で変異が修復され，いくらか正常な好中球が産生されたが，長期的な成功は得られなかった．治療後の数週間では，正常な好中球はきわめて少ない数しか生成されなかった．これは，変異が修復された好中球前駆細胞には，修復されていない好中球に対して，増殖と生存における優位性がなかったためであると考えられる．修復された遺伝子をもつ好中球は，骨髄で優位になることができなかった．

嚢胞性線維症 cystic fibrosis は最もよくみられる遺伝子疾患である［訳者註：本疾患は白人では多いが，日本ではきわめてまれである］．この疾患の突然変異は，通常気道，腸，肝臓，膵臓の上皮細胞に発現する *CFTR* 遺伝子に生じる．長年にわたり，異常な遺伝子が同定されており，遺伝子を修復したレトロウイルスベクターが生成されたが，これらを標的となる細胞に導入することは非常に困難であることが判明した．問題の1つは，造血幹細胞とは異なり，たとえば気道の細胞などに対して遺伝子導入することが容易でないことがある．さらに正常な遺伝子の導入に成功し，細胞に発現した場合，理論上は，免疫システムが *CFTR* 遺伝子の産物を外来タンパク質として認識し，免疫応答を開始する可能性があり，問題が残る．これらの理由により，少なくとももうしばらくの間，嚢胞性線維症に対する遺伝子治療は難しいだろう．

32 健康と疾病における免疫システム・原発性免疫不全

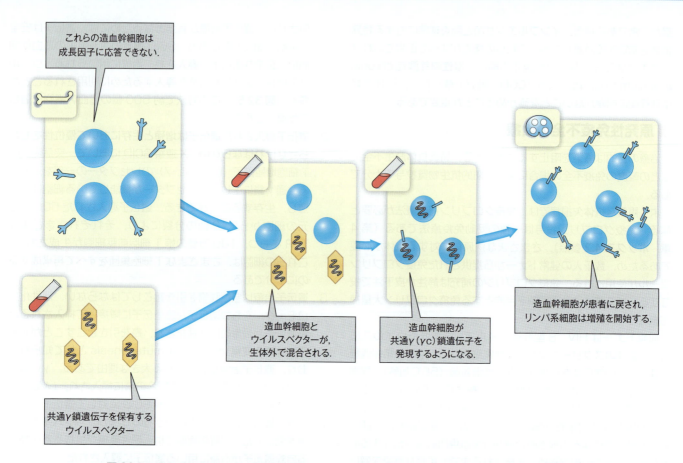

図32.5　遺伝子治療が，X連鎖重症複合免疫不全（SCID）で成功した理由は2つある．1つ目は，造血幹細胞に導入することが比較的容易であることで，2つ目は共通γ（γc）鎖を遺伝子導入された細胞は，増殖することができたことである．

ボックス 32.1　診断の遅れ

　25歳の女性は，毎日出る痰と息切れの悪化で受診した．患者は大学生のときに反復する胸部感染をもっており，卒業することができなかった．過去3年間で，患者の胸部症状は持続的になった．また，慢性副鼻腔炎に罹患し，3回の副鼻腔ドレナージ手術を受けたが成功しなかった．特記すべき家族歴はなく，非喫煙者である．

　診察では，気管支拡張症の徴候がみられ，肺CTスキャンでも確かめられた（図32.6）．気管支拡張症は，反復する感染発作に起因する気道の不可逆的な傷害である．患者の喀痰からインフルエンザ菌が検出された．免疫学的検査の結果を表32.2に示す．

　続発性免疫不全の原因が除外され，肺炎球菌の多糖を含むワクチンを用いたワクチン接種検査を行った．これにより，患者がワクチンに応答しないことが明らかになり，CVIDの診断基準を満たした．患者の症状は免疫グロブリンの静脈内投与により改善し，その後卒業することができた．

　CVIDは10歳代後半から20歳代前半で発症することが多い．免疫グロブリン補充療法が開始されると，呼吸器感染の頻度と重症度は低下する．しかし診断が遅れた場合，この症例のように，不可逆的な症状が出現することがある．反復する感染や通常みられない感染に罹患した患者の免疫グロブリン量を検査することにより，このような事態を防ぐことができる．

続く

ボックス 32.1 診断の遅れ；続き

表 32.2 CVID患者の検査結果

成分	患者の値	基準範囲
IgG (mg/dL)	20	700-1,800
IgA (mg/dL)	10	80-400
IgM (mg/dL)	20	40-250
$CD3^+$T細胞 (/μL)	420	820-2,100
$CD19^+$B細胞 (/μL)	230	760-4,200

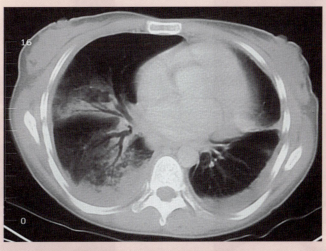

図32.6　この肺CTスキャンでは，CVIDの女性患者の気管支拡張症と斑状肺炎 patchy pneumonia がみられる．右肺において，気管支が周りを囲む肺のコンソリデーションによって可視化されている．気管支は軽度に拡張しており，気管支内腔は滑らかでない．(St. Bartholomew's Hospital, London のご厚意による)

ボックス 32.2　ウィスコット-アルドリッチ症候群（WAS）

　図32.7と図32.8の患児は，皮下出血と出血傾向のため受診し，これらの症状は血液中の血小板数の減少によるものことが判明した．また，重篤な湿疹が生じ，通常ではみられないウイルス感染に罹患していた．図32.7で示すように，複数の疣状の病変が顔面にみられた．これらはポックスウイルス属に起因する**伝染性軟属腫** molluscum contagiosum である．正常な免疫システムをもつ小児では，伝染性軟属腫は1-2個の病変のみの一過的な感染を引き起こし，細胞傷害性Tリンパ球（CTL）の働きによって2-3週以内に治癒する．この患児でみられる異常に広範囲で持続する感染は，日和見感染の特徴である．

　患児はまたB細胞リンパ腫という悪性腫瘍に罹患していた．第35章で解説するように，免疫不全患者のリンパ腫はEBVに起因することがある．

　この患児の臨床的特徴は，血小板数減少，湿疹，感染，悪性腫瘍であり，小児科医は原発性免疫不全であるウィスコット-アルドリッチ Wiskott-Aldrich 症候群（WAS）を疑った．患児からDNAが採取され，ウィスコット-アルドリッチ症候群タンパク質（WASp）の遺伝子配列が調べられた．患児のウィスコット-アルドリッチ症候群遺伝子（*WAS*）に突然変異があることが判明し，診断が確定した．

　ウィスコット-アルドリッチ症候群はX連鎖疾患であるが，

続く

ボックス 32.2　ウィスコット−アルドリッチ症候群（WAS）；続き

この患児にはこの疾患に罹患した男性親族の家族歴はなかったため，患児の突然変異は新たに起こったと考えられた．リンパ腫は良好に制御され，患児は造血幹細胞移植（第 34 章）を受けた．その 2 年後には患児は通常の生活を送っている（図 32.8 参照）．

WASp はアクチン細胞骨格を制御する．WASp の欠損によって，機序はまだ明らかとなっていないが，血小板の正常な発達が阻害される．WASp 欠損が免疫システムに与える影響についてはより解明が進んでいる．通常は，T 細胞活性化の後に，ZAP-70（第 11 章）は WASp 分子を活性化し，細胞骨格の変化を引き起こし，最終的に免疫シナプス（第 16 章）の形成と，CTL による標的細胞へパーフォリン，グランザイムの放出が起こることになる（図 32.9）．これらの T 細胞機能に欠損が生じるため，ウィスコット−アルドリッチ症候群患者では細胞内ウイルスを排除できないことは驚くべきことではない．さらに，これらの患者は B 細胞と樹状細胞機能に欠損があるため，抗体産生も障害される．

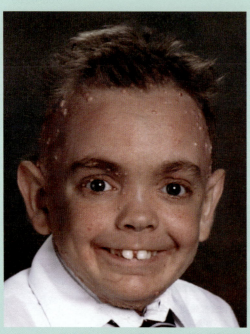

図 32.7　ウィスコット−アルドリッチ症候群（WAS）の患児．患児の顔面の病変は，伝染性軟属腫である．

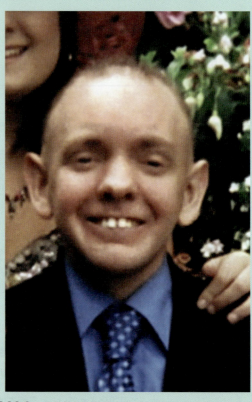

図 32.8　造血幹細胞移植 2 年後の図 32.7 の患者を示す．

続く

ボックス 32.2 ウィスコット-アルドリッチ症候群（WAS）；続き

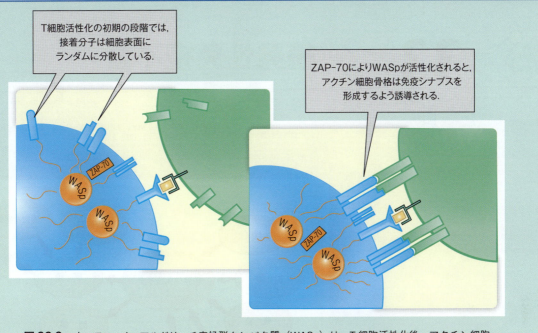

図 32.9 ウィスコット-アルドリッチ症候群タンパク質（WASp）は，T細胞活性化後，アクチン細胞骨格の構成する役割がある．ウィスコット-アルドリッチ症候群においては WAS 遺伝子の突然変異により，これらの事象が正常に起こらない．

学習チェック問題　修得事項

1. 原発性免疫不全が疑われる臨床的特徴を挙げなさい．
2. T細胞やB細胞に異常をもつ患者が罹患する感染の種類を挙げなさい．
3. 突然変異，遺伝子多型，多因子遺伝に起因する原発性免疫不全を挙げなさい．
4. 遺伝子治療について説明しなさい．

33 続発性免疫不全

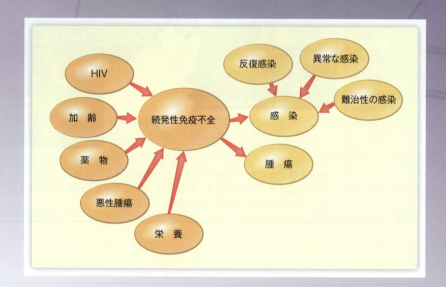

　本章では，続発性（2次性）免疫不全について解説する．続発性免疫不全のうち，**ヒト免疫不全ウイルス** human immunodeficiency virus（HIV）はよくみられ，重篤な免疫不全を引き起こすため，最も重要である．続発性免疫不全は，原発性免疫不全と同様の感染と腫瘍を引き起こす．感染の種類は，続発性免疫不全における免疫システムの障害部位に影響する（上記の概要図）．

■ HIV 感染

　現在，世界では4,000万人以上がHIVに感染している．年間200万人以上が感染し，そのうち10％は小児である．さらに年間120万人が，HIV感染により死亡している．HIV感染の自然経過とHIVが免疫システムにどのように作用するかを理解する必要があるが，これは抗HIV薬の作用機序やHIV感染のモニタリング方法を，またワクチン開発が困難である理由を理解する基盤となるからである．

宿主細胞へのHIVの侵入

　HIVは単純なウイルスである（**図33.1A**）．HIVのゲノムは，3つの遺伝子のみで構成され，RNAスプライシングとペプチドプロセシングによって9種類のタンパク質がつくられる．HIVはレトロウイルスであり，HIVのRNAゲノムは宿主細胞内で，DNAに逆転写される．HIVのゲノムは酵素とともに，エンベロープに囲まれている．このエンベロープにはgp120とgp41という宿主細胞と結合し侵入するのに用いられる2つの糖タンパク質が含まれる（**図33.1B-E** 参照）．

1. 最初に，gp120はCD4分子と結合する．HIVは長く柔軟な構造をもつCD4分子と容易に結合するが，この相互作用によって直接的に宿主細胞表面にウイルスが近づけられるわけではない．CD4との結合はHIVが細胞に侵入する第一段階であるため，HIVはCD4$^+$T細胞，単球，単球由来のマクロファージ，樹状細胞のみに感染する（**図33.1B** 参照）．
2. 次に，gp120は，ケモカインレセプターのうちの1つ，通常はCCR5と結合する（**図33.1C** 参照）．
3. ケモカインレセプターは短い細胞外領域をもち（第24章），gp120と結合して宿主細胞の近くに引き寄せる．これにより，通常は閉じたジッパーのような構造をもつgp41分子の構造変化を誘導し，gp41は開いた構造をとり細胞膜に突き刺さる（**図33.1D** 参照）．

健康と疾病における免疫システム・続発性免疫不全

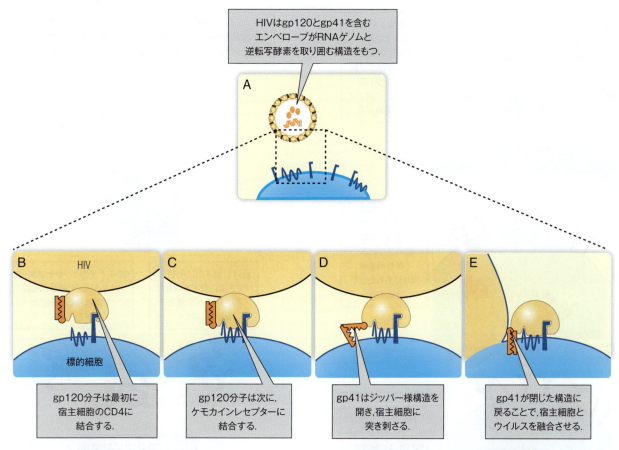

図33.1 HIVは宿主細胞のCD4とケモカインレセプターを利用して感染する。B-Eは細胞と相互作用しているHIVの拡大図である。

4. 最後に，gp41が元の閉じた構造になり，効率よくウイルスエンベロープと宿主細胞膜を融合させる（図33.1E参照）．

HIVゲノムの逆転写

逆転写酵素はRNAゲノムとともに宿主細胞に入り，RNAゲノムから2本鎖DNAを生成する．この2本鎖DNA産物は宿主ゲノムに組み込まれる（図33.2A, B）．逆転写酵素はエラーを起こしやすい酵素であり，逆転写の間に多ければ10,000塩基に1塩基の割合で変異が生じる．さらにHIVは，これらの突然変異の校正機能をもたない．これはHIVのライフサイクルの3回に1回は，新たな変異をもつウイルスが生まれることを意味する．

突然変異率が高いため，1個のHIVウイルスによる2-3週以内の感染で，大部分の患者で多くの異なるウイルス株が検出される．

HIV潜伏と転写

3つのHIV遺伝子が宿主ゲノムに組み込まれると，宿主の遺伝子と同様に作動する．ほとんどの時間で，遺伝子は休止されており（サイレンシング），転写されない．これは**ウイルス潜伏** viral latency といい，大多数の感染細胞において，ウイルスは潜伏状態にある．複製が起こらない場合は感染細胞にHIVペプチドは発現せず，感染細胞が免疫システムに認識されることもないため，これらの潜伏感染細胞（とくにマクロファージ）は，感染の貯留部位となる．

一方で，宿主細胞が活性化されると，転写が開始される．感染T細胞において，HIV遺伝子は免疫応答遺伝子と同様に制御される．たとえば，T細胞活性化の際に生成されるNFκBとNFAT（第11章）は，HIV遺伝子の転写も促進する．新しいウイルスRNAが形成され，HIV前駆タンパク質が合成される．HIV遺伝子にコードされるプロテアーゼは，前駆タンパク質を切断し，新しいウイルスを形成する（図33.2C, D参照）．

ウイルス複製が活発であると，**ウイルス細胞変性効果** viral cytopathic effect と呼ばれる宿主細胞の破壊が起こるが，これはHIVがCD4$^+$T細胞に傷害を与える唯一の方法である．

HIVに対する免疫応答
自然免疫応答

自然免疫システムのプラズマサイトイド（形質細胞様）樹状細胞は，HIVに応答してⅠ型インターフェロンを分泌する（図33.3A）．プラズマサイトイド樹状細胞は試験管内ではHIV複製を抑制することができるが，感染患者ではこの機能が減弱していることが多い．

33 健康と疾病における免疫システム・続発性免疫不全

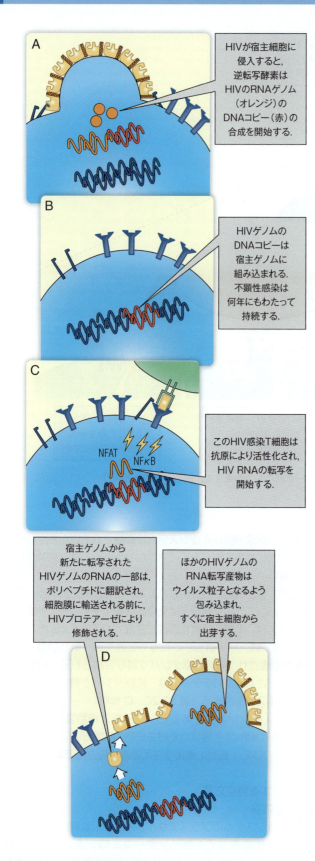

図 33.2 逆転写はエラーを起こしやすい過程で，変異によって HIV の抗原構造，さまざまなケモカインレセプターとのアフィニティ，抗レトロウイルス薬への感受性が変化する．

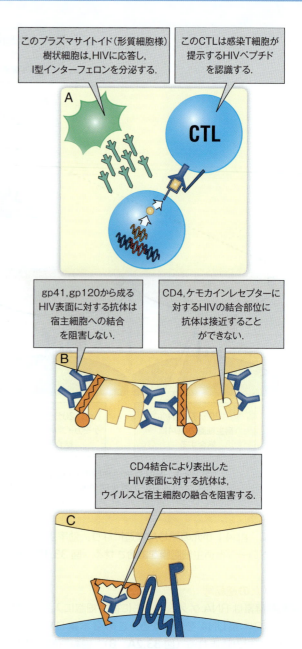

図 33.3 HIV に対しては，自然免疫システム（Ⅰ型インターフェロン）と適応免疫システム（CTL と抗体）が応答するが，これらの免疫システムは HIV の突然変異の速度に対応することができない．

抗体応答

感染者の体内では HIV に対して大量の抗体を産生する．これに基づいて，HIV に対して通常 ELISA を用いる検査が行われている．しかしこれらの抗体は，gp120 か gp41 のエピトープを認識するため，CD4 あるいはケモカインレセプターとの結合には関与せず，感染を阻止することはできない．CD4 とケモカインレセプターに結合する gp120 の領域は，抗体が接近できない分子の内部に隠れている（**図 33.3B** 参照）．これらの理由から，抗体は通常 T 細胞への感染を阻止することができない．

細胞傷害性Tリンパ球（CTL）応答

CTLはHIV感染で最も重要な役割をもっており，HIVペプチドを活発に発現し，提示している細胞を殺傷することができる（図33.3A参照）．したがって，CTLは感染が潜伏したままの細胞を殺傷することはできない．また，新たな変異が生じたHIVペプチドを発現する細胞に対して，それよりも前につくられていたCTLは認識することができないため，HIVは突然変異によってCTL応答を克服することができる．

感染した体内では，毎日HIVウイルスが少なくとも10^5個生成される．その3個のうち1個は新しい突然変異を起こすため，CTLと抗体は，毎日少なくとも$3×10^4$個の新しいHIVウイルス株と戦わなければならない．抗体産生とCTLは，$CD4^+$T細胞のヘルプを必要とするが，HIVは$CD4^+$T細胞に感染して殺傷するか傷害を与える．そのため免疫システムは，新たなCTL応答あるいは抗体応答を引き起こすことができない．

要約するとHIVは次の3つの方法で，免疫システムを回避することができる．(1) gp120の重要なエピトープを隠匿．(2) 高率で生じる突然変異．(3) 感染マクロファージでの休止状態．

HIVはどのように感染細胞を殺傷するか

時間が経過すると，HIVは感染したT細胞を殺傷する．これはウイルスがT細胞に対して細胞変性効果をもつことに一部起因する．また，感染T細胞はCTLの標的細胞であるため殺傷される．さらに，免疫システムの広範囲にわたる活性化は，$CD4^+$T細胞のアポトーシスを誘導する．第18章では，**活性化誘導細胞死** activation-induced cell death（**AICD**）などの，T細胞の持続的な活性化がどのようにアポトーシスを誘導するかについて述べた．HIV感染において，免疫活性化はHIV感染そのものにより，また日和見感染を起こす微生物の感染など，HIV感染の結果により惹起される（後述参照）．

HIV感染の臨床的特徴

新たに感染した一部の患者には，発疹，倦怠感，あるいは発熱がみられる．この段階はHIV抗体が出現するころに相当することから，HIV**セロコンバージョン（抗体陽転化）** seroconversionの病期とされる．

数週間は上述の機序により，ウイルス複製が制御される．その後リンパ節では低量のウイルス複製が続き，ウイルス生成と$CD4^+$T細胞死の定常状態は，$CD4^+$T細胞の同量の産生により維持される．この段階では，無徴候だが，リンパ節腫脹がみられることもある．このHIV感染の無症候期は数年間持続する．

無徴候性感染の間には最も多くて10^9個のウイルス粒子が毎日生成され，この多くは突然変異した抗原ペプチドをもっている．ウイルス複製は**ウイルス量検査** viral road testingによって測定される．HIVは結局ほとんどの場合，抗体とCTLの制御から回避する．T細胞死が増加する結果，循環$CD4^+$T細胞数は減少し始める．

$CD4^+$T細胞の数が減少していくと，患者の感染に対する感受性が高まる．HIVはTh1細胞とTh17細胞の両方に影響を与えるので，微生物による感染のリスクは細胞内（抗酸菌，ウイルスなど）と細胞外（カンジダ，ニューモシスチス・イロベチイ）ともに増加する．まずは，HIV感染により，カンジダ・アルビカンス（**ボックス16.4**参照）と結核菌などの病原性微生物に易感染性となる．$CD4^+$T細胞数がさらに低下すると，ニューモシスチスなどの日和見微生物に対する感受性が高まる（図33.4）．最終的にほとんどの免疫応答が失われると，低病原性抗酸菌と**サイトメガロウイルス** cytomegalovirus（**CMV**）などの微生物が感染を引き起こす．また，非ホジキンリンパ腫とカポジKaposi肉腫などの腫瘍も生じる．

HIV感染の転帰に影響する因子

疾病の進行速度は個体間で大きく異なり，遺伝要因に影響を受ける．たとえば，ケモカインレセプターCCR5のある多型により，粘膜マクロファージ，樹状細胞，T細胞と結合し，融合するHIVの能力が減少する．この多型のホモ接合体は，性的接触によるHIVの感染リスクが減少しており，またもし輸血などによ

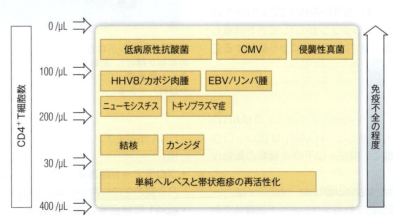

図33.4　HIV^+がさまざまな段階の免疫不全を引き起こし，さまざまな日和見感染が起こる．たとえば，低病原性抗酸菌感染は，結核より非常に重篤な免疫不全の場合に起こる．
EBV：エプスタイン-バールウイルス Epstein-Barr virus，HHV：ヒトヘルペスウイルス human herpesvirus．CMV：サイトメガロウイルス cytomegalovirus

33 健康と疾病における免疫システム・続発性免疫不全

り感染しても，疾病の進行は緩徐である．CCR5 の多型は免疫システムには有害な影響を与えない．

HIV への CTL 応答は患者によって異なる．たとえば，増強されている CTL 応答は，12 年もの間性感染症に対して無防備な性交を繰り返している一部の女性性労働者を HIV から防御する．HIV に対する CTL を生成する能力は，2 つの重要な点において HLA 多型によって決定されるといえる．第 1 に HLA アリルによって，HIV ペプチドに結合し，CTL に提示する能力が異なっていること，第 2 にすべての HLA アリルがホモ接合型である場合，HIV ペプチドを提示する異なる HLA 分子の数は，すべてのアリルがヘテロ接合型である場合の半分しかないことである．すべての HLA アリルがヘテロ接合型である場合は，HIV 感染後の転帰がより良好となる傾向がある（**ボックス 3.1** 参照）．

HIV ワクチン

現在のところ，HIV 感染に対して安定して成功したワクチンはない．HIV ワクチンを開発する多くの試みは，gp120 に対する抗体を惹起することに焦点があてられ，HIV の結合と侵入（**図 33.3C** 参照）の間にだけ表出される gp120 分子と gp41 分子のエピトープに対する IgG が HIV 感染を抑制することが見込まれた．また，生殖分泌物に存在する HIV に対する IgA 抗体が防御するという望みもあった．たとえ HIV に対する IgG と IgA がワクチンの臨床試験で生成されたとしても，これらが HIV 感染を予防するかは現時点では明らかではない．

前述したように，強い CTL 応答は HIV 感染の防御において重要であることが知られている．しかしこれらを惹起するためには，ワクチンが抗原を細胞質に運び，このワクチン由来のペプチドがクラス I MHC 分子上で発現されなければならない．これは，カナリア痘ウイルスから構築され，HIV 遺伝子を含む組換え型生ワクチンの実験のなかで，実現された．これらのワクチンは強い CTL 応答を生成できる．

すべてのワクチンにおいて圧倒的に問題となるのは，急速な HIV 突然変異によって，地理的に離れた場所で得られるウイルス検体にみられる莫大な抗原多様性である．ある個体で HIV の殺傷を誘導するワクチンは，必ずしもほかの個体でこの作用を誘導しない．これらの理由により，ワクチンが CTL 応答を誘導したとしても，これまでの臨床試験では HIV 感染から防御することはできなかった．

HIV 感染に対する治療

多剤併用療法 highly active antiretroviral therapy（HAART）は，HIV 感染の予後を著しく改善した．HAART は抗レトロウイルス薬の組み合わせから成る．現在，以下の 4 種類の薬物が認可されている（**図 33.5**）．
- **逆転写酵素阻害薬** reverse-transcriptase inhibitor は，一般的に DNA 転写産物に取り込まれるヌクレオシド誘導体である．逆転写酵素はエラーを修復することができないので，逆転写酵素阻害薬は DNA 鎖の合成を終結させる（**図 33.5B** 参照）．
- **インテグラーゼ阻害薬** integrase inhibitor は，ウイルス

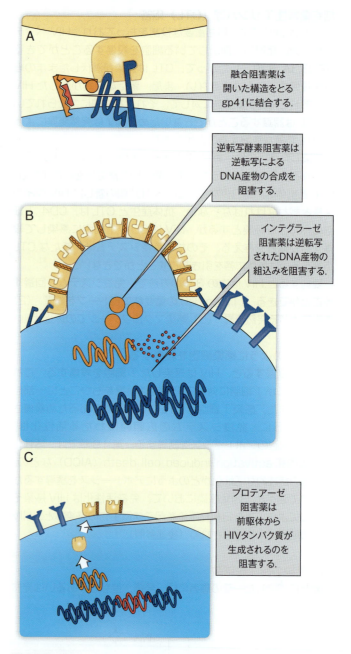

図 33.5 抗レトロウイルス療法の主な 4 種類は，融合阻害薬（2 つの薬剤が認可），逆転写酵素阻害薬（約 20 の薬剤が認可），インテグラーゼ阻害薬（1 つの薬剤が認可），プロテアーゼ阻害薬（10 の薬剤が認可）である．

DNA が宿主ゲノムへ組み込まれるのを阻止する（**図 33.5B** 参照）．
- **プロテアーゼ阻害薬** protease inhibitor は，HIV の構造タンパク質の生成に関わる酵素を阻害する（**図 33.5C** 参照）．
- gp41 に結合する**融合阻害薬** fusion inhibitor は，gp41 が宿主細胞と接触し融合するのを阻害する（**図 33.5A** 参照）．

一度に投与されるのが 1 剤だけであると，HIV はすばやく突然変異して耐性を獲得する．このことから，耐性株の出現のリス

クを減らすため，HIVに対する抗レトロウイルス薬は併用して投与される必要があり，通常は3剤を組み合わせる．HAARTが開始され成功すると，ウイルス負荷量は減少し，CD4⁺T細胞数は回復する．免疫の回復は日和見感染数の減少，および転帰の改善と相関している．HAARTによりHIV感染は慢性的で制御可能な疾患となった．しかしながら，潜伏ウイルスが長期生存細胞内に生き残るため，現在の治療はHIV感染を治癒させることはできない．

ほかの続発性免疫不全

ほかにもさまざまな要因が続発性免疫不全を引き起こす．これらの要因は協調的に作用することが多い．続発性免疫不全は患者が入院中にストレス，薬剤，不十分な栄養などに曝されると，きわめて容易に起こる．

加齢に伴う続発性免疫不全
生後1年の免疫システム

生後1年間は特異的免疫システムが未熟なままである．新生児はT細胞数が多いが，すべてナイーブT細胞であるため抗原に対する応答は良好ではない（第17章）．

胎児の抗体産生は20週頃に開始されるが，IgGは約5歳までは成人量には達しない．生後数か月の間，乳児は母体由来のIgGに依存している．妊婦はエストロゲンの影響により免疫グロブリン産生が増加する．IgGは妊娠の最後の10週で，特殊なFcレセプターにより胎盤を通過して輸送される．母乳中のIgAは乳児のさらなる防御の供給源であり，肺と胃腸の感染から防御する．人工栄養で育てられた乳児は，生後3か月の肺炎発症リスクが60倍高い．

早生児は妊娠後期の母体から抗体を受け継ぐ時間が少ないため，感染という最も大きな問題に直面する．肺サーファクタント（第20章）などの自然免疫システムの機序が未熟であるため，呼吸器感染のリスクが増加する．

生後1年の多くの乳児は抗体産生が少ない．母体由来の抗体量が減少する期間には，免疫グロブリン合成能の成熟の遅れによって，乳児に一過性の低γグロブリン血症が起こる．

加齢と免疫システム

高齢者は若年者より多くの感染に罹患する．加齢に伴う軽度の免疫不全は，主にT細胞に影響を与え，T細胞の免疫記憶はB細胞の免疫記憶より速く失われると考えられる（図25.4参照）．しかし高齢者の免疫システムが多くのメモリーT細胞を生成することは困難である（図33.6）．

胸腺は中年期には毎年約3%ずつ萎縮し，これに対応して胸腺でのナイーブT細胞産生も減少する．老年期になると胸腺から出ていくT細胞はより少なくなるため，成人の十分なT細胞数の維持は末梢のT細胞増殖が主に担う．しかしT細胞の複製回数は分裂（複製）時計biologic clockにより制限される．細胞が分裂するたびにテロメアが段階的に短縮し，テロメア長が一定長より短くなると，細胞は分裂できなくなる．約40回分裂した後はこの複製老化がT細胞に影響を与えて分裂できなくなる．

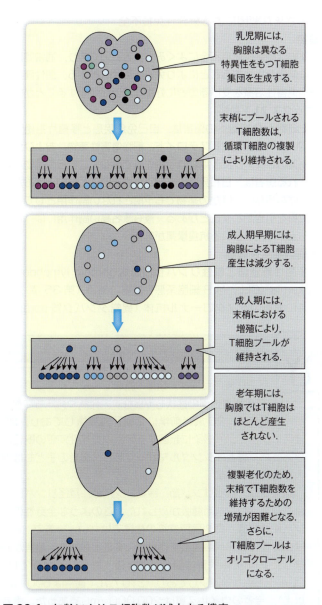

図33.6 加齢によりT細胞数が減少する機序

高齢者のT細胞に影響を与えるそのほかの要因は，T細胞数の増加を誘導するヘルペスウイルス科のCMVである．高齢者においてT細胞応答は，オリゴクローナルであり，CMV特異性をもつT細胞数とはつり合わない．これらの細胞により免疫システムはCMV以外に特異性を示す余地がなくなる．高齢者において正常なT細胞の数と機能が損なわれる結果，ワクチンに対する応答性の低下，感染の増加，悪性腫瘍のリスクの増加が起こる．

しかし高齢者のB細胞機能は低減しない．第25章で述べたように，効果的なワクチンへの抗体応答免疫記憶は，最長で50-60年続く．加齢B細胞は生涯にわたる微生物への暴露の徴候を示している．免疫グロブリン合成が増加し，B細胞クローンの増殖は血中モノクローナル抗体やB細胞系悪性腫瘍を引き起こす（第35章）．また，自己抗体は高齢者では一般的であるが，通常は疾病に関与しない．

33 健康と疾病における免疫システム・続発性免疫不全

さまざまな要因による続発性免疫不全

薬物

薬物は続発性免疫不全によくみられる原因であり，通常問題のある薬物を排除することにより免疫応答は改善する．悪性腫瘍の細胞傷害性治療を受ける患者に好中球減少が発症することが多い（**ボックス 21.1** 参照）．

T 細胞と B 細胞への傷害は，自己免疫疾患と移植片拒絶予防に用いられる副腎皮質ステロイド，細胞傷害性薬物，および免疫抑制薬のレジメンに予期される副作用である．これらの薬物を投与される患者は，日和見感染を起こしやすいことを知っておかなければならない．ほかの薬物でも予期されない副作用として，抗体欠損を引き起こすことがある．最も悪名高い副作用には，てんかん治療に用いられる抗痙攣薬がある．

B 細胞系悪性腫瘍

多発性骨髄腫と**慢性リンパ性白血病** chronic lymphocytic leukemia (**CLL**) は B 細胞系悪性腫瘍である（第 35 章）．両方共に大量のモノクローナル抗体（**異常タンパク質** paraprotein）を産生するのに対し，病原体に対する抗体量は少ない．多発性骨髄腫と CLL は高齢者の続発性免疫不全の代表的な原因である．また，**胸腺腫** thymoma は免疫不全を引き起こすことがあるまれな腫瘍である．

腎臓と腸の疾病

ネフローゼ症候群（第 30 章）においては，腎臓からの著しいタンパク質損失がみられ，血中 IgG，IgA 濃度は減少するが，IgM 濃度は正常である．また，免疫グロブリンは重篤な下痢症において，腸から失われることがある．腎不全と糖尿病は続発性食細胞欠損を引き起こすが，その機序は知られていない．

栄養

亜鉛とマグネシウムの欠乏は，細胞性免疫を減弱させ，とくに Th1 型サイトカイン分泌を減少させる．この種の微量栄養素の欠乏は，手術後などのさまざまな状況で生じる．ビタミン，とくにビタミン A とビタミン E は，免疫システムに必要であるものの，ビタミンの役割はミネラルより重要ではない．

ボックス 33.1 HIV 感染のモニタリング

29 歳の女性は，頸部の腫瘤で一般内科を受診した．この患者は何の症状もみられず，発熱や発汗もなかった．患者には，20 歳代前半に 2 回正常妊娠しており，26 歳時にクラミジア感染に起因する骨盤内炎症性疾患の既往歴があった．患者はシングルマザーであり，患者の子どもは 2 人とも健康である．

診察では，頸部リンパ節，腋窩リンパ節，鼠径リンパ節を含む全身性リンパ節腫脹がみられた．このような全身性のリンパ節腫脹は，癌や局所感染の徴候ではない．一方で，HIV は全身性のリンパ節腫脹を引き起こすことがあり，患者が同意した HIV 抗体検査は陽性であった．さらなる検査では，CD4$^+$T 細胞数は減少しており（310 /μL；通常は 500 /μL 以上），患者のウイルス量は 200,000 /mL であった．患者に症状はなかったが，検査結果は中等度に進行した HIV 感染と一致している．患者は子どものことを非常に心配していたが，出産前記録では，2 回の妊娠とも，HIV スクリーニング検査は陰性だったことが確認された．最初の CD4$^+$T 細胞数が精神的ストレスにより減少していた可能性があるため，再度 CD4$^+$T 細胞数が測定されたが，290 /μL であった．患者は HAART を開始することに同意し，3 剤の逆転写酵素阻害薬の組み合わせが処方された．患者はこの治療に耐え，ウイルス量は急速に減少するとともに CD4$^+$T 細胞数は緩徐に改善した（**図 33.7**）．

HIV 感染患者は，免疫学的モニタリング（CD4$^+$T 細胞数）とウイルス学的モニタリング（ウイルス量）を必要とする．CD4$^+$T 細胞数のレベルは，異なる日和見感染に対するリスクと関係している．たとえば，200 /μL 以下の CD4$^+$T 細胞数患者は，ニューモシスチス肺炎の高いリスクをもち，薬物の予防投与を受ける必要がある．ウイルス量検査は，HIV のウイルス血症を測定し，長期的な疾患の進行リスクを反映している．ウイルス量と CD4$^+$T 細胞数は，抗レトロウイルス治療の決定に用いられる．この患者はウイルス量が顕著に増加しており，CD4$^+$T 細胞は有意な減少がみられた．

CD4$^+$T 細胞数はフローサイトメトリー（**図 5.7** 参照）によって計測される．この CD4$^+$T 細胞数はホルモンに影響を受ける．たとえば副腎皮質ステロイド分泌は昼に多くなる周期をもつため，CD4$^+$T 細胞数は朝が最も少ない．急性ストレスや慢性ストレスに反応して，副腎皮質ステロイドが分泌されると，CD4$^+$T 細胞数は減少する．さらに CD4$^+$T 細胞数はエストロゲン量に影響を受けるので，月経周期の各段階で異なる．CD4$^+$T 細胞数をモニタリングするときにはこれらの要因を考慮する必要がある．

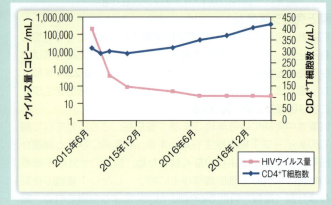

図 33.7 HAART の HIV ウイルス量と CD4$^+$T 細胞数に対する効果
ウイルス量は，複製周期が妨げられると，急速に減少する．CD4$^+$T 細胞数は，回復に時間がかかる．

生理的ストレス

ストレスは適応免疫システムに強い作用を示す．リンパ球はエピネフリン（アドレナリン）と副腎皮質ステロイドの両方に対するレセプターをもっている．これらのホルモンはストレスに反応して分泌され，エピネフリンは速やかに発現する短期的な効果に，副腎皮質ステロイドはより長期的な効果に関与する．持久力トレーニングなどの生理ストレスは，感染に対する免疫応答を抑制することがある．

感染

感染も免疫不全を引き起こすことがある．マラリアと先天性風疹によって抗体欠損が起きることがある．また麻疹は細胞性免疫不全を引き起こすことが知られており，時に結核を再活性化させる．これらの多くの要因は，急性期患者では協調的に作用する（**ボックス 33.2** 参照）．

ボックス 33.2　急性疾患における続発性免疫不全

生来健康な 30 歳の男性が，自動車の衝突事故で入院した．この患者は意識がなく，脳浮腫の徴候がみられたため，挿管され，中心静脈カテーテルと尿路カテーテルが挿入された．脳浮腫の軽減を目的として，高用量の副腎皮質ステロイドが投与された．また，痙攣発作のため，抗てんかん薬フェニトイン phenitoin が静注された（図 33.8）．

2 週間後，痙攣発作は改善したが，肺炎を発症した（図 33.9）．この患者は，生理的ストレスと栄養不良に加えて，外傷により免疫の物理的バリアを 3 か所で損傷しており，免疫システムを減弱する 2 つの薬剤を投与されていた．感染に対する防御力低下は十分予測できることである．

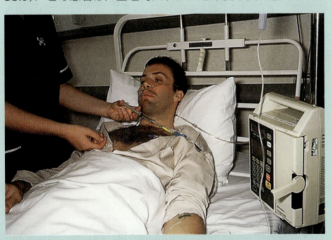

図 33.8　急患が病院に入院すると，多くの要因が相互に作用して免疫不全を引き起こす．そして，カテーテルと静脈ラインで物理的バリアが破られると，病院に存在するさまざまな病原体によって免疫不全は悪化する．（St. Bartholomew's Hospital, London のご厚意による）

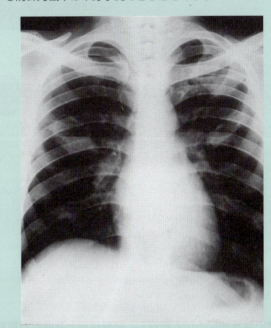

図 33.9　ブドウ球菌肺炎に特有の膿瘍を示している胸部 X 線撮影

この回避可能で致命的ともなる感染は，この患者の複数の素因によるものである．（St. Bartholomew's Hospital, London のご厚意による）

学習チェック問題　　修得事項

1. HIV が感染する細胞を挙げ，HIV 感染における機能と役割を簡単に述べなさい．
2. HIV のライフサイクルを図解しなさい．
3. HIV ウイルスにとって突然変異がどのような利点をもつか挙げなさい．
4. HIV 感染患者のモニタリングを述べなさい．
5. HIV 感染の過程に影響を与える宿主側の要因を挙げなさい．
6. 感染から適切に防御できる安全な HIV ワクチンをつくるにあたって克服すべき課題を挙げなさい．
7. 入院患者が感染に罹患しやすくなる要因について説明しなさい．

34 移植

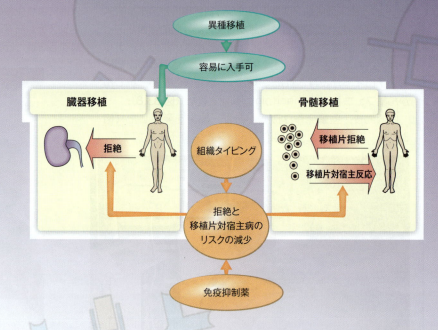

本章では移植について解説し，臓器移植と**造血幹細胞移植** stem cell transplantation の両者に移植片拒絶がどのように関わるかを説明する．また，造血幹細胞移植に伴う**移植片対宿主病** graft-versus-host disease（GVHD）と，これらの合併症のリスクを減らすための組織適合性判定や免疫抑制薬の投与について述べる．最後に，異種移植を効果的な選択肢とするために克服しなければならない問題について概説する（上記の概要図）．

■ 移植に関する用語

以下の用語は第 8 章で紹介している．
- **拒絶** rejection は，移植された臓器に対する免疫システムによる傷害である．
- **自家移植** autologous transplant は，組織が体外で一定期間，通常は凍結状態などで置かれた後に同じ個体に戻される移植である．
- **同系移植** syngeneic transplant は，一卵性双生児の間での移植のことをいい，移植片拒絶は通常問題とならない．
- **同種移植** allogeneic transplant は，同じ種の遺伝学的に異なる個体間での移植で，拒絶のリスクが常に存在する．
- **死体移植** cadaveric transplantation は，死亡したドナーの臓器を使用する．
- **異種移植** xenogeneic transplant は，異なる種の間で行われる移植で，拒絶リスクが最も高い．

■ 臓器移植

移植の適応

さまざまな臓器の機能が停止した場合，移植が選択肢となるが，いくつかの基準を満たす必要がある．
- 傷害が不可逆性であるか他の治療が適用できないことが明らかでなければならない．
- 再発しない疾病である必要がある．腎移植は，たとえば抗糸球体基底膜抗体をもつグッドパスチャー症候群患者（第 29 章）では禁忌である．
- 拒絶の可能性は最小限にする必要がある．

- ドナーとレシピエントは，ABO 血液型が一致していなければならない．
- レシピエントは，ドナー HLA に対する抗体をもっていてはならない．
- レシピエントの HLA にできるだけ一致するドナーが選択される必要がある．
- 患者は免疫抑制療法を受ける必要がある．

すべての臓器移植に伴う問題は主に拒絶のリスクである．これは臓器移植のなかで最も一般的である腎移植をみればわかる．**表 34.1** で示すように，臓器ごとに手法は異なる．たとえば角膜は，血管が通っておらずレシピエントの免疫システムにほとんど暴露されないため，角膜移植の場合は免疫抑制薬を投与する必要がない．また，理由は十分明らかになってはいないが，肝移植は HLA が一致しないドナーとレシピエントの間でも行うことができる．ほとんどの場合心臓移植は，重篤な心不全が急速に進行し，移植を行わないと死に至るようなときに実施される．心臓移植の場合は HLA 一致ドナーを待つ時間があるとは限らないため，利用できるようになる最初の心臓が移植されることが多く，レシピエントは最も強力な免疫抑制薬の治療を受ける．

拒絶の機序
超急性拒絶

超急性拒絶は移植から数時間以内に起こり，レシピエントがもともともっていた抗体が移植片上の ABO 血液型抗原かクラス I HLA のどちらかと結合することによって引き起こされる（**図 34.1A**）．レシピエントは，妊娠や輸血または過去の移植の際に同種リンパ球に暴露していたために，抗クラス I HLA 抗体が生成されていた可能性がある．抗体結合により II 型過敏症反応が誘発され，血管内の血栓により移植片が破壊される．超急性拒絶は，ABO と HLA に関して注意深く交差適合試験を行うことで防止できるため，現在ではきわめてまれになっている．

急性拒絶

急性拒絶は，細胞媒介性のIV型遅延型過敏症反応であり，移植から数日以内あるいは時に数週間後に起こる．急性拒絶の発症には，移植片に含まれるドナー由来の樹状細胞が局所リンパ節で T 細胞に対して同種反応を刺激し，刺激された T 細胞が増殖してドナー由来の腎臓へと遊走する必要があるため，数日を要する．

急性拒絶は HLA 不適合がある場合に起こる．レシピエントの T 細胞は，レシピエントの MHC に提示されるドナー由来ペプチドに，あるいはドナー由来の MHC 分子そのものに反応する（**図 34.1 参照**）．ドナーとレシピエントの HLA の不適合を最小にするよう努めることで急性拒絶を減らすことができるが，ドナーの腎臓の不足のために部分的不適合の腎臓が使用されることも多い．部分不適合な腎臓の生着率は，HLA-DR 遺伝子座における不適合の程度にとくに関連する（**図 34.2**）．

レシピエントは，ドナーまたはレシピエントの細胞に提示される**副組織適合抗原** minor histocompatibility complex に反応することもある（**ボックス 34.1 参照**）．副組織適合抗原は，ドナーとレシピエントで異なるアミノ酸配列をもつタンパク質のことで，HLA 以外の遺伝子にコードされる．副組織適合抗原の不適合は，標準的な組織適合試験では検出されない．副組織適合抗原という用語は，その重要性を鑑みると誤解を与えやすい名称である．HLA が適合した血縁ドナーが見つかった場合の移植でも，副組織適合抗原を原因とする移植片拒絶が 3 分の 1 もの割合で起こる．

急性拒絶は，提供された腎臓が傷害を受けている場合に起こり

表 34.1 さまざまな臓器の移植手法

移植部位	特徴	ドナーの種類	100万人あたりの年間手術件数	移植片生着率(%)
角膜	角膜には血管がないので，免疫抑制は必要とされない．	死体	20件	90%以上
肝臓	アルコール性肝疾患，原発性胆汁性肝硬変，ウイルス性肝硬変に適用される．結果はHLAの適合度の影響を受けない．	生体あるいは死体	10件	60%以上
腎臓	生体血縁ドナーの腎臓が使用されることが多い．HLA適合によって移植片生着は向上し，免疫抑制は必要である．	生体あるいは死体	50件	80%以上
膵臓	膵臓は通常腎不全を伴う糖尿病患者で腎臓とともに移植される．単離された膵島細胞は，大静脈に輸注される．	死体	3件	約50%
心臓	冠動脈疾患，心筋症，一部の先天性心臓病に適用される．HLA適合は必ずしも可能でないので，強力な免疫抑制が必要となる．	死体	10件	80%以上
造血幹細胞	悪性腫瘍，血液学的疾患，一部の原発性免疫不全に適用される．HLA-A, -B, -C, DR適合すると，最もよい結果が得られる．	生体	100件	80%以下

現在ではさまざまな組織の移植が可能となっている．免疫学的に単純な移植から，複雑な移植まで示している．造血幹細胞移植は移植片拒絶に加えて，移植片対宿主病（GVHD）が起こるので最も複雑である．

HLA：ヒト白血球抗原 human leukocyte antigen.

34 健康と疾病における免疫システム・移植

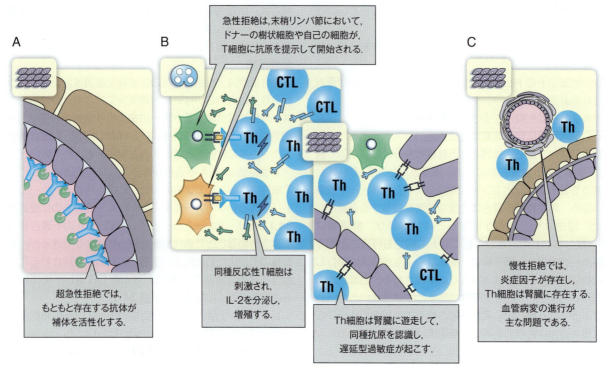

図 34.1　腎移植拒絶の機序
超急性臓器移植拒絶（A），急性臓器移植拒絶（B）は，異なる機序によって起こる．
慢性拒絶（C）の機序は，明らかとなっていない．
CTL：細胞傷害性Tリンパ球 cytotoxic T lymphocyte，IL：インターロイキン interleukin，Th：ヘルパーT細胞 T-helper cell．

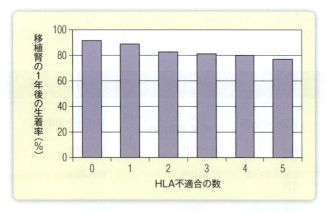

図 34.2　HLA不適合の度合いが高くなると，移植腎の生着率は低くなる．HLA不適合な腎臓であっても，免疫抑制薬により拒絶を防止することができる．

やすい．腎臓は氷にすぐに入れられないと，低酸素により傷害される．これにより誘導されるダメージ（損傷）関連分子パターン（DAMP）は，パターン認識レセプターに検出され，危険シグナルの生成を刺激する（第19章）．

慢性拒絶

慢性拒絶は移植から数か月後または数年後に起こる．慢性拒絶での同種反応の要因は，T細胞によって媒介されるものであることが多い．その場合，急性拒絶が繰り返し引き起こされることとなる．慢性拒絶は，もともと罹患していた自己免疫疾患の再発によって引き起こされる可能性もある．それ以外の場合，適応免疫システムが傷害を与える明確な根拠は明らかとなっていない．

寛容

寛容は，免疫システムによる認識および攻撃の対象となる分子への非応答性の状態と定義される（第18章）．移植における寛容は，移植された組織に存在する同種抗原への応答が起こらないことを意味しており，病原体への応答が影響を受けることはない．しかしヒトにおいて，移植された臓器に対する寛容を人為的に成し遂げることはできていない．

免疫抑制薬は，移植時に投与される場合に拒絶を防止する．しかし，薬剤が中止されれば，拒絶が起こる．免疫抑制薬は免疫システムの寛容が示す特異性はないため，感染性微生物に対する免疫応答も妨げてしまう．日和見感染は，強力な免疫抑制薬の使用における主な制約である．

■ 造血幹細胞移植

臨床医学では骨髄系細胞やリンパ系細胞を回復させるために造血幹細胞が用いられることもある．自家造血幹細胞移植では，患者自身の造血幹細胞を採取，凍結保存し，強力な化学療法がなされた後，保存しておいた造血幹細胞を体に戻す．自家移植の免疫学的リスクは最も小さい．同種造血幹細胞移植は臓器移植と比べ

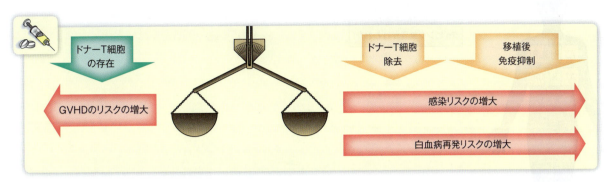

図 34.3　ドナー T 細胞除去は，造血幹細胞移植において複雑な影響を及ぼす．T 細胞除去を行うかどうかは，ドナーとレシピエントの適合の程度と治療状態に基づいて決定される．

て非常にリスクが高い．十分適合したドナーで最適の環境で行われても，死亡率は 20% と高い（**ボックス 34.2** 参照）．さらに GVHD によるリスクもある．同種造血幹細胞移植はリスクが高いため，他のいかなる治療も利用できない次のような重篤な状況においてだけ行われる．

- 造血器腫瘍において，初回治療後再発の可能性が高い場合や強力な化学療法と放射線照射の後に残存腫瘍細胞を根絶する目的で実施される．
- 再生不良性貧血などで骨髄系細胞産生が減少している，あるいは著しく異常である．
- 重症複合免疫不全（SCID）などの原発性免疫不全．

造血幹細胞の供給源

造血幹細胞が移植されると，そこから骨髄系細胞が再生する．造血幹細胞にはいくつかの供給源がある．

- 造血幹細胞の一般的な供給源は骨髄である．骨髄採取は全身麻酔下で，多量の骨髄穿刺を必要とする．
- 末梢血造血幹細胞は，一般的にコロニー刺激因子をドナーに投与して循環造血幹細胞の数を増やしてから回収される．
- 臍帯血は多数の造血幹細胞を含んでおり，使用するまで凍結保存される．臍帯血の長所は，含まれるリンパ球が未熟なため GVHD を引き起こす可能性が低いことである（後述）．臍帯血に含まれる造血幹細胞は，小児か小柄な成人への移植に足りる程度しかなく，量は少ない．

造血幹細胞移植の前処置

移植前処置は大量化学療法あるいは放射線療法で構成され，レシピエントの造血幹細胞を破壊し，ドナーの造血幹細胞が生着できるようにする．移植前処置はレシピエントの骨髄にドナー骨髄細胞が生着する物理的なスペースをつくるほか，レシピエントの免疫システムがドナーの造血幹細胞（同種造血幹細胞）を拒絶するリスクを減少させる．

移植片対宿主病（GVHD）

GVHD は MHC，あるいは副組織適合抗原の不適合がある場合に，ドナー T 細胞が同種抗原であるレシピエントの抗原に応答して起こる．たとえドナーとレシピエントの HLA が同一であっても，造血幹細胞移植を受けるすべての患者は GVHD を防ぐため免疫抑制薬が投与される．この治療法自体に感染リスクがある．急性 GVHD は造血幹細胞移植後，4 週以内に起こり，皮膚，腸，肝臓，肺など広範囲に発症する．重症な場合の死亡率は 70% となる．慢性 GVHD はもっと時間が経ってから起こり，皮膚と肝臓を傷害する．

免疫学的技術を用いて造血幹細胞の供給源から成熟 T 細胞を除去することにより，GVHD のリスクは減少する．しかし，T 細胞除去は移植片拒絶となるリスクを増やす．

また，ドナー T 細胞はレシピエントの腫瘍細胞に応答することもでき，とくにある程度 HLA が不適合で軽度の GVHD が発症する場合にみられる．この有益な移植片対腫瘍効果は，造血幹細胞の供給源から T 細胞を除去すると失われてしまう（図 34.3）．

■ 組織タイピング（適合検査）

大部分の同種移植の際には，ドナーとレシピエントの HLA はできる限り適合していることが望ましい．また，ドナーがレシピエント細胞に対する抗体をもっていないことを確認することも重要である．これは交差適合試験を使用して検査される．これらの同種移植の前に行われる検査は合わせて**組織タイピング（適合検査）** tissue typing と呼ばれ，合併症のリスクが最も低いドナー - レシピエントの組み合わせを決定するのに用いられる．

HLA タイピング（適合検査）

移植が考慮される患者は，HLA を同定するために組織適合試験を受ける．数百万年の間に，ヒトでは 500 個以上の HLA アリルが生まれた．ある個体の HLA 型を正確に同定するためには，特別な分子生物学的技術が必要である（図 34.4A）．患者に兄弟がいれば，生体血縁ドナーの候補として検査される．しかし 1 人の兄弟と HLA が同一である確率は 4 分の 1 である．HLA が一致すれば，この兄弟がドナーとなることができる．一致しなければ，腎臓などの臓器移植を必要とする患者は，死体臓器移植（図 34.4B 参照）の待機名簿に登録される．提供される臓器が見つかると，そのドナーの HLA が検査され，適合するレシピエン

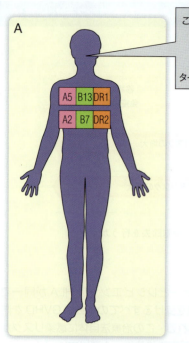
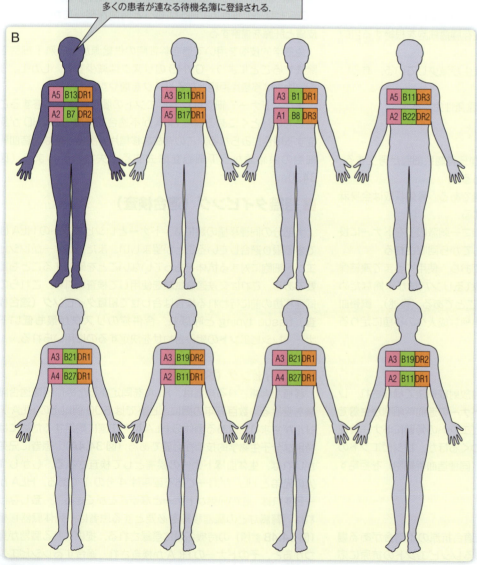

図34.4　腎臓を必要とする患者はHLAタイピング検査を受け（A），その後待機名簿に登録される（B）．自動車事故などによって脳死状態となったドナー候補が現れれば，そのドナー候補の家族は臓器提供の同意を依頼される．　　　　　続く

34 健康と疾病における免疫システム・移植

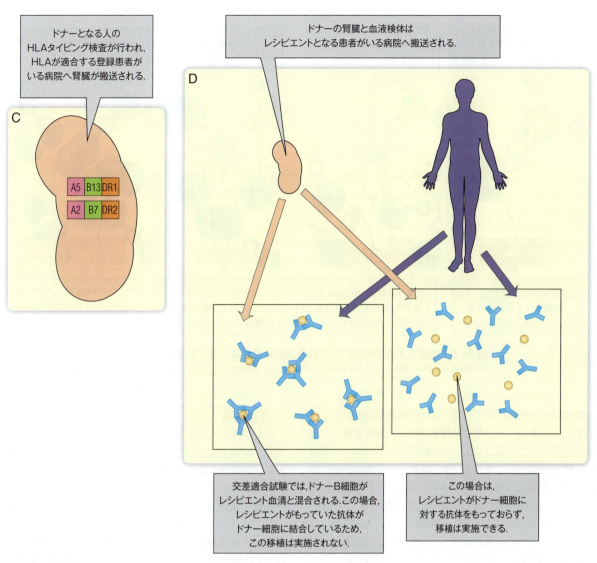

図 34.4；続き
ドナーの HLA タイピング検査が行われ（C），臓器が取り出される．D：最後の検査として，ドナーの血中 B 細胞（B 細胞が選択されるのはクラスⅠ HLA とクラスⅡ HLA を発現しているためである）は，レシピエント血清と混合される．この交差適合試験により，レシピエントがドナー抗原に対する抗体をまったくもたないことが確認できる．氷上で冷やされたドナーの腎臓は血液検体とともに HLA が適合するレシピエント候補者がいる病院へ搬送される．ドナーの血液検体中の B 細胞は交差適合試験に用いられ，HLA や多型が存在し同種抗原となりうる分子に対する抗体を検出するために利用される．

トが登録名簿から検索される（図 34.4C 参照）．検索する臓器登録名簿を国内から国外へと拡大しても，適合する臓器が利用できるようになるには，多くの年月がかかる．

　造血幹細胞移植を必要とする患者のためにもこのような登録名簿が利用される．造血幹細胞移植の場合は，ドナーとなることに同意し HLA 検査を受けた志願者が名簿に登録される．何百万人ものドナーが登録されていたとしても，移植を望む患者と HLA が一致するドナーが見つからないことがある．

HLA 交差適合試験

　レシピエントに超急性拒絶（図 34.4D 参照）を引き起こすド ナー HLA に対する抗体が存在する可能性を除くため，交差適合試験が行われる．前述したように，これらの抗体は妊娠，輸血，あるいは以前の移植の際に同種の HLA に暴露することにより産生されたものである．交差適合試験では，ドナー B 細胞とレシピエント血清が培養される．ドナー B 細胞が用いられるのは，クラスⅠ HLA 分子とクラスⅡ HLA 分子を発現しているためである．レシピエント血清にドナー細胞への抗体が存在するとこのドナーは移植の候補者から除外される．

■ 免疫抑制薬

　免疫抑制薬は移植片拒絶や GVHD の予防と治療のために必要

34 健康と疾病における免疫システム・移植

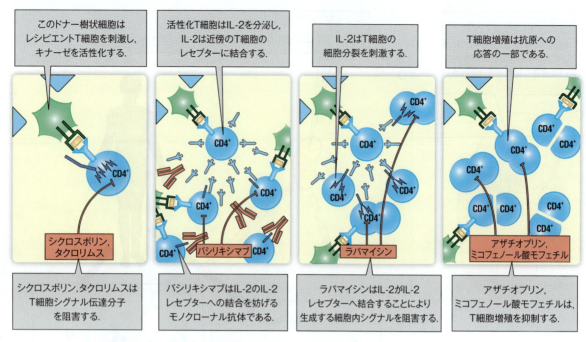

図34.5 主要な免疫抑制薬の作用機序（副腎皮質ステロイドを除く）
（Helbert M. *The Flesh and Bones of Immunology*. Mosby：London；2006による）

である．薬剤は組み合わされて規定された治療計画の一部として使用されることが多い．たとえば腎臓移植では，副腎皮質ステロイド，シクロスポリン，ミコフェノール酸モフェチルなどの組み合わせで，移植時から投与される．使用薬剤と投与時期の細かな組み合わせは，拒絶リスクにより異なる．HLAが不完全適合であることがわかっていれば，強力な薬剤を含む組み合わせが選択され，より長期間使用される．また，拒絶反応時にはより強い薬剤が投与される．これらの薬剤はすべて，免疫抑制の結果として起こる感染のリスクをはらんでいる．さらに第35章で述べるように，免疫抑制薬は一部の腫瘍を誘発するリスクを増やす．

これらの薬剤の多くが自己免疫疾患の治療でも使用されており，この作用機序について詳細に知ることは重要である（図34.5）．

副腎皮質ステロイド

副腎皮質ステロイドは100以上のタンパク質合成を阻害するが，低用量では主に抗原提示細胞に作用し，移植片拒絶の初期におけるいくつかの段階を阻害する．高用量の副腎皮質ステロイドは，T細胞に直接の影響を及ぼし，拒絶反応の治療に用いられる（第31章）．

T細胞シグナル伝達阻害薬

シクロスポリン cyclosporine と**タクロリムス** tacrolimus については，**ボックス11.3**で述べた．これらはT細胞の細胞内シグナル伝達カスケードにおいて，タンパク質と相互作用することにより作用する．シクロスポリンは最初に発見された免疫抑制薬で移植の結果を著明に改善した．

IL-2阻害薬

バシリキシマブ basiliximab と**ダクリズマブ** daclizumab などの，IL-2レセプターに対するモノクローナル抗体は，さまざまなリンパ球の最も重要な増殖因子を完全に遮断し，強力な免疫抑制効果をもつ．これらの抗体は大変強力であるので，急性移植片拒絶の症状発現時の治療にだけ使用される．**ラパマイシン** rapamycin は，経口投与される薬剤で，IL-2レセプターの下流のシグナル伝達の因子と相互作用する．ラパマイシンはモノクローナル抗体ほど強力ではなく，投与しやすいため，移植片拒絶の予防に使用される．

抗増殖薬

アザチオプリン azathioprine，**ミコフェノール酸モフェチル** mycophenolate mofetil，**メトトレキサート** methotrexate はDNA合成を阻害する．これらの薬剤はリンパ球増殖を抑制するが，T細胞特異的ではなく，骨髄毒性を引き起こすことがある．

■ 異種移植

免疫抑制薬は移植結果を著明に改善したが，臓器移植の待機名簿に掲載される患者数は10年で倍増するにもかかわらず，行われる移植の回数は変わらないままである．これは患者のニーズを満たすために利用できるヒトの臓器がほとんどないためである．現在，米国では，生命維持に不可欠な臓器移植が間に合わず，毎日10人の患者が死亡している．ほかの動物からの異種移植は，将来移植の選択肢になるだろう．しかし，異種移植が安全な臓器の提供源となるためには，次のようないくつかの問題が克服されなければならない．

- 霊長類はほかの種とは異なる糖鎖を保有している．霊長類以外の哺乳類の細胞にはガラクトース-α1,3-ガラクトース（gal-α1,3-gal）という糖鎖が存在する．霊長類の免疫システムはガラクトース-α1,3-ガラクトースを認識し，すべてのヒトは，腸内細菌への暴露などによってこの糖鎖に対する抗体を保有する．第28章で，同様の自然抗体について言及した．ガラクトース-α1,3-ガラクトースに対する抗体は，異種移植された臓器へ結合し，補体を活性化させて，超急性拒絶を誘発する．
- 異種由来の補体阻害因子はヒトの補体を抑制しない．この分子の不適合のために，異種移植された臓器は補体を活性化する（第20章）．

トランスジェニック（遺伝子導入）ブタの開発が進められており，これはガラクトース-α1,3-ガラクトース発現を減少させることで自然抗体が結合するのを防ぎ，ヒト補体阻害因子を発現させることで分子の不適合を回避させている．ブタが選ばれている理由はヒトと同程度の大きさであり，飼育しやすいためである．しかし2つの重大な理論的な問題が残る．

1. ブタタンパク質がT細胞応答を惹起するので，急性拒絶が起こる可能性がある．
2. 無菌条件下で育てられたブタであっても，内在性レトロウイルスに感染しており，内在性レトロウイルスがヒトに感染することはこれまで知られていないが，移植により感染する可能性がある．免疫抑制薬を投与された患者ではブタ由来ウイルスへの感染の可能性がより高いと考えられる．

ボックス 34.1　急性移植片拒絶

43歳の女性患者は不可逆性腎不全を引き起こしやすい変性疾患である多発性嚢胞腎に罹患している．3年前に重症腎不全のため，週3回の血液透析が開始され，腎移植チームにも紹介された．患者の腎臓病は腎移植により再発が防げるため，移植に適していると判断された．患者はHLAタイピング検査を受け，比較的一般的なHLAアリルをもつことがわかったが，死体腎移植となるため待つ期間が長くなる可能性があるという説明を受けた．これはほとんどの腎移植はできる限り適合するドナーとレシピエントの組み合わせで行われ，同一のHLA型をもっている非血縁者は約5,000人に1人であるためである．

生体血縁ドナーは，同一の遺伝子病に罹患していなければ，腎移植において重要な選択肢となる．この患者には3人の兄弟がおり，3人とも多発性嚢胞腎には罹患していなかった．非血縁者のドナーが見つかるには時間がかかることが予想されるため，患者の兄弟は組織タイピングを受けることにした．兄弟の1人のHLAが完全に一致しており，血液型も一致した．さらに，交差適合試験では，患者血清は兄弟のリンパ球に反応しなかった．同種腎移植後に超急性拒絶はみられなかった．

HLAが適合した生体血縁ドナーの臓器であっても，副組織適合抗原が移植片拒絶を誘発することがあるが，現在の技術では，副組織適合抗原を適合させることはできない．そのため，移植後の拒絶予防として，シクロスポリン cyclosporine，ミコフェノール酸モフェチル mycophenolate mofetil，副腎皮質ステロイドが投与された．

移植は成功しているように思われたが，移植後8日に患者は体調不良と発熱がみられた．触診では移植された腎臓は腫脹しており，血液検査によって腎機能低下が示された．

腎生検によってこの急性拒絶は副組織適合抗原不適合によるものであることがわかった（図34.6）．高用量副腎皮質ステロイドによる初回治療は効果がなかったが，IL-2レセプターに対するモノクローナル抗体が5日間投与され，腎機能は改善し，その後拒絶反応はみられなかった．

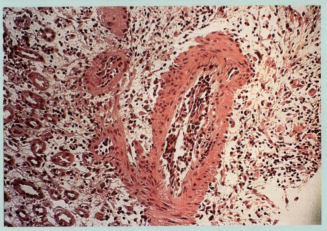

図34.6　急性拒絶の特徴と一致するリンパ球浸潤を示す移植腎生検

34 健康と疾病における免疫システム・移植

ボックス 34.2　造血幹細胞移植後の感染

悪性リンパ腫の36歳の女性は，最初の化学療法の後，再発の危険性が高い状況である．患者の2人の兄弟はともにHLAが一致しなかった．範囲を広げてドナー志願者の登録名簿を検索し，ドナーが見つかった．ドナーのHLAは一致していたが，副組織適合抗原不適合のため，移植片対宿主病（GVHD）のリスクがあった．そのため，造血幹細胞移植後，GVHD予防としてシクロスポリンが6週間投与された．幸い，患者の悪性リンパ腫は再発せず，GVHDも起こらなかったが，感染に続けて罹患した．

移植前処置，GVHD予防，また造血幹細胞移植自身も重篤な免疫抑制を引き起こし，これによる感染は最も一般的な死因である．図34.7は免疫システムの再構築とその過程で感染がどのように起こるかを示している．

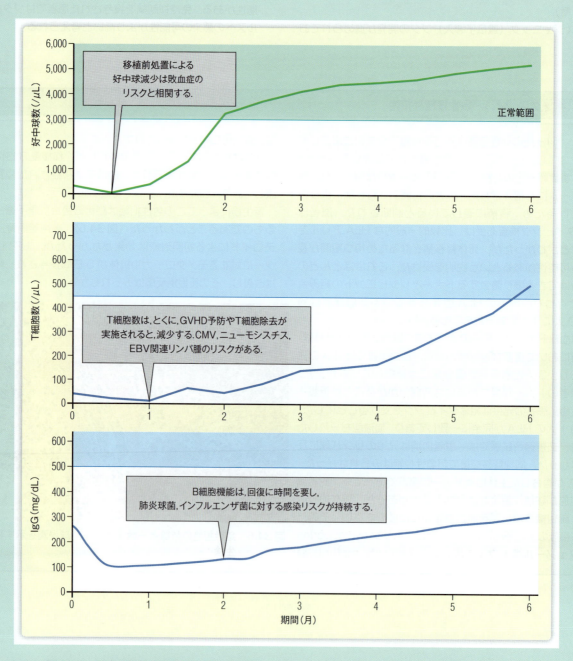

図34.7　造血幹細胞移植後の感染リスク
CMV：サイトメガロウイルス cytomegalovirus，EBV：エプスタイン-バールウイルス Epstein-Barr virus.

学習チェック問題　修得事項

1. さまざまな移植の種類と，移植される臓器を挙げなさい．
2. 臓器の拒絶反応の3つの段階を述べなさい．
3. 感染リスクを減らす検査法を2つ述べなさい．
4. 造血幹細胞移植と臓器移植の違いについて説明しなさい．
5. 異種移植を安全にするために克服する必要がある問題を挙げなさい．

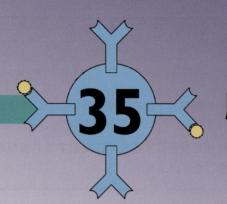

35 腫瘍免疫

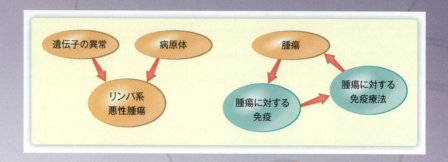

本章では腫瘍免疫の2つの主な点として，遺伝子の異常と病原体との相互作用がどのようにリンパ系細胞の腫瘍を引き起こすのか，またどのように免疫システムが腫瘍に応答するのかについて解説する．さらに，これらの知見が新しい腫瘍免疫療法にどのように寄与しているのかについても述べる（上記の概要図）．

■ リンパ系腫瘍

適応免疫システムを冒す悪性腫瘍は，1個のリンパ球やプラズマ細胞から発生する．悪性腫瘍を構成するそれぞれの細胞は，同じ遺伝子再構成を受けた同一の免疫グロブリンやTCR分子を発現する．細胞集団が同一の性質をもつことをモノクローナルであるという．

リンパ系悪性腫瘍が発生する細胞を図35.1に，腫瘍細胞の特徴を表35.1に示す．それぞれの腫瘍の特徴は，起源となる細胞の特性による．たとえば急性リンパ芽球性白血病（ALL）は急速に分裂しているプレB細胞から発生し，侵襲性が非常に高い．無治療の場合，診断から数週間以内に死亡する．多発性骨髄腫は増殖が緩徐で，モノクローナル抗体を分泌する成熟プラズマ細胞から発生する．多発性骨髄腫患者は無治療でも長期間生きられる．

リンパ系悪性腫瘍の細胞は容易に採取でき，試験管内で培養できるため，その発生機序の研究が進んでいる．通常，リンパ系悪性腫瘍は染色体転座による癌遺伝子の活性化や病原体の影響により生じる．

腫瘍発生機序
染色体転座

免疫レセプターの遺伝子再構成の際に，切断された染色体は，正しく修復されないことがある．これは，B細胞ではクラススイッチの際にも起こる．時には，染色体の断片が異なる染色体の断片と入れ替わる染色体転座が起こり，そのリンパ球は致死となることが多い．しかし染色体転座のなかには，まれにではあるが細胞の生存に正の影響を与えるものもある．免疫グロブリン遺伝子プロモーターやエンハンサーが癌遺伝子と転座すると，癌遺伝子の恒久的な活性化を引き起こすためである．

ある種の悪性リンパ腫においては，8番染色体に存在する癌遺伝子 *MYC*（*c-myc*）と，18番染色体に存在する癌遺伝子 *BCL2*（*bcl-2*）は，14番染色体の免疫グロブリンH鎖遺伝子と転座する．*MYC* の活性化はリンパ球増殖を刺激する．正常なリンパ球においては，増殖は常にアポトーシスと均衡が保たれている．Bcl-2タンパク質の活性化は，リンパ球をアポトーシスから保護し，無秩序な増殖を引き起こす．

エピジェネティック変化は悪性細胞によっても獲得される．たとえば，癌抑制遺伝子の恒久的なメチル化により，癌抑制遺伝子ファミリーの転写が減少する．

癌遺伝子の転座は放射線被曝後に多く起こる．広島原子爆弾の生存者の多くは多発性骨髄腫に罹患した．

病原体

ヘルペスウイルスやレトロウイルスは，細胞を殺すことなく細胞に感染する．感染細胞の無秩序な増殖が刺激されることはウイルスにとって都合がよい．

エプスタイン-バールウイルス（EBV）は伝染性単核症（**ボックス15.3**参照），悪性リンパ腫，鼻咽頭の癌を引き起こす．ほかの多くのウイルスとは異なり，EBVは感染した細胞の機構を変えさせて，ウイルス生成と細胞破壊を引き起こしたりはしない

健康と疾病における免疫システム・腫瘍免疫

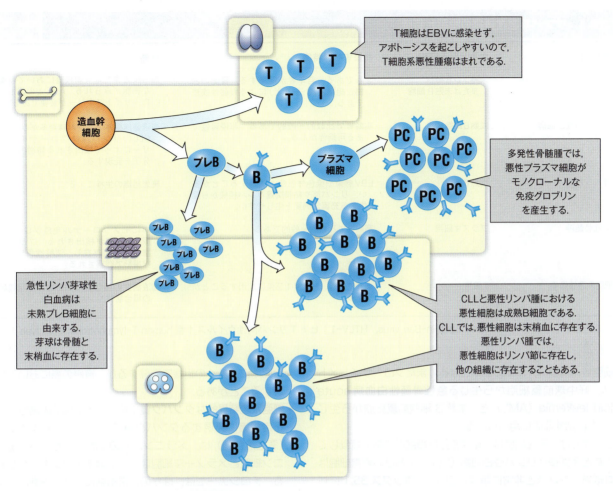

図 35.1　リンパ系悪性腫瘍の発生源
クローン性な細胞集団は骨髄やリンパ節から生じるが，血液などの組織に転移することがある．
PC：プラズマ細胞 plasma cell

（ボックス 15.3 参照）．その代わりに EBV は B 細胞の増殖を誘発し，アポトーシスを抑制するタンパク質を産生させることで細胞を不死化する．また，EBV タンパク質は感染細胞の抗原提示を抑制して，免疫応答から回避させる．

EBV はホジキンリンパ腫と非ホジキンリンパ腫の両方の悪性リンパ腫に関与する．マラリアが流行している地域では，バーキット Burkitt リンパ腫は 1,000 分の 1 の割合で小児に起こるが，これはマラリアと EBV による B 細胞のポリクローナルな活性化の結果である．B 細胞の著しいポリクローナル増殖により，*MYC* の転座のリスクが増加し，悪性細胞集団の成長を促進する．

免疫不全患者では，EBV に感染している B 細胞に対する正常な応答は消失し，B 細胞増殖が引き起こされる．初めはポリクローナルな B 細胞増殖が起こり，リンパ節腫脹を伴う長引く伝染性単核症様疾患が出現する．その後，*MYC* の転座が起こり，悪性細胞のモノクローナル増殖が促進される．別のヘルペスウイルスである HHV8 による感染は，免疫不全患者でカポジ肉腫を引き起こすことがある．

ヘリコバクター・ピロリ（ピロリ菌）*Helicobacter pylori* も，また，悪性リンパ腫の発症に関与する微生物である．ピロリ菌は胃で慢性炎症を誘発し，胃潰瘍を引き起こす．まれにピロリ菌による炎症で，**粘膜関連リンパ組織** mucosa-associated lymphoid tissue（MALT）リンパ腫が生じる．重要なことは，ピロリ菌感染治療により，MALT リンパ腫を寛解に誘導することができることである．

T 細胞系悪性腫瘍はまれであるが，**ヒト T リンパ球向性ウイルス 1 型** human T-lymphotropic virus type 1（HTLV-1）に起因することがある．このレトロウイルスは，T 細胞増殖因子 IL-2 と同様の機能をもつ Tax タンパク質の遺伝子をもつ．HTLV-1 感染は先進国ではまれである［訳者註：ほかの先進国とは異なり，日本では多い］．

腫瘍は通常，遺伝子発現に影響する事象が 2 つ以上起こることによって発生する（**図 35.2**）．

リンパ系悪性腫瘍の診断

ある種のリンパ系悪性腫瘍は，異常細胞は形態により判断される．たとえば急性白血病では，血液と骨髄における非常に未熟な

35 健康と疾病における免疫システム・腫瘍免疫

表 35.1 リンパ系悪性腫瘍の種類と特徴

悪性腫瘍	由来となる細胞	特筆すべき特徴	診断
急性リンパ芽球性白血病（ALL）	未熟プレB細胞または未熟B細胞	まれである．若年者が罹患する．骨髄の占拠と組織浸潤（脳など）による侵襲性疾患である．	血液検査または骨髄検査において特徴的な細胞がみられる．AMLとの鑑別にフローサイトメトリーが必要である．
慢性リンパ性白血病（CLL）	成熟B細胞	高齢者で比較的一般的である．非侵襲性である可能性がある．	血液塗抹標本でリンパ球増多がみられる．CLLのリンパ球はフローサイトメトリーによって検出される特徴的な表面分子を発現する．
悪性リンパ腫	成熟B細胞	EBV感染や染色体転座と関連することが多い．リンパ節や粘膜関連リンパ組織から発生する充実性病変を生じやすい．	罹患組織の生検による．
多発性骨髄腫	プラズマ細胞	高齢者で比較的一般的である．	血中にモノクローナル免疫グロブリン，尿中にL鎖が検出される．プラズマ細胞は骨髄に存在し，溶解性骨病変はX線撮影で観察される．
T細胞系悪性腫瘍	T細胞	まれである．HTLV-1感染に起因することがある．	血液病変の場合白血病となり，組織病変の場合悪性リンパ腫となる．

EBV：エプスタイン-バールウイルス Epstein-Barr virus，HTLV-1：ヒトTリンパ向性ウイルス1型 human T-lymphotropic virus type 1.

芽球細胞数の高値は，診断の基準となる．またフローサイトメトリーは，好中球前駆細胞から生じる**急性骨髄性白血病** acute myeloid leukemia（AML）と，未熟B細胞前駆細胞から生じるALLを区別するのに用いられる．

ほかの点では，悪性細胞は対応する正常細胞と非常に類似している．たとえば慢性リンパ性白血病（CLL）における異常細胞は正常な成熟リンパ球と非常に類似している．**ボックス35.1**に述べるように，フローサイトメトリーは白血病細胞表面の異常な分子を検知するのに用いることができる．

プラズマ細胞から発生する悪性腫瘍である多発性骨髄腫は特別な疾患である．**ボックス35.2**で，多発性骨髄腫の細胞から分泌されるモノクローナル抗体が悪性腫瘍マーカーとなることについて説明する．

■ 腫瘍免疫

適応免疫システムの細胞がどのように腫瘍となるかについてはすでに説明した．しかし免疫システムは，ほかの組織に発生した悪性腫瘍を認識し，殺傷することもある．免疫療法は多くの不治のがん患者に完治の希望を与えると考えられ，非常に重要になる可能性がある．腫瘍に対する免疫システムを理解するには，悪性細胞が抗原性をもつ機序，言い換えると，悪性細胞における腫瘍抗原の発現機序に関する知識が必要である．

腫瘍抗原

腫瘍抗原は腫瘍細胞により生成され，免疫システムに認識される可能性がある分子で，以下のようないくつかの種類がある．
- **発生過程で発現するタンパク質**：通常，発生過程のみにおいて，一過性に発現するタンパク質が腫瘍細胞で再度発現する．たとえば**癌胎児性抗原** carcinoembryonic antigen（**CEA**）は，胎児期に，多くの組織で発現するが，胃腸の癌において異常発現することがある．
- **細胞系統特異的なタンパク質**：癌，あるいはその癌由来である正常組織に発現するタンパク質である．たとえばメラノーマ（悪性黒色腫）は，メラニン細胞の皮膚癌であるが，正常メラニン細胞とメラノーマ細胞は，共に酵素チロシナーゼを発現する．チロシナーゼは，ほかの正常細胞にも異常細胞にも発現しない．
- **ウイルスタンパク質** viral protein：たとえばEBVと子宮頸癌に関わるヒトパピローマウイルス（HPV）は，固有のタンパク質を生成する．
- **転座によって生まれるタンパク質** protein produced through translocation：たとえばBcr-Abl融合タンパク質は，*BCR/ABL1*転座の生成物である．

発生過程で発現するタンパク質や細胞系統特異的なタンパク質は，正常組織で発現するため，免疫原性に乏しい．これらのタンパク質を認識するレセプターをもつT細胞は，寛容が誘導され除去されている．この自己免疫を防御する際と同じ機序が，免疫システムによる腫瘍の認識を低下させている．たとえば大腸癌に存在するCEAは強い免疫応答を惹起するわけではないが，CEAの検出はこの種の癌のスクリーニング検査に用いられている．

ウイルスタンパク質および融合タンパク質は正常な場合決して存在しないので，より免疫原性が高い．これらは，癌の診断，予防，治療への利用を目的として研究されている．

ワクチン接種はこれまで2つの癌の予防に用いられている．HBVは肝癌を引き起こすことがあり，一部地域の主要な死因であったが，B型肝炎ワクチンは，台湾での肝癌予防において，90％ほどで効果がみられた．疣の原因となるウイルスであるHPVには子宮頸癌を引き起こす種類がある．HPVワクチンは

35 健康と疾病における免疫システム・腫瘍免疫

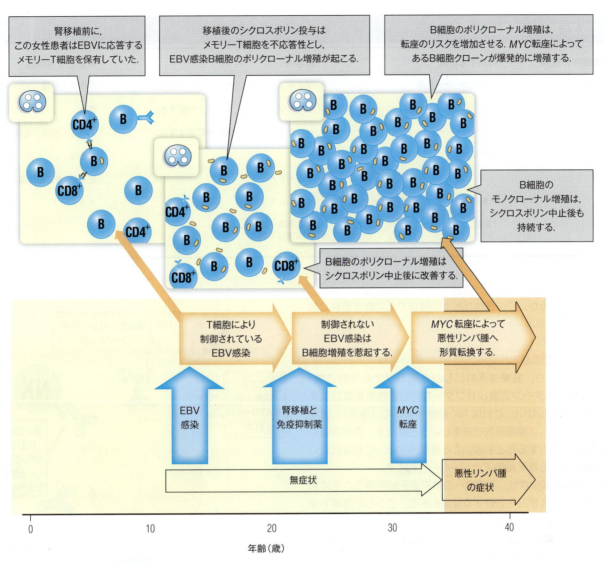

図 35.2　腫瘍発生に必要とされる一連の事象
この図の場合，EBV 感染，移植後の免疫抑制，遺伝子転座によって，B 細胞のモノクローナル増殖が引き起こされる

2000 年代に導入され，初期のデータによりこのワクチンが誘導する免疫により，子宮頸癌が約 50％減少することが示唆された．これに基づいて，米国では HPV ワクチンが毎年 5 万人の命を救っている．

50 年にわたる研究によって，既存の癌を治療する免疫療法は，ある程度の成功を収めている．効果的な癌治療の開発において，研究者が直面する問題を理解するには，腫瘍免疫についてと腫瘍が免疫システムを回避する機序についての知識が必要である．

腫瘍免疫の根拠

HPV による子宮頸癌が免疫抑制患者では高頻度（100 倍）に発症するように，免疫抑制患者において癌が高頻度にみられることは，腫瘍免疫が存在する根拠として用いられることが多い．EBV による悪性リンパ腫が免疫不全患者でよくみられることは，すでに解説した．免疫不全患者の腫瘍有病率が高いことは，免疫システムは腫瘍の認識よりも，ウイルス感染の除去に対して効果的に働いているという根拠となっている．ウイルスに対する免疫監視は，癌に対する監視より非常に効果的である．

しかし，免疫システムが，前述した腫瘍抗原の一部を認識することでほかの腫瘍を根絶しようとする根拠もある．多くの研究は，メラノーマのチロシナーゼなどに対する腫瘍抗原特異的 T 細胞（たとえば，**腫瘍浸潤リンパ球** tumor-infiltrating lymphocyte [TIL]）に焦点があてられてきた．TIL は MHC に提示された抗原を認識するために TCR を使用する．

免疫システムは腫瘍への血液の供給を阻害し，酸素を奪うことでネクローシスを誘導し殺傷することがある．非常に初期の実験で，腫瘍壊死因子（TNF）を担癌マウスに高用量で投与するとネクローシスが引き起こされることが示された．これが TNF の

35 健康と疾病における免疫システム・腫瘍免疫

表 35.2　腫瘍免疫療法の手法

免疫療法の種類	利用する要素	治療法	対象となる腫瘍
受動免疫療法	モノクローナル抗体	リツキシマブは，アポトーシスを刺激する．	悪性リンパ腫
		トラスツズマブは，HER2を阻害する．	乳癌
		ベバシズマブは，VEGFを阻害する．	大腸癌，肺癌，乳癌
能動免疫療法	TLRリガンド	BCG	膀胱癌
		イミキモド	皮膚癌（基底細胞癌）
	共刺激リガンドペアを形成させる．	イピリムマブ	メラノーマ
	T細胞	腫瘍浸潤リンパ球 TCR遺伝子改変	

名前の由来であるが，この機序がヒトの腫瘍でどの程度重要であるかは明らかでない．

腫瘍による免疫応答の回避

感染とは異なり，腫瘍はまれにしか危険シグナルを発さず，TLRやほかのパターン認識レセプターを介して自然免疫システムを直接活性化しない．これはNK細胞を除いて（後述），通常，自然免疫システムは腫瘍細胞を殺傷しようとはせず，適応免疫に危険の存在を警告することもないことを意味する．これは抗原に対する無応答であるT細胞アナジーを引き起こす．

MHC発現を減少させ，T細胞への抗原提示能を奪うことにより，適応免疫システムを回避する腫瘍もある．こうした腫瘍では，MHC遺伝子の突然変異はめずらしくない．MHCの発現量が低い細胞は，この状況をバックアップする働きをもつNK細胞の優れた標的となり，殺傷される．

ほとんどの腫瘍において，悪性細胞はさまざまな機序を用いて免疫応答をうまく回避する．頻回に分裂する悪性細胞は突然変異し，こうした回避機序を1つ以上獲得することで，この細胞のクローンは突然変異をもたない細胞より有利になる．

腫瘍免疫療法

免疫システムが体内に存在する腫瘍を撲滅できるという考えに基づき，多くの免疫療法が試みられたが，そのほとんどは失敗した．本書では部分的に成功を収めた免疫療法について解説する．免疫療法は，すでに成立している免疫応答（通常はモノクローナル抗体）を投与する場合は受動免疫にあてはまり，患者自身の免疫応答を腫瘍に対して活性化させる場合は能動免疫であるといえる．能動免疫はその患者に存在する腫瘍抗原に適した免疫応答を生涯もたらすことができるので，より望ましいと考えられる．受動免疫は投与時のみ維持され，個々の患者に特異的ではない汎用的な治療である．表35.2に免疫療法の手法を示している．

受動免疫療法

腫瘍に対してさまざまな効果をもつモノクローナル抗体が生成

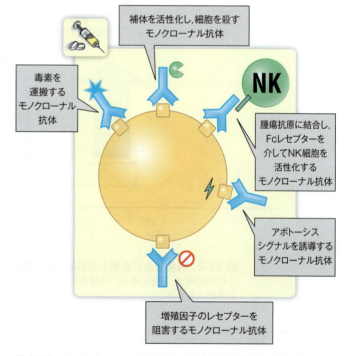

図35.3　モノクローナル抗体はさまざまな方法で腫瘍細胞を破壊する．

されている．これらは補体を活性化するなど，免疫システムの細胞傷害機構を活性化することができる（図35.3）．モノクローナル抗体のなかにはNK細胞上のFcレセプターと結合し，抗体依存性細胞媒介性細胞傷害（ADCC；第22章）の活性を引き起こすものもある．一方で，放射線や毒素を腫瘍細胞に届けるように設計されるモノクローナル抗体もある．

腫瘍抗原にはシグナル伝達経路に関係するものがあり，モノクローナル抗体により誘発，あるいは阻害される．**リツキシマブ** rituximabはB細胞のシグナル伝達分子CD20に結合する．モノクローナル抗体がリツキシマブと結合すると，悪性B細胞の

アポトーシスを誘導することができる．

トラスツズマブ trastuzumab は HER2 に対する抗体で，HER2 は **上皮成長因子レセプター** epidermal growth factor receptor（EGFR）に類似した分子で，約 30％ の乳癌患者で過剰発現する．トラスツズマブは HER2 分子のシグナル伝達を阻害し，腫瘍細胞の増殖を抑制する．

また，癌のなかには **血管内皮増殖因子** vascular endothelial growth factor（VEGF）によって十分な血液を得るものもある．VEGF と VEGF レセプターは，**ベバシズマブ** bevacizumab などのモノクローナル抗体により阻害され，ベバシズマブは一部の大腸癌，肺癌，乳癌である程度の効果が認められている．第 36 章では，モノクローナル抗体についてさらに解説する．

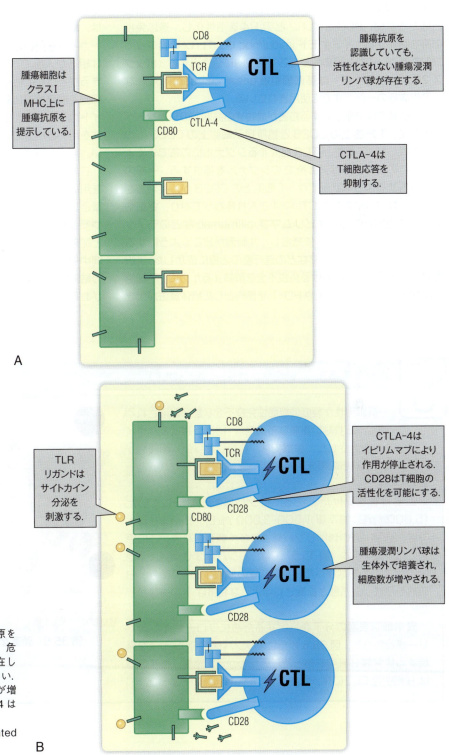

図 35.4 A：腫瘍に浸潤した T 細胞が腫瘍抗原を認識しても，CTLA-4 が存在するため，また，危険シグナルがなく，炎症性サイトカインが存在しないため，この T 細胞は応答することができない．B：能動免疫療法後は，浸潤している T 細胞数が増加し，炎症性サイトカインが存在し，CTLA-4 は CD28 と置き換わっている．
CTLA-4：cytotoxic T-lymphocyte-associated antigen 4

35　健康と疾病における免疫システム・腫瘍免疫

能動免疫療法

能動免疫療法によって腫瘍抗原に応答するためには，寛容という課題を克服しなければならない（図35.4）．TLRが刺激されれば，自然免疫システムが活性化され，寛容を克服することができる可能性がある．さまざまな細胞が，TLR刺激に応答して炎症性サイトカインを分泌する．膀胱癌では，生結核ワクチンBCG（第25章参照）がカテーテルで注入されることがある．BCGは注入部位で増殖することができるが，長期間生存することはできない．BCGはTLR2とTLR4を活性化し，適応免疫応答を誘発する．**イミキモド** imiquimodは，TLR7の合成リガンドであり，これも適応免疫応答を間接的に活性化する（**ボックス21.2**）．イミキモドは**基底細胞癌** basal cell carcinomaなどの皮膚癌の一部ですでに使用されている．

第16章では抗原に対する応答が成功する共刺激のリガンドペアとして，T細胞上のCD28と抗原提示細胞上のCD80について解説した．T細胞がTCRを介するシグナルに応答できるように，このリガンドペアは第2のシグナルを提供する．一部の癌に応答するような状況では，T細胞上のCD28が，共刺激を提供できない分子であるCTLA-4と入れ替わっており，癌細胞に対して寛容となる．**イピリムマブ** ipilimumabなどのモノクローナル抗体はCTLA-4に結合し，共刺激が起こるようにする．イピリムマブはメラノーマなどの進行癌の治療に成功した．［訳者註：近年担癌患者における免疫不全を解除するために，T細胞機能を抑制するCTLA-4やPD-1を標的とした抗体療法が大きな注目を集めている．また抗腫瘍活性に寄与する細胞傷害性Tリンパ球（CTL）が認識する抗原は癌化に伴う個々の癌特異的変異抗原（新生抗原 neoantigenという）を認識することがわかった］

別の手法として，腫瘍抗原特異的なレセプターをもつT細胞の数と活性を増大させる方法がある．患者の自己MHCを認識できるTCRを発現するのはその患者のT細胞のみであるため，この細胞を使用する必要がある．たとえば，組織が入手できる場合は，組織から抽出した腫瘍浸潤リンパ球（TIL）を生体外でサイトカインを用いて活性化し，培養して患者に再び戻す．この手法は組織が入手できるかどうか，および十分な数のTILが生成できるかどうかに依存する．ほかにも，患者の血液から採取したT細胞を腫瘍抗原に対するTCRを発現するよう遺伝子改変し，サイトカインで活性化した後，再び患者に戻す手法もある．この手法を用いるためには患者の腫瘍抗原が判明していなくてはならない．

これらの手法の多くはまだまだ発展途上である．患者T細胞を用いた治療は，高価で手間がかかり，成功が保証されていない．薬としてつくられたモノクローナル抗体は，こうした治療よりやや安価であるが，効果は限定的である．たとえば，ベバシズマブと従来の細胞傷害性化学療法の併用では，転移性大腸癌の生存期間中央値を約26か月から30か月まで延長した．これらの治療の結果は，腫瘍免疫療法に効果があり，さらに研究を進める必要があることを示している．

ボックス 35.1　慢性リンパ性白血病（CLL）

高齢男性が軽度の続発性免疫不全状態が示唆される，通常みられない重篤な帯状疱疹（水痘-帯状疱疹ウイルス感染）を発症した．診察では，全身性のリンパ節腫脹がみられた．これらの臨床的特徴は，CLLや悪性リンパ腫と一致している．

血液検査を受けたところ，リンパ球数が増加していた（5,600/μL；基準値1,500-3,000/μL）．血液塗抹標本では，通常，好中球はリンパ球より多く観察される．この患者の血液塗抹標本（図35.5）では，リンパ球は6個見えるが，好中球は1つもなかった．リンパ球の形態は正常であり，白血病や悪性リンパ腫と診断されるような特徴は1つもなかった．

異常細胞表面の分子を特定するためにフローサイトメトリーが行われた．図35.6からこのリンパ球がCD5分子を発現する異常なB細胞であったことがわかる．結果，帯状疱疹はB細胞性CLLに伴う免疫不全に起因するものであった．

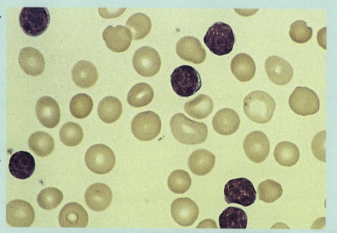

図35.5　顕著なリンパ球増多を示す血液塗抹標本

続く

ボックス 35.1　慢性リンパ性白血病（CLL）；続き

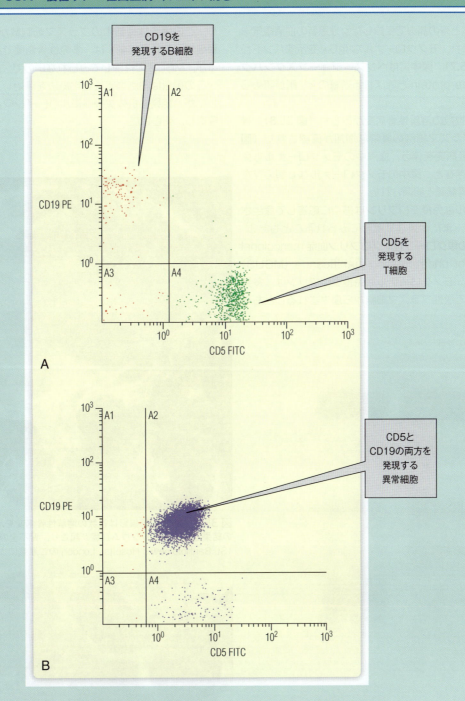

図 35.6　A：健常人のフローサイトメトリー．T 細胞と B 細胞の集団が存在する．
B：すべての細胞が CD5 と CD19 の両方を発現していることを示したフローサイトメトリー．この異常な発現形式は CLL に特有である．
（John Hewitt, Manchester Royal Infirmary, Manchester, United Kingdom のご厚意による）

35 健康と疾病における免疫システム・腫瘍免疫

ボックス 35.2　多発性骨髄腫（MM）

倦怠感と骨の痛みで受診した女性患者の血清電気泳動が行われ，モノクローナルな IgGκ を示すバンドがみられた（図 35.7）．尿中にはベンス－ジョーンズタンパク質 Bence-Jones protein と呼ばれる遊離の κ L 鎖が認められた．

X 線撮影では複数の溶解性骨病変がみられ（図 35.8），骨髄穿刺によりプラズマ細胞の異常な増加が確認された（図 35.9）．溶解性骨病変を伴う，血清中のモノクローナルな免疫グロブリンの存在と，尿中のモノクローナルな L 鎖の存在により，多発性骨髄腫と診断された．

モノクローナルな免疫グロブリンは感染に応答して産生されることがあり，また健康な高齢者にみられることもある．これを意義不明の単クローン性 γ グロブリン血症 monoclonal gammopathy of undetermined significance（MGUS）という．しかし，モノクローナルな免疫グロブリンは，多発性骨髄腫において悪性プラズマ細胞から産生されることもあり，この場合は骨髄中のプラズマ細胞数が著明に増加する．骨破壊（溶骨性病変）は，多発性骨髄腫でみられることがあるが，MGUS では決してみられないので，鑑別に有用である．

この患者は細胞傷害性化学療法を開始し，最初はよく反応したが，続発性抗体欠損症により，インフルエンザ菌感染に罹患し，死亡した．

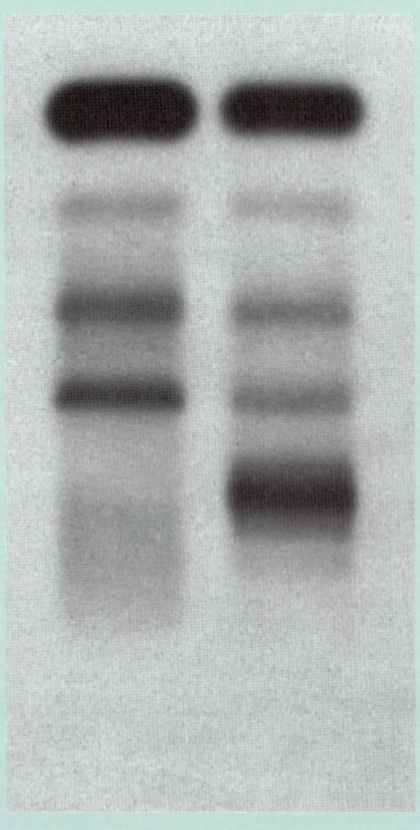

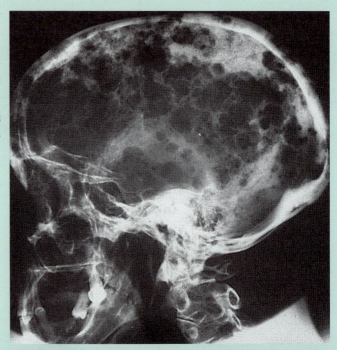

図 35.8　頭部 X 線撮影は複数の溶解性骨病変を示す．骨吸収の増加の結果として高カルシウム血症が起こり，腎不全の原因となる．（St. Bartholomew's Hospital, London のご厚意による）

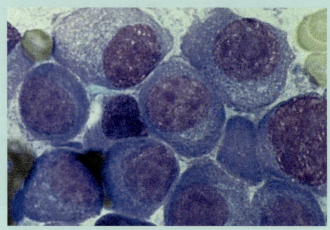

図 35.7　血清電気泳動の左のレーンは健常対照である．右のレーンの γ 領域のバンドは，モノクローナルな免疫グロブリンを反映する．図 4.4 と比較されたい．
(Karen Sneade, Manchester Royal Infirmary, Manchester, United Kingdom のご厚意による)

図 35.9　この多発性硬化症患者からの骨髄穿刺による塗抹標本を示す．この写真でみられるすべての細胞はプラズマ細胞であり，この細胞が図 35.7 でみられるモノクローナル免疫グロブリンを分泌する．

学習チェック問題 修得事項

1. さまざまなリンパ系悪性腫瘍について説明しなさい．
2. リンパ系悪性腫瘍の診断技術を挙げなさい．
3. 宿主とウイルスの癌遺伝子が，どのように相互作用して癌を引き起こすのか説明しなさい．
4. さまざまな腫瘍抗原の種類を挙げ，腫瘍がどのように免疫応答を回避するかについて説明しなさい．
5. 腫瘍免疫療法の手法をいくつか挙げなさい．
6. 悪性腫瘍を治療に用いられるモノクローナル抗体の例を2つ挙げて説明しなさい．

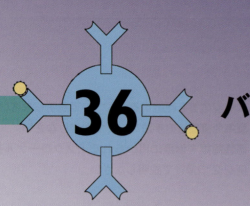

36 バイオ医薬品

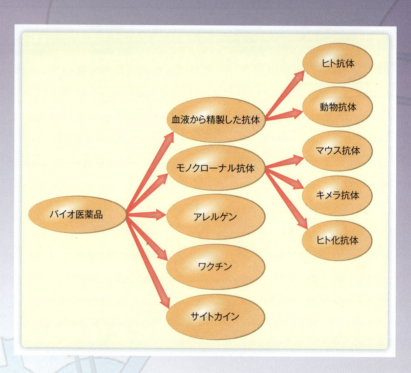

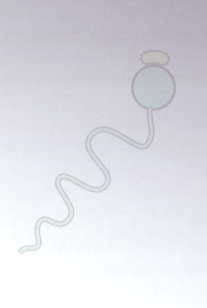

　バイオ医薬品 biopharmaceuticals は**生物学的製剤** biologic medicinal products，あるいはバイオ製剤 biologics としても知られ，生細胞によってのみつくられる薬と定義されている．最も古いバイオ医薬品としては，ヒトから精製された抗体（例：免疫グロブリン補充療法；第 32 章），あるいは動物から精製された抗体（例：ジゴキシン Fab フラグメント；**ボックス 4.3** 参照）がある．ワクチン（第 25 章）やアレルゲン免疫療法（第 27 章）に利用されるアレルゲンもバイオ医薬品である．バイオ医薬品は，抽出物や微生物の精製により，また分子生物学的手法により生成される．本章ではバイオ医薬品に含まれる治療用モノクローナル抗体と遺伝子組換えサイトカインについて解説する（上記の概要図）．これらは分子生物学的手法と細胞培養技術を用いて産生される．第 5 章で触れたラテラルフローテスト（妊娠検査薬など），ELISA，フローサイトメトリーなどの検査は，モノクローナル抗体がなくては成立しえない．モノクローナル抗体と遺伝子組換えサイトカインは，新たなバイオ医薬品であり，これらの使用量は 4 年ごとに倍増している．

　バイオ医薬品はタンパク質であるため，免疫応答を惹起する可能性がある．ワクチンとアレルゲンの場合，これは望ましい性質であるが，モノクローナル抗体とサイトカインの場合には望ましくないため，これらの分子は免疫原性が低くなるように改変されている．

　本章では，臨床で用いられるモノクローナル抗体とサイトカインの改良に利用されるバイオテクノロジーの技術を解説する（概要図参照）．バイオテクノロジーの発展によりモノクローナル抗体は改良され，たとえばマウスの遺伝子配列を減らし，ヒトの配列を増やしつつも，もともとの特異性は保持しているヒト化モノクローナル抗体がつくられた．また，モノクローナル抗体のマウス由来の要素をより少なくし，種特異的な差異を認識する抗糖鎖抗体と反応しにくくするため，遺伝学的手法を用いてモノクロー

ナル抗体のオリゴ糖鎖を改変している．

遺伝子組換えサイトカインはポリエチレングリコールで修飾することによって（PEG化），抗サイトカイン抗体の誘導を減少させ，血中半減期を延長している．この章は，第4，5章で紹介した技術をまとめ，バイオテクノロジーを臨床における免疫学に応用した例を示している．

■ モノクローナル抗体

抗体には次のような2つの重要な領域があることから，薬の開発標的として魅力的であった（図36.1）．

- どの抗体においてもFab領域（第4章）は抗原に特異的であり，病原体や腫瘍細胞に対して直接的な効果のある特効薬として働くことができる．この特異性により予想される治療効果が得られ，特定の標的細胞に限定的でないほかの薬物に比べて副作用が少ない．
- Fc領域はエフェクター領域である．IgGにおけるFc領域の機能には，補体カスケードの活性化やマクロファージ，NK細胞，マスト細胞の活性化がある．また，Fc領域は薬物と毒素を特定の細胞に運搬するよう改変することもできる．

抗体治療の歴史

過去100年の間に，抗体治療に向け，さまざまなバイオテクノロジーの手法が試みられた．動物のポリクローナル抗体は血清注射として投与され，以前は感染治療やヘビ毒の中和（**抗ヘビ毒素** antivenin）に用いられた．ウマ血清は多用されたが，ウマタンパク質と免疫複合体を形成する抗ウマ抗体を誘導することが多かった．これらの循環免疫複合体は，III型過敏症反応を誘発し，血清病を引き起こした（第30章）．ジゴキシンに対するFabフラグメントが，過剰投与された際のジゴキシンの除去にどのように使用されるかは，すでに説明した（第4章）．

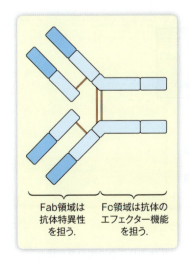

図36.1　免疫グロブリンの構造
第4章参照．

ヒトのポリクローナル抗体は受動免疫として投与されることがある．免疫グロブリン補充療法は抗体欠損患者に実施される（第32章）．抗D抗体は新生児溶血性疾患を阻止するために，Rh陽性の胎児を妊娠したRh陰性女性に投与される（第29章）．しかしながら，ドナーから大量のヒト免疫グロブリンを得るのは高価であり，常に血液媒介感染のリスクがある．さらにドナーを感染性病原体や腫瘍細胞で人為的に免疫することはできないので，ヒトから入手可能な治療用抗体は限られる．

モノクローナル抗体の技術

マウスモノクローナル抗体は，安価で安全に投与できる大量の特異的抗体を作製するという目的で，1975年に開発された．また，マウスモノクローナル抗体は危険な病原体や腫瘍細胞などのような人為的にヒトに免疫できなかった抗原に対する抗体も作製できるという利点がある．

従来のマウスモノクローナル抗体作製方法は，マウス骨髄腫細胞と免疫したマウス由来のB細胞を融合することである（**ボックス36.1**参照）．これにより大量のマウスモノクローナル抗体が産生される．

マウスモノクローナル抗体は広く使用されていたが，いくつか重大な問題をもっている．マウスモノクローナル抗体はマウスFc領域をもっており，生体内では，必ずしもヒトのマクロファージやNK細胞に存在する補体分子，Fcレセプターと相互作用しない．さらにマウスモノクローナル抗体治療は抗マウス抗体の産生を引き起こす．この抗マウス抗体は，マウスタンパク質上の固有のオリゴ糖鎖か，マウス免疫グロブリン鎖の定常領域のアミノ酸配列を認識する．抗マウス抗体は免疫複合体疾患（IgG抗マウス抗体の場合），あるいはアナフィラキシー（IgE抗マウス抗体の場合）を引き起こすことがある（第30章）．また，IgG抗マウス抗体は患者の約40％で産生されマウスモノクローナル抗体の効果を中和する．中和抗体はマウスモノクローナル抗体の有益な効果を阻害するため，たとえば関節リウマチ患者が以前作用していた薬が効かなくなることに気付いたりする．これらの理由から，マウスモノクローナル抗体は使用されなくなった．こうした課題を克服するため，抗体のヒト遺伝子配列の割合を増やすべく，モノクローナル抗体の産生においていくつかの手法が用いられている（図36.2）．

1. キメラモノクローナル抗体は免疫したマウスに由来する可変領域の遺伝子配列とヒトの定常領域の遺伝子配列を利用している．これらをクローニングしてキメラ免疫グロブリン分子として哺乳動物細胞に発現させる．キメラモノクローナル抗体に含まれるマウスのアミノ酸配列は約30％だけであるが，治療に用いられると抗体を惹起する傾向がある．キメラモノクローナル抗体は名前に"xi"を含み，たとえば**リツキシマブ** rituximab（第35章），**インフリキシマブ** infliximab，**バシリキシマブ** basiliximab（移植；第34章）などがある．

2. ヒト化モノクローナル抗体は，キメラ抗体と同様の技術を使用して作製されるが，マウスの超可変領域の遺伝子配列だけが使用される．アミノ酸配列のわずか10％がマウスに由来

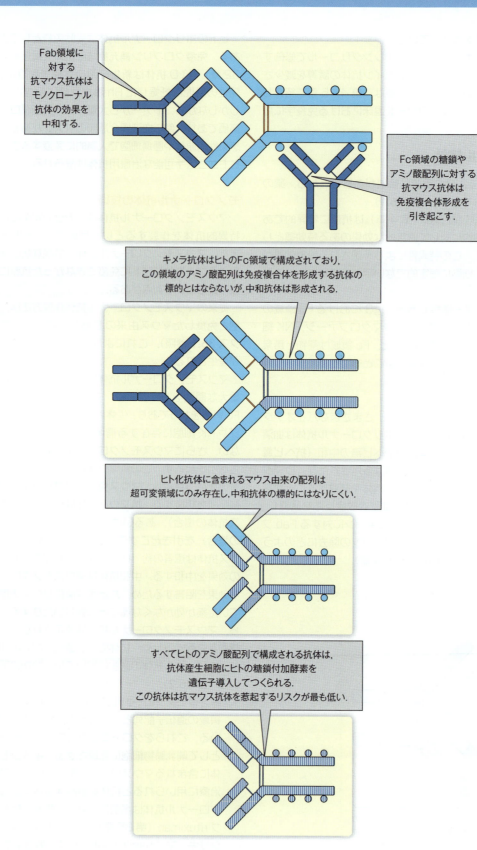

図 36.2 抗体の改変はモノクローナル抗体に対して産生される抗マウス抗体のリスクの減少を目標としている．小さい円は抗体表面の糖鎖を示す．

する．ヒト化モノクローナル抗体は，名前に"zu"が含まれ，たとえば**トラスツズマブ** trastuzumab，**ベバシズマブ** bevacizumab などがあり，これらはすべて癌治療で使用される（第35章）．

これらの技術はヒトのアミノ酸配列に近いモノクローナル抗体を開発するのに用いられ，抗マウス応答を惹起するリスクを減少させた．さらに，複雑な点としては，ヒトとヒト以外の細胞で産生される免疫グロブリンの糖鎖修飾の違いがあることである．糖鎖修飾はタンパク質にオリゴ糖鎖が付加されることである．糖鎖の構造は糖鎖合成に関与する種特異的な酵素により種特異性をもつ．第34章で述べたように，哺乳動物はそれぞれ異なる糖鎖修飾のパターンをもっており，抗体はこれらの違いを認識できる．モノクローナル抗体をヒト以外の細胞に発現させると，抗糖鎖抗体に認識されやすくなる．分子生物学的技術はヒト化抗体の糖鎖修飾の改変にも用いられている（**図36.2** 参照）．

ペニシリンやアスピリンなどの従来の低分子薬は，ほかの製薬会社の薬剤に切り替えても，臨床的な問題はほとんどない．バイオ医薬品に関しては，生細胞で産生され，モノクローナル抗体によって有効性と副作用が異なるので，ほかの薬物への変更はきわめて慎重にする必要がある．したがって，たとえば関節リウマチで2種類の抗TNFモノクローナル抗体，インフリキシマブとアダリムマブを切り替える場合には，慎重に行う必要がある（**ボックス36.2** 参照）．2つの製薬会社が同じハイブリドーマを用いてモノクローナル抗体を生産する場合でも，つくられる2つの薬物は同一であると見なしてはならない．これらは**バイオシミラー（バイオ後続品）** biosimilar といわれ，製造技術の違いにより微妙に異なったものである．

モノクローナル抗体の効果の増強

これまで述べた技術は，体内でより問題の少ない免疫応答を惹起するモノクローナル抗体を産生するためのものである．多くの場合にこれらの単純な抗体は，十分効果をもつ．すでに，サイトカインの効果を抑制するモノクローナル抗体が広く使用されている．関節リウマチで使用される抗TNFモノクローナル抗体（第31章，**ボックス36.2** 参照）や移植拒絶治療に使用される抗IL-2レセプターモノクローナル抗体がある（第34章）．

しかし癌免疫療法においては，これまでに検査されたモノクローナル抗体のうちわずか少数だけが，補体活性化とADCCを介して，標的細胞を殺すのに十分な効果をもっていた．これらに第35章で述べた，抗CD20抗体と抗HER2抗体が含まれる．大部分の癌において，単純なモノクローナル抗体では十分に強力な効果が発現しない．さまざまな手法がモノクローナル抗体の効果を増強するのに用いられており，**図36.3** に癌免疫療法として示している．

バイスペシフィック抗体

バイスペシフィック抗体（2重特異性抗体）は2種類の抗体の特異性を結合させた抗体である．癌免疫療法の場合，バイスペシフィック抗体は細胞傷害性Tリンパ球（CTL）上のTCRと腫瘍細胞上の標的抗原に対する抗体として製造されている．バイス

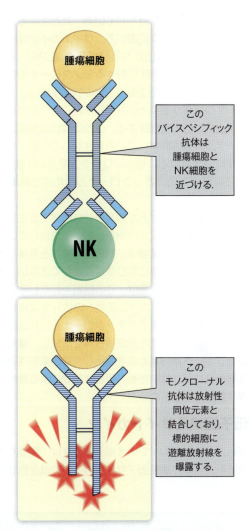

図36.3 モノクローナル抗体のFc領域の修飾は，エフェクター機能を強化することができる

ペシフィック抗体はCTLと標的細胞を近づけ，CTLを活性化させて細胞傷害を引き起こす．

抗体薬物複合体

モノクローナル抗体は高濃度で単独投与するときわめて毒素性の強い物質とも結合することができる．たとえば，モノクローナル抗体は，毒素や放射性同位元素と結合して，標的細胞に運搬することができる．これにより標的細胞に対して毒素や放射性同位元素をより特異的に届けることができる．

モノクローナル抗体治療における成功と失敗

モノクローナル抗体は多くの疾患の治療において重要な役割を果たしている．興味深いことに，抗体が癌に対する通常の免疫応答の一部であるということがまだ明らかになっていなくても，モノクローナル抗体が癌に有効な治療を提供し始めている．他方，抗体は感染防御に関して非常に明確な役割をもっているが，現時点ではモノクローナル抗体は感染に対してほとんど成功していないといえる．感染と戦うモノクローナル抗体を用いた受動免疫療

36 健康と疾病における免疫システム・バイオ医薬品

法によって，多くの研究が行われている．たとえばモノクローナル抗体は敗血症性ショックにおいて，サイトカイン放出を誘発する物質で，微生物から放出されるリポ多糖（LPS）に対して作製される（第21章）．LPSに対するモノクローナル抗体をつくることは可能であるが，野生型微生物の抗原多様性は，これらのモノクローナル抗体が感染と症状を引き起こす任意の株に必ずしも効果を示さないことを意味する．ほかの種類の病原体と同様に，モノクローナル抗体は非常に高い特異性をもつため，感染治療における使用は限定される．他方，ワクチンを用いた能動免疫は，感染阻止に非常に有効なポリクローナルな応答を誘導する（第25章）．

モノクローナル抗体はヒトが通常有効な抗体を産生できない領域，薬物過剰投与と薬物乱用の治療において成功している．たとえば，ジゴキシンなどの薬物は，過剰投与すると危険であり，従来の手段では体内から簡単に取り除くことができない．抗ジゴキシンモノクローナル抗体治療は，この問題を起こしている薬を迅速に除去する（第4章）．さらに薬物への依存を減らし，排除することを望む薬物依存患者でもモノクローナル抗体は使用された．モノクローナル抗体は薬物と免疫複合体を形成し，薬物が脳の特異的なレセプターへ結合するのを阻止し，この薬物は脾臓に到着する．薬物が脳に届かないため，患者は薬物による効果が得られず，依存状態は打ち破られる．

■ 遺伝子組換えサイトカイン

遺伝子組換えサイトカインの大部分の研究は，免疫を改善する活性化サイトカイン，成長因子サイトカインの潜在的な役割に関するものが行われてきた．比較的よく使われる主なサイトカインはIFNαである．

IFNαはいくつかのウイルス性肝炎の治療に用いられる（第23章）．治療は最長で1年，成功するまで続ける必要がある．IFNαは軽度の急性期応答を誘導するため，治療中は大部分の患者に体調不良が起こる（第24章）．一部の患者は抗IFNα抗体

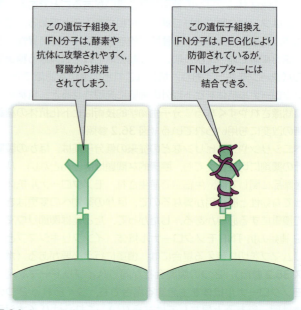

図36.4　ペグ（PEG）化は遺伝子組換え分子の生物学的な半減期を延長させるために用いられる．
PEG：ポリエチレングリコール polyethylene glycol．

ボックス36.1　モノクローナル抗体の産生

モノクローナル抗体は均一な免疫グロブリンで，ほとんどの場合，必要とする特異性をもつものを準備することができる．基盤となる抗体生産技術により，特異的な抗体を産生するB細胞と骨髄腫細胞を融合させたハイブリドーマを作製する（図36.5）．これは，免疫に用いた抗原に対する抗体だけを分泌する不死化細胞を生成することを目的に行われる．免疫されたB細胞と融合しなかった骨髄腫細胞が確実に生き残らないようにすることが重要である．このため，骨髄腫細胞には，変異をもち，ある培養液中での生存に不可欠な特定の代謝酵素が欠如しているものが用いられる．免疫されたB細胞と骨髄腫細胞が融合すると細胞は培養液中で成長し，不死化されていないB細胞と融合できなかった骨髄腫細胞は死滅する．B細胞と融合し，欠如している代謝酵素をB細胞から受け取れた骨髄腫細胞だけが生存する．融合細胞のコロニーが形成され，その後望ましい特異性をもつ抗体を産生する細胞がスクリーニングされる．抗体陽性コロニーのスクリーニングは通常第5章で述べたELISAを使用する．

この基本的な過程では，マウスモノクローナル抗体が産生され，分子生物学的手法によって修飾するとキメラ抗体やヒト化抗体を産生できる．

別の方法としては，動物への免疫は一切行わず，ファージライブラリーを使用する方法がある（図には示していない）．これはわずかに異なるランダムなL鎖とH鎖の可変領域遺伝子をバクテリオファージに導入したライブラリーである．多くの種類のファージを生成し，それぞれ異なる配列の可変領域分子を発現させる．目的とする抗原と結合する可変領域の配列をスクリーニングして，定常領域とともに哺乳動物細胞に発現させることができる．

ハイブリドーマ，あるいはファージディスプレイライブラリーによってモノクローナル抗体bを産生する従来の方法は，大きな培養槽でモノクローナル抗体産生細胞を培養するという高価な手法であった．新たな技術では，モノクローナル抗体は家畜や植物においてでも産生することができる．ワクチンなどのタンパク質も同様に産生することができる．これらの**ファーミング（分子農業）** pharmingの技術により，バイオ医薬品の価格を大幅に下げることが期待されている．

続く

を産生し，治療効果が無効となってしまう．主な問題は1年につき15,000ドルにも及ぶ治療費であった．この高額な費用は，4時間というIFNαの非常に短い半減期のために，毎日注射をしなければならないことにも一部起因している．

これらの問題の一部はポリエチレングリコール（PEG）分子をIFNαに付加させるPEG化により解決された．PEG化は分子量を増やすことで腎臓において濾過されないようにし，分子の半減期を延長させる．また，PEG化によってIFNα分子が効果的に囲まれることで，プロテアーゼに分解されにくくなる（図36.4）．これらの効果により半減期は40時間に増加し，治療は毎日ではなく毎週でよくなった．さらに，PEG化により患者の免疫システムからIFNα分子が防御され，抗IFNα抗体を誘導するリスクが減少する．適切にPEG化されていれば，IFNαレセプターへの結合に影響することはない．

ボックス 36.1　モノクローナル抗体の産生；続き

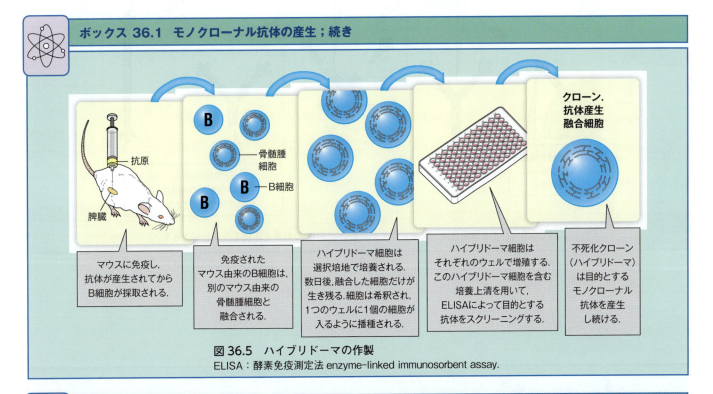

図36.5　ハイブリドーマの作製
ELISA：酵素免疫測定法 enzyme-linked immunosorbent assay.

ボックス 36.2　関節リウマチにおける腫瘍壊死因子（TNF）阻害薬

関節リウマチなどの遅延型過敏症反応において，腫瘍壊死因子（TNF）は重要なサイトカインである．TNFが炎症応答に関与する細胞上のレセプターと結合するのを防ぐために，3つの戦略がとられている（図36.6）．

- マウスモノクローナル抗体は，TNFのレセプターへの結合を阻止できる．しかし，患者はマウスモノクローナル抗体のマウス特異的なエピトープに対して抗体を産生する．この中和抗体によって，抗TNF効果が妨げられ，血清病のような反応を引き起こすことがある（第30章）．
- インフリキシマブなどのキメラ抗体は，マウス由来の領域とヒト由来の領域が組み合わされて構成されている．キメラ型抗TNF抗体はきわめて効果が高く，患者の80％で臨床症状が改善した．ヒト化モノクローナル抗体は，ヒトで産生されるわけではないが，マウスなどのヒト以外の生物由来の分子を含まない．
- 組換え型TNFレセプター/Fc分子（例：**エタネルセプト** etanercept）を作製するという方法もある．中和抗体の問題が起きないよう，この分子はヒトタンパク質の配列を用いて作製され，関節リウマチにも効果的である．

上述のそれぞれのアプローチは関節リウマチで効果を示したものの，いずれも関節リウマチを完全に治癒することはできなかった．これは，サイトカインの重複性のためであり，つまりほとんどの場合，免疫システムの過程には複数のサイトカインが関与しているということである．アナキンラ anakinra という抗IL-1薬が開発され，一部の関節リウマチ患者に効果がみられている．こうした状況では，抗サイトカイン薬は組み合わせて投与される可能性が高い．

TNFは感染との戦いに役割をもっているため，抗TNF薬に対する懸念として，結核，リステリア（**ボックス24.2**参照），B型肝炎などの感染の素因になることが挙げられる．ほかには，高コストであることも懸念の1つである．バイオシミラーの慎重な使用がより費用対効果のよい治療の導入につながることが望まれる．

続く

36 健康と疾病における免疫システム・バイオ医薬品

ボックス 36.2 関節リウマチにおける腫瘍壊死因子（TNF）阻害薬；続き

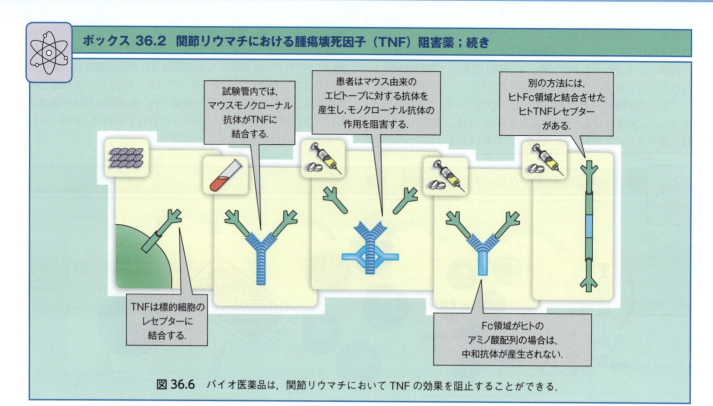

図 36.6 バイオ医薬品は，関節リウマチにおいて TNF の効果を阻止することができる．

学習チェック問題　修得事項

1. ウマ血清やヒト血清に由来する抗体治療の初期の手法で生じる問題を挙げなさい．
2. マウスモノクローナル抗体の抗原性を減らすための方法を挙げなさい．
3. モノクローナル抗体の Fc 領域のエフェクター機能を強化する改変方法を 2 つ挙げ図解しなさい．
4. ハイブリドーマ，ヒト化抗体，キメラ抗体，バイオシミラーという用語について説明しなさい．
5. モノクローナル抗体が臨床医学において，成功した例と，うまくいかなかった例を挙げなさい．
6. PEG 化がどのようにサイトカイン療法を可能にしたかについて説明しなさい．

用語解説

B 細胞 B lymphocyte：抗体分子を分泌する白血球の 1 種.

B 細胞レセプター B-cell receptor (BCR)：B 細胞の細胞表面に存在する抗原レセプター.

CD (cluster of differentiation)：細胞表面分子（と細胞サブセット）に対する分化抗原群の命名体系.

CD4 細胞数 CD4 count：循環 $CD4^+$ T 細胞数．HIV 感染のモニタリングに使用される.

C 反応性タンパク質 C-reactive protein (CRP)：炎症時に多く生成される急性期タンパク質.

ELISA (enzyme-linked immunosorbent assay)：酵素免疫測定法.

Fas：結合によりアポトーシスを誘発する細胞表面分子.

HLA クロスマッチ HLA cross matching：患者とドナーの細胞が反応する可能性を除去するための移植前検査.

HLA タイピング HLA typing：患者とドナーの HLA 型を決定する移植前検査.

MHC 拘束性 MHC restricted：T 細胞はクラス I MHC，あるいはクラス II MHC とともに抗原を認識するため，この抗原認識は MHC 拘束性であるといわれる.

MHC 多型 MHC polymorphism：多型は異なるアリルが存在することをいう．MHC はアリルが生じる配列を多数もち，知られているなかで最も多い多型を示す遺伝子座である.

NKG2/CD94：NK 細胞表面に存在するレセプター.

NK 細胞 natural killer (NK) cell：大型の顆粒リンパ球で，主に 2 つの役割がある．①ヘルペスウイルス感染細胞などのある種のウイルス感染細胞の殺傷，②適応免疫応答の活性化のヘルプである.

Th1 細胞 Th1 cell：CTL，マクロファージ，IgG 産生のヘルプを提供する.

Th2 細胞 Th2 cell：IgE 分泌，好酸球活性化のヘルプを提供する.

T 細胞寛容 T-cell tolerance：寛容は自己抗原に対する免疫応答の抑制過程である．T 細胞はまず胸腺内で自己抗原に対して寛容となり，自己 MHC と非自己のペプチドに対して適度の特異性をもつ T 細胞レセプターだけが選択される.

T 細胞レセプター T-cell receptor (TCR)：T 細胞の抗原レセプター.

アジュバント adjuvant：自然免疫システムを活性化することによりワクチンの免疫原性を増強する物質.

アトピー atopy：アレルギーの遺伝子素因.

アナジー anergy：特定の状況での抗原暴露により誘導される休止状態.

アナフィラトキシン anaphylatoxin：補体活性化による低分子量の産物で，血管透過性を増加させ，白血球を遊走させる.

アフィニティ（親和性） affinity：抗原と抗体，T 細胞レセプター，B 細胞レセプターとの結合の強さ.

アフィニティ成熟 affinity maturation：B 細胞の体細胞高頻度突然変異により，B 細胞レセプターのアフィニティが高まる過程.

アポトーシス apoptosis：計画的に起こるプログラムされた細胞死.

アリル（対立遺伝子） allele：人口の 1%以上に存在する遺伝子バリアント（変異）である．眼球の色やヒト白血球抗原（HLA）の種類などである.

アリル排除 allelic exclusion：ヘテロ接合体において，1 つの B 細胞は必ず 1 つのアロタイプの免疫グロブリンのみを発現する.

アレルギー allergy：通常は無害である物質に対する IgE 媒介性の即時型過敏症反応.

アレルゲン allergen：即時型過敏症反応を惹起しうる環境物質.

アロタイプ allotype：抗体によって検出できる免疫グロブリン H 鎖と L 鎖の遺伝子多型（アリル間の違い）.

異種移植 xenogeneic transplant：異なる種の動物間の移植.

移植片対白血病効果 graft-versus-leukemia effect：レシピエントの悪性腫瘍に対する造血幹細胞移植の有益な効果.

1 次リンパ器官 primary lymphoid organ：リンパ球が生成される器官．成人では骨髄と胸腺である.

インターフェロン interferon (IFN)：抗ウイルス作用をもつサイトカイン.

インターロイキン IL：インターロイキンは分子的に明らかにされたサイトカインである．略語である IL はサイトカインの命名に用いられている.

インバリアント鎖 invariant chain：多型のないタンパク質で，クラス II MHC 分子に抗原が結合するのを促進する作用をもつ.

ウイルス潜伏期 viral latency：ウイルスライフサイクルの一部で活発な複製や宿主への傷害のない期間である.

ウェスタンブロット western blotting：生化学的に抗原の混合物を同定する免疫ブロット法.

衛生仮説 hygiene hypothesis：乳幼児期の微生物，とくに抗酸菌への暴露により，アレルギーの発症が阻止されるという仮説.

エオタキシン eotaxin：好酸球を感染部位へ走化させるケモカイン.

液性免疫 humoral (antibody-mediated) immunity：抗体媒介性免疫.

エピトープ epitope：抗体が特異的に反応し結合する抗原の領域.

エフェクター細胞 effector cell：エフェクター B 細胞は抗体分子を分泌するプラズマ細胞であり，エフェクター T 細胞は Th 細胞と CTL である.

炎症 inflammation：臨床的には発赤，腫脹，疼痛の存在と定義される．組織学的には，組織の浮腫と白血球の存在と定義される.

オプソニン化 opsonization：免疫グロブリンか補体によりオプソニン化された粒子は，ファゴサイトーシスの標的となる.

芽球 blast：未熟で急速に増殖する細胞.

カスパーゼ caspase：アポトーシスの誘導に関与するタンパク質分解酵素.

活性化相 activation phase：リンパ球が分裂して同一の細胞を多数生成する免疫応答（クローン増殖）の相.

用語解説

化膿 pyogenic：膿を形成すること．

過敏症 hypersensitivity：抗原に対する過剰反応が原因となる炎症．抗原ではなく免疫応答によって疾患が引き起こされる．

寛容 tolerance：免疫システムが認識し攻撃できる分子に対する非応答性状態．

気管支喘息 asthma：気管支平滑筋収縮と粘液分泌による一過性の気流制限．

危険シグナル danger signal：体細胞により生成される分子シグナルで，多くの場合，感染による傷害を示している．

キメラモノクローナル抗体 chimeric monoclonal antibody：マウスの免疫グロブリンの可変領域とヒトの定常領域を用いてつくられるモノクローナル抗体．

逆転写酵素 reverse transcriptase：RNAからDNAを合成する酵素．

急性期応答 acute-phase response：感染や炎症に対する全身性反応で，サイトカイン産生により媒介され，発熱，急性期タンパク質産生が特徴である．

偽陽性 false positive：本当は陽性ではないが誤って陽性結果となること．たとえば交差反応抗体によって起こる．

胸腺 thymus：前縦隔に存在し，T細胞分化に関与する器官．

胸腺依存性抗原 thymus-dependent antigen：免疫応答の惹起にB細胞とT細胞の協同作用が必要な抗原．

胸腺細胞 thymocyte：T細胞の前駆細胞．

胸腺非依存性抗原 thymus-independent antigen：T細胞ヘルプがなくてもB細胞を活性化できる抗原．リポ多糖のような細菌の細胞壁に共通して存在する成分など．

巨細胞 giant cell：肉芽腫形成に特徴的な成熟マクロファージの一種．

拒絶 rejection：移植組織を破壊する宿主免疫応答の能力．

キラー免疫グロブリン様レセプター killer immunoglobulin-like receptor（KIR）：NK細胞上に存在するレセプター．

クッパー細胞 Kupffer cell：成熟マクロファージの1種．

組み合わせによる多様性 combinatorial diversity：免疫グロブリンやTCRの可変領域の遺伝子断片が多くの組み合わせで再構成されること（例：30Vκ×5Jκ=150種類の可変領域がつくられる）．

クラススイッチ class switching：個々のB細胞が，成熟の過程で，可変領域の遺伝子配列と抗原特異性を同一に保ちながら，使用するH鎖を切り替えること．

グランザイム granzyme：CTL，NK細胞に存在する顆粒に含まれるタンパク質．

グリア細胞 glial cell：神経系に常在する長期生存成熟マクロファージ．

クローン clone：免疫学的には，遺伝的に同一なリンパ球の集団をいい，すべての細胞が遺伝子再構成後の1個のB細胞あるいはT細胞に由来する．

クローン選択説 clonal selection theory：個々のリンパ球は固有の抗原レセプターを発現しており，これらの細胞が抗原暴露によって分裂し，多くの娘細胞（クローン）を生成するという考え方．

経口寛容 oral tolerance：以前に経口投与された抗原に対する免疫応答の抑制．

血管炎 vasculitis：血管の炎症．

血清病 serum sickness：循環免疫複合体により引き起こされる疾患．

ケモカイン chemokine：走化性サイトカインで，細胞を感染部位に走化させる．

ケモタキシス（走化性） chemotaxis：細胞が方向性をもって移動すること．通常は炎症部位へ移動する．

減感作療法 desensitization：抗原量を漸増して行うアレルギー治療の1つである．

原発性免疫不全 primary immunodeficiency：遺伝子異常により生じる免疫不全．

抗原 antigen：適応免疫システムのレセプターにより特異的に認識される分子．

抗原結合部位 antigen binding site：抗原と接する抗体の領域．

抗原血症 antigenemia：血中を高量の抗原が循環すること．

抗原提示細胞 antigen-presenting cell（APC）：抗原をプロセシングし，T細胞に提示する細胞．

抗原ドリフト（連続変異） antigenic drift：突然変異の蓄積によるウイルス抗原の緩徐な変化の過程．

抗原認識分子 antigen recognition molecule（ARM）：抗原認識分子にはB細胞レセプター，T細胞レセプター，MHC分子がある．

交差反応性 cross reactivity：抗原認識分子は特定の抗原に対して特異的であるが，時にほかの抗原も適合して安定的に結合することがある．

好酸球 eosinophil：短命の脱顆粒細胞．

抗体 antibody：抗原に応答して産生され，抗原に特異的に結合するタンパク質で，免疫グロブリン構造をもつ．

好中球 neutrophil：短命のファゴサイト．

高頻度突然変異 hypermutation：抗体分子の抗原結合部位をコードする配列に急速に突然変異が生じる過程．

コグネイト抗原 cognate antigen：ある抗原レセプターが特異性をもつ抗原．

骨髄 bone marrow：ヒトの主な造血器官．とくにB細胞生成に重要であるが，成熟T細胞を除いて，すべての血球は骨髄で生成される．

古典経路 classical pathway：凝集した免疫グロブリンへの暴露による補体カスケードの活性化．

コレクチン collectin：自然免疫システムに含まれる分子であり，レクチン（糖鎖結合）ドメインとコラーゲン様ドメインをもつ．

コロニー刺激因子 colony-stimulating factor（CSF）：造血において特定の系統への分化を誘導する成長因子．

細動脈周囲リンパ鞘 periarteriolar lymphoid sheath（PALS）：脾臓の中心細動脈周囲をリンパ球（主にT細胞）が集結して取り囲んだ構造．

サイトカイン cytokine：細胞間で情報を伝達する働きをもつ可溶性分子．インターフェロンとケモカインはサイトカインの1種である．

サイトカインネットワーク cytokine network：自然免疫システムと適応免疫システムの細胞間の相互作用を制御するサイトカインのシステム．

細胞性免疫 cell-mediated immunity：液性免疫（抗体媒介性免疫）に対してT細胞が機能する免疫のことをいう．

サブユニットワクチン subunit vaccine：病原体の一部を使用するワクチン．

酸化バースト oxidative burst：活性化マクロファージによる毒素性分子の生成．

自家移植 autologous transplant：組織を身体から取り出して一定期間冷凍状態などで保管した後に同一の個体に戻すこと．

糸球体腎炎 glomerulonephritis：糸球体の炎症．

自己拘束性 self-restriction：自己MHC分子に提示される場合のみ抗原を認識することができるT細胞の性質．

自己抗体 autoantibody：自己抗原に対して産生される抗体．

自己免疫 autoimmunity：適応免疫システムが正常な自己の構成要素を認識すること．健康な場合にもみられるが，自己免疫疾患を引き起こすことがある．

自己免疫疾患 autoimmune disease：過剰な自己免疫として起こる過敏症反応により引き起こされる疾患．

自然抗体 natural antibody：過去の抗原暴露がなくても産生されるIgM．

自然（非適応）免疫システム応答 innate（nonadaptive）immune

system response：免疫システムのうち進化的に古い部分で，感染に対して迅速に応答するが，決まった応答しかできない．

弱毒化ワクチン attenuated vaccine：病原性微生物の遺伝子改変により生成されるワクチン．

集団免疫 herd immunity：ある共同体に感染症の流行を防ぐのに十分な免疫が存在すること．

樹状細胞 dendritic cell：樹状突起をもつ不整型の細胞で，抗原の捕捉とT細胞への抗原提示に不可欠である．

受動免疫 passive immunity：ある個体から別の個体にエフェクター要素（Ig，T細胞など）を移入すること．

腫瘍抗原 tumor antigen：腫瘍に発現する抗原で，正常な細胞では発現していないか，あるいは非常に低レベルで発現する．

主要組織適合遺伝子複合体 major histocompatibility complex (MHC)：T細胞に抗原を提示する細胞表面タンパク質をコードする遺伝子を含む遺伝子クラスタである．ヒトのMHCはHLAと呼ばれる．

食細胞 phagocyte：粒子状物質を貪食し，破壊できる細胞．

腎炎 nephritis：腎臓の炎症．

生殖細胞系多様性 germline diversity：V遺伝子断片，D遺伝子断片，J遺伝子断片が多数のコピーからなることを表す用語．

接合部多様性 junctional diversity：遺伝子断片同士（例：V遺伝子断片とJ遺伝子断片）が結合して接合部が形成される際にランダムに塩基が付加することにより，異なる配列がつくられ，抗体の莫大な多様性につながること．

セレクチン selectin：細胞表面の糖鎖に結合する接着タンパク質の1つで，たとえば細胞を選択的にある特定の組織に走化させる．

造血幹細胞 hematopoietic stem cell：多能性と自己複製能をもつ幹細胞で，すべての血球の由来である．

挿入突然変異 insertional mutagenesis：ゲノムに生じる突然変異で，たとえば遺伝子治療におけるランダムな挿入によるものがある．

即時型過敏症 immediated hypersensitivity：誘因物質に対する応答から2-3分以内に起こる反応で，通常はIgEに媒介される．

続発性免疫不全 secondary immunodeficiency：出生後に引き起こされる免疫不全．

組織球 histiocyte：成熟マクロファージの一種．

体細胞遺伝子組換え somatic recombination：抗原レセプターのレパートリーを生み出す遺伝子断片の再構成の過程．

多遺伝子疾患 polygenic disorder：複数の遺伝因子と環境因子の組み合わせが原因となる疾患．

第2経路 alternative pathway：補体インヒビターが存在しない細胞表面への暴露による補体カスケードの活性化．

多クローン性 polyclonal：複数の同一でない免疫グロブリンあるいはTCRを生成するB細胞集団，あるいはT細胞集団である．

多型 polymorphism：集団の個体間のわずかな遺伝的差異．アリル参照．

脱顆粒細胞 degranulating cell：活性化されると細胞傷害性顆粒を放出する自然免疫システムの細胞．

単球 monocyte：未熟な循環マクロファージ．

単クローン性 monoclonal：同一の免役グロブリンやレセプターをもつB細胞集団，あるいはT細胞集団である．単クローン性集団は腫瘍性であることが多い．

遅延型過敏症 delayed hypersensitivity：展開するのに数日要する反応で，抗原提示細胞とT細胞が関与する．

遅発相反応 late-phase response：一部のアレルギー反応において即時型過敏症の後に，T細胞と好酸球によって媒介されて生じる反応．

中枢性寛容 central tolerance：未熟T細胞とB細胞がそれぞれ胸腺と骨髄で誘導される寛容．

中和抗体 neutralizing antibody：抗原を破壊するのではなく，毒素作用や結合作用など抗原の機能を阻害する抗体．

超可変領域 hypervariable (hv) region：抗原結合部位を構成し，抗原と接触するアミノ酸残基のこと．

ディフェンシン defensin：細菌に傷害を与える低分子のペプチド．

適応（獲得）免疫システム応答 adaptive (acquired) immune system response：免疫システムの一部で，遺伝子再構成によって分子を特異的に認識する．応答までに時間がかかるが，免疫記憶が持続する．

同系移植 syngeneic transplant：遺伝的に同一の個体間の移植．

同種 allogeneic：同じ種の遺伝的に異なる個体に対する免疫反応．

同種移植 allogeneic transplant：同じ種の遺伝的に異なる個体間での移植．

特異体質性薬物有害反応 idiosyncratic adverse drug reaction：免疫学的機序を伴うことが多い，予期されない薬物反応．

トランスジェニックマウス transgenic mouse：遺伝子改変されたマウス．

ナイーブリンパ球 naive lymphocyte：成熟しているが，自身が特異性をもつ非自己抗原に遭遇したことがないリンパ球．

肉芽腫 granuloma：慢性炎症の局所領域で，通常は排除が難しい病原体に対する応答によって形成される．

2次リンパ器官 secondary lymphoid organ：リンパ球が抗原と接触し，クローン性増殖し，エフェクター細胞へ成熟する器官．脾臓，リンパ節などである．

認識相 cognitive phase：抗原特異的レセプターを保有する細胞が抗原を認識する能動免疫応答の相．

ネガティブセレクション negative selection：自己抗原を認識できるリンパ球の除去．

熱ショックタンパク質 heat shock protein (HSP)：さまざまな生物に存在し，ストレスによって誘導されるタンパク質．

粘膜関連リンパ組織 mucosa-associated lymphoid tissue (MALT)：気道および胃腸管のリンパ組織である．IgA産生プラズマ細胞と，ピノサイトーシス（飲作用）により抗原を摂取する特殊な上皮細胞であるM細胞が豊富に存在する．

粘膜線毛エスカレータ mucociliary escalator：気道の自然免疫防御を担う．

能動免疫 active immunity：感染やワクチン接種後に展開する防御免疫．

パーフォリン perforin：NK細胞とCTLの顆粒に存在するタンパク質で，重合して標的細胞の細胞膜に孔を形成する．

バイオ医薬品（バイオ製剤） biopharmaceutical (biologic)：生細胞から産生される医薬品で，通常はタンパク質である．

バイオシミラー（バイオ後続品） biosimilar：アミノ酸配列は同一だが，製造工程が異なるバイオ医薬品．先発医薬品と同一の製品とはみなされない．

敗血症性（エンドトキシン）ショック septic (endotoxic) shock：細菌から放出される物質に暴露することによる低血圧．

胚中心 germinal center：主に活性化B細胞を含むリンパ濾胞の領域．

破骨細胞 osteoclast：成熟マクロファージの一種．

パターン認識分子 pattern recognition molecule：2本鎖RNAやある種の糖鎖など感染に特有の分子を認識する自然免疫システムの分子．

ハプテン hapten：宿主タンパク質に結合したときのみ，抗原として作用する小分子．

ハプロタイプ haplotype：MHCなど，連鎖して遺伝するアリルのセット．

用語解説

ヒーフテスト heaf test：結核菌への暴露に対する皮膚検査.

鼻炎 rhinitis：鼻の炎症.

ヒスタミン histamine：活性化マスト細胞により産生されるメディエーター.

脾臓 spleen：血液のフィルターとして，また血液運搬抗原に対する免疫応答の主要な部位として機能する2次リンパ器官.

ヒト化モノクローナル抗体 humanized monoclonal antibody：マウス由来の配列は超可変領域のみのモノクローナル抗体．残りの配列はヒト由来である.

ヒト白血球抗原 HLA (human leukocyte antigen)：MHCと関連する．遺伝子多型に富むタンパク質であり，抗原を結合してT細胞に提示する.

ヒト免疫不全ウイルス human immunodeficiency virus (HIV)：細胞に感染し，免疫システムに障害を与えるウイルスである.

皮膚プリックテスト skin prick test：アレルギー検査の1つ.

被膜下領域 subcapsular zone：分化段階の最も初期の胸腺前駆細胞を含む胸腺の領域.

病原体 pathogen：疾病の原因となる微生物.

病原体関連分子パターン pathogen-associated molecular pattern (PAMP)：自然免疫システムにより認識される微生物に関連する分子.

ファージライブラリー phage library：バクテリオファージに発現する遺伝子配列の集合.

複製老化 replicative senescence：経年的なリンパ球の増殖能力の喪失.

プラズマ（形質細胞） plasma cell：B細胞が最終段階まで分化した細胞で，大量の免疫グロブリンを分泌できる.

プリオン prion：遺伝子配列を含まない感染性粒子.

プレBCR pre-B cell receptor (Pre-BCR)：B細胞分化時に一過性に発現するL鎖様構造をもつ分子.

フローサイトメトリー flow cytometry：ある抗原を発現している生細胞数をその抗原を認識する抗体（通常はモノクローナル抗体）を用いて計測する手法.

プロスタグランジン prostaglandin：マスト細胞，好酸球から放出されるメディエーター.

プロテアソーム proteasome：クラスIMHCに結合するペプチドの生成に関与するプロテアーゼ複合体で細胞質に存在する.

分子相同性 molecular mimicry：感染時に，病原体由来の抗原が自己抗原に対して交差反応を生じ，自己免疫が誘発されるとする説.

ベンス-ジョーンズタンパク質 Bence-Jones protein：多発性骨髄腫患者の尿に存在するモノクローナルL鎖.

ホーミング homing：特定の組織への遊走.

ポジティブセレクション positive selection：中程度のアフィニティで自己MHCを認識するT細胞は胸腺内で生存する.

補体 complement：病原体の存在により活性化される血中酵素カスケード.

膜侵襲複合体 membrane attack complex (MAC)：細胞や病原体に傷害を与える補体カスケードの最終過程である.

マクロファージ macrophage：抗原プロセシングと抗原提示を活発に行うことにより自然免疫システムと適応免疫システムを密接に結びつける機能をもつ，多数の顆粒が存在する大型の食細胞である.

マスト（肥満）細胞 mast cell：ある種の感染において顆粒を放出することができる組織常在性の細胞.

末梢性寛容 peripheral tolerance：非リンパ系組織において成熟したT細胞とB細胞に誘導される寛容.

マントゥーテスト Mantoux test：結核菌への暴露についての皮膚テスト．［訳者註：日本のツベルクリン検査に相当する検査である.］

免疫グロブリン immunoglobulin (Ig)：可変領域と非可変（定常）領域から構成され，抗体として働く可溶性分子.

免疫グロブリンスーパーファミリー immunoglobulin superfamily：免疫グロブリンと類似したドメイン構造をもつ分子ファミリーである．免疫グロブリン，TCR，MHC分子などがそれぞれ免疫システムにおいて異なる役割をもっている.

免疫グロブリンドメイン immunoglobulin domain：並行βシートがジスルフィド結合により折り畳まれた球状ドメインである.

免疫蛍光法 immunofluorescence：組織に存在する物質を検出する（直接免疫蛍光法），あるいは血中に存在する抗体を検出する（間接免疫蛍光法）.

免疫原 immunogen：単独で免疫応答（抗体産生など）を引き起こすことができる物質.

免疫シナプス immunologic synapse：抗原提示細胞とT細胞が近接し結合している領域で，多くのレセプター-リガンド相互作用に関与し，細胞の活性化を促進する.

免疫複合体 immune complex：体内で形成される抗体と抗原の格子状構造.

免疫療法 immunotherapy：免疫応答を誘導，増強，あるいは抑制することによる疾患の治療法．アレルゲン免疫療法が最も多く実施されている.

モノクローナル抗体 monoclonal antibody：ハイブリドーマ技術により作製され，高い特異性をもつ均一な免疫グロブリン．医学的な研究，診断，治療に用いられる.

野生型微生物 wild-type organism：ワクチン製造に用いられる遺伝子改変されていない（野生型）微生物.

遊出 diapedesis：リンパ球が内皮細胞間のタイトジャンクションを通過して組織へ移動すること.

溶血 hemolysis：赤血球が破壊されること.

ラクトフェリン lactoferrin：好中球，マクロファージによって産生される殺菌性タンパク質.

リンパ球再循環（トラフィキング） lymphocyte recirculation (trafficking)：成熟リンパ球はある組織から他の組織へ常に循環している．リンパ球は1日に1-2回体内を循環する.

リンパ球ホーミング lymphocyte homing：エフェクターT細胞やメモリーT細胞は末梢組織などの特定の組織へ遊走して移住し，しばらくの期間その部位に滞在する．この過程は接着分子の相互作用により制御される.

リンパ系腫瘍 lymphoid tumor：適応免疫システムの細胞から発生する腫瘍.

リンパ節 lymph node：T細胞とB細胞へ提示するリンパ運搬抗原を濃縮・監視する機能をもつ器官.

類上皮細胞 epithelioid cell：成熟マクロファージの1種.

レクチン経路 lectin pathway：マンナン結合レクチンによる補体カスケードの活性化経路.

レセプター編集 receptor editing：BCRの特異性を改変し，自己反応性をもたないBCRを生成するために，V(D)J遺伝子再構成を再開するある種のB細胞がもつ機序.

レトロウイルス retrovirus：RNAの鋳型からDNAのゲノム配列を合成するウイルス.

濾胞樹状細胞 follicular dendritic cell (FDC)：リンパ濾胞だけに存在する抗原提示細胞．樹状細胞と異なり，骨髄由来ではない．抗原抗体複合体は濾胞樹状細胞上のFcレセプターや補体レセプターに結合して保持される.

索 引

ページ数の後の「f」は図，「t」は表，「b」はボックスを示す．

和文索引

あ
悪性リンパ腫 282t
アクセサリー分子 47, 48f, 71
アザチオプリン 76b, 276
アジュバント 194
アスピリン 248
アデノイド 84f
アトピー 206
アトピー性皮膚炎 208t, 215f
アドレシン 88
アドレナリン 212
アナジー 76, 96, 129, 130f
アナフィラキシー 170b, 208t, 212
アナフィラトキシン 143, 144, 144f
アナボリックステロイド 149b
アフィニティ 25
アフィニティ成熟 41, 97, 113
アポトーシス 126, 127b, 169t
　——の細胞内機序 168
アモキシシリン 207
アラキドン酸 165f
　——代謝 165f
　——代謝産物 164
アリル 16
アリル排除 38
アルサス反応 238, 243b
アレルギー 135, 206
　——の素因 209
　——の早発相のメディエーター 210, 211f
　——の遅発相のメディエーター 211
　——の治療 212
　——の定義 206
　——の薬物治療 211f
アレルギー疾患 208t
アレルギーマーチ 206
アレルゲン 19, 206
アレルゲン免疫療法 212, 212f

い
医原性反応 249
異種移植 57f, 270, 276
異常タンパク質 268
移植 57f, 270
移植抗原 57b
移植片拒絶 57b
移植片対宿主病（GVHD） 270, 273
Ⅰ型インターフェロン 141
Ⅰ型過敏症 165, 201, 202b, 206
1型糖尿病 58, 222b, 224f
1型補体レセプター 240

1次 RNA 転写産物 38
1次応答 113
1次リンパ器官 83, 84f
胃腸管 140
遺伝子組換え顆粒球コロニー刺激因子 152
遺伝子組換えサイトカイン 294
遺伝子断片の再構成 36f
遺伝性血管性浮腫 149b
遺伝性補体欠損症 147b
イピリムマブ 286
イブプロフェン 248
イミキモド 159b, 286
イムノフィリン 76b
飲作用 86
インターフェロン 2, 141, 141f
インテグラーゼ阻害薬 266, 266f
咽頭弓 84
インドメタシン 248
イントロン 35
インバリアント鎖 64
インバリアントタンパク質 69
インフリキシマブ 291
インフルエンザ 5b
インフルエンザ菌 172
　——b型（Hib） 120b
インフルエンザワクチン 196b

う
ウィスコット - アルドリッチ症候群（WAS） 259b
　——タンパク質（WASp） 261f
ウイルス感染時のエフェクター CTL 成熟 115f
ウイルス細胞変性効果 263
ウイルス潜伏 263
ウイルスタンパク質 282
ウイルス様粒子 12b, 194
ウイルス量検査 265

え
エオタキシン 209f
液性免疫システム 9
エキソサイトーシス経路 65
エクソン 35
壊死 143
エタネルセプト 295b
エピジェネティクス 118b
エピトープ 3, 19
エピネフリン 212
エフェクターB細胞 111
エフェクターT細胞 111
エフェクター細胞の生成 113
エフェクター相 9, 12f
エプスタイン - バールウイルス（EBV） 109b
炎症 172

炎症性シグナル伝達 156
炎症性腸疾患 137b

お
黄疸 5f, 5b
オートクライン効果 182
オプソニン 144
　——化 22, 144

か
核内因子κB 137b
カスパーゼ 168
カスパーゼ活性化 DNA 分解酵素 126
活性化B細胞（プラズマ細胞） 11f
活性化 CD4$^+$T 細胞 11f
活性化相 9, 12f
活性化タンパク質 74
活性化誘導細胞死 129, 131f, 219, 265
活性化レセプター 167
化膿 172
化膿反応 156
過敏症 177, 200
　——反応 200, 245, 249t
花粉症 202b
可変領域 36f
カポジ肉腫 252
鎌状赤血球形質 17b
顆粒球 78f
顆粒球コロニー刺激因子（G-CSF） 82b
カルジオリピン 32b
カルシニューリン 72
カルバペネム 31f
カルメット - ゲラン（ウシ型）結核菌 194
加齢に伴う続発性免疫不全 267
癌遺伝子 280
肝炎 5b
肝癌 5b, 176
環境物質に対する過敏症 201
環境要因とアレルギー 210
肝硬変 176
カンジダ・アルビカンス 49b, 113, 122b
間接免疫蛍光法 29f, 222, 222f
関節リウマチ（RA） 245, 246, 250f, 250b, 295b
　——の発症機序 247f
感染症のスクリーニング検査 31b
感染に対するバリア 139
乾燥血液スポット 255
癌胎児性抗原 282
癌免疫療法 293
寛容 96, 128, 272
寛容原 18
乾酪壊死 176

索引

き
気管支関連リンパ組織　84f
気管支喘息　208t, 212
危険シグナル　157
基底細胞癌　286
気道　139
逆転写酵素阻害薬　266, 266f
急性B型肝炎　41b
急性移植片拒絶　277b
急性エプスタイン-バールウイルス感染　109b
急性炎症　186
急性期応答　146b, 156
急性拒絶　271
急性骨髄性白血病　282
急性蕁麻疹　215f
急性リウマチ熱　220
急性リンパ芽球性白血病（ALL）　100b, 158b, 282t
吸入ステロイド　212
共刺激シグナル　70
共刺激の欠如　130f
胸腺　84, 84f, 101, 102f
　――の細胞構成　84f
胸腺依存性抗原　97
胸腺細胞　79f, 101, 102
胸腺細胞成熟の概要　103f
胸腺腫　268
胸腺非依存性B細胞　99
胸腺非依存性抗原　98
強直性脊椎炎　57b, 58
共通サイトカインレセプター　183
共レセプター分子　70
拒絶　270
　――機序　271
キラー細胞免疫グロブリン様レセプター　59, 166

く
空中アレルゲン　207
クームス試験　235f, 235b
くしゃみ　5b
グッドパスチャー症候群　234
クッパー細胞　80, 151
組み合わせによる多様性　39
クラスI MHC　60f
クラスI MHC分子　52, 65
　――の構造　54f
クラスII MHC　60f
クラスII MHC分子　54, 65
　――の構造　55f
クラススイッチ　39, 97
グランザイム　168
グリア細胞　151
グリアジンペプチド　225f, 225b
クリプトスポリジウム　120b
グレーブス病　234
クローン性アナジー　106
クローン選択説　9
クローン病　137b
クロモグリク酸ナトリウム　212

け
経口寛容　86, 130, 133b
蛍光梅毒トレポネーマ抗体吸収試験　32b
蛍光ビーズ免疫測定法　33f
蛍光微粒子免疫測定法　32b
軽鎖　20
経細胞輸送　86
結核　172, 174
結核菌　64, 172, 176f

結核性肉芽腫　175f
血管炎　240
血管外遊出　88, 89
血管性浮腫　208t, 215f, 215b
血管内皮増殖因子　285
結合部多様性　41
結晶性フラグメント　21
血小板　78f, 79f
血小板活性化因子　165f
血清病　238
ケモアトラクタント　156
ケモカイン　152
ケモカインレセプター　184, 185f
ケモタキシス　88, 89, 153
ゲル-クームスの過敏症分類　201t
ゲル電気泳動　20f
減感作療法　212
原発性線毛機能不全症　139
原発性免疫不全　252
　――の遺伝子治療　257
　――の原因　253, 254t
　――の診断　256
　――の治療　257

こ
抗D抗体　235b
抗HBc抗体　43t
抗HBsAg抗体　43t, 176
抗TNFモノクローナル抗体　188b, 250b
抗アポトーシス性タンパク質　169
好塩基球　208
抗炎症薬　248
抗核抗体　217, 228f
　――スクリーニング検査　227b
抗環状シトルリン化ペプチド　246
　――抗体　250b
口腔カンジダ症　122b
抗原　3, 18
抗原結合部位　26f
抗原結合フラグメント　20
抗原血症　238
抗原決定基　19
抗原シフト　197f, 197b
抗原提示　63, 64f, 66f
抗原提示細胞　9, 11f, 64f
抗原ドリフト　197f, 197b
抗原認識　59
抗原認識部位　59
抗原認識分子　8f, 15, 60
　――の遺伝子の構成　56t
　――の多様性形成　60
抗原プロセシング　9, 63
　――の機序　64
　――の経路　64, 65f, 67t
抗原プロセシング関連トランスポーター（TAP）　65, 68b
　――欠損　68b
交差反応性　26
好酸球　10f, 13b, 79f, 80, 164, 171f, 207
好酸球増多症　164, 171b
抗ジゴキシン抗体　24b
甲状腺機能亢進症　234
甲状腺刺激ホルモンレセプター　234
口唇ヘルペス　252
抗赤血球抗体　233
抗増殖薬　276
抗組織トランスグルタミナーゼ　225b

酵素免疫測定法（ELISA）　26, 27f
抗体　3, 19, 208
　――の抗原結合部位　25
　――の交差反応性　26, 26f
　――の構造　20, 20f
　――の多様性　35
抗体依存性細胞媒介性細胞傷害（ADCC）　167, 167f
抗体医薬　24b
抗体応答　124t
抗-抗原の相互作用　18
抗体多様性の生成　39
抗体媒介性過敏症　231
抗体薬物複合体　293
抗体陽転化　265
好中球　10f, 80, 80f, 150, 151t
　――の遊走　153f
好中球減少症　82b, 150
好中球減少性敗血症　158b
好中球細胞外トラップ（NETs）　154, 156
高内皮細静脈　85
抗ヒスタミン薬　212
高頻度突然変異　16
抗ヘビ毒素　291
抗レトロウイルス療法　266f
高量域寛容　106
コクサッキーウイルス　223b
コグネイト抗原　88, 105
骨髄　83, 84f
骨髄移植　49b
骨髄系共通前駆細胞　77, 78f, 79, 79f
骨髄系細胞　79
骨髄系-リンパ球系前駆細胞　78f
骨髄単球系前駆細胞　79f, 80f
古典経路　143, 143f
コレクチン　140, 140f
コレクチンファミリー　140f
コレクチンファミリー分子　139
コロニー刺激因子　77, 80
コンジュゲート（結合型）ワクチン　120b

さ
サーファクタント　139
細菌性髄膜炎　120b
再循環　88
サイトカイン　7, 164, 182
　――のNK細胞制御　167f
　――の機能重複性　183
　――の種類　184t
　――の多機能性　183
　――の役割　187f
　――の臨床使用　188
サイトカインストーム　49b, 158b
サイトカイン阻害薬　188
サイトカインネットワーク　173
サイトカインレセプター　183
サイトメガロウイルス　265
再燃　176
細胞外抗原　65f
細胞外病原体　173f, 174t
細胞間接着分子1　89
細胞系統特異的なタンパク質　282
細胞結合型過敏症　201t
細胞刺激　144
細胞死促進性遺伝子　127t
細胞死の経路　126f
細胞傷害性Tリンパ球（CLT）　44, 48, 106
細胞死抑制遺伝子　127t

索引

細胞性免疫　9
細胞接着分子　91t, 129
細胞内抗原　65f
細胞内シグナル伝達　75b
細胞内病原体　173f, 174t
細胞表面型免疫グロブリン　40f
細胞表面分子　112f
細胞変性効果　176
鰓裂　84
サブユニットワクチン　192t, 193
サルブタモール　212
Ⅲ型過敏症　202, 204b, 238
酸化バースト　150, 155, 155f

し
自家移植　270
自家造血幹細胞移植　81b
糸球体腎炎　240
シグナル伝達　69, 71
　——経路　72
　——分子　183
シクロオキシゲナーゼ経路　164
シクロスポリン　76b, 223b, 276, 277b
シクロホスファミド　241
ジゴキシン　24b
自己抗原　19, 217, 239
　——に対する過敏症　201
自己拘束性の成立　103
自己抗体　217, 234f
自己反応性リンパ球　8f
自己ペプチド　103
自己免疫　2, 135, 217
自己免疫過程の発症　220f
自己免疫疾患　9, 217, 218
　——の危険因子　221t
　——の検査　221
自己免疫制御因子　103
自己免疫性多腺性内分泌不全症‐カンジダ症‐外胚葉形成異常（APECID）　103, 108b, 122b
自己免疫性溶血　233
自己免疫性溶血性貧血　233
自然抗体　99, 166, 218f
自然免疫　7
自然免疫応答　135
自然免疫システム　2, 4t, 137b, 139, 140t, 157
自然リンパ球　79, 117
死体移植　270
シナプス形成　88, 91
重鎖　20
重症複合免疫不全（SCID）　253
　——のスクリーニング検査　255
樹状細胞　9, 11f, 67b, 80f, 81
腫脹　172
受動免疫　9
受動免疫療法　192, 284, 284t
腫瘍壊死因子　164
腫瘍壊死因子阻害薬　295b
主要塩基性タンパク質　165
腫瘍抗原　282
腫瘍細胞　4f
腫瘍浸潤リンパ球　283
主要組織適合遺伝子複合体（MHC）　3, 51
腫瘍免疫　280, 282
腫瘍免疫療法　284, 284t
常染色体劣性重症複合免疫不全　49b
小児癌　100b
上皮下組織　86

上皮細胞間リンパ球　86
上皮成長因子レセプター　285
上皮内リンパ球　87f
除去誘発寛容　106
食細胞　150, 151f
　——による殺傷　155f
　——の欠損　157
　——の生成　152
　——の動員　152
食細胞レセプター　153, 154f
食作用　150
シロリムス　76b
腎移植拒絶の機序　272f
腎炎　240
シングルポジティブ　102
神経シナプス　48
人工幹細胞　81b
新生児溶血性疾患　235b
真皮T細胞　88f
腎不全　6b
蕁麻疹　208t, 215f, 215b

す
水痘‐帯状疱疹　252
髄膜炎　120b
髄膜炎菌　147b, 172, 252
スーパー抗原　47, 49f, 49b
ストレス　269
スプライシング反応　38
スペイン風邪　196b

せ
成熟B細胞　95
成熟T細胞　102
　——の応答と機能　106
生殖細胞系の多様性　39
生物学的製剤　141, 290
西洋ワサビペルオキシダーゼ　26, 27f
赤脾髄　86
舌下免疫療法　213
赤血球　78f, 79f
赤血球凝集素　196b
赤血球抗原　231
赤血球沈降速度　146b
接触皮膚炎　205b
セファロスポリン　31f
セフロキシム　170b
セリアック病　225b
　——の発症機序　226f
セルピン　149b, 156
セロコンバージョン　265
制御性T細胞（Treg）　48, 130, 187
線状エピトープ　19f
染色体転座　280
全身性エリテマトーデス（SLE）　144, 227b, 244b
全身性炎症反応症候群　158b, 237b
蠕虫　162
　——への応答　162, 163f
蠕虫感染　186
腺熱　109b

そ
走化性　88, 89, 153
走化性誘起作用物質　156
臓器移植　270
臓器特異的自己免疫疾患　226b
双球菌　147b
造血　77
　——の段階　78f

造血幹細胞　77, 78f, 94
　——の供給源　273
造血幹細胞移植　260b, 270, 272
　——後の感染　278b
　——の前処置　273
挿入変異　257
早発相反応　208
相補性　25
相補性DNA　68b
遡及的診断　49b
即時型過敏症　165, 201t, 206
続発性免疫不全　262
粟粒結核　176
組織移植片拒絶　16
組織球　150
組織固定のマクロファージ　151
組織タイピング　273
組織マクロファージ　150
組織遊出　88, 89

た
大顆粒リンパ球　166
体細胞遺伝子組換え　35
　——による可変領域の形成　35
体細胞高頻度突然変異　41, 97, 124
体細胞突然変異　97
第3咽頭弓　84
帯状疱疹　252
多遺伝子疾患　253
タイトジャンクション　89
第2経路　143, 143f
体表面病原体　173f, 174t
対立遺伝子　16
多因子遺伝疾患　254
多核巨細胞　151
多価抗原　70
ダクリズマブ　276
タクロリムス　76b, 276
多型　16
　——と免疫不全　253
多型領域　54
多形核好中球　80
多剤併用療法　266
脱顆粒　208
　——する細胞　207
多糖コンジュゲートワクチン　121f
多特異性　26, 99
多発性硬化症（MS）　245, 246, 247f, 250b
多発性骨髄腫（MM）　20, 282t, 288b
ダブルネガティブ胸腺細胞　102
ダブルポジティブ胸腺細胞　102, 104f
ダメージ（損傷）関連分子パターン（DAMP）　135, 153
多様性　9, 16
　——の形成　61t
単球　78f, 80, 80f, 150, 151t
単純ヘルペス　252
タンパク質分解酵素　155
タンパク同化ステロイド　149b

ち
チェックポイント　128
遅延型過敏症　173, 201t, 245
　——反応の治療　247
　——皮膚検査　178b
中枢性寛容　106, 128, 129, 219
中枢性自己寛容の成立　103
超可変領域　25

303

索引

腸管関連リンパ組織　133b
腸間膜リンパ節　84f
長期免疫記憶　123
超急性拒絶　271
腸免疫　186
直接免疫蛍光法　29f, 221, 222f
チロシンキナーゼ　75b
チロシンホスファターゼ　75b

つ
ツベルクリン検査　178b, 180f
ツベルクリン注射　180f

て
ディジョージ症候群　107b
　　部分型――　107b
定性的　26
定量的　26
適応免疫　8
適応免疫応答　135
適応免疫システム　2, 4t, 137b, 140t, 157
適合検査　273
適合性　16
摘脾　92b
　　――のリスク　92b
摘脾後劇症型敗血症　92b
デスモグレイン　234
デフェンシン　156
転座によって生まれるタンパク質　282
転写因子　69
伝染性単核症　109b
伝染性軟属腫　259b
点突然変異　97
天然痘　193, 195b
天然痘ウイルス　195b
天然痘ワクチン　195b
天然保湿因子　210
点変異　41
天疱瘡　234

と
同系移植　57f, 270
同種移植　57f, 270
同種抗原　18, 231
同種免疫性溶血　233
透析　6b
疼痛　172
トキシックショック症候群　49b
トキソイド　193
特異抗体産生不全症　255
特異性　9, 25
特異体質性　248
ドナーT細胞除去　273f
ドメイン　21
トラスツズマブ　285, 293
トランスサイトーシス　86
トランスフォーミング増殖因子β　86
鳥インフルエンザ　197b
トレランス　106
トロンボキサン　165f

な
ナイーブB細胞　96, 97f
ナイーブT細胞　105, 124, 124t
　　――の活性化　105f
ナイーブ成熟T細胞　105
内在性制御性T細胞（内在性Treg）　102, 130, 166
ナイセリア属感染　147b
ナチュラルキラー細胞　7, 165
生ワクチン　192t, 193

に
Ⅱ型インターフェロン　141
Ⅱ型過敏症　202, 203b, 231
Ⅱ型肺胞上皮細胞　139
肉芽腫形成　172
2次リンパ器官　83, 84f, 105
2次濾胞　85
ニトロブルーテトラゾリウム　160b
　　――還元試験　161f
乳児死亡率　4f
ニューモシスチス　49b
認識相　9, 12f
妊娠検査薬　26
妊娠スティックテスト　28f

ね
ネガティブセレクション　96, 96f, 103
ネクローシス　143, 169t
ネフローゼ症候群　240, 242f
粘液線毛エスカレータ　139
粘膜関連リンパ組織（MALT）　83, 86, 87f
粘膜関連リンパ組織リンパ腫　281
粘膜固有層リンパ球　86, 87f
粘膜リンパ球　86
粘膜ワクチン　92b

の
膿　172
膿形成　173
能動免疫　9
能動免疫療法　284t, 286
農夫肺　238, 242f, 242b
嚢胞性線維症　139, 257
ノンレスポンダー　54

は
パーフォリン　168
パイエル板　84f, 86
肺炎球菌　172, 191
バイオ医薬品　141, 290
バイオ後続品　293
バイオシミラー　293
バイオ製剤　290
バイオロジクス　141
敗血症性ショック　158b
バイスペシフィック抗体　293, 293f
胚中心　85, 86
梅毒　31b
　　――のELISAスクリーニング検査　31f
梅毒トレポネーマ　32f, 32b
ハイブリドーマ　294b
　　――の作製　295f
肺胞マクロファージ　151
白脾髄　86
破骨細胞　152
バシリキシマブ　76b, 276, 291
バセドウ病　234, 234f, 237b
パターン認識レセプター（PRR）　2, 8f, 136f, 153
ハチ毒アレルギー　132b
白血球機能関連抗原1　47, 89, 111
白血球血管外遊出　91f
パッチテスト　205f, 205b
ハプテン　18, 19f
ハプテン-キャリア結合体　19f
ハプロタイプ　51
　　――の遺伝　53f
パラクライン効果　182
パラクライン作用　141

ひ
ピーナツアレルギー　215b
ヒーフテスト　178b
鼻炎　208t
皮下免疫療法　212
低いレスポンダー　54
ヒスタミン　163
非ステロイド系抗炎症薬　248
脾臓　84f, 86
非典型的溶血性尿毒症症候群　143
ヒトTリンパ球向性ウイルス1型　281
非特異的　15
ヒト血清の電気泳動　19f
ヒト絨毛ゴナドトロピン　28f
ヒト白血球抗原　3, 15, 51
ヒトパピローマウイルス（HPV）ワクチン　196
ヒト免疫不全ウイルス　262
ヒドララジン　227b
泌尿器リンパ組織　84f
ピノサイトーシス　86
皮膚　86, 139
皮膚癌　286
皮膚特異的T細胞　90f
皮膚プリックテスト　213f, 213b
皮膚免疫システム　86, 88f
非ホジキンリンパ腫　252
非メチル化シトシン-グアニン配列　159b
病原体　67
　　――に対する免疫応答　113
病原体関連分子パターン（PAMP）　135, 153
標的細胞　63
表皮内T細胞　86, 88f
表皮ランゲルハンス細胞　88f
ピロリ菌　281

ふ
ファーミング　294b
ファゴサイトーシス　2, 150, 155
ファゴソーム　155
フィラグリン　209f, 210
フィルグラスチム　152
ブースタワクチン　127b
フェニトイン　269b
不可逆的腎不全　6b
不活化ワクチン　192t, 193
副腎皮質ステロイド　157f, 212, 248, 276, 277b,
副組織適合抗原　271
不顕性感染　176
不死化　169
プラズマ（形質）細胞　9, 35, 98f
フルオレセインイソチオシアネート　27
フルクロキサシリン　207
プレB細胞　79f, 95
不連続エピトープ　19f
プロB細胞　95
フローサイトメトリー　27, 30f, 100b,
プロカインアミド　227b
プログラム細胞死　127b
プロスタグランジン　156, 164, 165f
プロセシング経路の回避（病原体による）　67
プロテアーゼ阻害薬　266, 266f
プロテアソーム　64
プロテインキナーゼC　74, 75b
プロテインチロシンキナーゼ　70
プロテインチロシンホスファターゼ　71
分化　9
分化系統　102

分化特異的な分子　95t
分子相同性　220
分子農業　294b
分泌型免疫グロブリン　40f, 43
分泌成分　86
分類不能型免疫不全症　254

へ
ヘテロ接合体　56
　　——優位性　17b
ペニシリン　31f, 203b
ペニシリンアレルギー　31b
ペニシリン誘発性免疫溶血性貧血　203b
ベバシズマブ　285, 293
ヘマトポエチンファミリーサイトカインレセプター　185f
ヘマトポエチンレセプター　183
ヘモフィルス属　191
ヘリコバクター・ピロリ　281
ペルオキシダーゼ　165
ヘルパーT細胞　3, 44
ベンス-ジョーンズタンパク質　288b
扁桃　84f

ほ
傍皮質　85
ホーミング　88
ポジティブセレクション　84, 103
補体　136f, 142
補体インヒビター　145, 145f
補体エフェクター分子　144
補体カスケード　142f
補体活性化　142
補体活性化経路の増幅　143
補体欠損　147b
補体レセプター　144, 144f
発赤　172
ホメオスタシス　123, 126
ホモ接合体　56
ポリオ　193
ポルフィロモナス属　246

ま
マウスモノクローナル抗体　291
膜結合型免疫グロブリン　43, 40f, 69
膜侵襲複合体　144, 145
マクロファージ　9, 10f, 11f, 78f, 80, 80f, 150, 151t, 152f, 173
マスター転写因子　117
マスト細胞　10f, 13b, 79f, 80, 162, 163f, 207
　　——の活性化　165f
　　——の酵素　163
　　——のメディエーター　164t
末梢性T細胞寛容　106
末梢性寛容　106, 128, 129
末端デオキシヌクレオチド転移酵素　95
マラリア原虫　199b
マラリア原虫スポロゾイト表面タンパク質　199b
マラリアワクチン　199b
慢性炎症の発症　173f
慢性活動性B型肝炎　181b
慢性拒絶　272
慢性神経疾患　246
慢性肉芽腫症　155, 157, 160b
慢性閉塞性肺疾患　151
慢性リンパ性白血病（CLL）　268, 282t, 286b
マンソン住血吸虫　171b
マントゥーテスト　178b
マンナン結合レクチン　7, 135, 142

み
ミコフェノール酸モフェチル　76b, 276, 277b
未熟B細胞　95, 95f
ミョウバン　194

め
メトトレキサート　276
メモリーB細胞　98f, 124
メモリーT細胞　124, 124t
メモリー細胞　124
　　——の分化経路　125f
免疫応答
　　——の機構　134
　　——の種類　12t
　　——を誘導する因子　132t
免疫介性溶血　231
免疫寛容　132b
　　——を誘導する因子　132t
免疫記憶　9, 88, 123
免疫グロブリン　3, 17f, 19, 60f, 60t
　　——のアミノ酸配列　22f
　　——のクラスと機能　23f
　　——の切断　21f
　　——の特性　21t
免疫グロブリン遺伝子　35
免疫グロブリン遺伝子座　36f
免疫グロブリンクラススイッチ　41, 114f
免疫グロブリンスーパーファミリー　21, 59, 60f
免疫グロブリンドメイン　59
免疫グロブリン分子　22f
免疫蛍光法　27
免疫原　18
免疫原性　129
免疫システム　2
　　——回避のための戦略　192f
　　——におけるアポトーシス　169
　　——の制御　128
免疫シナプス　48, 48f
免疫性血小板減少症　254
免疫性溶血の機序　233f
免疫低応答　54
免疫特権　83
免疫特権部位　129
免疫媒介性薬物の副作用　248, 248t
免疫不応答　54
免疫賦活複合体　194
免疫複合体　238, 239f
　　——の除去　144, 240f
免疫複合体過敏症　201t
免疫複合体疾患　238
免疫偏向　132b
免疫抑制薬　76b, 248, 275
　　——の作用機序　76b, 276f
免疫レセプターチロシン活性化モチーフ　70

も
モノクローナル抗体　284f, 291, 293f, 294b
モンテルカスト　212

や
薬剤性溶血　203b
薬物アレルギー　31b

ゆ
融合阻害薬　266, 266f
遊出　89, 152
誘導性 Treg　106, 130
輸血反応　237b

よ
陽イオン性タンパク質　165

抑制性レセプター　166
Ⅳ型過敏症　202, 205b, 245

ら
ラクトフェリン　156
ラテックスアレルギー　213b
ラテラルフローテスト　26
ラパマイシン　276
ランゲルハンス細胞　81

り
リステリア　188b
リステリオリシン　191
リソソーム　64, 150
リツキシマブ　284, 291
リボ核タンパク質　227b
リポキシゲナーゼ経路　164
リンパ器官　84f
リンパ球
　　——の血管外遊出　89
　　——の再循環　88
　　——のホーミング　88
　　——のホメオスタシス　125
リンパ球再循環　89f
リンパ球トラフィキング　88
リンパ系悪性腫瘍　281
　　——の種類　282t
　　——の発生源　281f
リンパ系共通前駆細胞　77, 78f, 79f
リンパ系細胞　78
リンパ系腫瘍　280
リンパ系前駆細胞　94
リンパ節　84f, 85, 85f,
　　——腫大　86
　　——腫脹　86, 92b

る
類上皮細胞　151

れ
レクチン経路　142, 143f
レセプター拮抗薬　212
レノグラスチム　152
レンサ球菌感染後糸球体腎炎　204f, 204b
連続エピトープ　19f

ろ
ロイコトリエン　156, 164, 165f
濾胞関連上皮　86
濾胞樹状細胞　96

わ
ワクシニアウイルス　195b
ワクチン　191
　　——の種類　193
　　——の分類　192t
ワクチン接種　2, 23b, 195b
　　——スケジュール　195, 195t

欧文索引

A
αβTCR　44
　　——の構築と発現　46f
ABO血液型　231
accessory molecule　71
activation phase　9
activation protein 1 (AP-1)　74
activation-induced cell death (AICD)　219, 265
active immunity　9
acute lymphoblastic leukemia (ALL)　100b, 158b

索引

acute myeloid leukemia (AML) 282
acute rheumatic fever 220
acute-phase response 146b
adaptive immune system 2
adaptive immunity 8
addressins 88
aeroallergen 207
affinity 25
affinity maturation 41, 97, 113
ALL☞ acute lymphoblastic leukemia
allele 16
allelic exclusion 38
allergen 19, 206
allergic march 206
allergy 135
alloantigen 18, 231
allogeneic transplant 270
alum 194
amoxicillin 207
anabolic steroid 149b
anaphylatoxin 143
anergy 76, 96
ankylosing spondylitis 58, 57b
anti-cyclic citrullinated peptide (CCP) 246
antibody 3
antibody-antigen interaction 18
antibody-dependent cell-mediated cytotoxicity (ADCC) 167
antigen 3
antigen presentation 63
antigen processing 9, 63
antigen-presenting cell (APC) 9, 11f
antigenemia 238
antinuclear antibody 217
antivenin 291
APC☞ antigen-presenting cell
APECED 症候群 108b
apoptosis 127b
Arthus reaction 238
aspirin 248
atopy 206
atypical hemolytic-uremic syndrome (HUS) 143
autoantibody 217
autoantigen 19, 217
autocrine effect 182
autoimmune disease 9
autoimmune hemolytic anemia (AIHA) 233
autoimmune polyendocrinopathy candidiasis ectodermal dysplasia (APECED) 103, 108b, 122b
autoimmune regulator (AIRE) 103
autoimmunity 2, 135, 217
autologous transplant 270
autosomal-recessive severe combined immunodeficiency (AR-SCID) 49b
azathioprine 276

B
β2 アドレナリン作動薬 212
β2 ミクログロブリン 52, 54f
B 型肝炎ウイルス (HBV) 5b, 12b, 42f, 176
B 型肝炎ウイルス感染 42f, 176
B 型肝炎ウイルス表面抗原 12b, 13f
B 型肝炎に対する受動免疫 23b, 24b
B 型肝炎免疫グロブリン 24b
B 型肝炎ワクチン 12b, 13b, 198b
B 細胞 11f, 69, 78, 78f, 79f, 112f, 113
——の応答 75
——の寛容 129t
——のクローン選択 3f
——のシグナル伝達経路 73f
——の種類 99t
——の分化 94
——の免疫記憶 123
B 細胞-T 細胞相互作用 120b
B 細胞悪性腫瘍 169, 268
B 細胞活性化 72f
B 細胞共レセプター 71
B 細胞レセプター 16, 69
B1 B 細胞 99
bacille Calmette-Guérin (BCG) 194
basal cell carcinoma 286
basiliximab 276, 291
BCG☞ bacille Calmette-Guérin
Bcl-2 169
BCR 16, 16f, 69
BCR- 共レセプター複合体 71f
BCR 複合体の構造 70f
Bence-Jones protein 288b
bevacizumab 285, 293
biologic medical product 141, 290
biologics 141, 290
biopharmaceutical 141, 290
biosimilar 293
bone marrow transplantation (BMT) 49b
branchial cleft 84
Bruton 型チロシンキナーゼ遺伝子 75b
BTK 欠損 75b

C
C1 インヒビター 149b
C3 活性化 143f
C 型レクチンレセプター 154
C 反応性タンパク質 141
cadaveric transplantation 270
calcineurin 72
Candida albicans 49b
carcinoembryonic antigen (CEA) 282
cardiolipin 32b
caseous necrosis 176
caspase-activated DNase (CAD) 126
cationic protein 165
CD19 71
CD21 71
CD4 60f, 71
CD4⁺T 細胞 11f, 106, 112f
CD4⁺Th 細胞 113
CD8 60f, 71
CD8⁺T 細胞 11f, 106, 113
CD81 71
CD 分子 50b
cDNA☞ complementary DNA
cell-mediated immunity 9
cellular adhesion molecule (CAM) 129
central tolerance 106, 128, 219
checkpoint 128
chemoattractant 156
chemotaxis 88, 153
chronic granulomatous disease (CGD) 155, 160b
chronic lymphocytic leukemia (CLL) 268
chronic obstructive pulmonary disease (COPD) 151
cirrhosis 176
class switching 39, 97
clonal anergy 106
clonal selection theory 9
cognate antigen 88, 105
cognitive phase 9
cold sores 252
colony-stimulating factor (CSF) 77, 78f
combinatorial diversity 39
common lymphoid progenitor (CLP) 77
common myeloid progenitor (CMP) 77
common variable immunodeficiency (CVID) 254
compatibility 16
complementarity 25
complementary DNA (cDNA) 68b
conjugate vaccine 120b
COPD☞ chronic obstructive pulmonary disease
coreceptor molecule 70
costimulatory signal 70
coxsackievirus 223b
CpG モチーフ 159b
C-reactive protein (CRP) 141
Crohn disease 137b
cross-reactivity 26
Cryptosporidium 120b
CSF☞ colony-stimulating factor)
CTL (cytotoxic T lymphocyte) 11f, 44, 48
——の細胞傷害性機序 168
cyclic citrullinated peptide (CCP) 250b
cyclophosphamide 241
cyclosporine 223b, 276, 277b
cystic fibrosis 139, 257
cytokine 7
cytokine network 173
cytokine storm 49b, 158b
cytomegarovirus (CMV) 265
cytopathic effect 176
cytotoxic T lymphocytes (CTL) 11f, 44, 48

D
daclizumab 276
damage-associated molecular patterns (DAMP) 135
danger signal 157
defensin 156
delayed hypersensitivity 173, 245
deletion-induced tolerance 106
dendritic cell 9, 67b
desensitization 212
desmoglein 234
diapedesis 88, 89, 152
differentiation 9
digoxin 24b
diplococci 147b
diversity 9, 16
DN 胸腺細胞 102
DNA ワクチン 68b
domain 21
DP 胸腺細胞 102

E
early phase reaction 208
EBV 感染 109f
effector phase 9
ELISA (enzyme-linked immunosorbent assay) 26, 27f
ELISA スクリーニング検査 31b
enlargement 86
enzyme-linked immunosorbent assay (ELISA)

26, 27f
eosinophilia　164
epidermal growth factor receptor (EGFR)　285
epitope　3
erythrocyte sedimentation rate (ESR)　146b
etanercept　295b
exocytic pathway　65
exon　35

F
Fab☞ fragment antigen binding
farmer's lung　238, 242b
Fas　126, 168f
FasL（Fas リガンド）　168
Fc☞ fragment crystallizable
filaggrin　210
filgrastim　152
FITC☞ fluorescein isothiocyanate
flucloxacillin　207
fluorescein isothiocyanate (FITC)　27
fluorescent microsphere-based immunoassay (FMBI)　32b
follicle-associated epithelium (FAE)　86
follicular dendritic cell (FDC)　96
fragment antigen binding (Fab)　20
fragment crystallizable (Fc)　21
FTA-ABS/ fluorescent treponemal antibody-absorption (FTA-ABS test)　32b
fusion inhibitor　266

G
γδTCR　44
γδT細胞サブセット　106
G-CSF　79f, 80, 82b
germinal center (GC)　85, 86
germline diversity　39
glandular fever　109b
glomerulonephritis　240
GM-CSF　79f, 80
Goodpasture syndrome　234
gp41　263f
gp120　263f
graft rejection　57b
graft-versus-host disease (GVHD)　270
Graves disease　234
gut-associated lymphoid tissue (GALT)　133b

H
H鎖　20, 39
　　──の構築　37f, 39f
HAART　268b
Haemophilus　172, 191
haplotype　51
hapten　18
HBsAg☞ hepatitis B surface antigen
HBV (hepatitis B virus)　5b, 12b
HBV 感染　176, 177f
HBV DNA　43t
hCG (human chorionic gonadotropin)　28f
Heaf test　178b
heavy chain　20
Helicobacter pylori　281
hemagglutinin　196b
hematopoietic stem cell (HSC)　77
hematopoietin receptor　183
hemolytic disease of the newborn　235b
hepatitis　5b
hepatitis B immune globulin (HBIG)　24b
hepatitis B surface antigen (HBsAg)　12b, 13f,
　　23b, 43t
hepatitis B virus (HBV)　5b, 12b
hepatoma　5b, 176
HER2　285
hereditary angioedema　149b
herpes simplex　252
herpes varicella zoster　252
heterozygote　56
heterozygote advantage　17b
high endothelial venule (HEV)　85
high zone tolerance　106
highly active antiretroviral therapy (HAART)　266
histiocyte　151
HIV (human immunodeficiency virus)　262
　　──に体する抗体応答　264
　　──に体する細胞傷害性T細胞（CTL）応答　265
　　──に対する免疫応答　263
HIV 感染　262
　　──のモニタリング　268b
HIV ゲノムの逆転写　264f
HIV ワクチン　266
HLA-B27　57b
HLA-DQ2　223b, 225f, 225b
HLA (human leukocyte antigen)　3, 15, 51
HLA アリル　58
HLA 交差適合試験　275
HLA タイピング　57b, 273
homing　88
homozygote　56
horseradish peroxidase (HRP)　26, 27f
HRP☞ horseradish peroxidase
human immunodeficiency virus (HIV)　262
human leukocyte antigen (HLA)　3, 15, 51
human T-lymphotropic virus type 1 (HTLV-1)　281
humoral immune system　9
hydralazine　227b
hypermutation　16
hypersensitivity　177
hypervariable region　25

I
iatrogenic reaction　249
ibuprofen　248
ICAM-1☞ intercellular adhesion molecule 1
idiosyncratic　248
IFNα　141
　　──治療　181b
　　──治療の副作用　188b
IFNβ　141, 248
IFNγ　117, 141, 174f
IFNγ遊離試験　178b
Ig☞ immunoglobulin
IgA　22, 23f
IgA 欠損症　254
IgD　22, 23f
IgE　22, 23f
IgE 交差反応性　31b
IgG　22, 23f
IgM　22, 23f
Igα　69
Igβ　69
IL-2　113
IL-2 阻害薬　276
IL-3　164
IL-4　113, 164, 209f
IL-5　118, 164, 209f
IL-12　117, 174f
IL-13　118
IL-17　113
IL-23　113
imiquimod　159b, 286
immature B cell　95
immortalizes　169
immune deviation　132b
immune system　2
immune thrombocytopenia　254
immune tolerance　132b
immune-mediated hemolysis　231
immunogen　18
immunogenicity　129
immunoglobulin (Ig)　3, 19
immunoglobulin superfamily　21, 59
immunologic synapse　48
immunophilin　76b
immunoreceptor tyrosine-based activation motif (ITAM)　70
immunostimulatory complex (ISCOM)　194
indomethacin　248
induced T-regulator cell (iTreg)　131f
inducible Treg (iTreg)　106, 130
infectious mononucleosis　109b
inflammation　172
inflammatory bowel disease (IBD)　137b
infliximab　291
innate immune system　2
innate immunity　7
innate lymphoid cell (ILC)　79, 117
insertional mutagenesis　257
integrase inhibitor　266
intercellular adhesion molecule 1 (ICAM-1)　60f, 89
interferon　2
intraepithelial T lymphocyte　86
intraepitherial lymphocyte (IEL)　87f
intron　35
invariant chain　64
invasive sepsis　92b
ipilimumab　286

J
J鎖　22
Janus キナーゼ (JAK)　183
joining chain　22
junctional diversity　41

K
κL鎖　38
　　──の構築　38f
killer cell immunoglobulin-like receptor (KIR)　59, 60f, 166
Kupffer cell　80, 151

L
λL鎖　38
L鎖　20, 38
　　──の構築　36f
lactoferrin　156
lamina propria lymphocyte (LPL)　86, 87f
Langerhans cell　81
large granular lymphocyte　166
latent infection　176
lenograstim　152
leukocyte function-associated antigen 1 (LFA-1)　47, 89, 111
leukotriene　156

索引

LFA-1 ☞ leukocyte function-associated antigen 1
light chain 20
lineage commitment 102
listeriolysin 191
LMP 遺伝子 65
long-term immunologic memory 123
low responder 54
Luminex xMAP 32b, 33f
lymphadenopathy 86, 92b
lysosome 64, 150

M
macrophage 9
major basic protein 165
major histocompatibility complex (MHC) 3, 51, 103
MALT (mucosa-associated lymphoid tissue) 83, 86, 281
MALT リンパ腫 281
mannan-binding lectin (MBL) 7, 135, 142
Mantoux test 178b
master transcription factor 117
MBL ☞ mannan-binding lectin
M-CSF 79f, 80
membrane attack complex (MAC) 144
memory 9, 88
methotrexate 276
MHC (major histocompatibility complex) 3, 51, 103
　――の多様性 17f
MHC 遺伝子の構成 51, 52f
MHC 遺伝子の発現制御 51
MHC-抗原-TCR 複合体 56, 56f
MHC 拘束性 54, 55f
MHC 多型 52f, 56
MHC 分子 16, 16f
　――の共優性発現 53f
　――の構造 52
MHC-ペプチド-TCR 複合体 47f
miliary TB 176
minor histocompatibility complex 271
molecular mimicry 220
molluscum contagiosum 259b
monoclonal gammopathy of undetermined significance (MGUS) 288b
montelukast 212
mucociliary escalator 139
mucosa-associated lymphoid tissue (MALT) 83, 281
mucosal vaccine 92b
multimeric antigen 70
multiple myeloma 20
multiple sclerosis (MS) 245
multispecificity 26
Mycobacterium avium intracellulare complex (MAC) 253
Mycobacterium tuberculosis 64, 172
mycophenolate mofetil 276, 277b

N
naive B cell 96
naive mature T cell 105
natural antibody 99, 166
natural killer cell 7
natural moisturizing factor (NMF) 210
natural T regulatory cell (nTreg) 102, 131f, 166
necrosis 143

negative selection 96
Neisseria meningitidis 172, 147b, 252
nephritis 240
nephrotic syndrome 240
neurologic synapse 48
neutropenia 150
neutropenic sepsis 158b
neutrophil extracellular traps (NETs) 154
nitroblue tetrazolium (NBT) 160b
NK 細胞 7, 10f, 13b, 79, 79f, 165, 166f
　――の細胞傷害性機序 168
NK レセプター 166
NOD2 136f
NOD2 遺伝子多型 137b
nonresponder 54
nonspecific 15
nTreg 130
nuclear factor κB (NFκB) 137b

O
opsonin 144
opsonization 22
oral tolerance 86, 130, 133b
organ-specific autoimmune disease 226b
oxidative burst 150

P
pain 172
PAMP ☞ pathogen-associated molecular pattern
paracortex 85
paracrine action 141
paracrine effect 182
paraprotein 268
passive immunity 9
passive immunnotherapy 192
pathogen-associated molecular pattern (PAMP) 135
pattern recognition receptor (PRR) 2
PEG 化 294f
pemphigus 234
peripheral tolerance 106, 128
Peyer patch 86
phagocyte 150
phagocytosis 2, 150
pharming 294b
pharyngeal arch 84
pharyngeal pouch 84
phenitoin 269b
pinocytosis 86
plasma cell 9, 35
Pneumocystis jirovecii 49b
pneumocyte 139
point mutation 41, 97
polygenic disorder 253
polymorphic region 54
polymorphism 16
polymorphonuclear neutrophil (PMN) 80
polyspecificity 99
Porphyromonas 246
positive selection 84
primary ciliary dyskinesia 139
primary lymphoid organ 83
primary response 113
primary RNA transcript 38
privilege 83
pro-B cell 95
procainamide 227b
prostaglandin 156

protease inhibitor 266
proteasome 64
protein kinase C (PKC) 74, 75b
protein tyrosine kinase (PTK) 70, 71
protein tyrosine phosphatase (PTP) 71
proteins produced through translocation 282

Q
qualitatively 26
quantitatively 26

R
RAG-1 49b
RAG-2 49b
rapamycin 276
rare allele advantage 17b
reactivation 176
recirculation 88
recombinase 37
red pulp 86
redness 172
regulatory T cell (Treg) 48, 187, 212f
rejection 270
retrospective diagnosis 49b
reverse-transcriptase inhibitor 266
Rh 血液型 231
rheumatoid arthritis (RA) 245
ribonucleoprotein 227b
rituximab 284, 291

S
salbutamol 212
Schistosoma mansoni 171b
secondary follicle 85
secondary lymphoid organ 83, 105
secretory component (SC) 86
seroconversion 265
serpin 149b, 156
serum sickness 238
severe combined immunodeficiencies (SCID) 253
shingles 252
sickle cell trait (SCT) 17b
signal transducer and activator of transcription (STAT) 183
signal transduction 69
single positive 102
SLE ☞ systemic lupus erythematosus
smallpox 195b
sodium cromoglycate 212
somatic hypermutation 41, 97, 124
somatic mutation 97
somatic recombination 35
specific antibody deficiency 255
specificity 9, 25
splenectomy 92b
splicing reaction 38
stem cell transplantation 270
Streptococcus pneumonia 191
subepithelial tissue 86
sublingual immunotherapy 213
superantigen 47, 49b
surfactant 139
swelling 172
synapse formation 88
syngeneic transplant 270
systemic inflammatory response syndrome (SIRS) 158b, 237b
systemic lupus erythematosus (SLE) 144,

227b, 244b

T

T 細胞 4f, 69, 78, 78f, 79f
　――の応答 75
　――のシグナル伝達経路 74f
　――の相互作用 111
　――の分化 101
　――の免疫記憶 124
T 細胞活性化 73f
T 細胞感作 105
T 細胞寛容 129t, 218, 219f
　――の破綻 219, 221f
T 細胞系悪性腫瘍 282t
T 細胞シグナル伝達阻害薬 276
T 細胞初回刺激 186
T 細胞非依存性抗原 99f
T 細胞非依存性の B 細胞応答 96
T 細胞ヘルプ 111
　――の欠如 130f
T 細胞レセプター（TCR） 16, 16f, 44, 60f, 60t, 69, 70
T cell priming 105
T cell receptor excision circle（TREC） 255, 256f
T-cell receptor（TCR） 16, 16f, 44, 60f, 60t, 69, 70
T-helper cell 3
tacrolimus 276
TAP☞ transporter associated with antigen processing
target cell 63
TBX21 117
TCR（T-cell receptor） 16, 16f, 44, 60f, 60t, 69, 70
　――による抗原認識 47
　――の構造 44, 45f
　――の 3 次元構造 45f
　――の多様性 17f
TCR 遺伝子 45
TCR 遺伝子構成 46f
TCR 遺伝子再構成 103

TCR-共レセプター複合体 71f
TCR シグナル伝達 105
TCR 複合体の構造 70f
TCR-ペプチド-MHC 複合体 47
terminal deoxyribonucleotidyl transferase（TdT） 95
TGFβ☞ transforming growth factor-β
Th 細胞 3, 44, 112f, 118b
　――への B 細胞の抗原提示 112f
Th 細胞サブセットの特徴 115t
Th1 応答 186
Th1 細胞 113
　――におけるエピジェネティック機序 118f
Th17 応答 186
Th17 細胞 113
Th2 応答 186
Th2 細胞 113, 208
thymocyte 101
thymoma 268
thymus dependent antigen 97
thymus-independent antigen 98
thyroid-stimulatin hormone（TSH） 234
tight junction 89
tissue transglutaminase（tTG） 225b
tissue typing 273
TLR（Toll-like receptor） 7, 136f, 137f, 137b, 153t, 154
TLR リガンド 153t, 159b
TNF（tumor necrosis factor） 164, 245, 246f
TNF 阻害薬 295b
TNF ファミリー分子 185t
TNF レセプター 168, 168f
TNF レセプターファミリー 184
tolerance 96
tolerogen 18
Toll 様レセプター（TLR） 7, 136f, 137f, 137b, 153t, 154
Toll 様レセプター 3（TLR3） 141
Toll-like receptor 3（TLR3） 141
Toll-like receptor（TLR） 7, 136f, 137f, 137b, 153t, 154

toxic shock syndrome（TSS） 49b
toxoid 193
transcription factor 69
transcytosis 86
transforming growth factor-β（TGFβ） 86
transmigration 88, 89
transplantation antigen 57b
transporter associated with antigen processing（TAP） 65
trastuzumab 285, 293
TREC☞ T cell receptor excision circle
Treg☞ regulatory T cell
Treponema pallidum 32b
tuberculosis 172
tumor necrosis factor（TNF） 164
tumor-infiltrating lymphocyte（TIL） 283

V

vaccination 2, 23b, 195b
vaccinia virus 195b
variola virus 195b
vascular endothelial growth factor（VEGF） 285
V（D）J リコンビナーゼ 37
vessel inflammation（vasculitis） 240
viral cytopathic effect 263
viral latency 263
viral protein 282
viral road testing 265
viruslike particle（VLP） 12b, 194

W

white pulp 86

X

X 連鎖重症複合免疫不全 81b
X 連鎖高 IgM 症候群 120b
X 連鎖無 γ グロブリン血症 75b
X-linked severe combined immunodeficiency（X-SCID） 81b
xenogeneic transplant 270

Z

ZAP-70 261f

訳者略歴

松島 綱治（まつしま こうじ）

1978年	金沢大学医学部卒業
1982年	金沢大学大学院医学研究科修了（分子免疫学）
1982-90年	客員研究員（National Institutes of Health, USA）
1990-97年	金沢大学がん研究所薬理部教授
1996年	東京大学医学部・大学院医学系研究科分子予防医学分野教授
2018年	東京理科大学生命医科学研究所炎症・免疫難病制御部門教授東京大学名誉教授現在に至る

医学博士
日本免疫学会 功労会員
日本インターフェロン・サイトカイン学会（理事）
マクロファージ分子細胞生物学研究会（創設会長）

山田 幸宏（やまだ さちひろ）

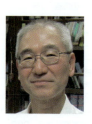

1976年	信州大学医学部卒業
1984-86年	アメリカ合衆国・国立癌研究所留学
1995年	長野県看護大学教授
1996-97年	ハーバード大学・Dana-Farber癌研究所留学
2006年	昭和伊南総合病院健診センター長
2008-15年	昭和伊南総合病院副院長（健診センター長を兼務）現在は健診センター長として勤務

医学博士
血液専門医
血液指導医
小児科専門医
人間ドック認定医
産業医

ヒトの免疫学 原書第3版（電子書籍付）—基本から疾患理解につなげる

2019年6月25日 発行

著 者　Matthew Helbert
訳 者　松島綱治，山田幸宏
発行所　エルゼビア・ジャパン株式会社
編集・販売元　株式会社 南江堂
〒113-8410　東京都文京区本郷三丁目42番6号
☎（出版）03-3811-7235　（営業）03-3811-7239
ホームページ　https://www.nankodo.co.jp/
印刷・製本　小宮山印刷工業
組版　永和印刷

Immunology for Medical Students, Third Edition
©2019 Elsevier Japan KK

定価はカバーに表示してあります．
落丁・乱丁の場合はお取り替えいたします．
ご意見・お問い合わせはホームページまでお寄せ下さい．

Printed and Bound in Japan
ISBN978-4-524-24545-1

本書の無断複写を禁じます．

JCOPY〈出版者著作権管理機構　委託出版物〉

本書の無断複写は，著作権法上での例外を除き，禁じられています．複写される場合は，そのつど事前に，出版者著作権管理機構（TEL 03-5244-5088，FAX 03-5244-5089，e-mail: info@jcopy.or.jp）の許諾を得てください．

本書のコピー，スキャン，デジタル化等の無断複製は著作権法上の例外を除き禁じられています．違法ダウンロードはもとより，代行業者等の第三者によるスキャンやデジタル化はたとえ個人や家庭内での利用でも一切認められていません．著作権者の許諾を得ないで無断で複製した場合や違法ダウンロードした場合は，著作権侵害として刑事告発，損害賠償請求などの法的措置をとることがあります．＜発行所：エルゼビア・ジャパン株式会社＞